Peter Hallscheidt · Axel Haferkamp (Hrsg.)

Urogenitale Bildgebung

Peter Hallscheidt · Axel Haferkamp (Hrsg.)

Urogenitale Bildgebung

Mit 258 Abbildungen in 611 Einzeldarstellungen

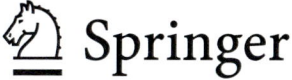 Springer

Prof. Dr. med. Peter Hallscheidt
Radiologische Klinik der Universität
Abteilung Diagnostische und Interventionelle Radiologie
Im Neuenheimer Feld 410
69120 Heidelberg
peter.hallscheidt@med.uni-heidelberg.de

Prof. Dr. med. Axel Haferkamp
Klinikum der Johann Wolfgang Goethe-Universität
Klinik für Urologie und Kinderurologie
Theodor-Stern-Kai 7
60590 Frankfurt am Main
Axel.Haferkamp@kgu.de

ISBN 978-3-642-10525-8 Springer-Verlag Berlin Heidelberg New York

Bibliografische Information der Deutschen Nationalbibliothek
Die Deutsche Nationalbibliothek verzeichnet diese Publikation in der Deutschen Nationalbibliografie;
detaillierte bibliografische Daten sind im Internet über http://dnb.d-nb.de abrufbar.

Springer Medizin
Springer-Verlag GmbH
Ein Unternehmen von Springer Science+Business Media
springer.de

Planung: Peter Bergmann, Heidelberg
Projektmanagement: Christiane Beisel, Heidelberg
Lektorat: Dr. Susanne Meinrenken, Bremen
Zeichnungen: Ingrid Schobel, München
Layout und Umschlaggestaltung: deblik Berlin
Satz und digitale Bearbeitung der Abbildungen: Fotosatz-Service Köhler GmbH – Reinhold Schöberl, Würzburg

SPIN: 11420170

Gedruckt auf säurefreiem Papier

Für unsere Familien und Freunde

Vorwort

Die Geschichte der Uroradiologie beginnt am Anfang des letzten Jahrhunderts mit Alexander von Lichtenberg, Arthur Binz sowie Moses Swick. Erstmals wurde es möglich, mit Röntgenstrahlen und Kontrastmittel das Nierenbecken und die Harnleiter darzustellen.

Seither kam es zu einer parallelen Entwicklung mit verbesserten operativen Verfahren und Behandlungsmöglichkeiten urologischer und auch gynäkologischer Erkrankungen, während sich gleichzeitig die Radiologie mit der Verbesserung der Röntgengeräte und Einführung von Schnittbildverfahren – wie Computertomographie und Magnetresonanztomographie – immer weiter entwickelte.

Heute stehen den urologischen und auch gynäkologischen Kollegen immer besser aufgelöste Bilder zur Verfügung, die immer individuellere Behandlungen ermöglichen.

Das Spektrum der bildgebend darstellbaren Erkrankungen weitet sich durch die Anwendung dynamischer bildgebender Verfahren immer weiter aus.

So bietet die Magnetresonanztomographie heute ohne Röntgenexposition die dynamische Beobachtung von Körperbewegungen und der Verlagerung von inneren Organen in Echtzeit – ein Verfahren, das zunehmend bei der Beurteilung von Beckenbodenschwäche zur Anwendung kommt.

Mit der Diffusions- und Perfusionsbildgebung werden kleinste Gewebeinhomogenitäten dargestellt – so können sehr empfindlich Tumore detektiert werden und sogar Aussagen über das Grading und die microvessel density gemacht werden.

Die minimal invasiven OP-Verfahren (Da Vinci OP) haben sich in der urogenitalen Operationstechnik sehr früh in der Routine etabliert.

Diese »Schlüssellochchirurgie« benötigt eine optimale präoperative Bildgebung.

Das vorliegende Buch stellt einen Überblick der Urogenitalen Radiologie dar.

Prof. Dr. Peter Hallscheidt
Heidelberg

Prof. Dr. Axel Haferkamp
Frankfurt

Inhaltsverzeichnis

Autorenverzeichnis

Dr. med. Céline Désirée Alt

Radiologische Klinik
Abteilung Diagnostische und Interventionelle Radiologie
Im Neuenheimer Feld 110
69120 Heidelberg

Dr. med. Tobias Egner

Missionsärztliche Klinik Würzburg
Gemeinnützige Gesellschaft mbH
Salvatorstraße 7
97067 Würzburg

Dr. med. Michael Eiers

Radiologische Klinik
Abteilung Diagnostische und Interventionelle Radiologie
Im Neuenheimer Feld 410
69120 Heidelberg

Dr. med. Ludger Franzaring

Klinikum Bremen-Mitte gGmbH
Urologische Klinik Transplantationszentrum
St.-Jürgen-Straße 1
28177 Bremen

Prof. Dr. med. Gerhard Gebauer

Katholisches Marienkrankenhaus
Frauenklinik
Alfredstraße 9
22087 Hamburg

Prof. Dr. med. Axel Haferkamp

Klinikum der Johann Wolfgang Goethe-Universität
Klinik für Urologie und Kinderurologie
Theodor-Stern-Kai 7
60590 Frankfurt am Main

Prof. Dr. med. Peter Hallscheidt

Radiologische Klinik
Abteilung Diagnostische und Interventionelle Radiologie
Im Neuenheimer Feld 410
69120 Heidelberg

Prof. Dr. Ulrich Humke

Urologische Klinik
Klinikum Stuttgart – Katharinenhospital
Kriegsbergstraße 60
70174 Stuttgart

Dr. med. Florian Lenz

Krankenhaus Hetzelstift
Klinik für Gynäkologie
Stiftstraße 10
67434 Neustadt/Weinstraße

Priv.-Doz. Dr. med. Thomas Meindl

Institut für Klinische Radiologie
Klinikum der Universität München
Campus Innenstadt
Ziemssenstraße 1
80336 München

Priv. Doz. Dr. med. Sebastian W. Melchior

Klinikum Bremen-Mitte gGmbH
Urologische Klinik Transplantationszentrum
St.-Jürgen-Straße 1
28177 Bremen

Prof. Dr. med. Ullrich Gerd Mueller-Lisse, MBA

Institut für Klinische Radiologie
Klinikum der Universität München
Campus Innenstadt
Ziemssenstraße 1
80366 München

Priv.-Doz. Dr. med. Boris Radeleff

Abteilung für Radiodiagnostik
Radiologische Universitätsklinik Heidelberg
INF 110
69115 Heidelberg

Prof. Dr. med. Dipl.-Phys. Heinz-Peter Schlemmer

DKFZ
Abteilung Radiologie
Im Neuenheimer Feld 280
69120 Heidelberg

PD Dr. Dr. Günther Schneider

Uniklinikum des Saarlandes
Klinik für Diagnostische und Interventionelle Radiologie
Gebäude 49
Kirrbergerstraße
66424 Homburg/Saar

Prof. Dr. med. Stefan Siemer

Klinik für Urologie und Kinderurologie
Universitätsklinikum des Saarlandes
Kirrbergerstraße 1
66421 Homburg/Saar

Dr. med. Siegfried Schwab

Radiologisches Institut
Universitätsklinikum Erlangen
Maximiliansplatz 1
91054 Erlangen

Prof. Dr. med. Michael Uder

Radiologisches Institut
Universitätsklinikum Erlangen
Maximiliansplatz 1
91054 Erlangen

Dr. med. Patrik Zamecnik

DKFZ
Abteilung Radiologie
Im Neuenheimer Feld 280
69120 Heidelberg

Niere

P. Hallscheidt, A. Haferkamp

1.1 Methoden zur bildgebenden Diagnostik

Mit der Weiterentwicklung der bildgebenden Diagnostik und der Einführung immer neuer Techniken hat sich die Darstellung der Nieren verändert.

Mittels der Ausscheidungsurografie wurde es möglich, das Nierenbeckenkelchsystem und den Harnleiter zu beurteilen. Für die Beurteilung des Nierenparenchyms ist das Ausscheidungsurogramm weniger geeignet.

Schnittbildgebende Verfahren wie Ultraschall, CT und MRT erlauben eine bessere Beurteilung des Nierenparenchyms, auch wenn das NBKS und der Harnleiter im MRT und Ultraschall nur schlecht dargestellt werden können. Die Einführung der MRT erlaubt mit sehr gutem Weichteilkontrast eine weiter verbesserte Differenzierung renaler Raumforderungen und hat sich bei der Beurteilung von ausgedehnten Tumoren etablieren können. Sowohl zur Beurteilung von Steinen als auch von Tumoren des Urothels gilt die CT heute als Goldstandard.

1.1.1 Ausscheidungsurografie

Das Ausscheidungsurogramm hat heute durch die schnittbildgebenden Verfahren wie CT, Ultraschall und MRT für die Beurteilung unklarer Parenchymraumforderungen keine Bedeutung mehr. Der wesentliche Nachteil des Ausscheidungsurogramms ist die fehlende bzw. nur indirekte Darstellung einer Raumforderung des Nierenparenchyms oder Urothels, da nur das über einem Tumor ausgezogene oder imprimierte Nierenbecken kontrastiert wird und zwischen einer Verdrängung des Nierenbeckenkelchsystems durch eine Zyste oder ein Nierenzellkarzinom nicht unterschieden werden kann. Darüber hinaus sind nur Raumforderungen gut zu beurteilen, die direkten Kontakt zum Nierenbecken haben. Mittels Ausscheidungsurografie lassen sich über alle Tumorstadien nur ca. 50% der Nierenzellkarzinome korrekt zuordnen. Das Ausscheidungsurografie erlaubt folglich nur die Verdachtsdiagnose einer Raumforderung, eine definitive Diagnose kann jedoch nur mittels weiterführender Schnittbildgebung gestellt werden.

Nach wie vor hat das Ausscheidungsurogramm aber seine Bedeutung bei der Beurteilung der Nierenbeckeninfiltration und bei Urothelkarzinomen. Aber auch hier hat sich die CT zur Beurteilung des Nierenbeckens und des Harnleiters als sehr gutes Verfahren etabliert.

1.1.2 Ultraschall

In der Bundesrepublik werden pro Jahr ca. 60 Mio. Ultraschalluntersuchungen von Ärzten aller Fachrichtungen durchgeführt. Sehr oft wird bei dieser Vielzahl an Ultraschalluntersuchungen ein unklarer Befund der Niere erhoben, es werden entsprechend nachfolgend aufwendige Untersuchungen wie CT und MRT indiziert, weshalb die Ultraschalluntersuchung sowohl direkt als auch indirekt als teuerste medizinische Diagnostik in der BRD gilt.

Der Ultraschall hat nach wie vor seine Bedeutung zur Beurteilung eines Harnaufstaus oder bei der Detektion von Nierensteinen.

Durch den Ultraschall lassen sich mit einer Sensitivität von bis zu 96% und einer Spezifität von bis zu 100% alle Raumforderungen der Niere darstellen. Auch kleine Raumforderungen <3 cm im Durchmesser werden mit einer Sensitivität von bis zu 79% entdeckt.

Mittels Ultraschall ist es jedoch selten möglich, die definitive Diagnose zu stellen, da Raumforderungen im Vergleich zum normalen Parenchym echoarm, echoreich oder inhomogen sein können, und zusätzlich morphologische Überschneidungen mit Abszessen, Hämatomen und anderen Raumforderungen haben. Einzig die Zyste ist bei guten Schallbedingungen und bei eindeutigen Kriterien sicher zu diagnostizieren. Bei anderen Raumforderungen, z. B. dem Angiomyolipom, kann die Sonografie wegen des typischen echoreichen Erscheinungsbildes andere diagnostische Verfahren ergänzen.

Dennoch war der am häufigsten entdeckte maligne Tumor bei in großem Umfang durchgeführten Ultraschalluntersuchungen in mehreren internationalen Studien das Nierenzellkarzinom. Der Ultraschall ist aufgrund der fehlenden eindeutigen Risikofaktoren und Frühsymptome für das Nierenzellkarzinom, die eine sinnvolle Eingrenzung der Population mit erhöhten Risikofaktoren ermöglichen und so eine teure und aufwendige Schnittbildgebung rechtfertigen würden, heute neben der klinischen Untersuchung sowie der Labordiagnostik als potenzielle Screeningmethode für den Nierenparenchymtumor anzusehen. Durch Ultraschalluntersuchungen werden derzeit ca. 80% aller Nierenzellkarzinome in einem asymptomatischen Stadium entdeckt.

1.1.3 Computertomografie

Die CT gilt momentan als Goldstandard sowohl für die Differenzierung als auch für das Staging von Nierenparenchymtumoren. Gleichzeitig hat sie sich bei der Detektion von Nierenbecken- und Harnleitersteinen als Goldstandard etabliert.

Die CT erlaubte in mehreren Studien ein korrektes Staging von Nierenzellkarzinomen zwischen 64% und 95%. Die Einführung der Multi-Detektor-CT ermöglicht durch eine rekonstruierte Schichtdicke von <1 mm die artefaktfreie Darstellung des Gefäßsystems und die zusätzliche Möglichkeit der 3 D-Nachverarbeitung und freie Ebenenwahl bei der Rekonstruktion.

1.1.4 Magnetresonanztomografie

Die MRT bietet durch sehr guten Weichteilkontrast und die freie Ebenenwahl sowie die Verwendung von Gadolinium als wenig allergenes Kontrastmittel die Möglichkeit, die CT teilweise zu ersetzen oder bei bestimmten Fragestellungen zu ergänzen. Die Genauigkeit des Staging des Nierenzellkarzinoms in der MRT entspricht bei niedrigen Tumorstadien der CT. Bei der Beurteilung der Ausdehnung von Tumorthrombus oder Nierenveneninfiltrationen zeigte sich die MRT der CT überlegen.

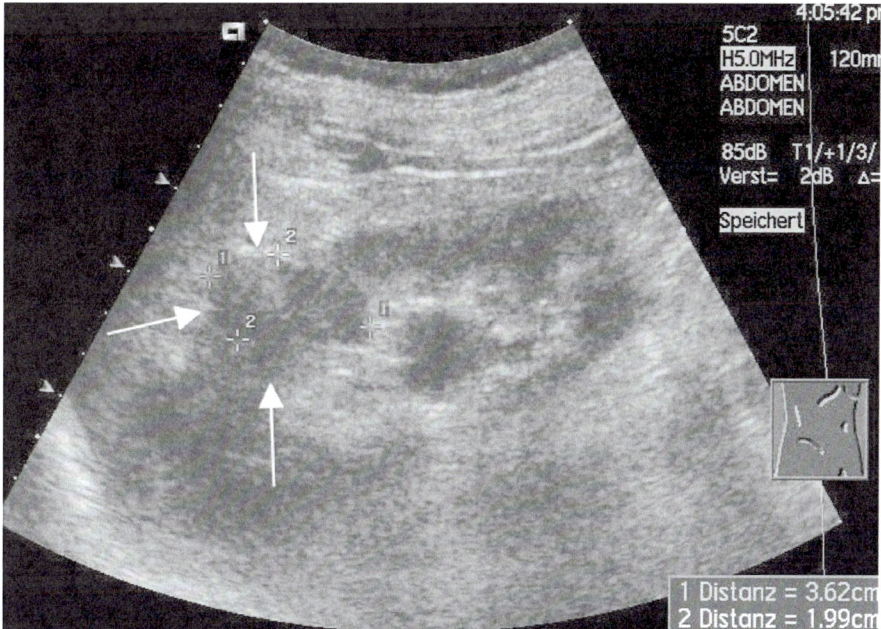

◨ Abb. 1.1. **Nierenzellkarzinom** der rechten Seite (Pfeile),
sonografische Darstellung.
Das Karzinom erscheint im Vergleich zum Nierenparenchym
echoinhomogen mit echoreichen und echoarmen Anteilen.
Sonografisch wäre die Verdachtsdiagnose T1 Nierenzellkarzinom

1.1.5 **Angiografie**

In der Zeit vor den schnittbildgebenden Verfahren spielte die diagnostische Angiografie zur weiteren Abklärung bei Verdacht auf Nierenzellkarzinom aufgrund der typischen Gefäßarchitektur des Nierenzellkarzinoms eine bedeutende Rolle. Die Angiografie zeigte in diesen Fällen die pathologische Gefäßarchitektur und erlaubte so den Rückschluss auf ein Nierenzellkarzinom. Mit dem Aufkommen der schnittbildgebenden Verfahren wie Inkremental-CT und Ultraschall und der zunehmenden Zahl an kleinen, potenziell resektablen Nierenzellkarzinomen änderte sich das Spektrum der Fragestellungen an die Angiografie von der Diagnose Nierenzellkarzinom hin zur Frage nach der Gefäßversorgung und Anatomie zur Planung der Resektion. Die CT in inkrementaler Technik oder auch als Einzeilen-Spiral-CT erlaubt keine ausreichend dünne Schichtdicke in der arteriellen Phase.

Erst mit dem weiteren Fortschritt der CT- und MRT-Technik konnte die Frage der Gefäßversorgung zunehmend nichtinvasiv beantwortet werden. Die diagnostische Angiografie zur Planung der organerhaltenden Nierenzellkarzinomchirurgie hat durch die Einführung der Multi-Detektor-CT einschließlich 3 D-Nachverarbeitung an Bedeutung verloren und wird heute durch die 3 D-Planung aus Multi-Slice-CT-Datensätzen ersetzt.

Die angiografische Technik wird heute zur Behandlung von Nierentumoren, z. B. bei der präoperativen oder palliativen Nierentumorembolisation, oder auch bei Blutungen gutartiger Tumoren wie dem Angiomyolipom eingesetzt.

1.2 Anatomie und Normvarianten/Fehlbildungen

1.2.1 Anatomie

Die definitive Niere des Menschen entwickelt sich nicht aus der Urniere, sondern aus einer dorsalen Ausstülpung des Wolff-Gangs, der Ureterknospe. Diese kommt in Kontakt mit dem verbleibenden Teil des nephrogenen Stranges und bilden so gemeinsam die Nierenbestandteile, ableitende Harnwege, die harnbildenden Nephrone und das Nierenstroma.

Die Niere liegt retroperitoneal rechts und links neben der Wirbelsäule und hat ein Gewicht von ca. 120–200 g. Die Lage befindet sich ca. auf Höhe der 11. Rippe bis zum 3. LWK links und rechts von der 12. Rippe bis zum 3. LWK. Die Niere liegt beidseits zwischen dem M. psoas und M. quadratus lumborum. Auf der medialen Seite der Niere findet sich der Nierenhilus, durch den die Gefäße, der Ureter und die Nerven aus der Niere treten. Zusammen mit der Nebenniere ist die Niere in die Capsula adiposa eingebettet. Diese Capsula adiposa wird nach kranial und lateral durch eine Faszie eingeschlossen.

Man unterscheidet die Nierenrinde, den Cortex, und das Nierenmark, die Medulla renalis. Die Pyramiden, die das Mark bilden, ragen mit ihren Spitzen in das Nierenbecken hinein.

Beim Menschen besteht die Niere aus ca. 14 Lobi renalis, die in unterschiedlichem Ausmaß miteinander verwachsen. Bleibt eine vollkommene Verschmelzung aus, erscheint die Niere sehr stark höckerig und die Niere ist stark retikuliert.

1.2.2 Agenesie, Hypoplasie und Aplasie der Nieren

Durch die weite Verbreitung des Ultraschalls werden die meisten Nieren- und Harnleiteranomalien bereits pränatal oder in den postnatalen Screening-Programmen diagnostiziert. Die Missbildungen der Nieren stellen hierbei die häufigste Manifestation einer kongenitalen Erkrankung dar. Die Aufgabe der radiologischen Diagnostik ist es, die richtige Diagnose zu stellen und den Patienten hierbei möglichst wenig zu belasten. Der Ultraschall hat sich hier als Verfahren etabliert und kann heute durch die Anwendung von Doppler-Sonografie und Harmonic Imaging die klinischen Fragen oftmals beantworten. Andere Untersuchungsverfahren sind die Szintigrafie zur Beurteilung der Nierenfunktion, das Miktions-Zysturethrogramm zur Beurteilung des Reflux, heute teilweise durch den Ultraschall ersetzt, sowie die Schnittbildverfahren, wie CT und MRT.

Nierenaplasie/Agenesie

Die Inzidenz der einseitigen Nierenaplasie liegt bei 1:1100. Die Induktion von Nierengewebe setzt den Kontakt der Ureterknospe mit dem metanephrogenen Blastem voraus. Unterbleibt dieser Kontakt, resultiert eine uni- oder bilaterale Nierenagenesie. Es kann sich jedoch eine zystische Degeneration des Nierenparenchyms ausbilden, die im amerikanischen Sprachgebrauch als »Bunch of grapes« bezeichnet wird – im deutschen Sprachgebrauch mulizystische dysplastische Niere (◻ Abb. 1.2). In der Regel liegen auf dieser Seite auch kein Ureter und keine Nierengefäße vor; zusätzlich liegt eine Aplasie/Hypoplasie oder Missbildung der Genitalorgane vor, welche vom Wolff- oder Müller-Gang gebildet werden.

Die gegenseitige Niere ist oftmals malrotiert, ektop und zeigt gewöhnlich eine kompensatorische Hypertrophie.

Nierenhypoplasie

Während eine kleine Niere im Erwachsenenalter durch eine Nierenarterienstenose, durch eine Bestrahlung oder durch rezidivierende Entzündungen bedingt sein kann, wird die angeborene Hypoplasie durch eine fetale Störung unmittelbar nach Kontakt von metanephrogenem Blastem und Ureterknospe bedingt. Die echte Hypoplasie ist histopathologisch als verminderte Zahl der Nephrone oder Fehlbildung derselben definiert. Entsprechend dem Ausmaß der Hypoplasie kann das Kind symptomfrei sein, aber auch unter Bluthochdruck, Niereninsuffizienz und rezidivierenden Infektionen leiden. Im Ultraschall zeigt sich eine verkleinerte Niere, die teilweise auch minderperfundierte Segmente (segmentale Form) aufweisen kann. Neben der angeborenen primären Hypoplasie sind auch beim Kind die Nierenarterienstenose, das Alport-Syndrom und die chronische Glomerulonephritis als Ursachen der Nierenhypoplasie möglich.

1.2.3 Zystische Nierenerkrankungen

Frauenärzte finden zunehmend Nierenveränderungen im Rahmen der pränatalen Diagnostik. Dabei zählen zystische Nierenveränderungen zu den häufigsten Fehlbildungen. Nach einem pathologisch-anatomisch orientierten Einteilungssystem nach Potter (1972) lassen sich verschiedene Formen von **Zystennieren** unterscheiden (Übersicht, ◻ Abb. 1.3).

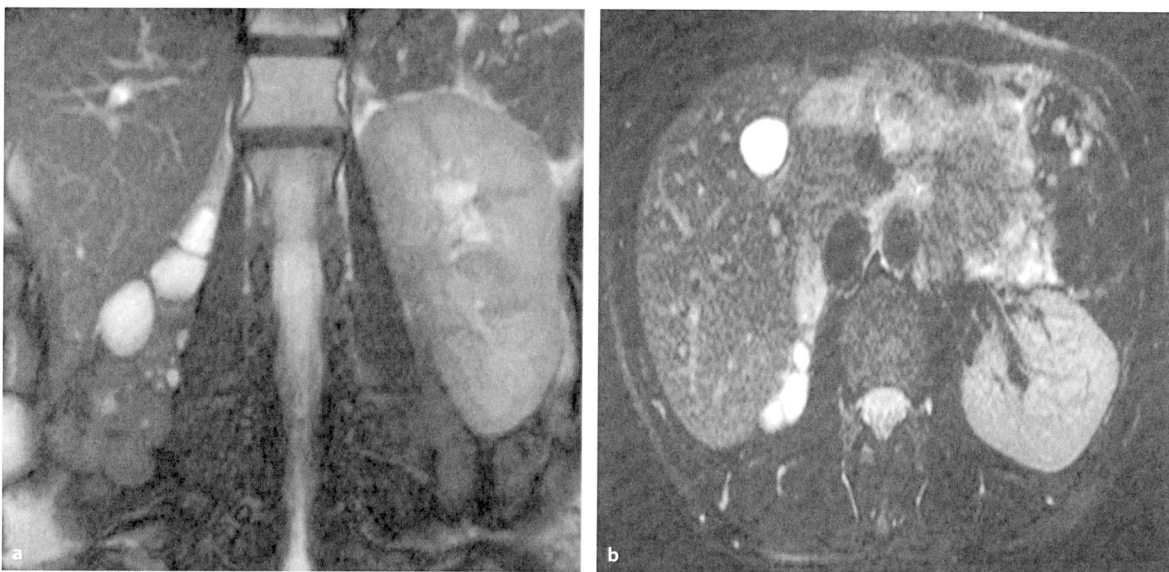

◨ **Abb. 1.2a, b. Multizystische dysplastische Nieren.** T2-gewichtete koronare (**a**) und axiale (**b**) Darstellung der rechten multizystischen dyplastischen Niere mit kompensatorischer Hypertrophie der linken
Niere. Rechtsseitig ist sind die multiplen Zysten zu erkennen, die jedoch kein funktionelles Nierengewebe enthalten

Einteilung der Zystennieren nach Potter

Potter Typ 1: Autosomal-rezessive erbliche polyzystische Nephropathie. Dabei sind die Nieren in der Regel bilateral symmetrisch vergrößert, die Sammelrohre sind hyperplastisch, die Nephrone normal. Es findet sich immer eine kongenitale Leberbeteiligung. Die Erkrankung führt meistens im Säuglingsalter durch respiratorische Komplikationen zum Tod.

Potter Typ 2a: Multizystische Nierendysplasie. Bei dieser Erkrankung sind nur Teile einer oder beider Nieren von der zystischen Fehlbildung betroffen, unilaterale bzw. asymmetrische Befunde sind häufig. In der Regel ist die betroffene Niere normal groß oder vergrößert. Der Ureter ist normkalibrig, die Anzahl der Nephrone und der Sammelrohre ist vermindert, die Endabschnitte der Sammelrohre sind zystisch dilatiert.

Potter Typ 2b: Hypoplastische Nierendysplasie. Ähnlich wie Potter 2a-Typ, allerdings ist das betroffene Organ verkleinert.

Potter Typ 3: Autosomal-dominant polyzystische Nephropathie. Beide Nieren sind in allen Nephronabschnitten betroffen und massiv vergrößert. Häufig finden sich auch symptomlose Leberzysten sowie Hirnbasisaneurysmen (10–30%). Bei Anlageträgern kann der Befund sonografisch bis zum 20. Lebensjahr gestellt werden. Zeichen einer Niereninsuffizienz treten erst ab dem 20. Lebensjahr auf (■ Abb. 1.3).

Potter Typ 4: Zystische Nierendysplasie bei fetaler Obstruktion der unteren Harnwege. Eine fetale infravesikale Obstruktion z. B. durch Urethralklappen, durch einen primären oder sekundären Megaureter oder durch das Prune-Belly-Syndrom können durch einen Druckanstieg in den tubulären Systemen zu deren zystischer Erweiterung führen. Dabei sind die Nieren nur wenig vergrößert, neben Pyelo- und Kaliektasie finden sich auch kortikale Zysten.

Bei **Markschwammnieren** handelt es sich um eine kongenitale Fehlbildung des Nierenmarks, die zur zystischen Erweiterung der Sammelrohre in einzelnen oder in allen Nierenpyramiden führt. Viele Patienten werden durch eine Nephrolithiasis, Hämaturie oder Harnwegsinfektion symptomatisch. In Ausscheidungsurografien zeigen sich Kontrastmittel-Ansammlungen im Bereich des Nierenmarks, wobei Veränderungen in etwa 75% bilateral auftreten. Die ektatischen Tubuli, die Verkalkungen enthalten können, füllen sich vor dem Kelchsystem und entleeren sich später. Eine Nephrokalzinose mit rezidivierenden Steinabgängen steht klinisch im Vordergrund.

1.2.4   Anzahl-, Lage- und Rotationsanomalien

Doppelnieren

Ursache der Doppelniere ist eine doppelt statt einfach angelegte Ureterknospe. Der bei etwa 1% der Bevölkerung zu beobachtenden Anomalie kommt nur bei assoziierter Ureterpathologie Krankheitswert zu. Beide Ureteren können sich variabel zwischen Niere und Blase vereinigen als Ureter fissus oder getrennt als Ureter duplex einmünden. Nach der Meyer-Weigert-Regel mündet der zum kranialen Doppelnierenanteil gehörende Ureter distal, der zum kaudalen Doppelanteil gehörende Ureter proximal davon in die Blase ein. Häufig tritt ein vesikoureterorenaler Reflux auf, der fast ausschließlich die untere Nierenanlage betrifft. Der obere Nierenanteil ist nicht selten mit einer ektopen Ureterozele assoziiert (■ Abb. 1.4).

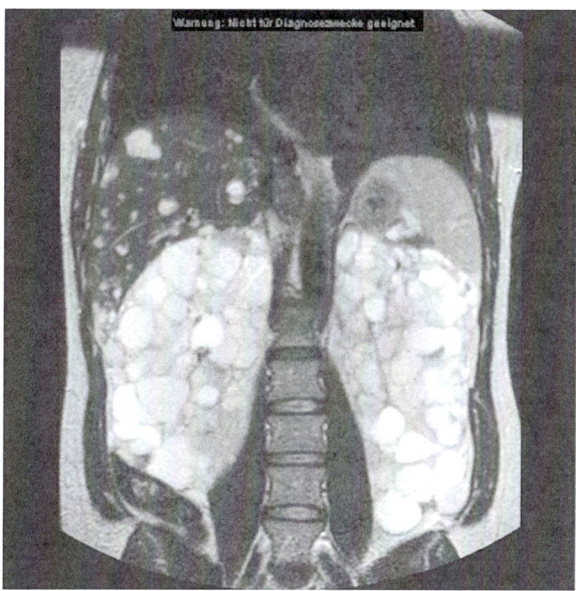

◘ Abb. 1.3. Multiple Nieren-zysten und Leberzysten bei autosomal-dominanter poly-zystischer Nephropathie (Potter 3). Die Zystennieren reichen bis in das Becken und haben nur noch eine einge-schränkte Funktion. Hirnbasis-aneurysmen wurden mittels MR-Angiografie ausgeschlossen

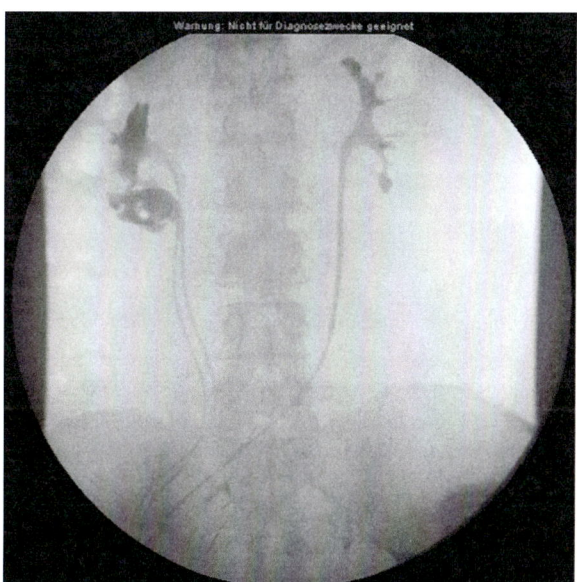

◘ Abb. 1.4. Doppelniere rechts mit einliegenden Schienen im oberen und unter Nierenbecken, bei Ureter fissus

Wesentlichstes bildgebendes Verfahren ist die Ausscheidungsurografie bzw. die MR-Urografie. Aufgrund der häufig fehlenden Ausscheidungsfunktion des oberen, dysmorphen Nierenanteils ist es wichtig, auf indirekte röntgenologische Zeichen einer Nierendoppelanlage zu achten. Neben der Lateralkippung der Längsachse des Hohlraumsystems und einer gegenüber der Gegenseite verminderten Kelchzahl (»welke Blume«) gehören hierzu auch ein auffällig gewundener Verlauf des dargestellten kaudalen Ureters durch seine enge räumliche Beziehung zum nicht dargestellten kranialen Ureter.

Nierendystopien (-ektopien)

Bei der Nierenektopie liegt die Niere nicht in der Fossa renalis. Die Inzidenz der ektopen Lage wird mit 1:1000 angegeben. Die linke Seite wird leicht bevorzugt betroffen. Kommt der Aszensus der Nieren vor Erreichen der Höhe des 2.–3. Lendenwirbelkörpers zum Stillstand, spricht man von einer tiefen Nierendystopie. Die häufigste Lage ist im Becken, Beckenniere genannt, oder lumbal, dann liegt sie oberhalb der Darmbeinschaufel.

Nephroptose

Die Ursache der Ptosis liegt in einer vermehrten Beweglichkeit der Niere im Retroperitonealraum, v. a. bei schlanken Frauen (statische Verschieblichkeit von mehr als 2 Wirbelkörpern) (◘ Abb. 1.5). Durch Gefäßabknickung oder Abknickung am pyeloureteralen Übergang kann es zu einer intermittierenden Minderperfusion oder einer Harntransportstörung kommen. Die Ptosis führt aber nur sehr selten zu Beschwerden und hat nur dann eine klinische Bedeutung.

Die Differenzierung zwischen Ptosis und ektoper Lage kann schwierig sein. Bei der Ptosis liegen die Abgänge der Nierengefäße aus der Aorta jedoch auf der normalen Höhe, während sie bei der Ektopie tiefer abgehen. Der Ureter ist bei der Ptosis normal lang und geschlängelt, bei der Ektopie hat er eine kürzere Länge.

1.2.5 Verschmelzungsanomalien

Hufeisenniere

Die Inzidenz wird mit ca 1:425 angegeben. Männer sind häufiger betroffen. Die Hufeisenniere ist häufigste Form der renalen Fusion und die häufigste Nierenfehlbildung (◘ Abb. 1.6). Normalerweise ist der untere Pol der Nieren über der Mittellinie vor der Aorta und der V. cava verschmolzen. Die Verbindung der Nieren, der Isthmus, kann aber auch posterior oder zwischen den Gefäßen liegen. Durch die verschmelzungsbedingte Rotationshemmung sind die Ureterabgänge meist atypisch ventral gelegen und überkreuzen den Isthmus an seiner Ventralseite. Der pyeloureterale Übergang ist in ungefähr einem Drittel der Fälle obstruktiv und kann zu Harntransportstörungen führen. In der Regel besteht eine multiple Vaskularisierung aus der Aorta, der A. iliaca communis oder der A. mesenterica inferior.

Bei Hufeisennieren besteht aufgrund von Urostase, gehäuften Infektionen oder von Steinbildung eine um den Faktor 50 erhöhte Inzidenz für Urothelkarzinome. Das Risiko eines Wilmstumors ist um den Faktor 7 erhöht.

Die Hufeisenniere kann entweder mittels eines Ausscheidungsurogramms oder mit dem Ultraschall diagnostiziert werden. Weiterführend kann die MRT oder CT eingesetzt werden. Die Hufeisenniere kann mit anderen Fehlbildungen des ZNS, des kardiovaskulären Systems und des gastrointestinalen Trakts vergesellschaftet sein. Erhöhte Inzidenzen sind beim Turner-Syndrom und bei der Trisomie 18 festgestellt worden.

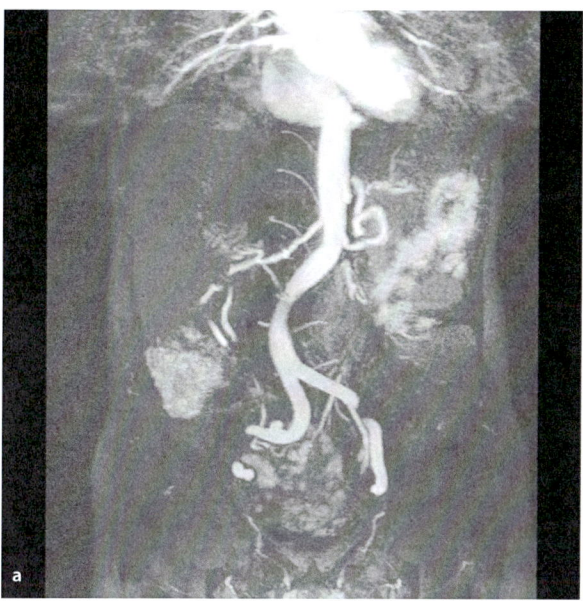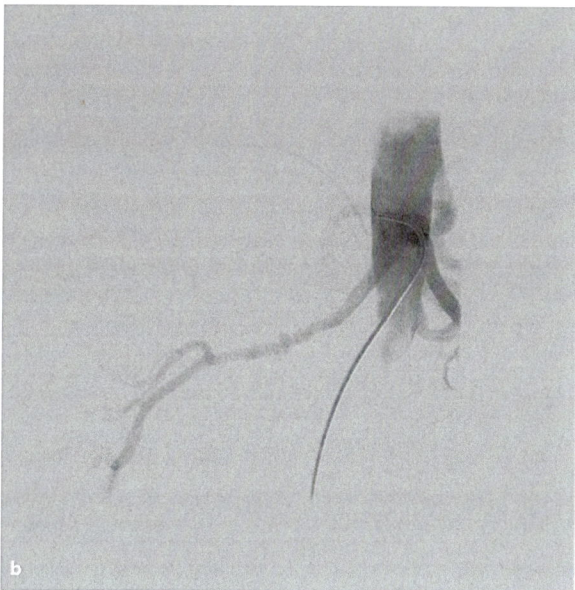

◘ **Abb. 1.5a, b. Nephroptose. a** Patientin mit Nephroptose bei tiefstehender Niere rechts auch im Liegen. Zusätzlich zeigt sich in der MR-Angiografie die Wandunregelmäßigkeit der rechten Nierenarterie. In liegender Position regelrecht Lage der rechten. **b** Bei dieser Patientin zeigt sich auch eine fibromuskuläre Dysplasie der betroffenen Nierenarterie

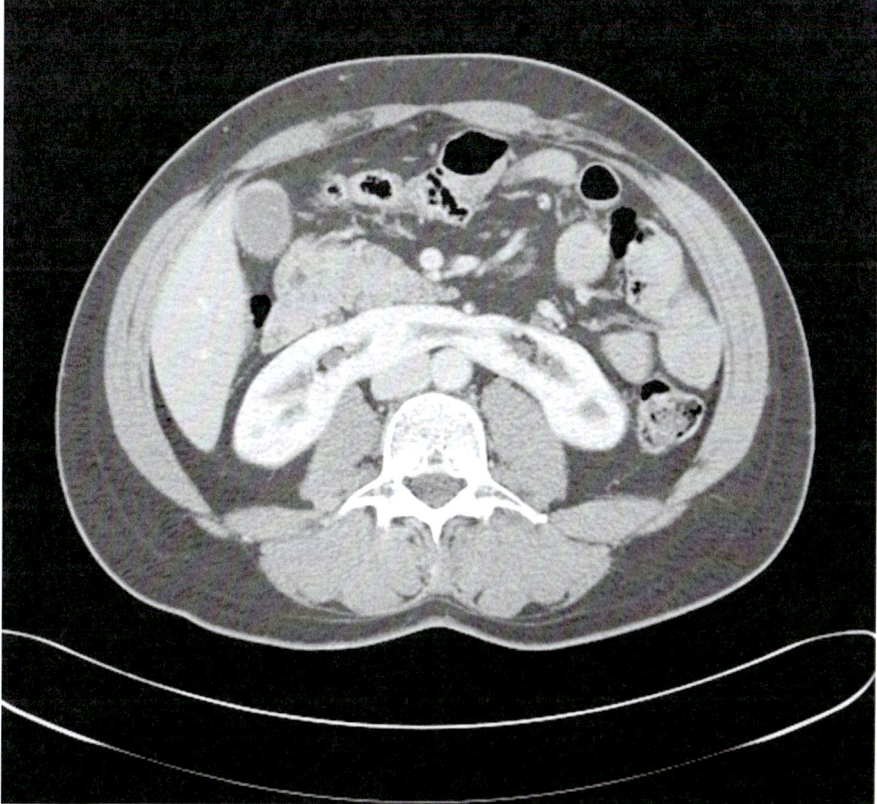

◘ **Abb. 1.6. Hufeisenniere** im venösen Kontrast

Gekreuzte Dystopie

Die gekreuzte Dystopie ist die zweithäufigste renale Verschmelzungsanomalie nach der Hufeisenniere. Die Inzidenz wird in Autopsieserien mit 1:3000 bis 1:7500 angegeben. Bei dieser Lageanomalie mündet der Ureter der betroffenen Niere an der normalen Stelle, die kreuzende dystope Niere liegt üblicherweise kontralateral unterhalb der orthotopen. Eine Fusion der Nieren findet in 85% statt, in 10% sind zwei einzelne Nieren zu diagnostizieren. Man unterscheidet Sigma-, L-, Ring- und Kuchennieren. Am häufigsten ist die unilaterale Verschmelzungsform mit inferiorer Ektopie, bei der der obere Pol der gekreuzten Niere mit dem unteren Pol der nicht gekreuzten verschmilzt.

Eine Obstruktion im Bereich des pyeloureteralen Übergangs und häufig assoziierter vesikorenaler Reflux können klinische Bedeutung haben.

Die Diagnose kann üblicherweise nur in Kombination von Ausscheidungsurogramm und Ultraschall bzw. MRT/CT gestellt werden (◘ Abb. 1.7). Durch die Anwendung von Gefäßdarstellung in CT und MRT lässt sich die Gefäßversorgung darstellen, die einen Rückschluss auf den Ursprung der Nieren zulässt.

> ❶ Die Diagnose einer anormalen Nierenlage kann meistens im Ultraschall gestellt werden. Das Ausscheidungsurogramm kann notwendig sein, um den Verlauf des Ureters zu beurteilen und so eine Differenzierung zu erlauben. Ein Reflux ist bei ektoper Lage häufig und sollte mittels Miktionszysturethrogramm ausgeschlossen werden. Ein MRT kann neben dem Nierenbeckenhohlsystem auch die Gefäßversorgung darstellen, und so ebenfalls eine Differenzierung zulassen.

1.3   Weitere pathologische Befunde

1.3.1   Entzündungen

Methoden zur Diagnostik

Das Ausscheidungsurogramm zeigt in 75% aller Niereninfektionen ein normales Bild. Vor allem der Ultraschall als einfaches diagnostisches Instrument kann Komplikationen wie Abszedierungen oder Fistelungen darstellen. Neben der Erweiterung des Nierenbeckens lassen sich auch Durchblutungsveränderungen im Rahmen einer Nierenentzündung durch den Farb-Doppler darstellen. Natürlich ist die Sensitivität und Spezifität der schnittbildgebenden Verfahren deutlich höher und die MRT erlaubt eine Aussage über die Funktion des Parenchyms, ähnlich der Szintigrafie.

Akute Pyelonephritis
■   Pathogenese und Klinik

Die Entzündung der Niere geht, im Gegensatz zur Entzündung des unteren Harntrakts, üblicherweise mit der allgemeinen Symptomen-Trias wie Fieber, Flankenschmerz und Py- oder Bakteriurie einher. Pollakisurie und Dysurie sind häufig, als Zeichen einer Sepsis kommen noch Übelkeit und Erbrechen hinzu. Im Falle einer akuten Pyelonephritis kommt es zu einem Ödem des Parenchyms und zur Ausbildung von Mikroabszessen. Die Entzündung betrifft das Nierenbecken, die Sammelröhrchen, aber nicht die Glomeruli. Die akute unkomplizierte Pyelonephritis wird überwiegend durch gramnegative Bakterien hervorgerufen und betrifft überwiegend Frauen.

Die Infektion erfolgt meist intrakanalikulär aszendierend und hat ihren Ursprung in der Harnblase oder sie kann hämatogen bedingt sein, wobei dann die Entzündungsherde v. a. peripher in der Nierenrinde und multilokulär nachweisbar sind. Wird keine Behandlung durchgeführt, kommt es zum Parenchymuntergang mit Verlust von Nephronen und Narbenbildung. Bei rezidivierenden unbehandelten Pyelonephritiden kann es zu einer eingeschränkten Nierenfunktion ggf. mit renaler Hypertension kommen.

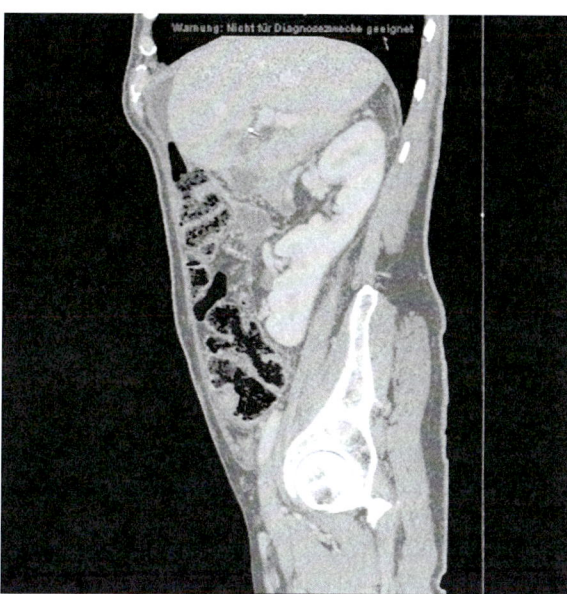

◙ **Abb. 1.7. Gekreuzte Dysto-pie.** Fusionierte untere Niere bei gekreuzter Dystopie im CT in einer sagittalen Rekonstruktion nach intravenöser KM-Gabe

Die **Risikofaktoren** für die Ausbildung einer Pyelonephritis sind der Reflux, eine Obstruktion in den ableitenden Harnwegen, geringes Alter, Blasenentleerungsstörung, verzögerte Behandlung von Infekten.

■ **Bildgebung**

Zur Darstellung des akuten Pyelonnephritis kommen **Ultraschall, MRT und CT** zur Anwendung. Im infektfreien Intervall werden zur Refluxprüfung das Miktionszytoureterogramm und die Szintigrafie angewendet.

Der **Ultraschall** eignet sich zur Darstellung einer Malformation der Niere und kann das Ödem und die Verdickung (>0,8 mm) des Nierenbeckens und die Beteiligung des umgebenden Fettgewebes darstellen. Ebenso lassen sich die Verplumpung und Vergrößerung der Niere, der Verlust der kortikomedullären Differenzierung und die vermehrte Echogenität des renalen Sinus darstellen. Lediglich bei 50% aller Pyelonephritiden kann ein pathologischer sonografischer Befund erhoben werden.

Das **Ausscheidungsurogramm** zeigt bei der akuten Pyelonephritis nur in 25% der Fälle einen pathologischen Befund. Dabei finden sich Nachweise einer vergrößerten Niere, eine verzögerte Ausscheidung sowie ggf. ein erweitertes Nierenbecken und Harnleiter. Da heute alternative Verfahren wie MRT und Ultraschall zur Verfügung stehen, bietet das Ausscheidungsurogramm keine zusätzlichen Informationen mehr, die den Einsatz in der akuten Phase rechtfertigen würden.

Die **CT** eignet sich sehr gut zur Darstellung von Parenchymschäden bei akuter Pyelonephritis. Die Areale demarkieren sich am besten in der parenchymvenösen Phase und zeigen sich dann als fokale oder diffuse Perfusionsausfälle. Zwar ist die CT mit einer Strahlenexposition verbunden, sie erlaubt aber die sichere Darstellung von Komplikationen wie Abszessen und zugrunde liegenden Steinen.

Die **MRT** leistet, ebenso wie die CT, eine sehr gute Darstellung des Nierenparenchyms und kann einen Parenchymdefekt ebenso wie die CT darstellen. Gleichzeitig ist es mit der MRT möglich, funktionelle Untersuchungen durchzuführen, die der Szintigrafie ähnlich sind. Ein großer Vorteil der MRT ist die fehlende Strahlenexposition und die Verwendung von wenig nephrotoxischem Kontrastmittel.

Das **Miktionszysturethrogramm** im infektfreien Intervall bei rezidivierenden Pyelonephritiden erlaubt ggf. den Nachweis eines vesikorenalen Refluxes und dessen Grades. Mittlerweile hat sich auch die Refluxsonografie etabliert und damit auch hier die Strahlenexposition vermindert.

Akute Pyelonephritis im Überblick

Aszendierende (Ursprung in der Harnblase) oder hämatogen bedingte (Entzündungs-herde dann v. a. peripherer und multilokulär nachweisbar) Infektion des Nierenparen-chyms. Ödem des Parenchyms und Ausbildung von Mikroabszessen. Die Entzündung betrifft das Nierenbecken, die Sammelröhrchen, aber nicht die Glomeruli. Typische Symptomtrias: Fieber, Flankenschmerz und Py- oder Bakteriurie.

Sonografie:

- Ödem und Verdickung (>0,8 mm) des Nierenbeckens und die Beteiligung des umgebenden Fettgewebes.
- Verplumpung und Vergrößerung der Niere, der Verlust der kortikomedullären Differenzierung.
- Vermehrte Echogenität des renalen Sinus.

Szintigrafie: Darstellung der betroffenen Areale durch verminderte Traceraufnahme; sollte in der Akutphase nicht den Vorzug erhalten.

Computertomografie: Betroffene Areale demarkieren sich am besten in der paren-chymvenösen Phase und zeigen sich dann als dreieckige Perfusionsausfälle. Erlaubt die sichere Darstellung von Komplikationen wie Abszessen und zugrunde liegenden Steinen.

Magnetresonanztomografie:

- Sehr gute Darstellung des Nierenparenchyms.
- Möglichkeit, funktionelle Untersuchungen durchzuführen.
- Fehlende Strahlenexposition.

Miktionszysturethrogramm: Erlaubt Refluxdarstellung; mittlerweile ist die Reflux-sonografie etabliert.

Ausscheidungsurogramm: Vergrößerte Niere, verzögerte Ausscheidung sowie ggf. ein erweitertes Nierenbecken und Harnleiter. Liefert keine zusätzlichen Informationen im Vergleich zu Ultraschall und MRT.

Nierenabszess

■ **Pathogenese und Klinik**

Beim Nierenabszess handelt es sich um konfluierende, embolisch eitrige Herde einer Rindennephritis. Der hämatogen entstandene Nierenabszess wird meist durch Staphylococcus aureus verursacht, der von pyogenen Hautinfektionen gestreut wird. Aszendierende Infektionen durch gramnegative Erreger werden als Komplikation einer akuten Pyelonephritis und bei ureteraler Obstruktion beobachtet. Prädisponierend ist ein Diabetes mellitus. Wenn die akute Pyelonephritis nicht früh genug oder suffizient behandelt wird, geht die Beteiligung des Parenchyms in einen Abszess über. Dieser kann auf das Parenchym beschränkt bleiben oder auch bis in die Nierenkapsel oder das umgebende Fettgewebe reichen. Die klinische Symptomatik entspricht der akuten Pyelonephritis. Bei Patienten mit aszendierender Infektion ist die Anamnese typisch für rezidivierende Pyelonephritiden, bei hämatogener Infektion ist die Anamnese leer.

Schwere Allgemeinsymptome wie Fieber und Schüttelfrost bis hin zur Urosepsis sind charakteristisch.

■ **Bildgebung**

Der Abszess lässt sich sonografisch oder auch mit Schnittbildgebung, und hier v. a. der MRT, darstellen (◘ Abb. 1.8).

Während sich der Abszess in der **Sonografie** als dickwandige zystische Läsion mit Binnenechos darstellt, kann in der **CT** und auch in der **MRT** der hypervaskularisierte Randwall aus Granulationsgewebe mit Kontrastmittelaufnahme dargestellt werden. Zentral bleibt die Kontrastmittelaufnahme deutlich zurück, da sich hier die nekrotischen, nicht perfundierten Anteile befinden. Auch Gaseinschlüsse können nachweisbar sein. In dem die Niere umgebenden Fettgewebe kommt es zu einer schleierartigen Verdichtung (perinephric stranding), die aber auch z. B. bei Harnaufstau nachweisbar ist. Eine Verdickung der Fascia Gerota oder gar eine Fistelbildung kommen vor. Hier wird dann zwischen einem perirenalen Abszess (kein Durchbruch durch die Nierenkapsel) und einem pararenalen Abszess (Durchbruch durch die Nierenkapsel) unterschieden. In diesem Fall zeigt dann auch die **Abdomenübersichtsaufnahme** eine Unschärfe der Kante des Psoasschattens, sodass hier dann der Retroperitonealraum nicht mehr klar von der Niere abzutrennen ist.

❶ Bevor die Diagnose Nierenzellkarzinom aufgrund eines bildmorphologischen Befundes gestellt wird, muss eine akute Infektsituation bei dem Patienten ausgeschlossen werden, da ein Nierenabszess und ein kleines Nierenzellkarzinom gleich aussehen können. Besondere Vorsicht gilt bei rezidivierenden Nierenbeckenkelchentzündungen oder gar Manipulation an den Harnwegen (retrograde Darstellung usw.). Hier empfiehlt es sich, den Infekt antibiotisch zu behandeln und dann eine Follow-up-MRT nach 4 Wochen durchzuführen.

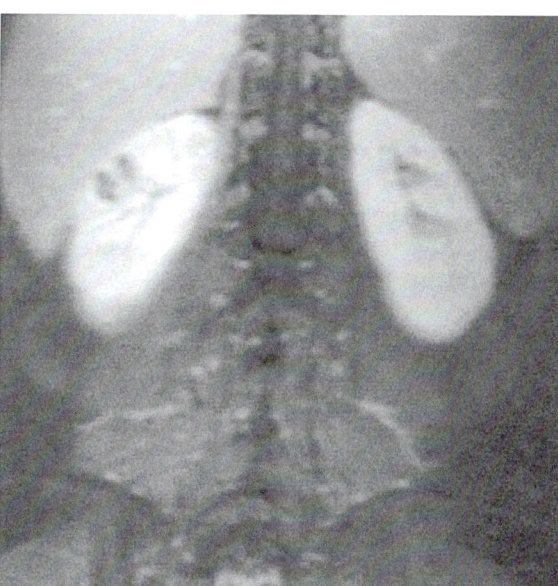

■ **Abb. 1.8. Nierenabszess.**
Koronare T1-gewichtete fettsupprimierte Sequenz nach
KM-Gabe. Am Oberpol der rechten Niere ist der Parenchymdefekt mit Untergang von Nierenparenchym zu erkennen

Sonderform: Emphysematöse Pyelonephritis

■ Pathogenese und Klinik

Die emphysematöse Pyelonephritis ist eine seltene schwere Form der Pyelonephritis, die durch Gasbildung im Nierenparenchym gekennzeichnet ist. Erreger sind Klebsiellen und E.coli, wobei zwei Formen der empysematösen Pyelonephritis unterschieden werden:

– Typ I: Klassische Form: Gasnachweis innerhalb des Parenchyms.
– Typ II: Renale und perirenale Flüssigkeitsansammlung, die Lufteinschlüsse enthält.

■ Bildgebung

Auf der **Abdomenaufnahme** zeigt sich das typische Bild, jedoch leistet auch hier die **CT** durch die überlagerungsfreie Darstellung eine bessere Abgrenzung des Befundes. Hier finden sich bullöse Gaseinschlüsse, im Nierenparenchym und im perirenalen Raum.

Sonderform: Xanthogranulomatöse Pyelonephritis (XGP)

■ Pathogenese und Klinik

Die XGP hat nur einen geringen Anteil an den Nierenentzündungen (0,6–8%), und weist MRT-morphologisch typische Kriterien auf. Bei der XGP handelt es sich um eine chronisch bakterielle, granulomatöse eitrige Entzündung, die zu einem Ersatz von Nierengewebe durch die Xanthomzellen führt. Auch Fistelungen in benachbarte Organe oder Gewebe oder gar spontane perkutane Fistelungen sind typisch. Es besteht eine eindeutige Korrelation zu einer Harntransportstörung, entweder durch einen Stein, subpelvine Stenose oder auch Tumoren im kleinen Becken, funktionelle Blasenentleerungsstörungen oder einen Reflux oder auch invasive urologische Verfahren. Prädisponiert sind Patientinnen mit rezidivierenden Nierenbeckenentzündungen.

■ Bildgebung

Im **Ultraschall** ist meist eine Erweiterung des Nierenbeckens darstellbar, ebenso wie die Ursache, z. B. kann ein Konkrement, meist ein Stein, hier bereits detektierbar sein. Die Niere ist meist vergrößert, das Parenchym weist negative Dichtewerte in der **CT**, was durch den Ersatz von Parenchym durch so genannte **Xanthomzellen** bedingt ist, die Fett enthalten. Durchbrüche oder Fistelungen in die Umgebung und durch die Haut kommen vor (◘ Abb. 1.9). Typischerweise zeigt die Niere das so genannte **Bärentatzenzeichen**, welches sich aus einer Kombination von erweitertem Nierenbecken und den Xanthomzellen ergibt. Neben der CT bietet die **MRT**, v. a. bei diesem Kollektiv mit eingeschränkter Nierenfunktion, eine diagnostische Alternative.

In der CT ist neben einem Konkrement (80%) als Abflusshindernis eine vergrößerte Niere mit verminderter Kontrastmittelaufnahme darstellbar. Die zentralen hypodensen Anteile entsprechen den Xanthomzellnestern. Das rarifizierte Nierenparenchym und das Granulationsgewebe nehmen Kontrastmittel auf, wobei auch Lufteinschlüsse nachweisbar sind. Bei Fistelung kommt es zu einer entsprechenden entzündlichen Mitreaktion der betroffenen Struktur.

Die typische Konfiguration mit erweitertem Nierenbecken und Ersatz des Nierenparenchyms durch die Xanthomherde, dem Bild einer Bärentatze sowie das Vorliegen eines Abflusshindernisses sprechen für die XGP. Die Anamnese, hier im Besonderen die gezielte Frage nach urologisch invasiven Verfahren und die positive Urinkultur, machen eine Unterscheidung von Nierenzellkarzinom und XGP in der MRT, aber auch in der CT, mit hoher Sicherheit möglich.

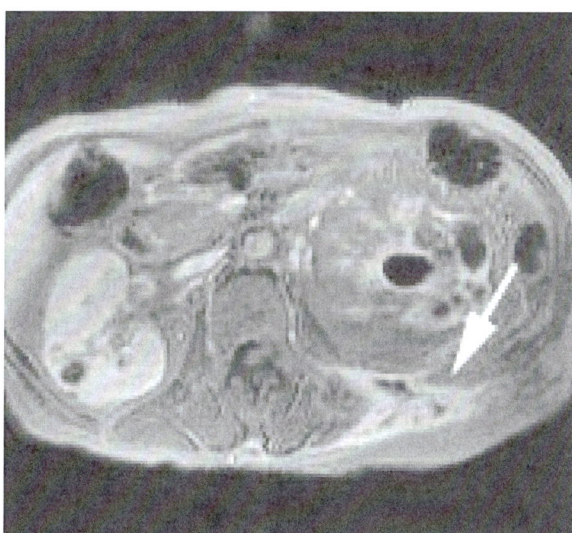

◘ **Abb. 1.9. Xanthogranulo-matöse Pyelonephritis.** Patientin mit Fieber, positiver Urin-kultur und multiplen Nieren-steinen: MRT in der T1 GRE nach KM-Gabe einer histologisch gesicherten Xanthogranulo-matösen Pyelonephritis der linken Niere mit Ausbreitung der Entzündung nach dorsal und spontaner Fistelung nach außen

Urogenitale Tuberkulose

▪ Pathogenese

Die urogenitale Tuberkulose entsteht fast ausschließlich nach hämatogener Streuung einer Tbc der Atmungsorgane. Die Parenchymherde heilen oft spontan folgenlos ab, können aber nach einer Latenzzeit von bis zu 30 Jahren reaktivieren. Im Miliarstadium ist die Urogenitaltuberkulose durch multiple Abszesse in beiden Nieren gekennzeichnet. Hieraus entwickeln sich dann multiple kleine verkalkte Granulome. Bei Reaktivierung der urogenitalen Tuberkulose kann es dann zu einer Einschmelzung der Herde mit Parenchymuntergang als so genannte **Markkaverne** kommen (▪ Abb. 1.10). Die Kavernen brechen mit dem Fortschreiten der Erkrankung in das Nierenbeckenkelchsystem ein, ohne dass eine tuberkulöse Herdsetzung im kanalikulären, harnableitenden System zwangsläufig erfolgen muss. Es können sich aber auch Entzündungen und Ulzerationen des Urothels bilden. Eine weit fortgeschrittene Parenchymdestruktion bei unverändertem kanalikulären System kann ebenso anzutreffen sein wie schwere Destruktionen der ableitenden Harnwege bei nur geringen Nierenparenchymveränderungen.

Als Folge der spezifischen Entzündung und der Fibrosierungen kann sich eine Stauung des vorgeschalteten Organabschnitts bis zur Pyonephrose entwickeln. Das Nebeneinander von Einschmelzung, Narbenbildung führt dann zur Ausbildung von narbigen Strikturen mit Kelchhalsstenosen, die wiederum eine Nierenschädigung bedingen mit Einschränkung der Nierenfunktion. Fistelungen in benachbarte Organe oder die Haut kommen vor.

▪ Klinik

Die Klinik der Urogenitaltuberkulose ist durch unspezifische Symptome gekennzeichnet. Vor allem dann, wenn die Tuberkulose noch auf das Nierenparenchym begrenzt ist, liegen nicht selten keine allgemeinen oder lokalen Beschwerden vor. Häufig werden selbst ausgeprägte Spätbefunde nur rein zufällig gefunden. Die Mehrzahl der Patienten mit Urogenitaltuberkulose sucht den Arzt wegen unklarer Miktionsbeschwerden unter dem Bild einer Zystitis auf. Nicht selten werden auch rezidivierende Hämaturien und Koliken beobachtet.

▪ Bildgebung

Mit der **Sonografie** lassen sich Harnstauungsnieren, kavernöse Veränderungen, hydronephrotische Nieren und Schrumpfnieren darstellen. Große Bedeutung hat das **Ausscheidungsurogramm** (ggf. mit Spätaufnahmen). Charakteristische, **tuberkulöse Organveränderungen** lassen sich hiermit in >90% der Fälle nachweisen. Urografisch lassen sie sich in 3 Stadien einteilen:
- Die frühen typischen Veränderungen im **Stadium I** finden sich im Bereich der Papillenspitzen und Kelchkonturen und sind nur diskret ausgebildet. Es kommt zu einer ulzerösen Papillitis mit mottenfraßähnlichen Veränderungen der Papillen.
- Ulzerokavernöse Veränderungen im **Stadium II** sind polymorph und reichen von ulzerösen Papillendefekten und Kavernen bis hin zu Kelchhalsstenosen mit konsekutiver Ektasie des abhängigen Organabschnitts. Die entstandenen Kavernen füllen sich nur verzögert mit Kontrastmittel, da sie selbst nicht ausscheiden, und lassen sich erst auf Spätaufnahmen darstellen.
- Im **Stadium III** finden sich kalkdichte Verschattungen in Projektion auf eine vergrößerte oder aber auch deutlich verkleinerte Niere. Die Nierenfunktion ist praktisch aufgehoben, erst auf Spätaufnahmen kommt es, wenn überhaupt, zu einer schwachen Darstellung schwerster renaler, meist auch ureteraler Destruktionen.

Die urogenitale Tbc kann sich in benachbarte Organe und umgebende Strukturen ausdehnen und zu Fistelungen führen. Zusätzlich können sich durch Vernarbungen Obstruktionen der ableitenden Harnwege entwickeln.

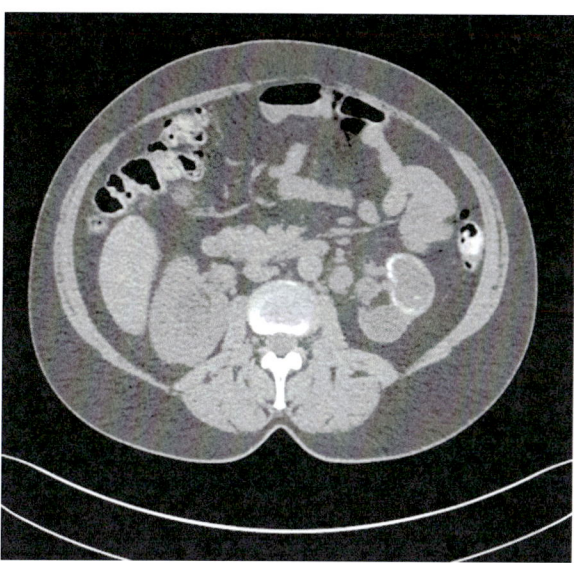

◨ **Abb. 1.10. Tuberkulose.** CT mit Verkalkung bei Kavernenbildung bei Tuberkulose in der linken Niere. Die Tbc wurde durch die Nephrektomie gesichert

1.3.2 Benigne und maligne Raumforderungen der Niere

Methoden zur Diagnostik

Mit der Weiterentwicklung der bildgebenden Diagnostik und der Einführung immer neuer Techniken hat sich die Darstellung der Nieren verändert.

Mittels der Ausscheidungsurografie wurde es möglich, die Nieren und Raumforderungen, wenn auch nur indirekt, darzustellen. Mit der Einführung der schnittbildgebenden Verfahren wie Ultraschall und CT verbesserte sich die Differenzialdiagnose unklarer Raumforderungen der Niere deutlich. Die Einführung der MRT erlaubt mit sehr gutem Weichteilkontrast eine weitere Verbesserung der Differenzierung renaler Raumforderungen und die MRT hat sich bei der Beurteilung von ausgedehnten Tumoren etablieren können.

Ausscheidungsurografie

Das Ausscheidungsurogramm hat heute durch die schnittbildgebenden Verfahren wie CT, Ultraschall und MRT für die Beurteilung unklarer Parenchymraumforderugen keine Bedeutung mehr. Die Ausscheidungsurografie erlaubt folglich nur die Verdachtsdiagnose einer Raumforderung, eine definitive Diagnose kann jedoch nur mittels weiterführender Schnittbildgebung gestellt werden.

Ultraschall

Durch den Ultraschall lassen sich mit einer Sensitivität von bis zu 96% und einer Spezifität von bis zu 100% alle Raumforderungen der Niere darstellen. Auch kleine Raumforderungen <3 cm im Durchmesser werden mit einer Sensitivität von bis zu 79% entdeckt.

Der Ultraschall hat mir modernen Geräten eine sehr gute Detektionsrate von renalen Raumforderungen. Mit kontrastmittelverstärktem Ultraschall und speziellen Dopplertechniken wird es möglich auch kleine Läsionen eindeutig zu erkennen. So werden heute die meisten Tumore (ca. 80%) in einem asymptomatischen Stadium entdeckt. Vor allem die einfache Durchführung und die weite Verbreitung von Ultraschallgeräten führen dazu, dass Tumore heute sehr viel früher entdeckt werden, mit entsprechend besserer Prognose für die Patienten (◘ Abb. 1.1).

Der Ultraschall erlaubt aber trotz Dopplerkontrastmittel nur selten eine definitive Diagnose eines Tumors.

Bei zystischen Nierenläsionen erlangt vor allem der Kontrastmittelverstärkte Ultraschall eine zunehmende Bedeutung in der Differenzierung von malignen und benignen Zysten. Auch in der Differenzierung von solider renalen Raumforderungen kann der Ultraschall einen Beitrag leisten, da er z.B. das Angiomyolipom mit seinem echoreichen Binnenmuster erkennen kann.

Computertomografie

Die CT gilt momentan als Goldstandard sowohl für die Differenzierung als auch für das Staging von Nierenparenchymtumoren (Kap. 1.1).

Magnetresonanztomografie

Die Genauigkeit des Stagings des Nierenzellkarzinoms in der MRT entspricht bei niedrigen Tumorstadien der CT. Bei der Beurteilung der Ausdehnung von Tumorthrombus oder Nierenveneninfiltrationen zeigte sich die MRT der CT überlegen (Kap. 1.1).

Angiografie

Die angiografische Technik wird heute zur Behandlung von Nierentumoren, z. B. die präoperative oder palliative Nierentumorembolisation oder auch bei Blutungen gutartiger Tumoren wie dem Angiomyolipom, eingesetzt (Kap. 1.1).

Pseudoläsionen der Niere

Beim **Nierenbuckel** handelt es sich um eine Ausziehung von Parenchym nach lateral, die kaudal der Milz zu liegen kommt. Das Nierenbecken ist nicht verzogen, sodass die Raumforderung im Ultraschall sichtbar wird. Hier wird oftmals eine weitere Bildgebung initiiert, um eine maligne Raumforderung auszuschließen.

Als **verdickte Bertini-Säule** bezeichnet man es, wenn eine Bertini-Säule durch einen Verschmelzungsfehler der Renculi verbreitert ist. Verbreitertes kortikales Nierengewebe septiert zwei Pyramiden. Hierdurch kommt es auch zu einer Deformierung der benachbarten Calices bei der Darstellung des Nierenbeckenhohlsystems. Im Ultraschall kann diese verbreiterte Bertini-Säule einen Tumor vortäuschen, die jedoch keinen exophytischen Charakter hat.

Üblicherweise verschmelzen die 14 renalen Lobuli pro Niere in der 28. SSW. Bleibt diese Verschmelzung aus, kommt es zu einer **peristierenden fetalen Lobulierung**. Es stellen sich dabei postnatal noch Einziehungen der Nierenaußenkontur dar, die ebenfalls den Eindruck eines Parenchymtumors erwecken können.

Zystische Tumoren der Niere

▪ **Pathogenese und Klinik**

Ca. 50% aller Patienten im 50. Lebensjahr haben Nierenzysten. Diese sind fast immer einfache Zysten und machen keinerlei Beschwerden. Wichtig ist es, die Zysten zu erkennen, die nicht simple Zysten sind, sondern Wandunregelmäßigkeiten haben, Verkalkungen oder gar Kontrastmittel aufnehmen. Hier sind die malignen Zysten zu identifizieren.

Bei ausgedehnten Nierenzysten können Symptome wie Oberbauchdruckgefühl entstehen. Bei Einblutung oder Zystenruptur kommt es zu Beschwerden.

▪ **Befunde in Ultraschall, CT und MRT**

Nierenzysten finden sich bei 50% aller 50-jährigen Patienten. Das multiple Auftreten von Zysten ist häufig. Die **simple Zyste** ist im Ultraschall gut zu diagnostizieren. Typische Kriterien einer simplen Zyste sind:
- Ein- und Austrittsecho,
- dorsale Schallverstärkung,
- echofreies Signal in der Zyste.

Oftmals treten jedoch unklare sonografische Befunde auf, z. B. ein Binnenecho in der zystischen Struktur. Dann ist die Differenzialdiagnose zu anderen zystischen Raumforderungen bis zum zystischen Nierenzellkarzinom zu beachten. Eine Zyste kann jedoch auch durch eine Einblutung ein Binnenecho haben oder durch eine Superinfektion. Auch die Lokalisation der Zyste, ob parapelvin oder im Parenchym, erlaubt dann keine eindeutige Differenzialdiagnose.

Die einfache Zyste ist mit ca. 60% aller renalen Raumforderungen die häufigste Läsion der Niere, welche sich v. a. in den peripheren Anteilen der Niere zeigt. In der Sonografie gelten die oben genannten Kriterien für die Diagnose. In der CT und MRT sind das wassertypische Signal (<10 HE) des Zysteninhalts, das fehlende Enhancement des Zysteninhalts und der Zystenwand sowie die einfache Zystenwand ohne Septierungen typisch. Ein Enhancement der Zyste sollte 10 HE nicht übersteigen – dies kann durch den Parialvolumenartefakt bedingt sein. In der MRT ist eine Kontrastierung der Zystenwand nach Kontrastmittelgabe immer suspekt und bedarf der Kontrolle. Die MRT erlaubt mit der freien Ebenenwahl der Datenakquisition hier eine bessere Darstellung der zystischen Läsion, da in der MRT in drei Raumebenen die Zystenwand überlagerungsfrei dargestellt werden kann. Eine simple Zyste wird nach Bosniak als Typ I bezeichnet.

Die **komplizierte Zyste** kann durch Einblutung oder Superinfektion aus einer simplen Zyste entstehen. Auch die Anwesenheit von Verkalkungen in der Zystenwand (im CT darzustellen), verdickte, Kontrastmittel aufnehmenden Zystenwänden sowie Septen und eines nicht wassergleichen Zysteninhalts mit höheren Dichtewerten sprechen für das Vorliegen einer komplexen Zyste.

Bei komplexen Zysten erlaubt die CT mittels einer nativen und Kontrastmittelserie eine Aussage über die Kontrastmittelaufnahme (>10 HE) und damit die Vaskularisation, wobei die MRT aufgrund ihres besseren Weichteilkontrasts eine Kontrastmittelaufnahme besser erkennen lässt.

Die Septen und die verdickte Zystenwand lassen sich ggf. auch in der Sonografie darstellen. Je mehr Kriterien einer komplexen Zyste erfüllt sind, desto wahrscheinlicher ist ein maligner Tumor. Die MRT hat sich hier mit ihrem deutlich besseren Weichteilkontrast in der Darstellung suspekter, Kontrastmittel aufnehmender Zystenwände und Septen als überlegen gezeigt.

Morton Bosniak hat die Zysten in **5 Kategorien** (vereinfacht) eingeteilt (Übersicht, ◙ Abb. 1.11, ◙ Abb. 1.12).

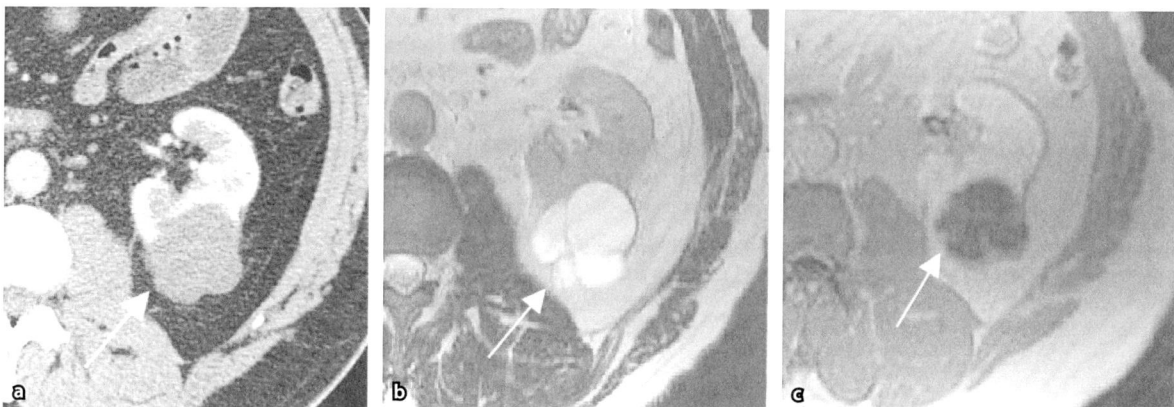

■ Abb. 1.11a–c. **Komplexe Zyste der linken Niere.** Da die Zyste im Ultraschall nicht eindeutig einge-
ordnet werden konnte, wurde ergänzend eine CT (**a**) und dann nach Studienprotokoll eine MRT durchgeführt (**b, c**). Während die CT keine pathologische Kontrastmittelaufnahme zeigt, wird in der MRT die
Kontrastmittelaufnahme der Zystenwand nachweisbar. Die präoperative Diagnose war dann aufgrund
der MRT-Bildgebung komplexe Zyste oder zystisches Nierenzellkarzinom. Obwohl der intraoperative
Schnellschnitt die Diagnose Zyste erbrachte, wurde wegen des vorliegenden MRT-Befundes eine Resektion der Raumforderung durchgeführt. Die abschließende Histopathologie erbrachte dann die Diagnose
T1-Nierenzellkarzinom

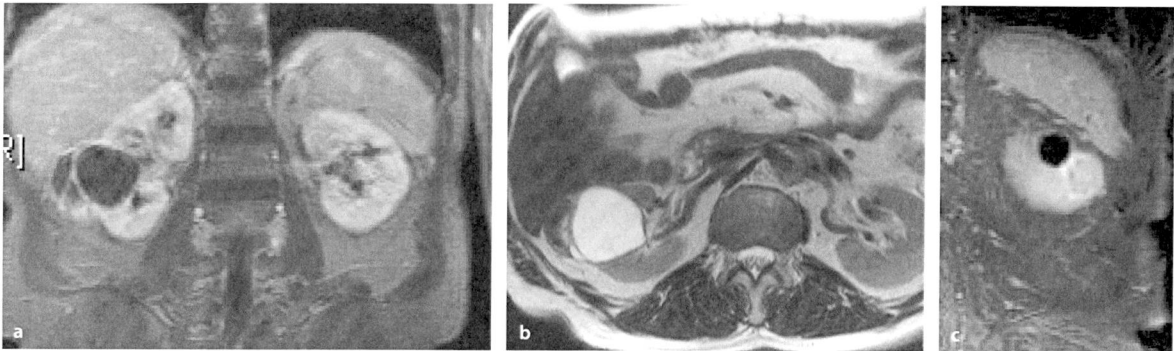

■ Abb. 1.12a–c. **Komplexe Zyste.** Darstellung einer komplexen Zyste mit deutlich inhomogener Wand
und deutlicher Wandverdickung. Der Befund stellt ein zystisches Nierenzellkarzinom im Stadium T1 dar

5 Kategorien der Zysten nach Bosniak

- Kategorie 1 – benigne: Simple Zyste, keine Verkalkung der Zystenwand, keine Zystenwandverdickung.
- Kategorie 2 – benigne/ unklar: Leichte Wandverdickung, Septen und Verkalkungen mit <1 mm Durchmesser.
- Kategorie 2f – nicht eindeutig benigne, etwas komplexer als Kategorie 2, mit Wandverdickung/Septenverdickung, Verkalkungen.
- Kategorie 3 – unklar: Stark komplizierte Zysten mit zahlreichen wandverdickten Septen irregulären Wandverdickungen und deutlichen Verkalkungen sowie deutlichem Kontrastmittel-Enhancement der Zyste.
- Kategorie 4 – maligne: Sicher komplexe Zyste mit deutlicher Wandverdickung und soliden Anteilen, KM-Aufnahme, irregulären Wand – Differenzialdiagnose zystisches oder nekrotisches Nierenzellkarzinom (◘ Abb. 1.13).

> ❶ Die Diagnose einer komplexen Zyste kann mittels Ultraschall gestellt werden, v. a. dann, wenn Kontrastmittel gegeben wurde. Vor einer Freilegung empfiehlt sich jedoch die Durchführung einer CT oder MRT, um das Enhancement der Zystenwand zu dokumentieren und auch für Follow-up-Untersuchungen eine Basisuntersuchung zu haben (Wachstum, Veränderung der Zyste).

Angiomyolipom

▪ Pathogenese und Klinik

Das Angiomyolipom setzt sich aus Fettgewebe, Blutgefäßen und glatten Muskelzellen zusammen. Es stellt ein Hamartom der Niere dar. Wenn nur ein bis zwei Gewebsanteile der Raumforderung nachweisbar sind, handelt es sich um ein Lipom, ein Leiomyom, ein Myolipom oder ein Angiomyom. Da der Fettanteil des Angiomyolipoms fehlen kann, kann die Differenzialdiagnose zum Nierenzellkarzinom schwierig sein.

Angiomyolipome werden oft als Zufallsbefund diagnostiziert, können aber auch durch Einblutungen symptomatisch werden. 80% der Patienten mit tuberöser Sklerose haben eine oder mehrere Angiomyolipome. Während kleine Angiomyolipome oftmals als Zufallsbefund diagnostiziert werden, nimmt die Wahrscheinlichkeit einer spontanen Blutung mit der Größe des Angiomyolipoms zu. Auch die Wahrscheinlichkeit einer malignen Entartung ist erhöht, sodass diese Patienten einer engmaschigen Kontrolle mittels MRT bedürfen.

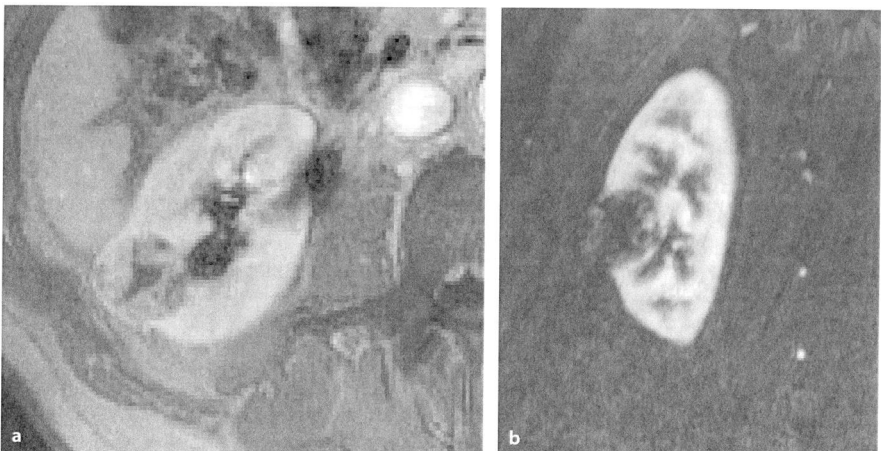

◨ **Abb. 1.13a, b. Zentral nekrotisches Nierenzellkarzinom** in der MRT in der T1-Wichtung nach KM-Gabe (**a**) sowie in der koronalen angiografischen Darstellung in der frühart eriellen Phase (**b**)

■ **Bildgebung**

In der Bildgebung ist das Angiomyolipom nur dann sicher von anderen Entitäten zu trennen, wenn der Fettanteil nachweisbar ist. Dies kann sowohl in der **CT** als auch der **MRT** sicher erbracht werden. Vor allem bei fehlendem Fettanteil oder nach Einblutung kann das Angiomyo(lipo)m echoarm erscheinen und dann wiederum Schwierigkeiten in der Differenzialdiagnose ergeben. In der CT kann der Fettanteil sehr gut nachgewiesen werden, wobei hier Dichtewerte von <–20 HE typisch sind, die auch kein Kontrastmittel aufnehmen. Da ca. 5% der Angiomyolipome kein Fett enthalten, ist die Differenzialdiagnose zum Nierenzellkarzinom nicht möglich.

In der MRT finden sich ebenso wie in der CT die Fettanteile, die auch nach Kontrastmittelgabe in der Fettsuppression nachweisbar sein müssen (■ Abb. 1.14).

Der **Ultraschall** kann hier ebenfalls einen Beitrag leisten, wenn ein echoreiches Muster, welches typisch für Fett ist, nachgewiesen werden kann.

❗ Der Nachweis von Fett in einer Raumforderung der Nieren erlaubt fast zu 100% die Diagnose Angiomyolipom. Ausnahmen sind extrem selten. Es ist sinnvoll, das Fett in der CT nativ und nach Kontrastmittel darzustellen, oder im MRT in T1- und T2-Wichtung sowie in T1-Wichtung nach Kontrastmittelgabe mit und ohne Fettsättigung.

Adenom

Adenome haben einen Durchmesser von max. 3 cm, gehen von proximalem Tubulusepithel aus und sind subkapsulär gelegen (■ Abb. 1.15). Histopathologisch werden 3 Formen unterschieden:
- Papilläres Adenom
- Metanephritisches Adenom
- Onkozytom

Die unterschiedlichen Adenomformen sind bildgebend nicht zu unterscheiden. Der Übergang zum Nierenzellkarzinom ist fließend und macht sich im Wesentlichen, auch pathologisch, an der Größe von 3 cm fest. Größere Adenome mit einem Durchmesser von >3 cm werden als T1-Nierenzellkarzinome mit einer G1-Differenzierung behandelt.

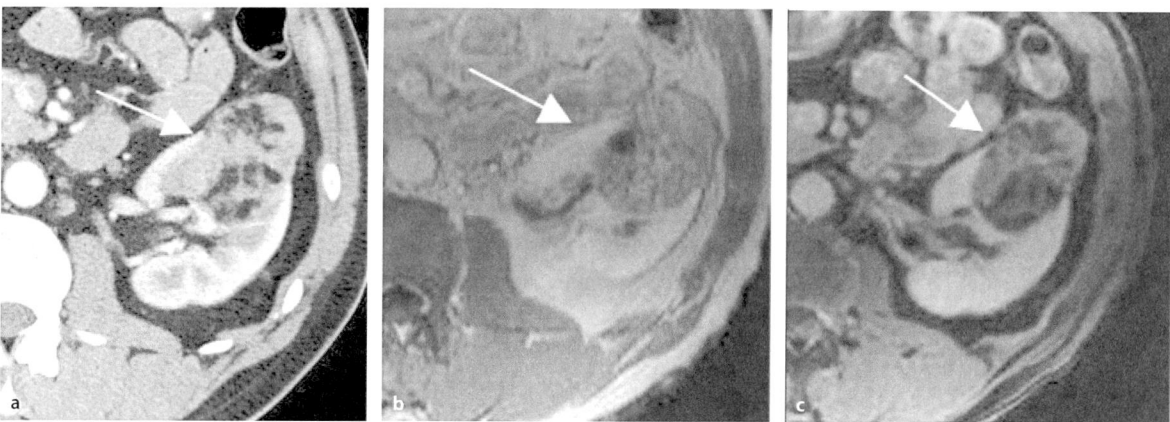

◨ **Abb. 1.14a–c. Angiomyolipom** der linken Niere mit typischem Fettanteil in der CT nach KM-Gabe (**a**),
in der MRT in der T1-gewichteten GRE nach Gadoliniumgabe ohne (**b**) und mit Fettsuppression (**c**)

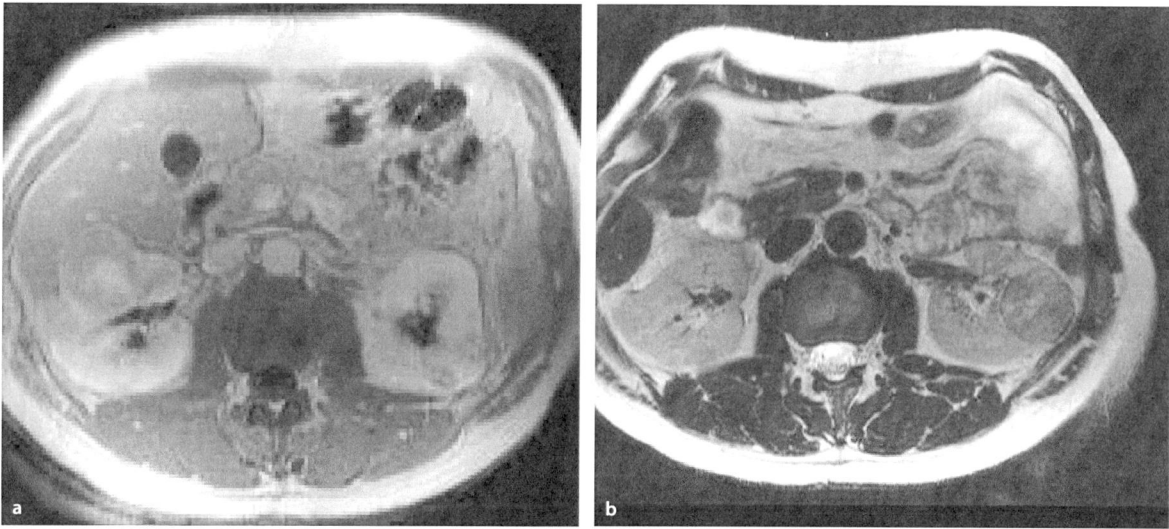

◨ **Abb. 1.15a, b. Multiple Adenome** der Nieren beidseits in der T1-Gewichtung nach KM-Gabe mit
leicht verminderter Kontrastmittelaufnahme der Tumoren und in der T2-Gewichtung mit leicht vermin-
dertem Signal

Onkozytom

■ Pathogenese und Klinik

Das Onkozytom ist der häufigste gutartige Nierentumor mit einem Anteil von 5–10% aller soliden Nierentumoren. Es entsteht aus den interkalierenden Zellen des Nierenparenchyms. Das Onkozytom geht von den proximalen Tubuluszellen aus und ist, pathologisch gesehen, ein renales tubuläres Adenom. In ca. 5% der Fälle treten Onkozytome bilateral auf, mit einem multifokalen Auftreten muss in ca. 6% der Fälle gerechnet werden. Typisch ist die zentrale, radspeichenartige Narbenbildung, die auch bildgebend nachweisbar sein kann.

■ Bildgebung

Aufgrund seiner zentralen, radspeichenartigen Narbenbildung kann das Onkozytom in der CT nachgewiesen werden. Oft ist diese Narbenbildung in der Bildgebung aber nicht sicher nachzuweisen, was die Differenzialdiagnose zum Nierenzellkarzinom erschwert (◘ Abb. 1.16). Die Raumforderung selbst nimmt kräftig Kontrastmittel auf, was die Differenzialdiagnose zu einem Nierenzellkarzinom ebenfalls schwierig macht.

❶ Die Differenzialdiagnose Onkozytom zu Nierenzellkarzinom ist nach wie vor bildgebend nicht sicher möglich. Beide Tumoren sind solide und nehmen Kontrastmittel auf. Welche Aussage mit der diffusionsgewichteten Bildgebung gemacht werden kann, ist derzeit noch unklar.

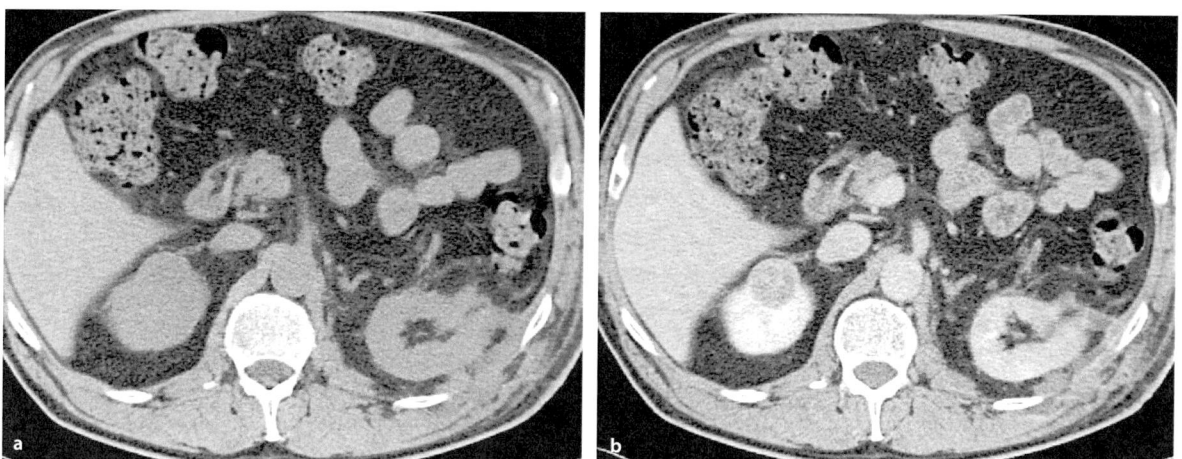

◻ **Abb. 1.16a, b. Onkozytom** der rechten Niere am Oberpol bei Zustand nach Resektion eines Onko-
zytoms am Oberpol der linken Niere mit postoperativen Veränderungen auf der linken Seite. In der CT
nach KM-Gabe lässt sich angedeutet die Radspeichenstruktur des Tumors zentral erkennen. Eine sichere
Differenzierung ist jedoch nicht möglich

Multilokuläres zystisches Nephrom

▪ Pathogenese und Klinik

Dieser gutartige Tumor, der v. a. bei mittelalten Frauen und im Kindesalter diagnostiziert wird, ist sehr selten. Er besteht aus multiplen, nicht kommunizierenden, wandverdickten Septen. Zwischen den Septen findet sich kein Nierengewebe. Verkalkungen sind häufig.

▪ Bildgebung

In der **Sonografie** finden sich multiple zystische Läsionen mit wandverdickten Septen. Es ist eine dicke, den Tumor umschließende Kapsel darstellbar. In der **CT** lassen sich die multiplen Septen darstellen, ebenso wie teilweise Verkalkungen nachweisbar sind. Der Zysteninhalt ist in seinem Signal wassergleich. Umschriebene Parenchymvermehrungen als Hinweis für einen soliden Tumor sind typischerweise nicht nachweisbar. In der **MRT** zeigt sich ein ähnliches Bild, wobei die Verkalkungen nicht nachweisbar sind (◘ Abb. 1.17a, b).

Als Differenzialdiagnosen sind zu beachten:

- Multifokales zystisches Nierenzellkarzinom – selten
- Wilmstumor – eher solide
- Multizystische Dysplasie – diese betrifft gewöhnlich die ganze Niere und geht normalerweise mit Ureterduplikatur einher, fehlt diese, ist die Differenzialdiagnose schwierig.

Lymphombefall

▪ Pathogenese und Klinik

Ein extranodaler Befall von Lymphomen im urogenitalen System betrifft v. a. die Nieren. Dies ist der zweithäufigste Befall nach Befall des hämatopoetischen und retikuloendothelialen Systems. Vor allem Non-Hodgkin-Lymphome, typischerweise B-Zell-Lymphome und Burkitt-Lymphome, sind als Grunderkrankung typisch.

In der Autopsie von Patienten mit B-Non-Hodgkin-Lymphom ist in ca. einem Drittel der Fälle ein Befall der Nieren nachweisbar. Es wird jedoch nur in ca. 3–8% der Fälle ein Lymphombefall der Nieren bildgebend nachgewiesen. Die Unterscheidung von anderen Tumoren der Niere ist für die Behandlung der Patienten essenziell, da im Fall einer Nierenbeteiligung bei Non-Hodgkin-Lymphom die Chemotherapie zu Einsatz kommt, während bei einem Karzinom die Operation durchgeführt wird. Bei beiden Entitäten können retroperitoneale Lymphknoten vorliegen. Üblicherweise haben die Patienten keine Symptome durch ihren Nierenbefall. Bei ausgedehntem Befall kann es aber zu einer Funktionseinschränkung oder zu einem Aufstau kommen.

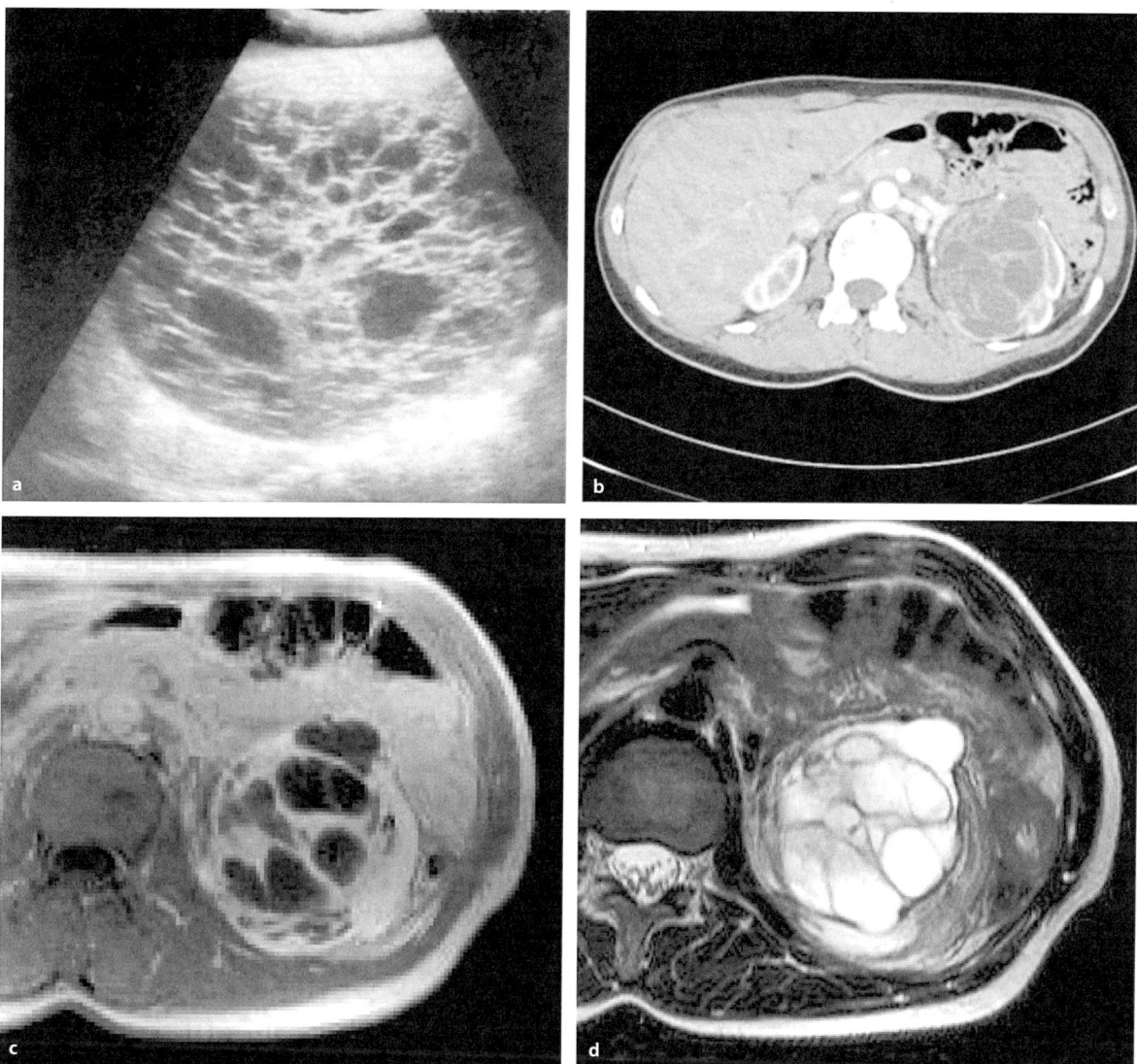

□ Abb. 1.17a–d. Zystisches Nephrom. Im Ultraschall (**a**), in der CT nach Kontrastmittelgabe (**b**), in der MRT in der T2-Wichtung und nach Kontrastmittelgabe (**c**), axial in der T1 Wichtung (**d**). In allen Abbildungen fallen die multiplen wandverdickten Septen auf, die auch Kontrastmittel aufnehmen

■ **Bildgebung**

Der **Ultraschall** zeigt üblicherweise als erste Untersuchungsmethode die renalen Läsionen. Der typische Befund ist eine vergrößerte Niere mit inhomogener Echotextur und diffuser Auftreibung. Üblicherweise werden keine fokalen Läsionen gesehen. Gegebenenfalls kann eine unscharf abgrenzbare Raumforderung darstellbar sein. Diese hat ein inhomogenes Echomuster.

In der **CT** kann der Lymphombefall der Nieren detektiert werden und ggf. die Biopsie zum Ausschluss einer anderen Raumforderung geplant werden. Auch ist es mit dem CT möglich, einen Größenverlauf unter Chemotherapie zu erfassen. Üblicherweise zeigen sich nativ diffus vergrößerte Nieren, und nach Kontrastmittelgabe zeigen sich multiple hypodense Areale, die teilweise bis um den Hilus ziehen oder sogar in das retroperitoneale Lymphompaket übergehen. Dichtewerte um 90 HE in der Parenchymphase in der CT sind typisch. Typischerweise werden die Hilusgefäße ummauert, ein Tumorthrombus ist jedoch nicht abgrenzbar (☐ Abb. 1.18).

Obwohl die **MRT** nicht als Standarddiagnostik für das Lymphom gilt, zeigt sich der Lymphombefall in der T1-Wichtung nach Kontrastmittelgabe als multipel hypodense Areale, die in der T1-Wichtung eher hypointens erscheinen.

❶ Bei einem Lymphombefall der Niere kommen typischerweise multiple hypodense Läsionen in der Niere vor. Typischerweise bleiben die Gefäße bei ausgedehntem Befund mit Hilusummauerung offen, sind aber vom Lymphomgewebe ummauert. Unter Chemotherapie verhalten sich die Herde in der Niere wie die anderen Lymphknoten und schmelzen ein.

Nierenzellkarzinom

■ **Epidemiologie**

Das Nierenzellkarzinom ist der dritthäufigste urologische Tumor in der westlichen Welt mit einer steigenden Inzidenz von 6–11/100 000 Einwohnern. In den Entwicklungsländern liegt die Inzidenz dagegen niedriger bei 1–3/100 000 Einwohnern. Die Inzidenz der Nierenzellkarzinome nimmt in allen Altersgruppen zu. Dies ist nur teilweise durch die vermehrte Anwendung von Schnittbildgebung und der Detektion von Nierenzellkarzinomen in einem präsymptomatischen Stadium bedingt. Die Inzidenzrate steigt in den USA um ca. 3% pro Jahr seit 1975.

In der Bundesrepublik Deutschland lag der Anteil des Nierenzellkarzinoms an allen Krebstodesursachen nach dem Deutschen Krebsatlas 1999 je nach Geschlecht zwischen 2,4% und 4,3%. Die Zahl der Neuerkrankungsfälle wird in Deutschland auf 5700 Männer und 4500 Frauen im Jahr geschätzt. Ca. 80% der Tumoren sind Adenokarzinome.

■ **Ätiologie**

Als **Risikofaktoren** für die Entstehung des Nierenzellkarzinoms gelten die tuberöse Sklerose, die von Hippel-Lindau-Erkrankung, positive Familienanamnese für ein Nierenzellkarzinom und erworbene Niereninsuffizienz, insbesondere die erworbene zystische Nephropathie.

Weitere Risikofaktoren sind der regelmäßige Konsum von Analgetika, Diuretika sowie Nikotinabusus, städtische Umgebung, Adipositas sowie berufliche Exposition gegenüber Schadstoffen.

■ **Klinik**

Die **klassische Symptomtrias** Hämaturie, Oberbauchraumforderung und Schmerzen führt heute nur noch bei einem sehr geringen Teil der Patienten zur Diagnose Nierenzellkarzinom, da es sich um Spätsymptome handelt, inzwischen die Nierenzellkarzinome aber zum größten Teil zu einem symptomfreien Zeitpunkt als sonografischer Zufallsbefund entdeckt werden.

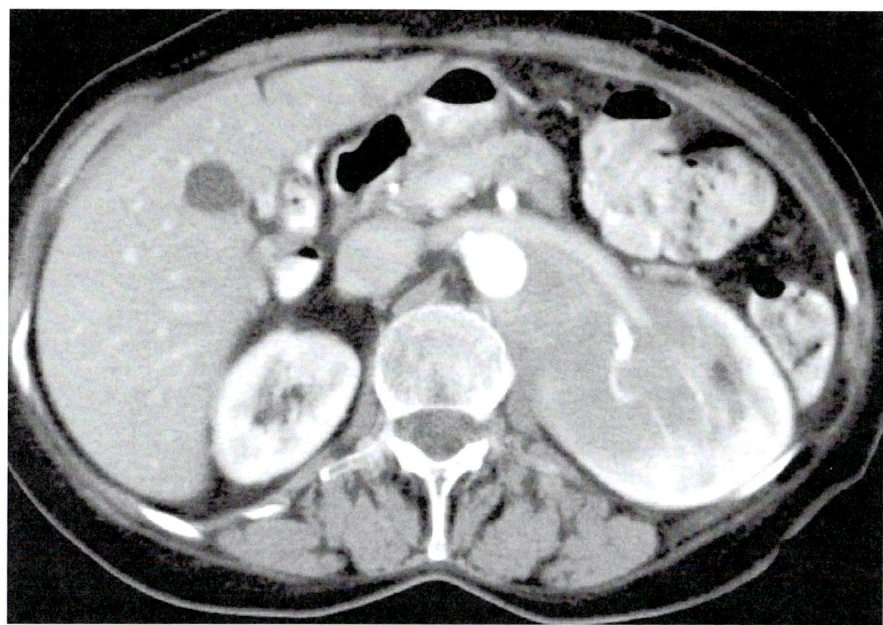

◨ **Abb. 1.18. Lymphombefall** der linken Niere mit Infiltration des Hilus mit schlecht KM aufnehmendem Lymphomgewebe. Die Niere erscheint diffus vergrößert und das Nierenparenchym durch das lymphatische Gewebe teilweise ersetzt

▪ Pathologie und Bildgebung

Histopathologisch werden folgende Typen unterschieden:

- Klarzelliger Typ (70%)
- Papillärer (chromophiler) Typ (10–15%)
- Chromophober Typ (5%)

Der klarzellige Typ soll stärker Kontrastmittel aufnehmen als die anderen Typen. Das klarzellige, chromophile und das papilläre Nierenzellkarzinom gehen von den proximalen Tubuluszellen der Nierenrinde aus, das chromophobe Nierenzellkarzinom geht aus interkalierenden Zellen hervor. Alle Nierenzellkarzinome können von einer fibrösen Kapsel umgeben sein. Einblutungen und nekrotische Anteile sind typisch. Je nach Tumorgröße und Stadium kommt es zu einer Infiltration des perirenalen Fetts oder zu einem organübergreifenden Wachstum. Typisch für das fortgeschrittene Nierenzellkarzinom ist auch die Ausbreitung in die Nierenvene und die V. cava, wobei der Tumorthrombus bis in den rechten Vorhof reichen kann.

Da klinische Frühzeichen des Nierenzellkarzinoms fehlen und die Risikofaktoren keine ausreichende Eingrenzung in der Bevölkerung zulassen, ist der Ultraschall eine effektive Methode, um ein Karzinom frühzeitig in einem asymptomatischen Stadium zu entdecken. Die Zunahme von modernen schnittbildgebenden Verfahren führt zu der Detektion von Nierenzellkarzinomen in einem sehr frühen Stadium. Der Anteil der asymptomatisch entdeckten Nierenzellkarzinome lag durch den zunehmenden Einsatz von Ultraschall und CT 1973 bei 13% und 1998 bei 68%.

Das **sonografische Erscheinungsmuster** von Nierenzellkarzinomen ist unterschiedlich. Kleine Tumoren <3 cm Durchmesser sind nodulär, glatt begrenzt und von homogener Echotextur. Sie können echoarm erscheinen und gelegentlich eine geringe dorsale Schallverstärkung aufweisen. Teilweise ist die Echostruktur dem normalen Parenchym noch so ähnlich, dass kleine Nierenzellkarzinome nahezu isoechogen zur Darstellung kommen. Sie sind dann nur aufgrund von Parenchymvorwölbungen ins Pyelon bzw. über die normale Organkontur hinaus zu erkennen. Größere Nierenzellkarzinome sind meist gut abgrenzbar, homogen und im Vergleich zum umgebenden Nierenparenchym echoreich. Echoleere und echoarme Anteile, die zentralen Nekrosen entsprechen, und hyperechogene Anteile mit Schallauslöschung (Verkalkung) kommen bei größeren Tumoren ebenfalls vor.

Die Größe des Tumors ist heute sonografisch gut zu bestimmen, eine Beurteilung, inwieweit ein organüberschreitendes Wachstum oder eine Infiltration des perirenalen Fettgewebes vorliegt, ist dagegen nicht sicher möglich. Das sonografische Erkennen eines Cavathrombus ist in den meisten Fällen sicher durchführbar, heute aber eine Domäne der Farbdopplersonografie. Regionale Lymphknotenmetastasen lassen sich dagegen durch die Sonografie nur in ca. 40% der Fälle erkennen.

Das **Tumorstadium** ist nach wie vor der wichtigste Prognosefaktor für Patienten mit einem Nierenzellkarzinom und hat bedeutenden Einfluss auf die geplante Therapie. Das TNM-Staging-System der UICC wurde 1997 überarbeitet und hat die Robson-Klassifikation auch im englischsprachigen Schrifttum weitestgehend ersetzt (■ Tab. 1.1).

□ Tab. 1.1. Darstellung des aktuellen TNM und Robson-Staging

Robson-Stage	TNM 1997	Ausdehnung
I	T1a/b	a: <4 cm b: >4 cm
I	T2	a: 7– 10 cm b: >10 cm
II	T3a	Infiltration perirenal/NN
IIIA	T3b/T3c	Nierenvene oder Cava (T3b) über Zwerchfell (T3c)
IIIB	N1–3	Lokale Venen oder Lymphknoten infiltriert
IIIC	T3b, N1–3	
IVA	T4, M0–1	Angrenzende Organe
IVB	M1, N1–3	Fernmetastasen

Abhängig von dem vermuteten Tumorstadium und der geplanten Therapie müssen die diagnostischen Modalitäten **CT und MRT** entsprechend ihrer Vorteile eingesetzt werden.

Neben der radikalen Nephrektomie hat sich seit Anfang der 1990er Jahre die organerhaltende Operation als Verfahren etabliert, mit entsprechenden Anforderungen an die Bildgebung.

Die gute Verfügbarkeit der Computertomografen, die schnelle und einfache Durchführung der CT-Untersuchung sowie die einfache Interpretierbarkeit der Bilder hat die CT als vorherrschende diagnostische Modalität bei der Beurteilung des Nierenzellkarzinoms werden lassen. Die CT erlaubt ein korrektes Staging in bis zu 91% der Fälle. Nach wie vor gilt die MRT jedoch als überlegenes Verfahren bei der Diagnostik von Tumorthrombi. Der Vorteil der MRT liegt in dem besseren Weichteilkontrast und der Möglichkeit, dynamische Untersuchungen durchzuführen.

Mit der Einführung der Multi-Detektor-CT wurde die zeitliche und örtliche Auflösung erhöht. Aus diesen Datensätzen ist die freie Ebenenwahl fast ohne Stufenartefakte möglich geworden. Zusätzlich erlauben 3 D-Rekonstruktionstechniken, z. B. Volume rendering, eine sehr genaue Darstellung des Operationssitus (■ Abb. 1.19).

In neueren Studien wurden moderne Multi-Detektor-CTs und -MRTs in ihrer Aussagekraft für das Staging des Nierenzellkarzinoms untersucht.

■ **Therapie**

Die Größe und die Entdifferenzierung der Nierenparenchymtumoren haben durch die frühere Diagnosestellung abgenommen. Parallel hierzu zeigte die Nachbeobachtungszeit von organerhaltend operierten Patienten mit Nierenzellkarzinom seit den frühen 1980er Jahren, dass das Risiko eines Lokalrezidivs bei guter Differenzierung (G1) im Vergleich zur radikalen Nephrektomie nicht erhöht ist. Deshalb spielt die Resektionsplanung des Nierenzellkarzinoms heute für die radiologische Diagnostik eine zunehmende Rolle, da der Anteil der potenziell organerhaltend zu operierenden Karzinome zunimmt.

Trotz der Vielzahl an akzidenziell detektierten Nierenzellkarzinomen werden heute noch bis zu 10% aller Karzinome in einem späten Stadium mit Tumorthrombus in der V. cava diagnostiziert. Die Weiterentwicklung der Operations- und Narkoseverfahren erlaubt seit ca. 1980 auch die Operation von ausgedehnten Tumoren mit einer Ausdehnung des Tumorthrombus bis in den rechten Vorhof.

Die Weiterentwicklung der **radiologisch-interventionellen Techniken** hat dem Radiologen eine zunehmende Rolle als Therapeut des Nierenzellkarzinoms durch die Embolisation des Nierenzellkarzinoms eingebracht. Die weiterentwickelte MRT-Bildgebung in Echtzeit eröffnet hier neue Untersuchungs- und Behandlungsformen.

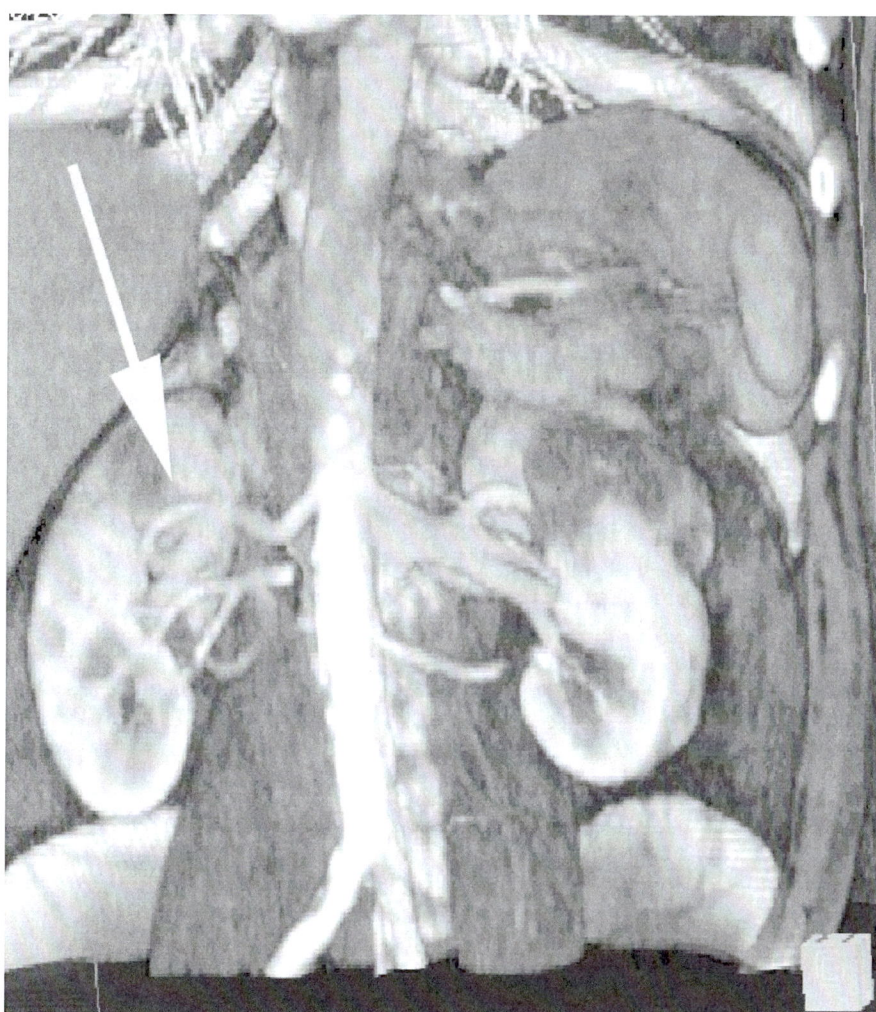

◻ Abb. 1.19. Volume-rende-ring-Darstellung einer Zwei-gefäßversorgung der rechten Niere (Pfeil). Die Multi-Detektor-CT erlaubt überlagerungsfreie Darstellungen des Situs mit einer der MRT gleichwertigen Darstellung

▪▪ Planung der radikalen Nephrektomie

Abhängig von dem Tumorstadium, der Lokalisation und dem Allgemeinzustand des Patienten wird die Operation durch einen transperitonealen Zugang oder durch einen suprakostalen retroperitonealen Zugang oberhalb der 10., 11. oder 12. Rippe oder einen thorakoabdominellen Zugang ausgeführt. Die laparoskomische Nephrektomie hat sich ebenfalls als alternatives Verfahren etablieren können. CT und MRT eignen sich im Falle einer geplanten Nephrektomie gleichermaßen zum Staging des Nierenzellkarzinoms. In den Tumorstadien T1–T3a sind die CT und die MRT gleichwertig bei der Darstellung und dem Staging des Karzinoms (◘ Abb. 1.20–1.23).

▪▪ Planung der organerhaltenden Operation des Nierenzellkarzinoms

Die erste organerhaltende Operation eines Nierentumors wurde 1887 von Czerny beschrieben. Die Chirurgie wurde dann viele Jahre durch die radikale Nephrektomie bestimmt. Dies war durch die guten Ergebnisse der radikalen Nephrektomie bedingt, wie sie von Robson (1963) publiziert wurden. Erst um 1970 wurde die organerhaltende Operation dann wieder verbreitet angewendet. Seit 1990 werden Nierentumoren auch dann organerhaltend operiert, wenn die andere Niere eine gute Nierenfunktion besitzt (elektive Indikation).

Das Überleben der Patienten mit akzidenzieller Diagnose eines Nierenzellkarzinoms ist signifikant höher (117 Monate) als das Überleben der Patienten mit der klassischen Symptomtrias (56 Monate) oder den tumorspezifischen Symptomen wie Gewichtsverlust, Fieber, Nachtschweiß, Husten, Abgeschlagenheit (29 Monate). Die zufällig entdeckten Tumoren zeigten eine bessere Differenzierung.

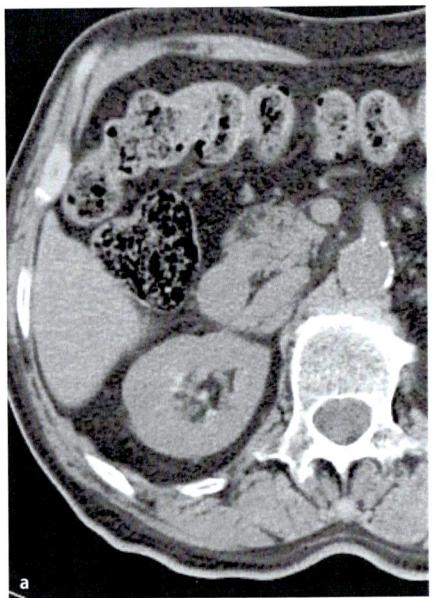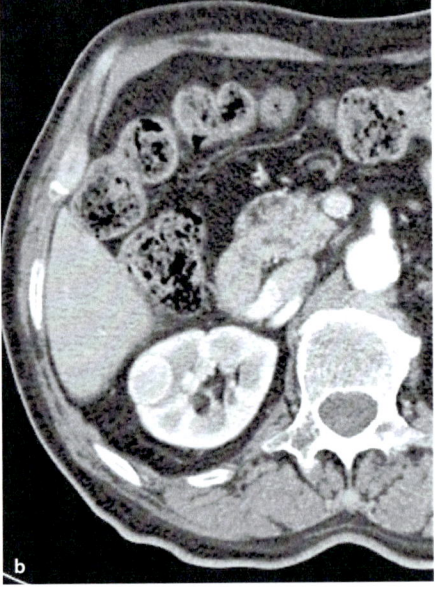

◘ **Abb. 1.20a, b. T1-Karzinom** mit einem Durchmesser von <7 cm im mittleren Drittel der rechten Niere. Nach Kontrastmittelgabe zeigt sich die typische frühaerterielle Kontrastmittelaufnahme.

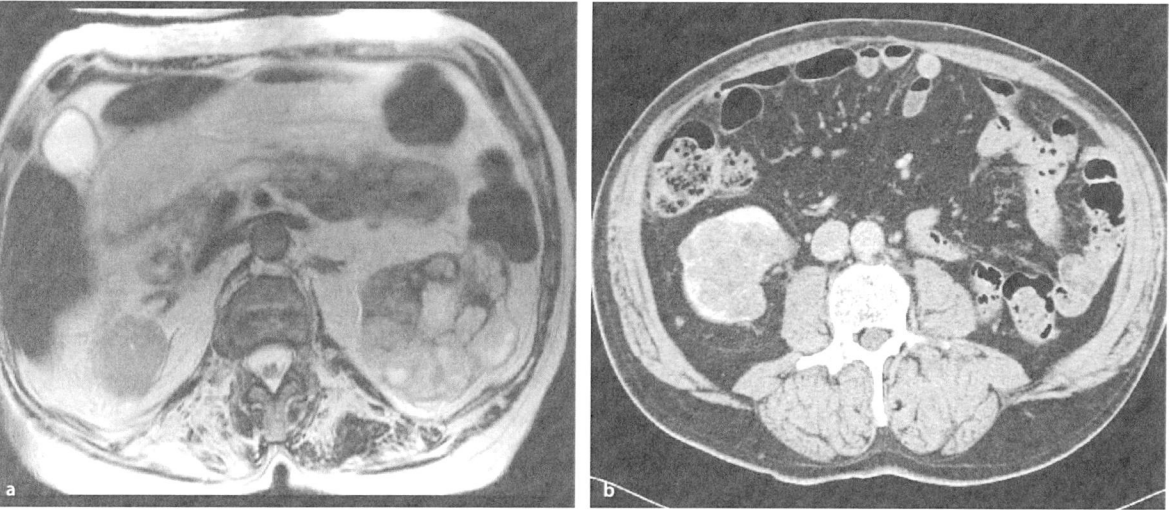

■ Abb. 1.21a, b. **T2-Karzinom** der linken Niere (**a**) in der T2-Wichtung axial in der MRT und T2-Karzinom der rechten Seite am Unterpol mit einem Durchmesser von >7 cm. Typisch für die T2-Karzinome sind die fehlende Verdichtung des umgebenden Fetts und das fehlende Erreichen der Fascia Gerota

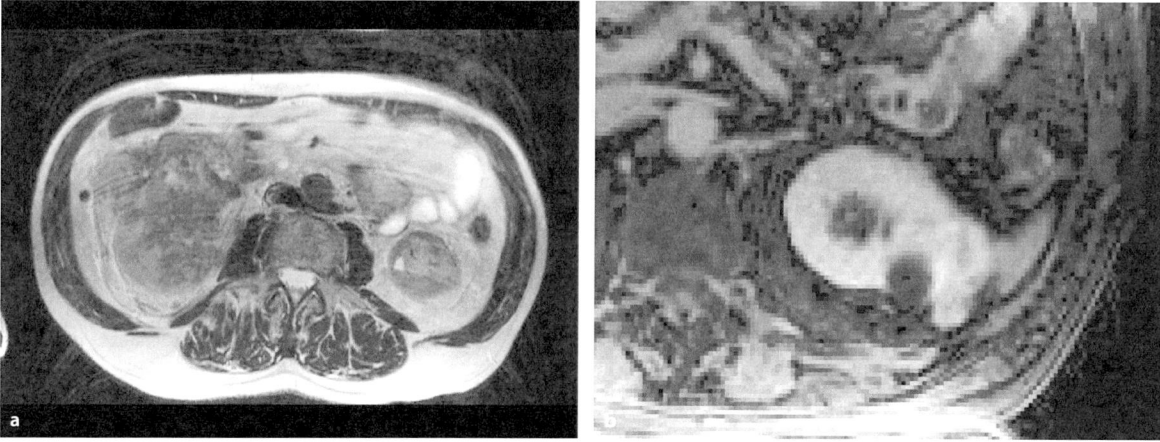

■ Abb. 1.22a, b. **T3a-Karzinom der rechten Niere** in der T2-Wichtung am Unterpol der rechten Niere (**a**) mit Verdichtung des umgebenden Fettgewebes als Zeichen für eine perirenale Infiltration. **b** Kleiner Tumor (<4 cm), der aber in das perirenale Fett infiltriert

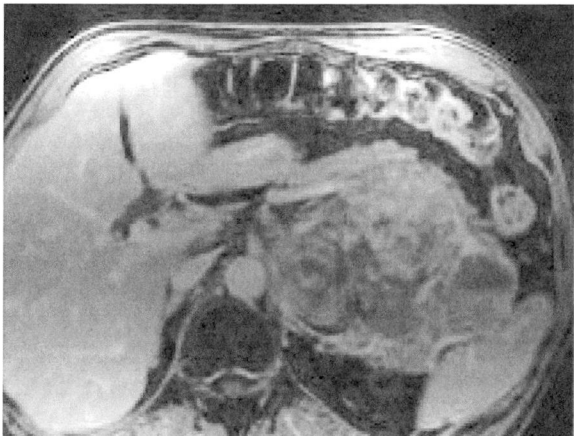

■ Abb. 1.23. **T4-Karzinom der linken Niere** in der T1-gewichteten Fs-Sequenz nach KM-Gabe. Der Tumor infiltriert von dorsal das Pankreasorgan

Bisher existieren v. a. Langzeitverläufe von Patienten, die unter imperativer Indikation organerhaltend operiert wurden. Bei diesem Patientenkollektiv wurde die organerhaltende Operation durchgeführt, um eine terminale Niereninsuffizienz und Dialysepflichtigkeit zu vermeiden, da eine organische oder funktionelle Einzelniere vorlag oder eine bereits bestehende Niereninsuffizienz. Es konnte gezeigt werden, dass diese Patienten keine schlechtere Prognose besitzen als die radikal nephrektomierten Patienten. Der wesentliche Nachteil der organerhaltenden Operation ist das Risiko des postoperativen Lokalrezidivs mit einer Wahrscheinlichkeit von 2–9%. Ursachen können eine initial inkomplett entfernte Läsion (R1-Resektion), nicht erkannte Satellitenherde oder bei initialer R0-Resektion neu aufgetretene Tumorzellnester sein. Das Risiko eines Lokalrezidivs hängt wesentlich von dem initialen Tumorstadium sowie von der Differenzierung ab.

Heute wird zunehmend nach den Richtlinien der Deutschen Gesellschaft für Urologie im Stadium T1 bei einer Größe von bis zu 4 cm auch dann organerhaltend operiert, wenn eine gesunde, voll funktionsfähige kontralaterale Niere vorliegt (elektive Indikation). Die organerhaltende Operation wird in manchen Zentren bei imperativer Indikation extrakorporal als so genannte Work-Bench-Chirurgie durchgeführt. Hierbei wird die Niere aus der Nierenloge entfernt, durch Perfusion gekühlt und extrakorporal eine Tumorresektion durchgeführt. Dieses Organ wird dann wie eine Transplantatniere in die Fossa iliaca autotransplantiert. Die laparoskopische Nephrektomie als Alternative zur konventionellen Nephrektomie wird ebenfalls zunehmend verbreitet angewendet. In diesen Fällen muss durch die Bildgebung präoperativ abgeklärt werden, ob ein Tumorthrombus oder eine T4-Situation vorliegt.

Zur Planung der organerhaltenden Nierenzellkarzinomchirurgie war bis zur Einführung der Multi-Detektor-CT Ende der 1990er Jahre neben der CT eine Röntgen-Angiografie und eine Ausscheidungsurografie notwendig, um die arterielle und venöse Blutversorgung des Tumors sowie ggf. einen Einbruch in das Nierenbecken darzustellen.

Die Multi-Slice-CT erlaubt in der frühareriellen Phase mit einer Aquisitionszeit von 14–18 s die Darstellung der arteriellen Gefäße. In der parenchymvenösen Phase ist es mit gleicher Auflösung möglich, die Venen und das Nierenbecken im Verhältnis zum Tumor zu beurteilen. Die in 2 mm rekonstruierten Schichten können als Datensätze für eine hochaufgelöste dreidimensionale Darstellung des Nierenparenchyms, des Tumors und der Gefäße verwendet werden. Die Multi-Detektor-CT erlaubt mit einer einzigen Untersuchung die Darstellung der Arterien, der Venen sowie des Hohlsystems im dreidimensionalen Raum mit einer sehr hohen Ortsauflösung.

Für die Planung der organerhaltenden Operation unter elektiver Indikation ist die Kenntnis von Infiltrationen ins perirenale Fettgewebe (Stadium T3a), in das Nierenbecken und die Gefäße von großer Bedeutung, da die Indikation zur organerhaltenden Operation bei Vorliegen dieser Infiltrationen nach den Leitlinien der Deutschen Gesellschaft für Urologie dann nicht vorliegt. Bei imperativer Indikation wird auch dann organerhaltend operiert, wenn ein Tumor in höherem Stadium vorliegt. Diese Anforderungen an die präoperative radiologische Diagnostik gehen über das übliche Staging hinaus. Die Verbesserung der örtlichen und zeitlichen Auflösung der Multi-Detektor-CT ermöglicht eine optimierte präoperative Darstellung der zu resezierenden Tumoren. 3 D-Nachverarbeitung wie Volume-rendering-Modus zeigen eine 3 D-Darstellung des Operationsgebiets und ermöglichen damit eine bessere Planung. Diese 3 D-Rekonstruktion erlaubt durch die freie Ebenenwahl die Darstellung des Restparenchyms bzw. Fetts zwischen dem Tumor und den umgebenden Strukturen wie Nierenbecken, Venen und Arterien und erlaubt dem Operateur eine dreidimensionale Darstellung des Situs (◘ Abb. 1.24).

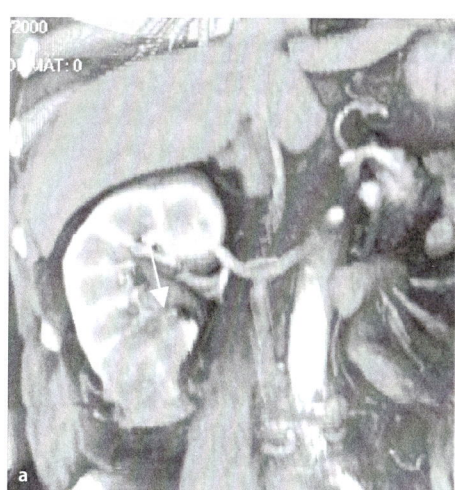
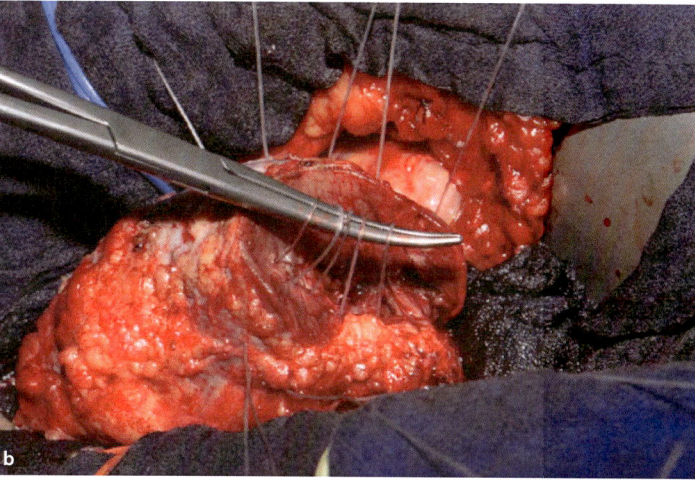

■ **Abb. 1.24a, b.** Darstellung eines **Nierenzellkarzinoms** am Unterpol der rechten Niere. **a** Zur Planung der organerhaltenden Operation wurde eine Infiltration in das Nierenbecken anhand des Multi-Detektor-CT nicht angenommen. **b** Intraoperativer Situs nach Resektion des Tumors, wobei das Nierenbecken nicht infiltriert war

Der intrarenale Verlauf der Arterien lässt sich zwar bis in die Peripherie der Niere verfolgen und eine zentrale Infiltration im Nierenhilus sicher beurteilen. Bisher wurde nicht untersucht, inwieweit sich die Multi-Detektor-CT eignet, Infiltrationen in der Peripherie der Niere zu beurteilen. Durch die Weiterentwicklung der CT-Technik werden jedoch auch kleinste Gefäße darstellbar sein, sodass in dieser hohen Ortsauflösung, ähnlich wie in der digitalen Subtraktionsangiografie, eine Beurteilung der Gefäßarchitektur und damit der Aussage über Malignität getroffen werden kann.

▪▪ Nierentumoren mit Tumorthrombus

Ein Anteil von bis zu 10% aller Nierenzellkarzinome wird erst in einem fortgeschrittenen Stadium entdeckt. In der Regel wird eine Cavathrombose bereits durch den Ultraschall diagnostiziert (◧ Abb. 1.25a–d).

Eine Ausdehnung des Tumorthrombus in die Cava wird in ca. 4–10% aller Nierenzellkarzinome diagnostiziert. Die Ausdehnung der Thromben ist in 50% im infrahepatischen Teil der Cava, in 40% bis in den intrahepatischen Teil der Cava und 10% aller Tumoren mit Tumorthrombus reichen bis in den rechten Vorhof.

Abdominelle Kollateralen lassen sich bei der körperlichen Untersuchung nur selten nachweisen (10%), wobei Zeichen der unteren Einflussstauung bei ca. der Hälfte der Patienten mit Cavathrombus nachweisbar sind. Bei Männern muss eine neu aufgetretene Varikozele eine weiterführende Diagnostik induzieren, da durch die Drainage der V. testicularis in die Nierenvene bereits in einem sehr frühen Stadium eine Abflussbehinderung entsteht.

Die **Venocavografie** wurde bis zur Einführung der MRT als Goldstandard zur Detektion und Beurteilung von Tumorthromben angesehen. Der Ultraschall kann mit einer Detektionsrate von 68–100% nicht sicher zur Beurteilung der Cava oder Nierenvene beitragen. Eine Sensitivität von bis zu 100% wurde bei der Beurteilung der intrahepatischen Cava berichtet.

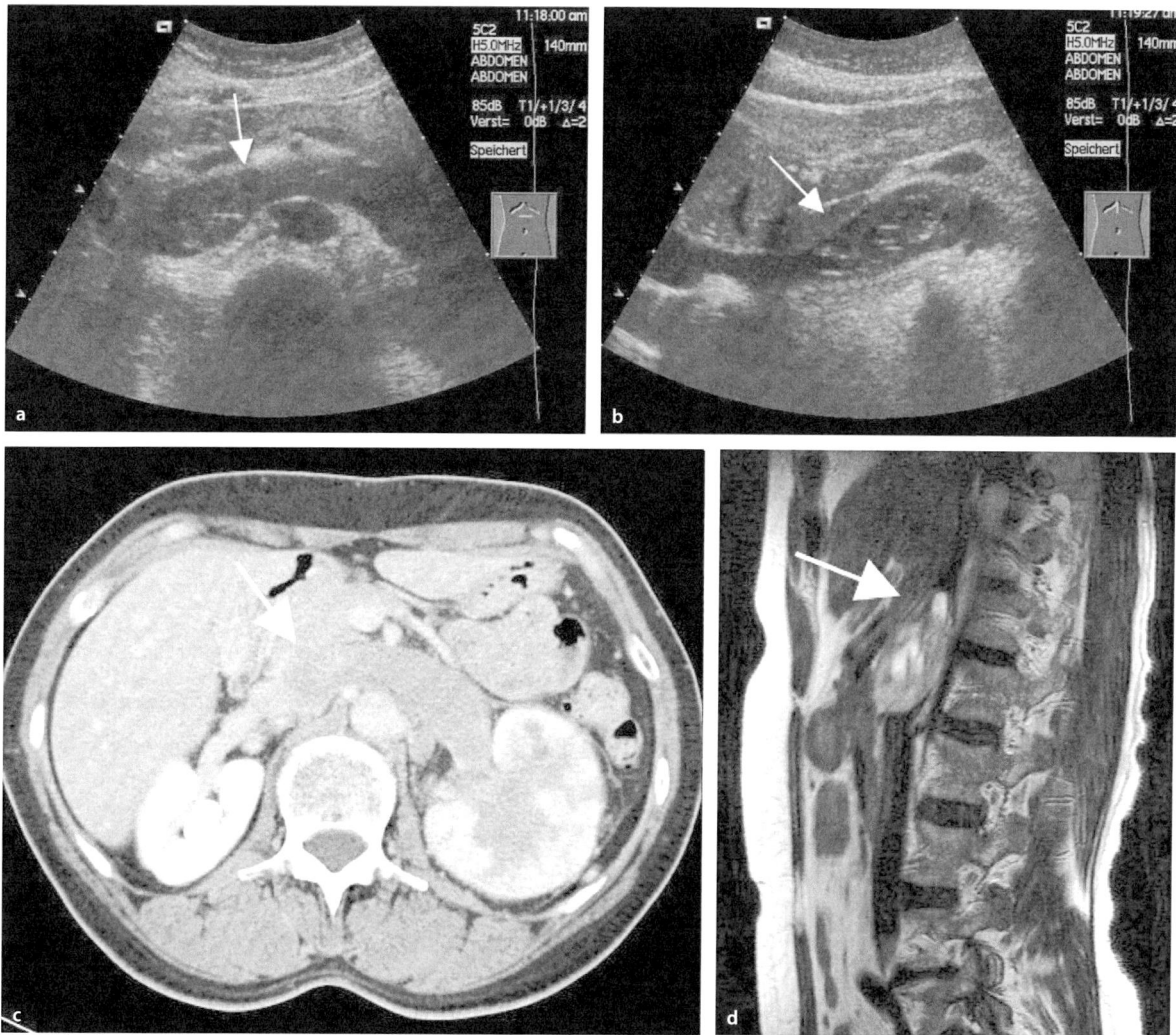

Abb. 1.25a–d. Tumorthrombus. Sonografie, CT und MRT-Bilder einer Patientin mit in der Sonografie nachweisbarer Auftreibung der Nierenvene. In der axialen Schichtführung (Pfeil, siehe Piktogramm) (**a**) und in der sagittalen Schichtführung (**b**) Darstellung der Ausdehnung des Zapfens in der Cava bis Höhe Leberunterrand (Pfeil). **c** In der CT ebenfalls nachweisbare Auftreibung der Nierenvene (Pfeil) mit leicht verminderter Kontrastmittelaufnahme des Zapfens. **d** In der MRT in der atemgetriggerten T2 eindeutige Darstellung des Zapfens mit guter Differenzierungsmöglichkeit von Blut in der Cava und Zapfen (Pfeil)

Die **MRT** etablierte sich für die Detektion und die Beurteilung der Ausdehnung als neuer Goldstandard und erwies sich in mehreren Studien nicht nur der CT, sondern auch der Cavografie überlegen. Die MRT erlaubt durch die freie Ebenenwahl eine optimale Ortsauflösung in sagittaler oder koronarer Ebene und somit eine optimale Beurteilung des kranialen Tumorzapfenrandes (■ Abb. 1.26, ■ Abb. 1.27). Zusätzlich können MR-Angiografie-Verfahren wie time-of-flight-Angiografie oder die Kontrastmittel unterstützte 3 D-MR-Angiografie verwendet werden, um den Zapfen darzustellen. Bei Tumorthromben bis in das Herz wird die Bildgebung durch einen transösophagealen Ultraschall ergänzt.

Der Grund für die Überlegenheit der MRT trotz der höheren örtlichen Auflösung der Multi-Detektor-CT liegt in dem fehlenden Kontrastmitteleinstrom aus der unteren V. cava bei Vorliegen eines Tumorthrombus, da dieser den Zustrom von kontrastiertem Blut selbst verhindert. Da die Röntgendichte von Blut und dem Zapfen ähnlich sein kann, ist eine Abgrenzung des Zapfens nur schwer möglich. Somit müssen, ähnlich wie in der Cavografie, indirekte Zeichen zur Beurteilung des Zapfens, z. B. plötzlicher Kalibersprung, herangezogen werden, um den Zapfen überhaupt zu diagnostizieren. Es kann notwendig werden, die untere Cavografie durch eine zusätzliche obere Cavografie zu ergänzen, um den Mangel an Kontrastmittel auszugleichen. Beide Verfahren sind in ihrer Aussagefähigkeit zusätzlich dadurch reduziert, dass es bei einem großen Nierentumor zu einer Kompression der Cava von außen kommen kann, was die Unterscheidung zwischen Cavathrombus und Kompression erschwert.

Aufgrund des intrinsischen Kontrasts in der MRT ist es möglich, zwischen Blut und Thrombus zu unterscheiden (■ Abb. 1.28), obwohl die MRT nach wie vor der CT bei der örtlichen Auflösung unterlegen ist.

Die Operation ist für diese Patienten die einzige **Therapie** mit kurativem Ansatz. 5-Jahres-Überlebensraten von bis zu 50% werden berichtet. Falls bei der Primärdiagnose bereits Metastasen vorliegen, bestimmen diese den Verlauf der Erkrankung mit 5-Jahres-Überlebensraten von bis zu 20%. Auch bei diesen Patienten kann die Operation die Lebensqualität verbessern. Bei der Planung der Operation ist die maximale kraniale Ausdehnung des Tumorthrombus entscheidend, da eine intraoperative Lungenembolie durch zu kaudales Klemmen der Cava zu vermeiden ist. Ebenso ändert sich durch die maximale kraniale Ausdehnung die Strategie, z. B. Lebermobilisation oder Verwendung der Herz-lungenmaschine.

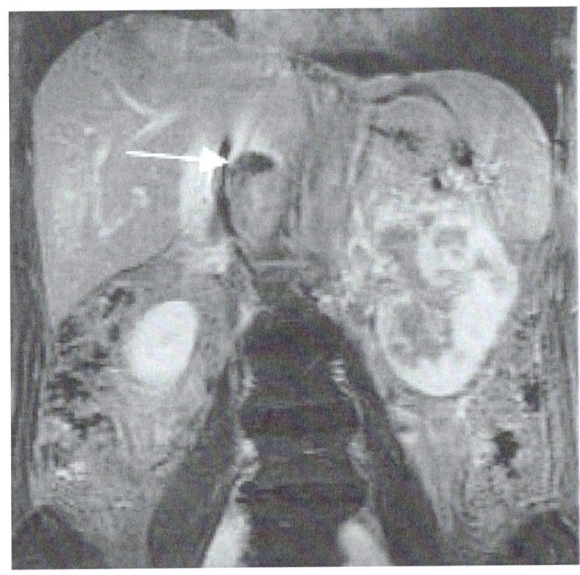

■ **Abb. 1.26. Tumorthrombus.** Koronare T1 gewichtete MRT nach Kontrastmittelgabe mit Darstellung des Tumorthrombus durch die fehlende Kontrastierung (Pfeil). Der linksseitige Nierentumor ist deutlich zu erkennen

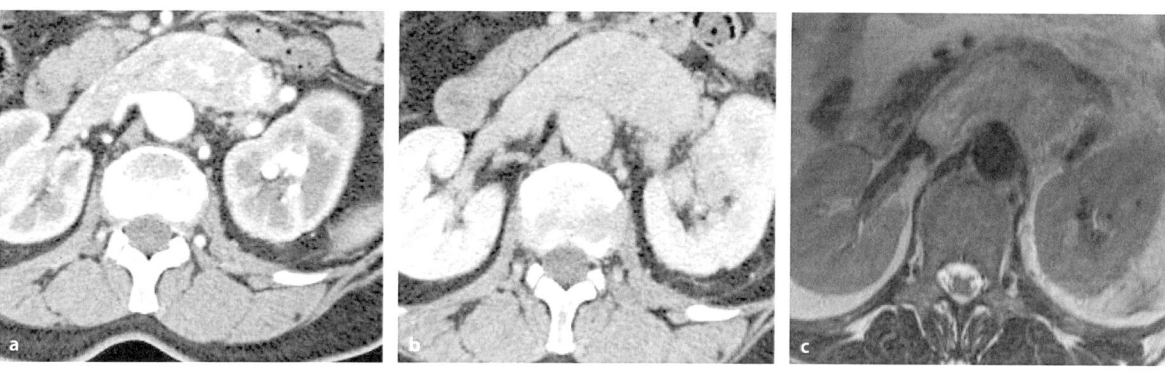

◘ **Abb. 1.27a–c. Tumorthrombus.** CT in der arteriellen Phase (**a**), in der parenchymvenösen Phase (**b**) und in der MRT (atemgetriggerte T2) mit Darstellung des Tumorthrombus (**c**). Die Ausdehnung nach kranial lässt sich nur in der MRT sicher beurteilen

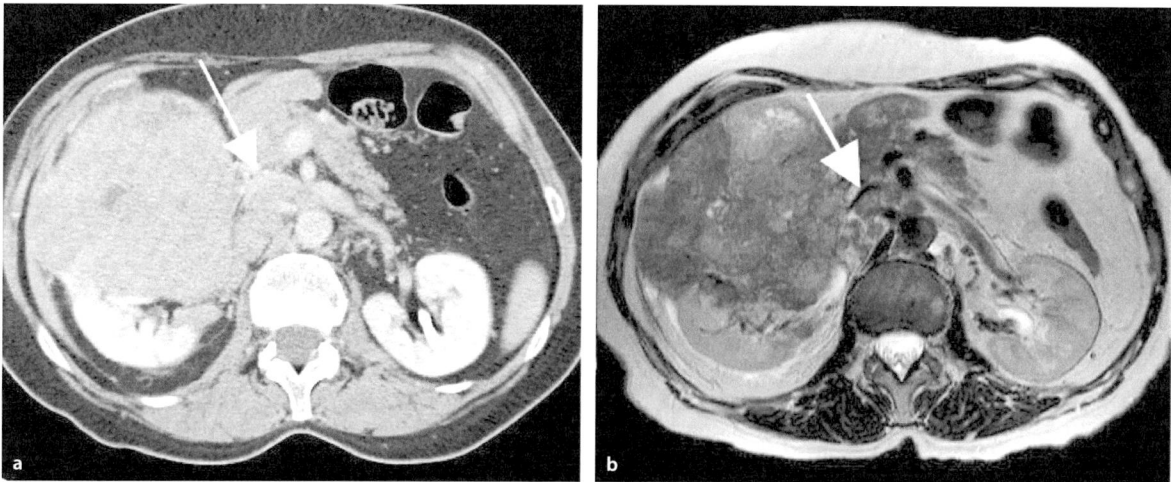

◘ **Abb. 1.28a, b. Nierentumor mit Cavakompression.** CT und MRT einer Patientin mit ausgedehntem Nierentumor der rechten Seite und Kompression der Cava. Die Cava lässt sich als perfundiertes Gefäß in der MRT abgrenzen (**b**), während die CT aufgrund der schlechteren Differenzierung (**a**) die Cava nicht eindeutig offen zeigt

Die erste Resektion eines Tumorthrombus wurde von Berg 1910 beschrieben. Die erste Resektion eines Tumorthrombus mit Ausdehnung bis in den rechten Ventrikel wurde 1981 berichtet. Bei diesen aufwendigen Operationen beträgt die peri- und intraoperative Mortalität heute 10–40%.

Während die organerhaltende Operation oder die radikale Nephrektomie über einen Flankenschnitt operiert werden, wird die Operation der ausgedehnten Tumoren üblicherweise über einen abdominellen oder throrako-abdominellen Zugang durchgeführt, um eine Mobilisation der Leber aus ihrem Bett zu erreichen und die V. cava auf ihrer gesamten Länge darstellen zu können. Aus diesem Grund stellt die exakte Kenntnis der Ausdehnung des Tumorthrombus die Grundlage für eine optimale Operationsstrategie dar.

In Fällen mit Ausdehnung des Zapfens bis in den intrahepatischen Teil der Cava kann ein thorako-abdomineller Zugang notwendig werden. Dehnt sich der Zapfen bis in den rechten Vorhof aus, ist ein kardiochirurgisches Team hinzuzuziehen.

▪▪ Tumorembolisation

Die Verbesserung der Operationstechnik und die Weiterentwicklung der anästhesiologischen Verfahren ermöglicht die Operation von ausgedehnten Nierentumoren. Die Embolisation des Nierenzellkarzinoms spielt nach wie vor eine Rolle in der interdisziplinären Therapie des Nierenzellkarzinoms zwischen Urologe und Radiologe. Die erste röntgengesteuerte Nierentumorembolisation wurde 1969 beschrieben.

Die **Indikation** zur Embolisation eines Nierentumors wird in präoperativ und palliativ unterteilt. Die **präoperative Embolisation** wird vor radikaler Nephrektomie bei Tumoren in den Stadien T3a bis T4 durchgeführt. Bei Infiltration in die Nierenvene oder gar die Cava wird das renale Blut venös über retroperitoneale Kollateralen drainiert, was die intraoperative Präparation durch Blutung erschweren kann (◘ Abb. 1.29). Bei T4-Tumoren kann es zu einer parasitären Blutversorgung aus dem Gefäßbett benachbarter Organe kommen. Durch die präoperative Embolisation wird von mehreren Autoren übereinstimmend eine Verminderung des intraoperativen Blutverlusts berichtet, wobei es auch Studien gibt, die, in Abhängigkeit vom verwendeten Embolisationsmaterial, von keiner Reduktion des intraoperativen Blutverlusts ausgehen. Diese unterschiedlichen Ergebnisse sind durch die angewandten Embolisationstechniken und die damit nur unvollständige Embolisation zu erklären.

Als präoperative Embolisation wird neben der Embolisation der Niere selbst auch die Embolisation von Metastasen z. B. in Wirbelkörpern bezeichnet, da hier die extrem gute Vaskularisation eine Präparation durch intraoperative Blutung erschweren kann. Vor allem Metastasen in der Wirbelsäule, bei denen eine komplette Präparation schwierig ist, werden präoperativ embolisiert.

Die **palliative Nierentumorembolisation** wird bei technisch inoperablen Patienten oder bei unvertretbar hohem Narkoserisiko durchgeführt. Die häufigsten Indikationen sind die tumorbedingte Hämaturie und der durch Organinfiltration bedingte Tumorschmerz. Auch Patienten, bei denen bereits multiple Metastasen vorliegen und das Überleben v. a. von diesen bestimmt wird, können zur Verminderung der klinischen Symptome palliativ embolisiert werden.

Unter palliativer Indikation und Verfolgung des kapillären Embolisationsprinzips mittels Ethibloc kann eine Verlängerung des Überlebens und eine Linderung der Beschwerden wie Schmerzen und Hämaturie erreicht werden (Kauffmann et al. 1981).

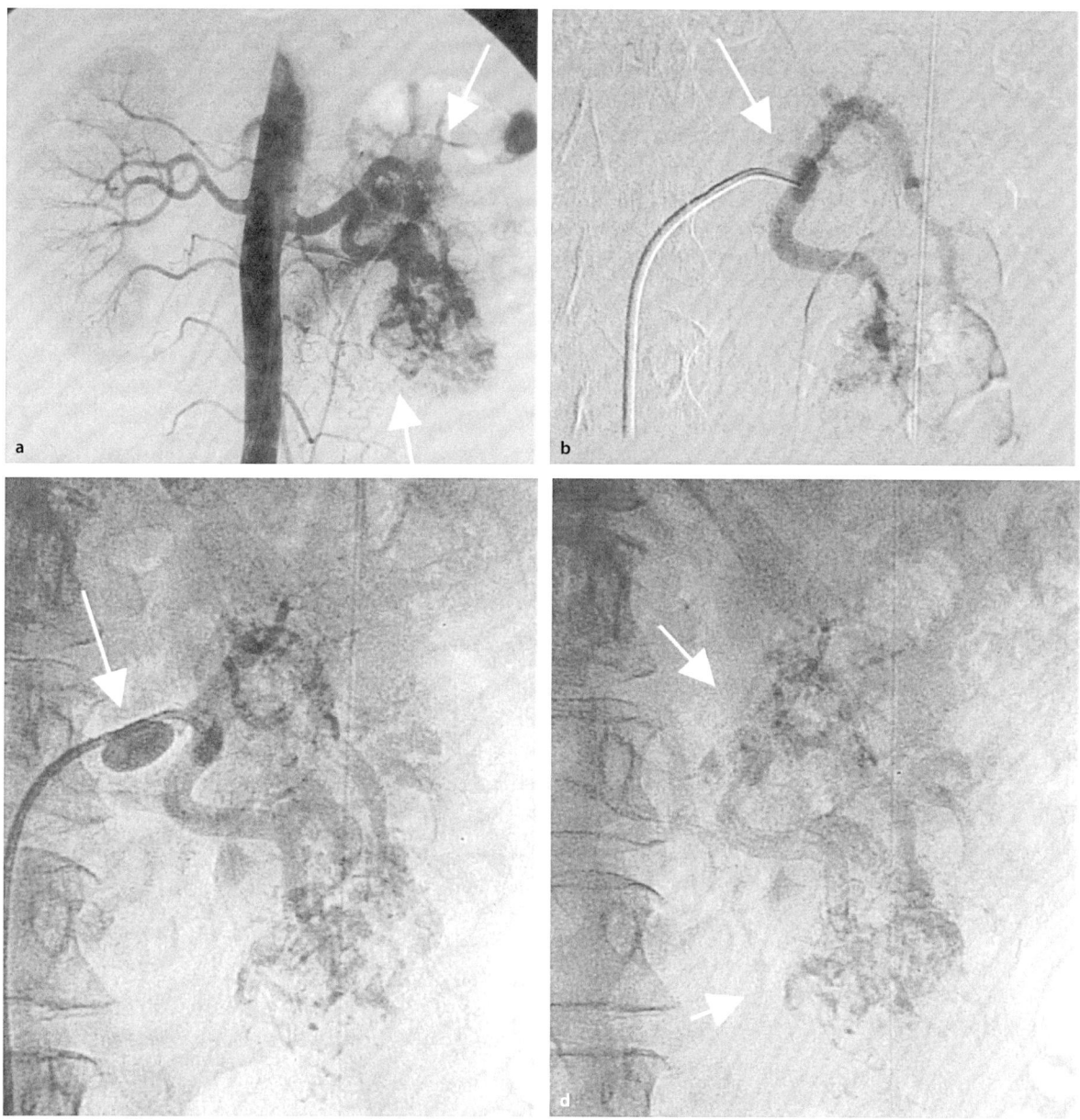

■ **Abb. 1.29a–d. Präoperative Embolisation eines Nierenzellkarzinoms** im Stadium T3b mit retroperitonealen Kollateralen (Pfeile) in der Übersichtsangiografie (**a**), in der selektiven Angiografie (**b**), mit ge-
blocktem Embolisationskatheter (Pfeil) (**c**) und in der Darstellung nach Embolisation mittels Ethibloc (**d**)

Heute wird aufgrund der ausgezeichneten zeitlichen und örtlichen Auflösung sowohl der MRT als auch der Multi-Detektor-CT die Intervention auf Grundlage der Schnittbilder geplant. Die Schnittbildgebung erlaubt, ähnlich wie bei der organerhaltenden Operation selbst, eine gezielte Planung des interventionellen Eingriffs durch genaue Kenntnis der anatomischen Verhältnisse (z. B. Tumorausdehnung, Zweigefäßversorgung, Dissektionen oder Reentrys und Versorgung aus dem falschen Lumen – ◘ Abb. 1.30).

■ **Metastasen**

Liegen Metastasen des Nierenparenchymkarzinoms vor, werden diese bei der Primärdiagnostik am häufigsten in der Lunge (55%), den retroperitonealen und mediastinalen Lymphknoten (35%), der Leber (33%) und den Knochen diagnostiziert (32%). Seltener sind Metastasen in Herz, Hirn und der kontralateralen Niere lokalisiert (<10%).

■ **Nachsorge**

■■ **Nachsorge nach radikaler Nephrektomie**

In der Nachsorge der radikalen Nephrektomie gilt es, Lokalrezidive auszuschließen, Zweittumoren rechtzeitig zu erkennen und Metastasen zu detektieren. Je nach Ausdehnung des Primärtumors können Lokalrezidive auch in der Cava bei ehemaligem Cavazapfen oder auch bei ausgedehnten Tumoren in benachbarten Organen vorliegen, z. B. den Nebennieren. Darüber hinaus ist das Risiko eines Zweittumors bei diesem Patientenkollektiv erhöht, sodass auch die gegenseitige Niere engmaschig kontrolliert werden muss.

Eine frühe Detektion eines Rezidivs eröffnet die Möglichkeit einer erneuten kurativen Operation. Deshalb sollten die Nachsorgeprotokolle so gewählt werden, dass eine suffiziente Diagnostik die Detektion von Rezidiven wahrscheinlich macht.

Für das Nierenzellkarzinom ist das CT des Thorax und die MRT oder CT des Abdomens in der Nachsorge adäquat. Die alleinige Durchführung eines Ultraschalls und eines Röntgenthoraxbildes hat sich als nicht ausreichend erwiesen.

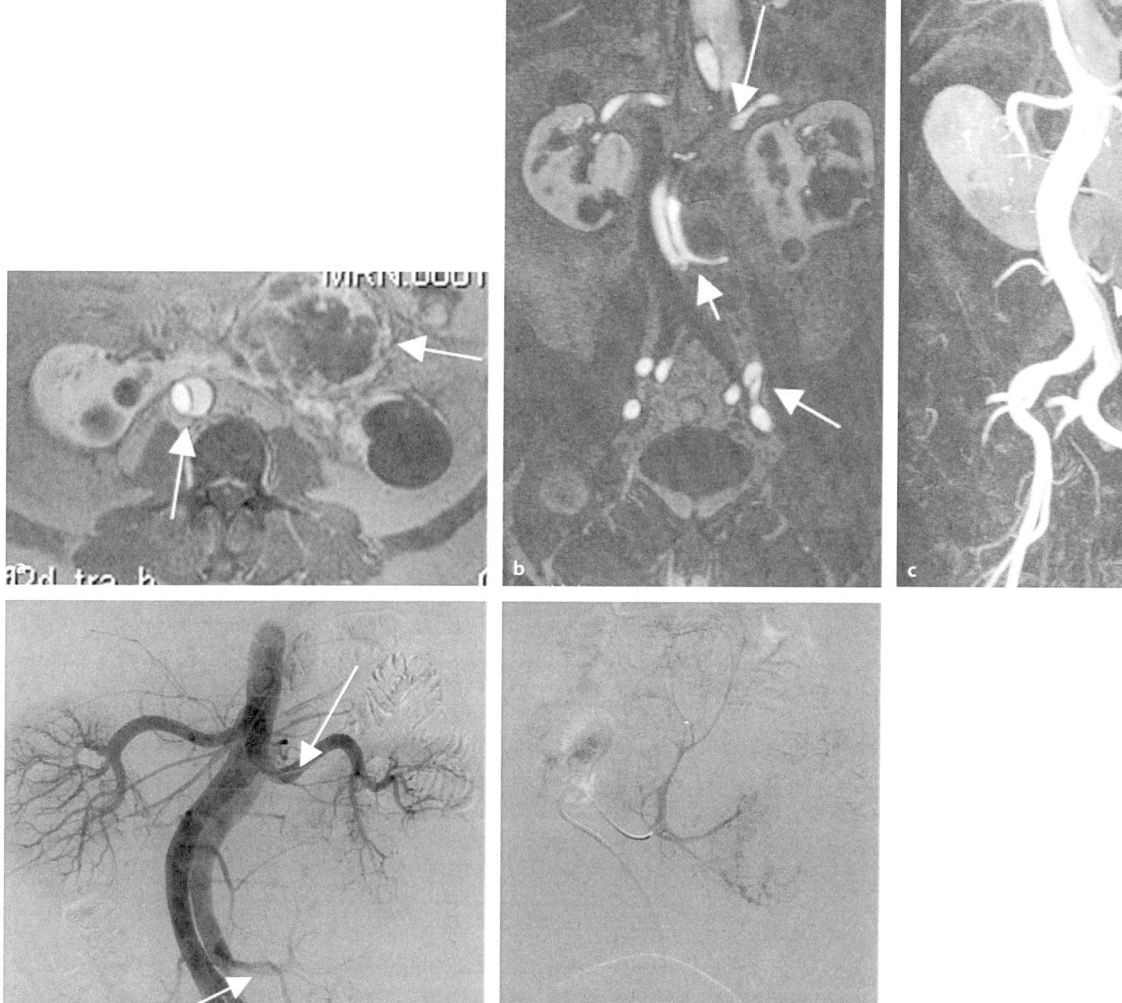

◱ **Abb. 1.30a–e. Embolisation.** Axiale T1 gewichtete Darstellung (**a**) einer Hufeisenniere mit zentralem Karzinom (Pfeil) und bekannter Dissektion in der Aorta und Nierenarterie (Pfeil). MR-Angiografie (**b**) mit Nachweis der Dissektion in der Aorta und Versorgung des Karzinoms aus der disseziierten Nierenarterie (obere Pfeile) und einem Ast aus dem falschen Lumen der Aortendissektion (**c**, mittlerer Pfeil). Das Re-entry der Dissektion wurde zur Embolisationsplanung aus dem falschen Lumen mittels MRT dargestellt (**c**, unterer Pfeil). **d** Angiografische Darstellung der Nierenarteriendissektion links (oberer Pfeil), des falschen Lumens der Aorta sowie der Versorgung des Hauptteils des Tumors aus einem Gefäß aus dem falschen Lumen (unterer Pfeil). **e** Embolisation des Tumors, nachdem alle versorgenden Äste aus dem wahren Lumen sondiert und embolisiert worden waren, im falschen Lumen, nachdem dieses über das in der MRT dargestellte Reentry in der linke A. iliaca communis aufgesucht worden ist

▪▪ **Nachsorge nach organerhaltender Operation des Nierenzellkarzinoms**

In der Nachsorge nach organerhaltender Operation erscheinen im Verlauf durch spezielle Operationstechniken wie Verödung des Resektionslagers mittels Laser und die Defektdeckung mittels Fremdmaterialien komplexe Befunde. Bisher liegt für die Bildgebung in der Nachsorge bei organerhaltend operierten Nieren kein einheitliches Protokoll vor. Von manchen Zentren wird der Ultraschall als Standardverfahren in der Nachsorge angesehen, andere favorisieren ab einem initialen T2-Karzinom die CT alle 2 Jahre. Die Sonografie erscheint aufgrund der starken Untersucherabhängigkeit und der fehlenden Reproduzierbarkeit einer Läsion eher ungeeignet, Rezidivtumoren im voroperierten Gebiet auszuschließen.

Gegen ein Rezidiv und für die Ausbildung einer Narbe spricht die Ausbildung einer Einziehung des Nierenparenchyms im Resektionsgebiet. Bei Verwendung von Tabotamp oder anderen Fremdmaterialien kann die Ausbildung eines Pseudotumors differenzialdiagnostische Schwierigkeiten bereiten.

Die CT bietet wie die MRT die Möglichkeit der standardisierten Verlaufsbeobachtung, was die Größenzunahme oder die vermehrte Kontrastmittelaufnahme sicher erkennen lässt.

Die MRT zeichnet sich durch sehr gute Weichteildifferenzierung und der Möglichkeit der dynamischen Untersuchung der Kontrastmittelaufnahme von Läsionen aus. Vor allem durch die Verwendung von Tabotamp treten Pseudotumoren mit eher geringer Kontrastmittelaufnahme auf, die im Verlauf nicht mehr nachweisbar sind (◨ Abb. 1.31). Rezidive nehmen im Verlauf an Größe zu und zeigen ein dem Primärtumor ähnliches Signalverhalten.

Nierenzellkarzinom im Überblick

Durch die häufige Zufallsdiagnose durch Ultraschall werden Nierenzellkarzinome heute oft im asymptomatischen Stadium entdeckt. CT und MRT liefern dann die definitive Diagnose eines Tumors.

Die Nierenbiopsie hat sich bei unklaren Befunden mit der Koaxialtechnik wieder etablieren können, Komplikationen wie Blutungen oder Tumorverschleppungen sind mit den modernen Systemen nicht mehr beschrieben.

Neben der Operation haben sich die Radiofrequenzablation und die Kryotherapie als radiologische Verfahren zur Tumorbehandlung etabliert.

In der Nachsorge ist v. a. auf hyperarterialisierte Raumforderungen zu achten, die in der Resektionsnarbe oder nach Radiofrequenz-/Kryotherapie entstehen. Diese sind als Rezidiv zu werten. Vor allem eine koronare Mehrphasenangiografie ist als sehr empfindliches Verfahren zu werten, da hier in der arteriellen Phase Rezidive gut zu erkennen sind.

1.3.3 Posttraumatische Veränderungen der Nieren

▪ **Pathogenese und Klassifikation**

Die Ursache des Nierentraumas ist in unserer Gegend zu 90% das stumpfe Bauchtrauma. Penetrierende Verletzungen durch Schusswaffen oder Stichwerkzeuge sind in Gegenden mit größerem soziokulturellem Gefälle häufiger. Das Leitsymptom der Nierenverletzung ist die Hämaturie. Bei einem kreislaufinstabilen Patienten sollte in jedem Fall eine weitere Diagnostik zur Suche der Blutungsquelle erfolgen.

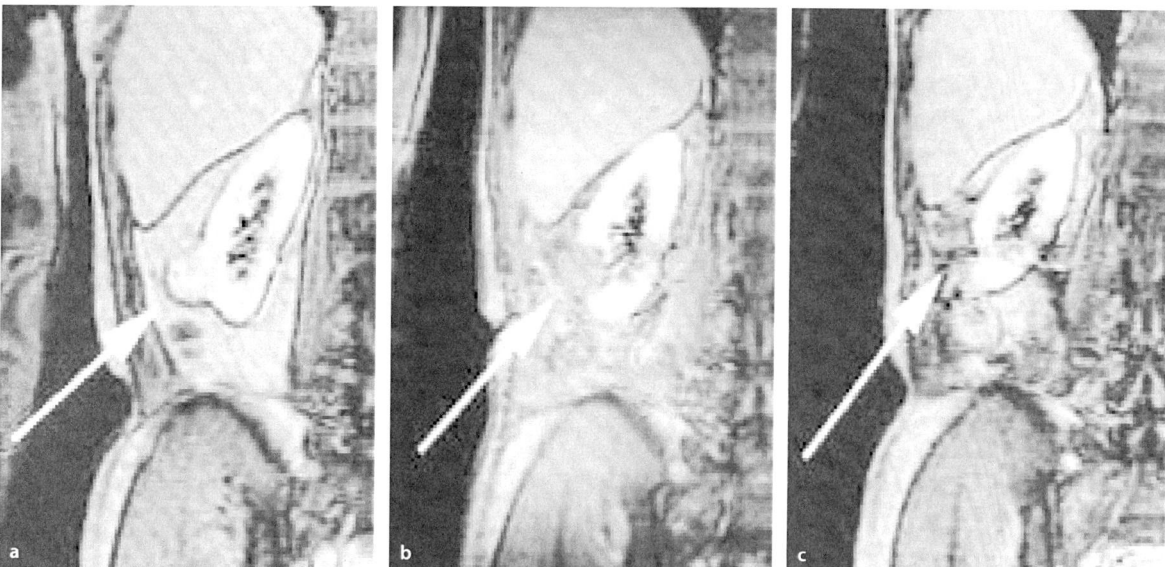

◧ **Abb. 1.31a–c. Organerhaltend operierte Niere in der MRT, Verlauf. a** Präoperatives MRT mit exophytisch wachsendem Tumor am Unterpol der rechten Niere; **b** Ausbildung eines postoperativen Pseudotumors bei Verwendung von Tabotamp. **c** Im Verlauf vollständige Rückbildung des Pseudotumors und
Ausbildung einer typischen Einziehung im Resektionslager

Durch die retroperitoneale Lage der Nieren und der damit sich oftmals selbst tamponierenden Blutung kann heute oftmals ein konservativer Behandlungsversuch unternommen werden, da es bei Eröffnung des Retroperitoneums zu einer schwer beherrschbaren Blutung kommt, die nur durch Klemmen des Gefäßstiels kontrolliert werden kann, was einen Nierenverlust nach sich zieht.

Der Diagnostik kommt hier die Aufgabe zu, den Grad der Nierenverletzung zu beurteilen und die Gefäßsituation darzustellen. Ein zentraler Abriss des Gefäßstiels stellt selbstverständlich eine Operationsindikation dar. Auch bei gutartigen Tumoren (Hippel-Lindau-Syndrom, Angiomyolipome) kann es durch Bagatelltraumata zu retroperitonealen Blutungen kommen, die dann operativ oder auch mittels interventioneller Embolisation behandelt werden müssen.

Die **Einteilung der posttraumatischen Nierenschädigung** richtet sich nach der American Association for the Surgery of Trauma:

- Grad I: Kontusion, Mikrohämaturie, normale urologische Untersuchung, ggf. subkapsuläres Hämatom.
- Grad II: Hämatom, Lazeration, perirenales Hämatom oder <1 cm langer Parenchymeinriss.
- Grad III: Lazeration des Nierenparenchyms mit >1 cm Länge, ohne Beteiligung des Nierenbeckens oder der Kelche.
- Grad IV: Lazeration des Nierenparenchyms bis zum Nierenbeckenkelchsystem mit Urinaustritt oder Verletzung der Nierenarterie oder Vene mit umgebendem Hämatom.
- Grad V: Nierenzerreißung und/oder Nierenstielabriss.

▪ Bildgebung

Die radiologische Diagnostik kommt parallel zur Erstversorgung im Schockraum als **Sonografie** zum Einsatz. Der Farbdoppler erlaubt die Darstellung von Perfusionsausfällen als Hinweis für Gefäßverletzungen. Bei Verdacht auf Nierenverletzung ist eine **CT** jedoch immer indiziert (◘ Abb. 1.32).

Bei großen Mengen freier Flüssigkeit intraabdominell wird entweder mittels CT nach der Ursache gefahndet oder direkt eine Operation durchgeführt. Bei retroperitonealer Flüssigkeit wird mittels CT der Grad der Nierenschädigung dargestellt und dann die weitere Therapie geplant. In jedem Fall sollte eine Spätphase in der CT durchgeführt werden, um den Austritt von Kontrastmittel aus den Nierenbecken darzustellen.

Während Verletzungen Grad I–III meist konservativ behandelt werden, stellen die Grade IV und V eine Operationsindikation dar.

Die Nierenkontusion (Grad I) zeigt ein Ödem des Parenchyms und geringe Mengen freie Flüssigkeit um die Niere und ggf. blutig tingierten Urin. Das subkapsuläre Hämatom kommt zwischen Nierenparenchym und Nierenkapsel zur Darstellung, ohne frei in den Retroperitonealraum auszulaufen. Das perirenale Hämatom zeigt dann Blut im Retroperitonealraum, hier ggf. auch mit Nachweis einer aktiven Blutung. Bei der Lazeration kommt es entsprechend des Risses zu einer fehlenden Perfusion der abhängigen Nierenparenchymanteile, auch hier mit Nachweis einer Kontrastmittelfahne als Hinweis für eine aktive Blutung und ggf. auch in der Spätaufnahme Urinaustritt.

Bei Schädigung der Nierengefäße oder Abriss kommt es zu einem kompletten Perfusionsausfall der Niere. Üblicherweise ist dennoch ein Hämatom darstellbar, das ggf. auch Kontrastmittel aufnimmt und die aktive Blutung zeigt.

> ❗ Auch bei adäquatem Trauma muss nach ca. 4 Wochen eine erneute Bildgebung (MRT oder CT) durchgeführt werden, um nach einer Einblutung einen Tumor, der oft Ursache für die Einblutung war, zu erkennen, da dieser bei der initalen Untersuchung durch die Einblutung verdeckt sein kann.

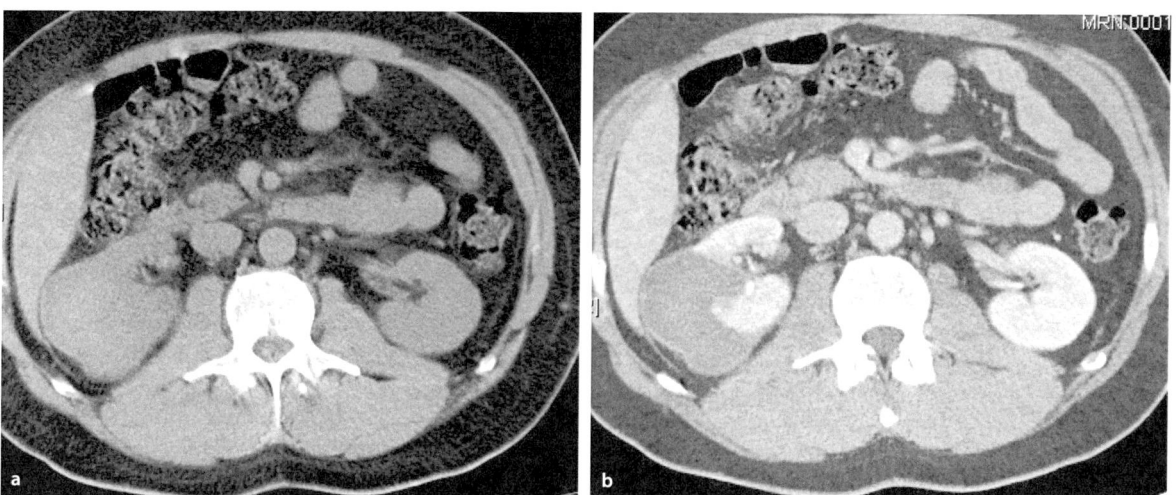

◨ **Abb. 1.32a, b. Blutung aus der linken Niere** im Verlauf bei Zustand nach Skiunfall. In der CT lässt sich
nach Kontrastmittelgabe keine aktive Blutung nachweisen. Im Verlauf wird das Hämatom, welches initial
auf die Kapsel begrenzt war, komplett resorbiert

■ **Literatur**

Berg AA. Malignant hypernephroma of the kidney. Its clinical course and diagnosis with a description of the autor`s method of radical operative cure. Surg Gynecol Obstet. 1913; 17: 463-469

Bosniak MA. The current radiologic approach to renal cysts. Radiology 1986;158: 1-10

Bosniak MA. The small (≤3 cm) renal parenchymal tumor: detection, diagnosis and controversies. Radiology 1991; 179: 307-317

Catalano C, Fraioli F, Laghi A, et al. High-Resolution Multidetector CT in the Preoperative Evaluation of Patients with Renal Cell Carcinoma. AJR 2003; 180: 1271-1277

Choyke PL. MR Imaging in Renal Cell Carcinoma. Radiology 1988; 169: 572-573

Czerny HE, zitiert von Herczel: Über die Nierenexstirpation Klein Chir 1890; 6: 485

Dechet C, Sebo T, Farrow G, Blute ML, Zincke H. Prospective analysis of intraoperative frozen needle biopsy of solid renal masses in adults; J Urol 1999; 162: 1282-1284

Hafez KS, Fergany AF, Novick AC. Nephron sparing surgery for located renal cell carcinoma: impact of tumor size on patient survival, tumor recuurence and TNM staging J Urol 1999; 162: 1930-1933

Hafez K, Novick AC, Campbell SC: Pattern of tumor recurrence and guidelines for followup after nephron sparing surgery for sporadic renal cell carcinoma. J Urol 1997; 157: 2067-2070

Hallscheidt PJ, Bock M, Riedasch G, et al. Diagnostic Accuracy of Staging Renal Cell Carcinomas using multi-detector-row CT and MRI: A Prospective Study with Histopathological Correlation. JCAT 2004; 28: 333-338

Hallscheidt P, Thorn M, Radeleff B, et al. Comparison of Spatial Resolution in High Resolution Multi-Slice CT and Digital Subtraction Angiography using Renal Specimens: JCAT 2003; 27: 864-868

Hallscheidt P, Hansmann J, Schenk JP, Radeleff BA, Kauffmann GW, Riedasch G. Organerhaltende Chirurgie des Nierenzellkarzinoms – Operationstechniken und Befunde in der radiologischen Nachsorge. RöFo Fortschr Geb Rontgenstr Neuen Bildgeb Verfahr. 2002; 174: 409-415

Herr HW. Partial nephrectomy for unilateral renal carcinoma and a normal contralateral kidney: 10-year follow-up. J Urol. 1999; 161(1): 33-4

Hricak H, Thoeni RF, Carroll PR, Demas BE, Marotti M, Tanagho EA. Detection and staging of renal neoplasms: a reassessment of MR imaging. Radiology. 1988; 166(3): 643-649

Kallmann DA, King BF, Hattery RR, et al. Renal Vein and Inferior Vena Cava Tumor Thrombus in Renal Cell Carcinoma: CT, US, MRI and Venocavography; JCAT 1992; 16(2): 240-247

Kauffmann GW, Rassweiler J, Richter G, Hauenstein KH, Rohrbach R, Frieburg H. Capillary embolization with Ethibloc: new embolization concept tested in dog kidneys. AJR 1981; 137: 1163-1168

Kauczor HW, Delorme S, Trost U: Sonographie des Nierenzellkarzinoms. Radiologe 1992; 32: 104-113

Lanigan D, Jurriaans E, Hammonds JC, Wells IP, Choa RG. The current status of embolization in renal cell carcinoma – a survey of local and national practice. Clin Radiol 1992; 46: 176-178

Licht MR, Novick AC, Goormastic M: Nephron sparing surgery in incidental versus suspected renal cell carcinoma. J Urol 1994; 152(1): 39-42

Mahnken A, Wildberger JE, Bergmann F, Füezesi L, Adam G, Guenther R: Das papilläre Nierenzellkarzinom: Vergleich von CT und Pathomorphologie. RöFo Fortschr Geb Rontgenstr Neuen Bildgeb 2000; 172: 1011-101

Malek RS, Elder JS. Xanthogranulomatous pyelonephritis: A critical analysis of 26 cases and a review of the literature. J. Urol. 1978; 119: 589-593

McClennan BL, Deyoe LA. The imaging evaluation of renal cell carcinoma: diagnosis and staging. Radiol Clin North Am 1994; 32: 55-69

Morgan W, Zincke H. Progression and survival after renal conserving surgery for renal cell carcinoma, experience in 104 patients and extended follow up. J Urol 1990; 144: 852-857

Nataluk, EA, McCullough, DL, Scharling EO. Xanthogranulomatous pyelonephritis, the gatekeepers Dilemma: A contemporary Look at an old Problem. Urol 1995; 845: 377-380

Novick AC, Cosgrove DM: Surgical approach for removal of renal cell carcinoma extending into the right atrium. J Urol 1980; 123: 947-950

Novick AC. Nephron Sparing Surgery for Renal Cell Carcinoma. Annu Rev Med 2002; 53: 393-407

Onishi T, Oishi Y, Suzuki Y, Asano K. Prognostic evaluation of transcatheter arterial embolization for unresectable renal cell carcinoma with distant metastasis. BJU 2001; 87: 312-315

Oto A, Herts BR, Remer EM, Novick AC. Inferior Vena Cava Tumor Thrombus in Renal Cell Carcinoma: Staging by MR Imaging and Impact on Surgical Treatment. AJR 1998; 171: 1619-1624

Pantuck AJ, Zisman A, Rauch MK, Belldedrun A. Incidental renal Tumors. Urology 2000; 56: 190-196

Park JH, Kim SH, Han JK, Chung JW, Han MC. Transcatheter arterial embolisation of unresectable renal cell carcinoma with a mixture of ethanol and iodized oil. Cardiovasc Intervent Radiol 1994; 17: 323-327

Peters D, Korosec FR, Grist TM, et al. Undersampled projection reconstruction applied to MR-angiography. Magn. Reson. Med 2000; 43: 91-101

Semelka RC, Shoenut JP, Kroeker MA, MacMahon R, Greenberg HM. Renal Lesions controlled comparison between CT and 1.5 T MR imaging with non-enhanced and gadolinium –enhanced fat suppression spin-echo and breath-hold FLASH techniques. Radiology 1992; 182: 425-430

Silver DA, Morash C, Brenner P, Campbell S, Russo P. Pathologic findings at the time of nephrectomy for renal mass. Ann Surg Oncol 1997; 4: 570-574

Silverman SG, Lee BY, Seltzer SE, Bloom DA, Corless CL, Adams DF: Small (≤ 3 cm) renal masses: correlation of spiral CT features and pathologic findings. AJR Am J Roentgenol 1994; 163(3): 597-605

Staehler G, Drehmer I, Pomer S. Tumorbefall der Vena Cava beim Nierenzellkarzinom. Operationstechniken, Ergebnisse und Prognose. Urologe A 1994; 33: 116-121

Warshauer DM, McCarthy SM, Street L, et al. Detection of renal masses: sensitivity and specificities of excretory urography/linear tomography, Usn and CT. Radiology 1988; 169: 363-365

Oberer Harntrakt

Th. Meindl, U.G. Müller-Lisse

2.1   Methoden zur bildgebenden Diagnostik

Für die bildgebende Diagnostik des oberen Harntrakts stehen im Wesentlichen die Sonografie, das projektionsradiografische i.v.-Urogramm, die CT und die MRT zur Verfügung. Die beiden letzteren Verfahren, insbesondere die CT, gewinnen in den letzten Jahren an Bedeutung und ersetzen zunehmend das i.v.-Urogramm.

2.1.1   Sonografie

Die Sonografie ist ein einfach anzuwendendes Verfahren mit hoher Verfügbarkeit. In der Hand des geübten Untersuchers lassen sich damit viele Krankheitsbilder der täglichen Routine abklären und deren Verlauf kontrollieren. Suboptimale Untersuchungsbedingung, in den häufigsten Fällen Darmgasüberlagerung, erschweren jedoch die Diagnostik v. a. der Uretern. In vielen Fällen schließt sich eine weitere Schnittbildgebung (CT oder MRT) an.

2.1.2   i.v.-Urografie

Die i.v. Urografie gehörte bis vor einigen Jahren zur Basisdiagnostik des oberen Harntrakts. Ein vollständiges Ausscheidungsurogramm (AUG) umfasst ein natives Abdomenübersichtsbild und mehrere Aufnahmen nach intravenöser Applikation eines röntgendichten Kontrastmittels. Spätaufnahmen können bis 24 h nach Kontrastmittelgabe erfolgen.

Mit Einführung der Mehrschichttechnik setzte sich die CT vermehrt in der Diagnostik des oberen Harntrakts durch. Die Niedrigdosis-CT zur Steinsuche hat projektionsradiografische Verfahren vollständig verdrängt. Nach intravenöser Kontrastmittelgabe liefern CT-Spätaufnahmen (10–15 min nach Kontrastmittelgabe) eine hervorragende Darstellung des Nierenbeckenkelchsystems und der Ureteren. Die CT wird aktuell in der Diagnostik aller komplexen Krankheitsbilder des oberen Harntrakts eingesetzt. Nachteilig sind die Notwendigkeit ionisierender Strahlen und die damit verbundene Strahlenbelastung des Patienten (insbesondere bei mehrphasigen Untersuchungen) sowie die Applikation von Röntgenkontrastmittel und das damit verbundene Risiko allergischer Reaktionen.

2.1.3   Magnetresonanztomografie

Die MRT bietet ebenfalls die Möglichkeit, den oberen Harntrakt umfassend zu untersuchen. Insbesondere bei nichtausscheidender, stummer Niere können das Nierenbeckenkelchsystem und die Ureteren im Gegensatz zu i.v.-Urografie und CT mithilfe der statischen T2w-Urografie untersucht werden. Nachteilig sind jedoch die geringe Verfügbarkeit des Verfahrens sowie die lange Dauer einer Untersuchung. Weiterhin ist die Bildqualität stark von der Kooperation des Patienten abhängig.

2.2 Anatomie und Normvarianten des oberen Harntrakts

2.2.1 Anatomie

Allgemeine Embryologie

Während der Embryogenese entwickeln sich Niere und obere Harnwege, Geschlechtstrakt und Gonaden aus dem Pro-, Meso- und Metanephros. Aus dem Mesonephros (= Urnierengang) entwickelt sich der mesonephrogene Gang (= Wolff-Gang). In der 4.–5. Fetalwoche entsteht das Metanephros als Endstufe der Nieren- und Ureterenentwicklung. Aus dem Wolff-Gang entsteht die Ureterknospe. Diese wächst kranial mit der Nierenanlage (nephrogenes Mesoderm) zusammen unter Ausbildung der Nierenbecken und Sammelrohre. Kaudal wird der Wolff-Gang in die Entwicklung des Sinus urogenitalis miteinbezogen. Variationen der Höhe und Zahl der Ureterknospen erklären eine Vielfalt von Harnleiteranomalien.

Anatomie

Der Ureter befindet sich in seinem gesamten Verlauf retroperitoneal. Als proximaler Teil wird der Verlauf von der Nierenbecken-Ureter-Verbindung bis zum Psoas-Muskel bezeichnet. Der mittlere Ureterteil verläuft auf dem M. psoas bis zur Kreuzung über die Iliakalgefäße. Als distaler Teil wird der anschließende Abschnitt bis zur Blase bezeichnet. Physiologische Engstellen befinden sich am Nierenbeckenabgang, an der iliakalen Gefäßüberkreuzung und am Blaseneingang. Der Ureter tritt schräg in die Blase ein und läuft ca. 2 cm intramuskulär bis zum Trigonum.

Der normale intraureterale Druck beträgt 8–15 mmHg und steigt während einer peristaltischen Welle auf bis zu 35 mmHg an. Arteriell wird der Ureter proximal von Gefäßen der Niere, im mittleren Abschnitt aus Aortenästen und im distalen Abschnitt aus der A. vesica superior und inferior versorgt.

Physiologie

Der Ureter ist ein dünnwandiger, elastischer muskulärer Schlauch. Durch die Dehnbarkeit wird der Druck im Nierenbeckenkelchsystem niedrig gehalten, eine essenzielle Voraussetzung für eine normal funktionierende Niere. Der produzierte Endharn wird über peristaltische Wellen zur Blase transportiert. Jeder Kontraktion der glatten Muskelzellen geht eine Depolarisationswelle voraus, sodass eine Peristaltik entsteht. Die Frequenz der Peristaltik ist proportional zur produzierten Urinmenge und wird über die Distension des Nierenbeckenkelchsystems vermittelt. Neben der Nierenbeckenkelchsystem-Ureter-Verbindung, welche als eine Art Ventil wirkt, verhindert die Kontraktion des Ureters einen Urinreflux.

In der Bildgebung stellen sich kontrahierte Ureterabschnitte nicht kontrastmittelgefüllt dar. Bei maximaler Diurese (verursacht durch den osmotischen Effekt größerer Mengen Kontrastmittel oder Gabe von Diuretika) kann eine Ausbildung von Kontraktionswellen ausbleiben, und der gesamte Ureter stellt sich gefüllt dar.

2.2.2 Normvarianten und Harnleiteranomalien

Aus einer gestörten Embryonalentwicklung ergeben sich viele mögliche Varianten von Harnleiteranlage und -verlauf mit unterschiedlicher pathologischer Wertigkeit.

Harnleiterduplikation

■ **Pathogenese und Klinik**

Eine **komplette Harnleiterduplikatur** bzw. **-triplizität** entsteht bei Anlage zweier bzw. dreier Ureterknospen (Ureter duplex, Ureter triplex) (◘ Abb. 2.1). Eine frühzeitige Teilung einer einzelnen Ureterknospe verursacht eine **inkomplette Harnleiterduplikatur** (Ureter fissus) (◘ Abb. 2.2) mit Vereinigung der beiden Ureteren variabel zwischen Nierenbecken und Blase. Komplette und inkomplette Duplikaturen weisen zwei bzw. mehrere Nierenbeckenkelchsysteme auf.

Die Duplikatur ist häufig verknüpft mit einer Ureterozele am Eintritt in die Harnblase, typischerweise des Oberpolharnleiters.

Die komplette oder inkomplette Harnleiterduplikatur ist eine relativ häufige Fehlbildung mit 1:125 Geburten. Bei einer Vielzahl der Fälle handelt es sich um einen Zufallsbefund ohne klinische Wertigkeit. Andererseits kann sie sich durch gehäufte Harnwegsinfekte, Urosepsis und Inkontinenz äußern. Entscheidend ist der Ausprägungsgrad des vesikorenalen Refluxes.

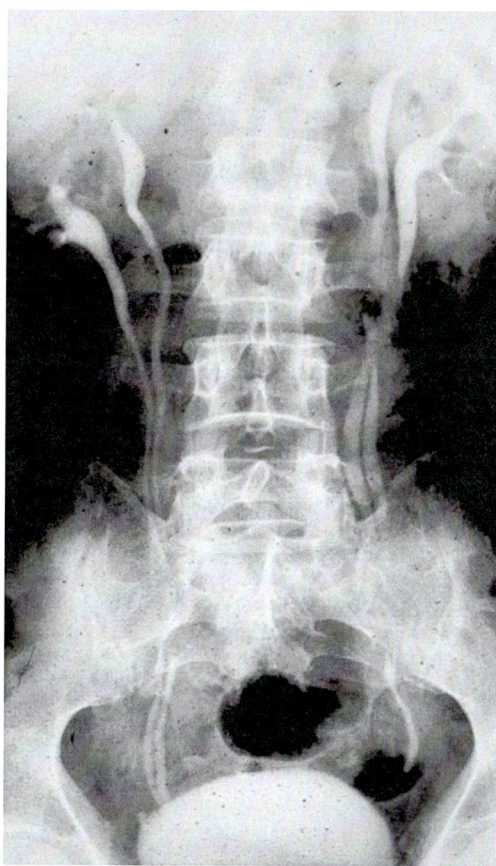

◘ **Abb. 2.1. Ureter duplex beidseits**, i.v. Urogramm

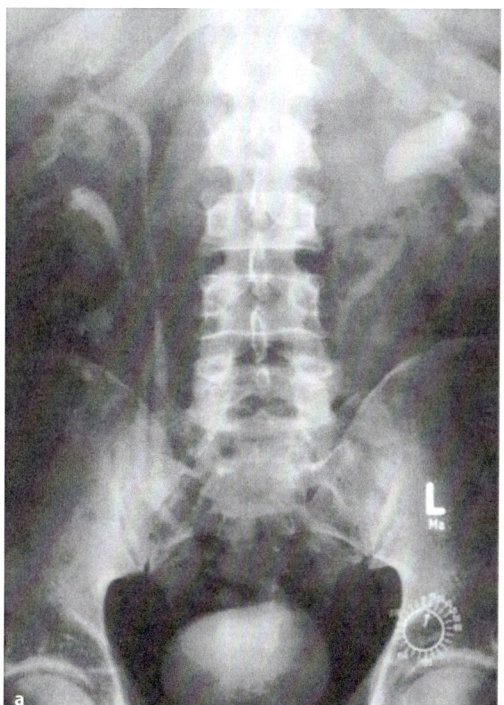

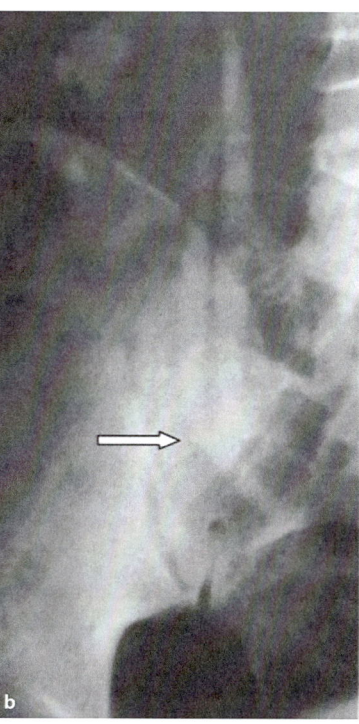

◘ **Abb. 2.2a, b. Ureter fissus rechts** (a), Ausschnittsvergößerung der Vereinigungsstelle des Ureters (**b**, Pfeil), i.v. Urogramm

■ **Bildgebung**

Im **Ultraschall** sollte besondere Beachtung das Nierenbeckenkelchsystem finden, da sich bei Duplikationen der Nierenoberpol häufig dysplastisch zeigt. Eine Parenchymbrücke zwischen den beiden getrennten Hohlsystemen kann nachweisbar sein (■ Abb. 2.3). Je nach Ausprägungsgrad eines Refluxes können die Harnleiter erweitert sein.

Das **i.v.-Urogramm** dient der morphologischen Darstellung der Anomalie, insbesondere vor operativen Eingriffen. Die Differenzierung zwischen Ureter duplex und fissus ist nicht immer eindeutig möglich. Schwierigkeiten ergeben sich oftmals bei dilatiertem Harnleiter in Verbindung mit einem schlecht funktionierenden zugehörigen Nierenpol. Hinweisend ist eine zusätzliche schwach kontrastierte Kelchgruppe im Vergleich zu gut kontrastierten übrigen Kelchgruppen.

Die Schnittbildverfahren **CT und MRT** ermöglichen eine ausgezeichnete Darstellung des Ureterverlaufs. In der CT sollten Spätaufnahmen angefertigt werden. Zur ausschließlichen Darstellung des Ureterenverlaufs kann dies in Niedrigdosis-Technik erfolgen. Das Problem mangelnder Kontrastmittelausscheidung stellt sich für die Verfahren im Vergleich zur IVU in geringerem Maße, da sie nicht primär auf eine Kontrastierung des Harntrakts angewiesen sind.

■ **Therapie**

Eine zufällig diagnostizierte Duplikatur ohne sonstige Anomalien bedarf keiner Therapie. Beim symptomatischen Reflux erfolgt die Therapie abhängig vom Refluxgrad (Grad I und II: konservativ, Grad III und IV: operativ). Bei zusätzlichem Bestehen einer symptomatischen Ureterozele (mit möglichen Komplikationen bis zur Urosepsis) mit gestautem Hohlsystem wird eine Entlastung notwendig. In Abhängigkeit von der Funktion eines veränderten Nierenpols kann dieser (laparoskopisch) reseziert werden müssen.

❶ **Ureterduplikationen müssen nur dann operativ angegangen werden, wenn Gefahr für die Nierenfunktion droht oder Symptome bestehen!**

Ektopie

Bei ausbleibender Trennung von Harnleiter und Wolff-Gang kommt es zu ektopen, extravesikalen Harnleitermündungen. Ektopien sind häufig verknüpft mit Harnleiterduplikaturen. Typische Lokalisationen ektoper Einmündungen sind bei Männern Pars prostatica urethrae, Samenbläschen und Ductus ejaculatorii, bei Frauen postsphinkterische Urtehra und Vagina. Ektope Harnleiter können chirurgisch reimplantiert werden.

Megaureter

■ **Pathogenese und Klinik**

Als Megaureter bezeichnet man einen Ureter mit fixierter Dilatation. Der **primäre, obstruktive Megaureter** entsteht durch eine juxtavesikale Einengung und konsekutive Dilatation des Ureters und des Nierenbeckenkelchsystems. Ursachen sind idiopathisch, subvesikale fibrotische Obstruktion oder die neurogene Blasenstörung. Der primäre, obstruktive Megaureter ist häufig mit einer guten ipsilateralen Nierenfunktion verbunden (■ Abb. 2.4).

Primäre, refluxive Megaureteren sind angeboren mit weit lateraler Insertion der Uretermündung in die Blase und begleitender ipsilateraler Trigonumschwäche. Es können dilatierende Reflux IV. und V. Grades auftreten.

Sekundäre, refluxive Megaureteren sind erworben und entstehen auf dem Boden von Blasenwandveränderungen, Harnröhrenklappen oder neurogen bedingten Detrusor-Sphinkter-Dyssynergien.

Ein sekundärer, nichtrefluxiver, nichtobstruktiver Megaureter wird selten bei gesteigerter Diurese, z. B. bei Diabetes insipidus beobachtet.

Ein Megaureter führt nicht zwingend zu Symptomen, als Komplikationen können jedoch rezidivierende Harnwegsinfekte bis zur Urosepsis oder Niereninsuffizienz auftreten.

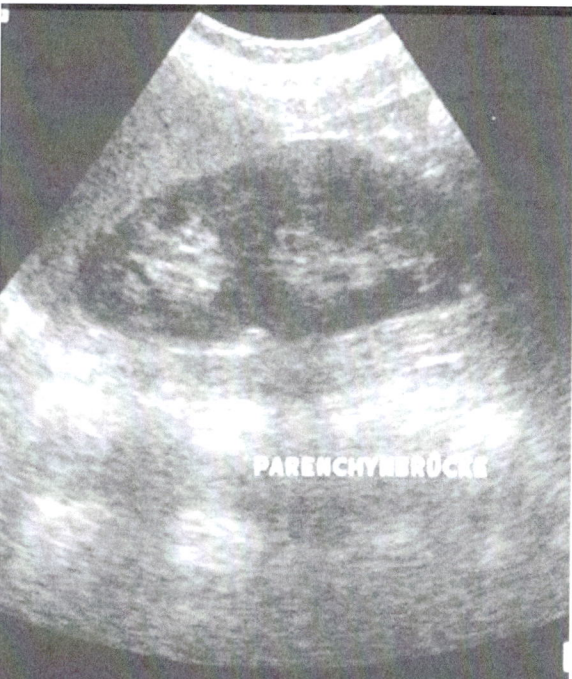

■ **Abb. 2.3. Renale Parenchymbrücke bei Nierenbeckenduplikation bei Ureter fissus**, Sonografie, sagittale Schnittführung

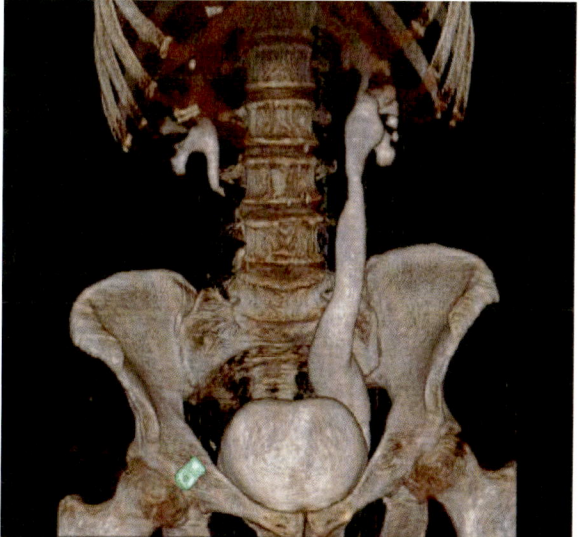

■ **Abb. 2.4. Primär obstruktiver Megaureter links**, unauffälliger oberer Harntrakt rechts, CT-Urogramm, VRT

■ **Therapie**

Die Therapie des symptomatischen Megaureters besteht in Ableitung des Harntrakts (Nephrostomie) und späterer antirefluxiver Reimplantation des Ureters.

■ **Bildgebung**

Ein Megaureter und evtl. Komplikationen werden in vielen Fällen **sonografisch** entdeckt.

Bei erhaltener Nierenfunktion stellt sich in der **i.v.-Urografie** der Ureter deutlich erweitert und schlaff ohne Peristaltik dar. Das Nierenbeckenkelchsystem ist nicht erweitert.

CT und MRT kommen insbesondere beim Auftreten von Komplikationen zum Einsatz. Zusätzlich zur Darstellung des erweiterten Ureters können sich akute oder chronische pyelonephritische Veränderungen des Nierenparenchyms zeigen.

Harnleiterklappen

Harnleiterklappen sind seltene Ursachen für eine Obstruktion. Sitz von Harnleiterklappen ist meist der Übergang von Nierenbecken zum Ureter oder der Übergang von Ureter zur Harnblase. Der proximal der Klappen gelegene Ureterabschnitt ist dilatiert.

Eine Ureterklappe stellt eine wichtige Differenzialdiagnose zur Nierenbeckenabgangsstenose dar. Kann der Verdacht auf eine Nierenbeckenabgangsstenose in Sonografie und i.v.-Urografie nicht gesichert werden, müssen Harnleiterklappen durch eine retrograde Ureteropyelografie ausgeschlossen werden.

Harnleiterdivertikel

Echte Harnleiterdivertikel weisen eine physiologische Wandschichtung (Urothel, Muscularis, Adventitia) auf und sind insgesamt selten. Diese angeborenen Divertikel entstehen durch eine inkomplette Harnleiterduplikatur mit Ausbildung eines blinden Endes.

Erworbene Divertikel dagegen kommen als Folge von Traumata vor und weisen nicht die physiologischen Wandschichten auf.

In der **Bildgebung** stellen sich Divertikel als paraureterale, liquide (in der i.v.-Urografie, kontrastverstärkten CT und MRT kontrastmittelgefüllte) Raumforderungen dar.

Aberrierender Ureterverlauf

Bei der seltenen Fehlbildung des **retrokavalen Ureters** ist immer der rechte Ureter betroffen.

In der **Bildgebung** zeigt sich typischerweise eine Erweiterung des Nierenbeckenkelchsystems sowie des proximalen Ureters. Im mittleren Anteil bricht der Ureter ab, läuft nach medial und dorsal hinter die V. cava inferior, um nach kurzem Verlauf wieder nach lateral, tendenziell in seine physiologische Lage zurückzukehren.

Bei Komplikationen besteht die operative **Therapie** in der Verlagerung des Ureters in seinen physiologischen Verlauf.

Sehr selten verläuft der Ureter auf einer oder beiden Seiten hinter der A. iliaca.

Postoperativer Harnleiter

Nach Zystektomie bei malignen Harnblasentumoren können verschiedene Harnableitungsmöglichkeiten gewählt werden. Bewährt ist die Ureterverpflanzung in ein ausgeschaltetes Ileum- (Ileumconduit) (◘ Abb. 2.5a–c), Kolon- oder Sigmasegment (Kolon- und Sigmaconduit) (◘ Abb. 2.5d). Das aborale Segment wird als inkontinentes Stoma in die Bauchhaut vernäht. Die direkte Implantation der Ureteren in die Bauchwand hat sich nicht bewährt.

Kontinente Reservoirs können als Neoblasen angelegt sein, welche entweder mit der Bauchwand vernäht sind (Mainz-Pouch) und über einen Einmalkatheter entleert werden oder mit der verbliebenen Urethra anastomosiert sind (Ileum-Neoblase).

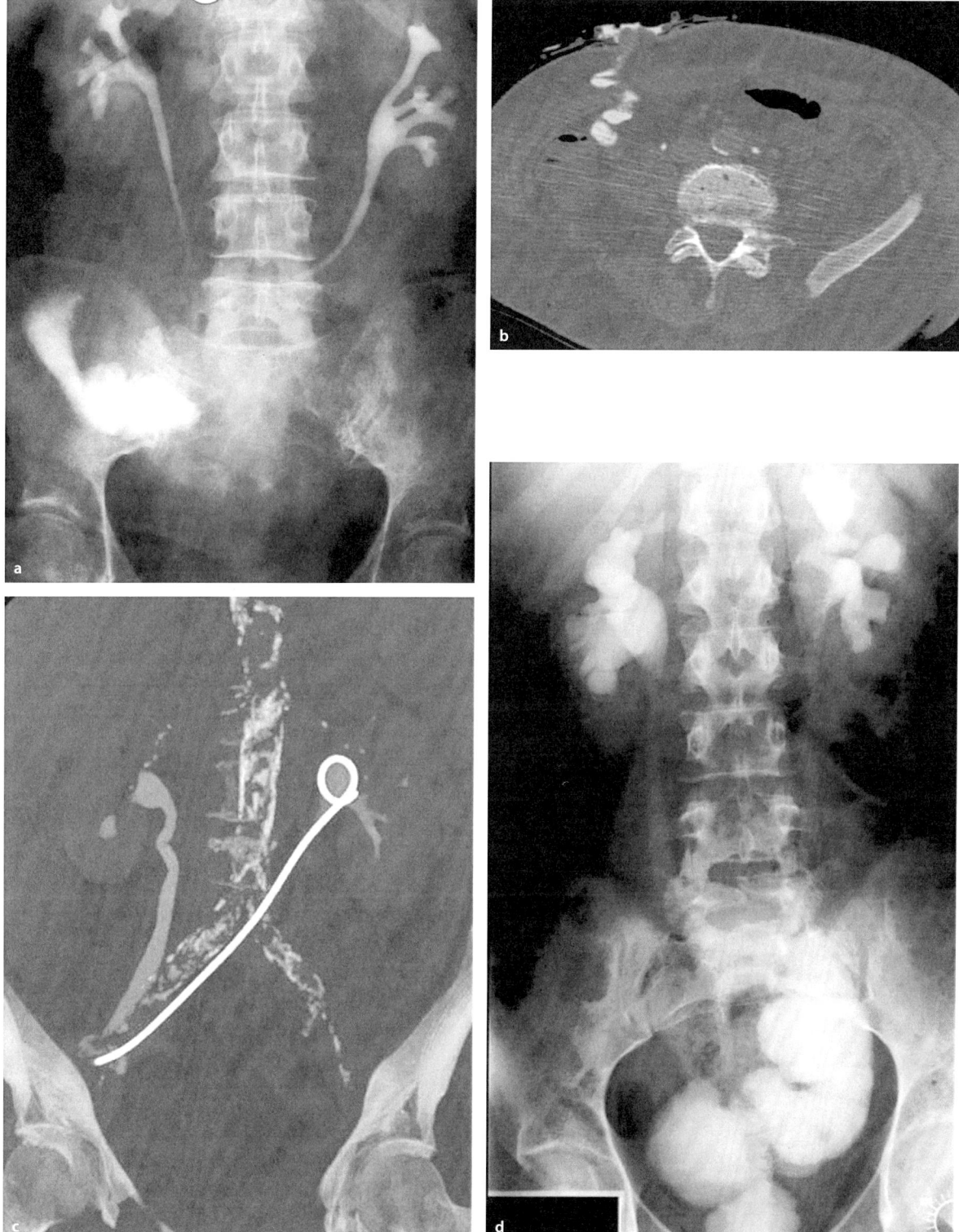

□ **Abb. 2.5a–d. Postoperativer Harnleiter.** Ileumconduit (**a–c**) und Sigmaconduit (**d**) nach Zystektomie; i.v. Urogramm (**a,d**), MDCT-Urografie (**b**), thick-slice MIP (**c**)

2.3   Pathologische Befunde

2.3.1   Entzündliche Erkrankungen

Malakoplakie

■ **Pathogenese und Klinik**

Hierbei handelt es sich um eine sehr seltene Erkrankung mit Befall des Urogenitalsystems insbesondere der Ureteren, welche mit Harnwegsinfekten assoziiert ist (v. a. Infektionen mit E. coli).

Es finden sich suburotheliale Plaques v. a. im Bereich der Blase und den distalen Ureterabschnitten. Die Plaques bestehen aus Histiozyten mit phagozytierten Erregerfragmenten. Betroffen sind oft Frauen mittleren Alters. Die Beschwerden sind meist unspezifisch.

■ **Bildgebung**

In der i.v.-Urografie zeigen sich multiple flache Füllungsdefekte, z. T. über längere Strecken mit Ausbildung eines Pflastersteinaspekts. Eine begleitende Ureterobstruktion kann vorhanden sein.

Wichtigste Differenzialdiagnosen sind die Ureteritis cystica und Veränderungen im Rahmen einer Urogenitaltuberkulose.

Ureteritis cystica

■ **Pathogenese und Klinik**

Die genaue Ätiologie dieser benignen Veränderung ist unklar. Sie entsteht jedoch im Zusammenhang mit entzündlichen Erkrankungen des Ureters. Prädisponierend bzw. ursächlich sind Diabetes mellitus und abgelaufene E. coli-Infektionen. Die Erkrankung verläuft meist asymptomatisch, kann jedoch auch Ursache einer Hämaturie sein. Die Ureteritis cystica ist nicht obstruktiv oder prämaligne. Altersgipfel ist meist die 5. und 6. Lebensdekade.

Pathognomonisch sind multiple suburotheliale flüssigkeitsgefüllte Zysten, bedingt durch den Untergang basaler Urothelzellen. Die Veränderungen können das Nierenbecken (Pyelitis cystica) oder die Blase betreffen (Cystitis cystica).

■ **Bildgebung**

Urografisch finden sich multiple, 2–3 mm große Füllungsdefekte mit geringer Prädilektion des proximalen Ureters.

Die Differenzialdiagnostik umfasst kleine Luftblasen bei Zustand nach retrograder Pyelografie, jedoch auch Ureterneoplasien (papilläre, exophytisch wachsende Urothelkarzinome, welche ebenfalls ein multifokales Wachstum zeigen können).

Parasitäre Erkrankungen

■ **Pathogenese**

Zu einem Befall des Ureters kommt es v. a. bei der Echinokokkose und der Bilharziose (Schistosomiasis). Im Rahmen einer **Echinokokkose** kommt es in 1–3% zu einem Nierenbefall, in der Regel ist nur eine Niere befallen. Die Erregerzysten sind im Allgemeinen im Nierenparenchym lokalisiert (geschlossene Zysten). Bei Kontakt zum Nierenbecken spricht man von einer pseudogeschlossenen Zyste. Bei einer Zystenruptur entsteht eine offene Zyste mit Erregeraussaat über den Harntrakt. Die **Bilharziose** befällt überwiegend die Harnblase, in seltenen Fällen ist jedoch auch der distale Ureter beteiligt. Es kommt durch eine chronisch entzündliche Reaktion zu einer Schrumpfung des befallenen Ureterabschnitts mit nachfolgendem Harnstau

■ **Bildgebung**

Echinokokkuszysten können im Wandbereich Verkalkungen aufweisen, welche sich im nativen Röntgenbild nachweisen lassen. In der i.v.-Urografie wird eine pseudogeschlossene Zyste von Kontrastmittel umflossen und präsentiert sich als Kontrastmittelaussparung. Bei einer rupturierten offenen Zyste fließt das Kontrastmittel in die Zyste, es kann sich eine Weinglas-, Becher- oder Zwiebelform ergeben.

Bei Befall des distalen Ureters im Rahmen einer Bilharziose zeigt der Urteter in der der i.v.-Urografie noduläre Füllungsdefekte sowie im fortgeschrittenen Stadium eine Einengung des Lumens mit Harnobstruktion und konsekutivem Harnstau.

Tuberkulose

■ Pathogenese und Klinik

Das Urogenitalsystem ist nach der Lunge das am zweithäufigsten befallene Organsystem im Rahmen einer Tuberkulose. Zum Zeitpunkt der Diagnosestellung einer urogenitalen Tuberkulose kann der primär-pulmonale Befall bereits inaktiv sein. Die Tuberkulose befällt die Nieren meist auf hämatogenem Weg. Der primäre Nierenherd bildet sich im kapillären System der Nierenrinde. Im Verlauf bilden sich Nekrosen, die Herde breiten sich in das Nierenmark aus und können schließlich Anschluss an das Hohlsystem finden. Im Endstadium atrophiert die Niere, zeigt Vernarbungen und Verkalkungen und ist schließlich funktionslos (Autonephrektomie).

Die Ureteren werden ausgehend von der Niere im Rahmen einer absteigenden Infektion befallen. Es kommt zu Vernarbungen und Stenosen. Die Ureteren verlieren ihre Elastizität mit konsekutivem vesiko-ureteralem Reflux.

Die Tuberkulose befällt beide Nieren und Ureteren und ist üblicherweise schmerzlos. Klinische Symptome treten spät wenn überhaupt auf.

■ Bildgebung

In den initialen Stadien (Stadium 1, Miliar-Tuberkulose der Niere, Stadium 2, auf das Nierenparenchym beschränkte Kavernen) sind im i.v.-Urogramm keine Veränderungen nachweisbar. Erst bei Anschluss ans Nierenbeckenkelchsystem finden sich nachweisbare Veränderungen wie mottenfraßartige Destruktion der Pyramidenspitzen sowie Stenosen der Kelchhälse (◘ Abb. 2.6). Im weiteren Verlauf kommt es zum Verschluss der Kelche (Stadium 3, so genannte Amputation des Nierenbeckens). Bei weiterem Fortschreiten der Erkrankung kommt es zu ausgedehnten Nierenparenchym- und Nierenbeckenkelchsystemdestruktionen (Stadium 4). Endstadium ist der Nierenfunktionsausfall (Kittniere, Schrumpfniere) mit fehlender Ausscheidung der betroffenen Niere im Urogramm (◘ Abb. 2.7).

> ❶ Der einzig sichere Beweis einer Nierentuberkulose erfolgt über den Nachweis säurefester Stäbchen im Urin. Im Röntgenbild ist nur der Befund einer Kittniere pathognomonisch.

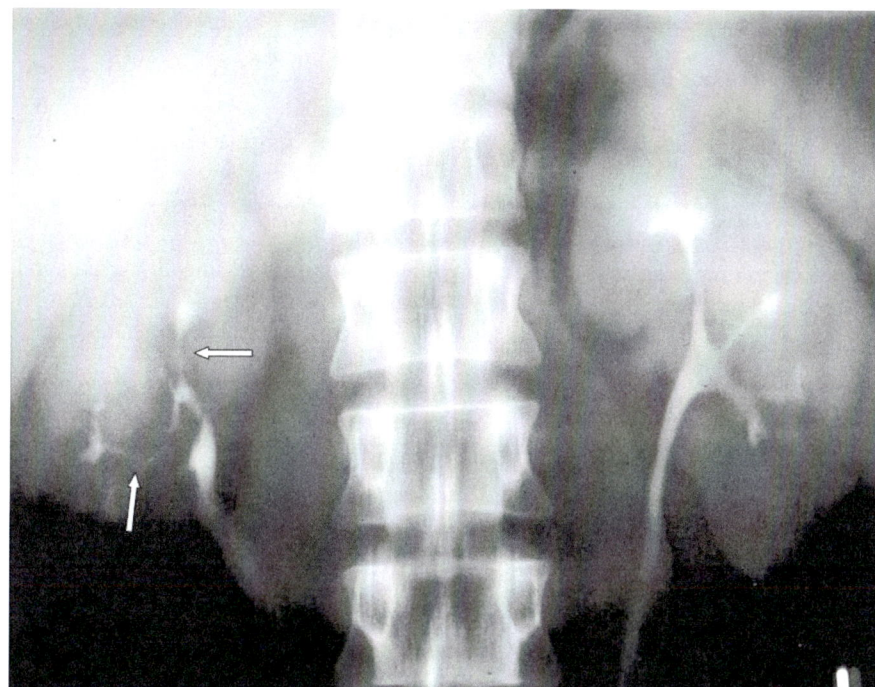

◻ **Abb. 2.6. Nierentuberkulose**, Stadium 3 mit Stenosen der Kelchhälse rechts (Pfeil), i.v.-Tomografie

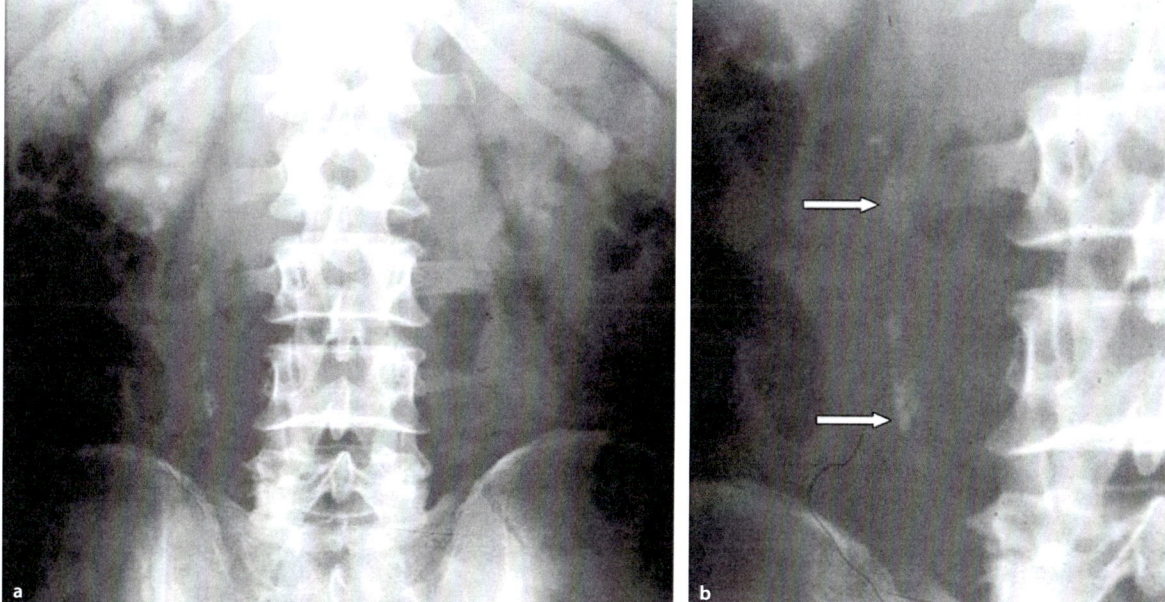

◻ **Abb. 2.7a, b. Nierentuberkulose.** Endstadium einer Nierentuberkulose mit funktionsloser Kitt-bzw. Mörtelniere rechts (**a**), Verkalkungen entlang des rechten Ureters (Ureteritis calcarea) (**b**), native Übersichtsaufnahme

2.3.2 Steinleiden

■ **Pathogenese und Klinik**

Das Harn- bzw. Nierensteinleiden ist in den Industrieländern eine häufige Erkrankung. Die Prävalenz wird zwischen 4% und 10% angegeben. Drei Fünftel aller Steinerkrankungen sind Rezidive. Der Häufigkeitsgipfel liegt beim Erwachsenen zwischen dem 30. und 60. Lebensjahr. Steinleiden bei Kindern sind meist auf metabolische Faktoren zurückzuführen (Hyperkalziurie, distale tubuläre Azidose, Zystinurie).

Die Erkrankung ist multifaktoriell bedingt. Harnzusammensetzung, Ernährung und Flüssigkeitsbilanz spielen eine wesentliche Rolle, wie auch rezidivierende Harnwegsinfekte (mit ureasebildenden Keimen), Harnstauung und Urin-pH-Wert. Körperliche Aktivität reduziert das Steinbildungsrisiko.

Die Erkrankung nimmt in wärmeren Jahreszeiten zu und tritt gehäuft in heißen und trockenen Gegenden auf.

Steine bestehen zu 95% aus kristallinem Anteil und 5% organischer Matrix. Am häufigsten treten kalziumhaltige Steine auf (Kalziumoxalat- und Kalziumphosphatsteine). Die übrigen Steinarten (Harnsäure-, Struvit-, Zystin- und Xanthinsteine) treten seltener auf (◘ Abb. 2.8). Kalziumsteine sind meist <2 cm, Struvit-, Harnsäure- oder Zystinsteine können das gesamte Nierenbecken ausfüllen. Bei Beteiligung des gesamten Nierenbeckens spricht man von einem so genannten Ausgussstein (◘ Abb. 2.9).

Konkrementenzusammensetzung
Angaben in Prozent

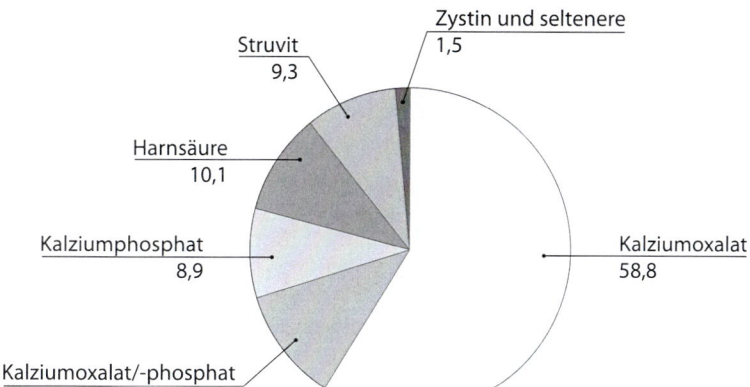

◘ **Abb. 2.8.** Häufigkeit verschiedener Steinarten

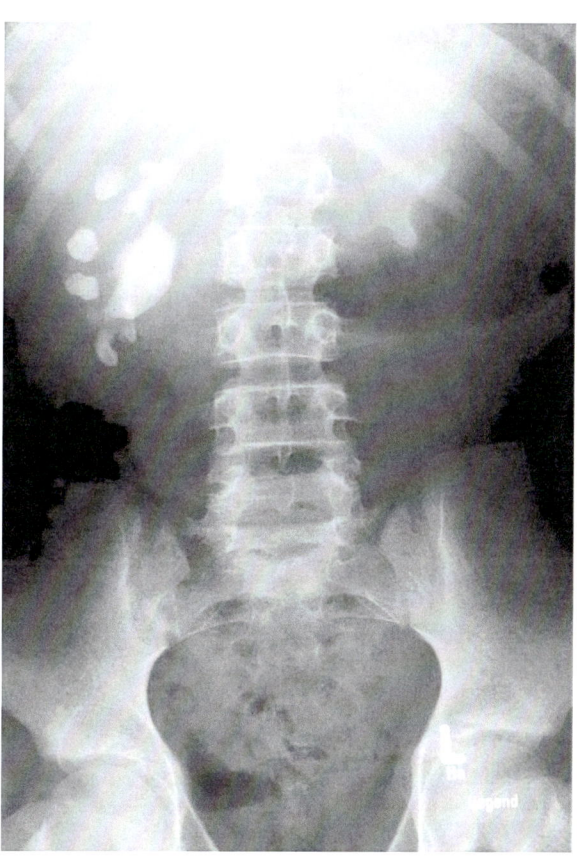

◘ **Abb. 2.9. Ausgussstein** des Nierenbeckens und multiple Kelchsteine rechts, native Übersichtsaufnahme

■ **Therapie**

Steine <2 mm Größe haben eine hohe spontane Abgangswahrscheinlichkeit (80%), bei Steinen >7 mm wird die Wahrscheinlichkeit zunehmend geringer. Die **konservative urologische Therapie** hat die spontane Steinaustreibung zum Ziel und beinhaltet Spasmoanalgesie und adjuvante Maßnahmen (Bewegung, Physiotherapie, heiße Bäder) und orale Flüssigkeitszufuhr. Die Vertretbarkeit der konservativen Therapie leitet sich aus dem Vorliegen einer Stauung und der Nierenfunktion ab. Steine, bei denen ein Spontanabgang unwahrscheinlich ist, sollten primär mittels ESWL behandelt werden. Abhängig von Steinmasse und Lokalisation können Steine endoskopisch (Ureteroskopie, distaler Harntrakt) oder operativ (perkutane Nephrolithotomie) angegangen werden.

Entscheidend für den behandelnden Urologen zur Therapieentscheidung sind Steinlokalisation, Steingröße und -last sowie Identifikation bzw. Ausschluss multipler Steine. Im Allgemeinen wird eine i.v.-Urografie durchgeführt. Zunehmend kommt auch die CT zum Einsatz. Wichtig ist die Anfertigung koronarer Rekonstruktionen, da auf axialen Schichten Steinlokalisation und evtl. Stauungsgrad nicht optimal eingeschätzt werden können.

Zur **Therapiekontrolle** (Steinfragmentation, Rückgang einer evtl. Harnstauung, Steinwachstum bei verbliebenen Restkonkrementen, Therapiekomplikationen) werden in der Regel Sonografie und native Röntgenaufnahme eingesetzt. Die native CT kann ebenfalls zur Anwendung kommen.

■ **Bildgebung**

Die **Sonografie** hat eine hohe Sensitivität bezüglich einer Hydronephrose. Allerdings ist die Steinerkennungsrate eher gering. Dementsprechend wird die Sonografie in der Steindiagnostik (Diagnostik im Rahmen eines akuten Flankenschmerzes) häufig kombiniert mit einer Röntgennativaufnahme mit evtl. anschließender i.v.-Urografie.

Konkremente <5 mm und Uretersteine sind sonografisch schwer darstellbar. Indirekter Steinhinweis ist die Hydronephrose. Diese fehlt jedoch häufig im Frühstadium. Ein Stein zeigt sich klassischerweise als heller Reflex. Oftmals wird als erstes der typische Schallschatten entdeckt (◘ Abb. 2.10). Im gestauten Nierenbeckenkelchsystem lassen sich Steine gut darstellen, im normalen Nierenbeckenkelchsystem heben sie sich oft schlecht gegen Nierenparenchym und Nierensinus ab. Das Ausmaß einer Stauung lässt sich sonografisch gut abschätzen.

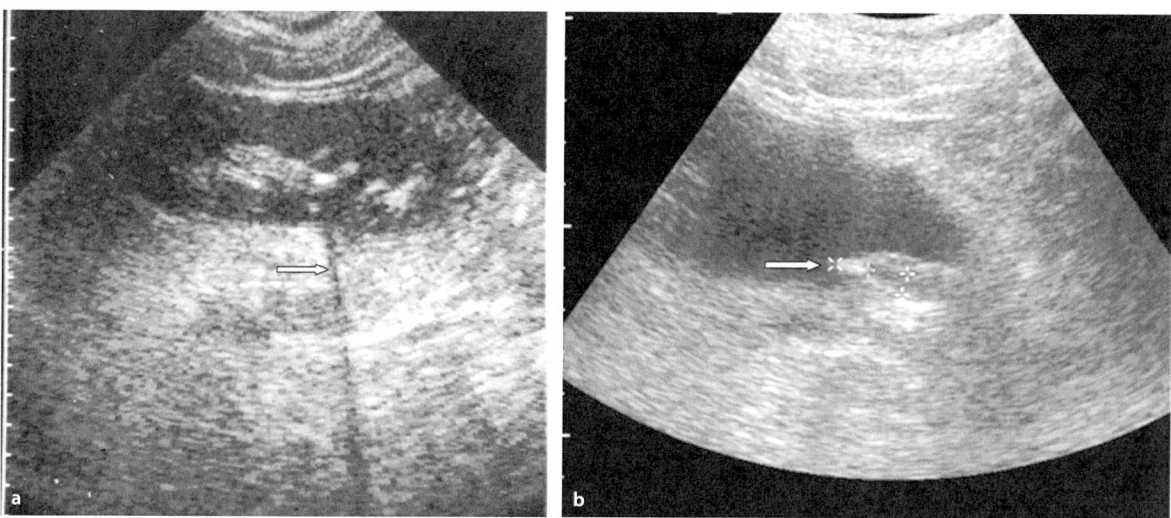

■ **Abb. 2.10a, b. Nierenbeckenstein.** Hyperreflektierender Stein im Nierenbecken mit deutlichem Schallschatten (**a**, Pfeil), aufgestautes Nierenbecken bei Stein (Pfeil) im Infundibulumbereich (**b**), Sonografie, sagittal

Die **Röntgennativaufnahme** (Leer- bzw. Übersichtsaufnahme) hat im Vergleich zur nativen CT eine Sensitivität für Steine von nur 45–58%. Selbst in Kombination mit der Sonografie liegt die Sensitivität noch unter der der nativen CT.

Limitationen entstehen insbesondere durch die ausschließliche Darstellbarkeit röngen-dichter Steine (◘ Abb. 2.11, ◘ Tab. 2.1). Da das Nierenbeckenkelchsystem und die Ureteren nicht sichtbar sind, kann es Probleme bei der Differenzierbarkeit zwischen Steinen, Phlebolithen, Parenchym- oder anderen Verkalkungen geben und eine anschließende i.v.-Urografie nötig machen. Darmgasüberlagerung kann die Beurteilbarkeit weiter er-schweren. Insgesamt liegt der Vorteil in der geringeren Strahlenbelastung im Vergleich zur CT, was bei Verlaufskontrollen von Bedeutung ist. In den letzten Jahren konnte jedoch die nötige zu applizierende Strahlendosis in der CT zur Steindiagnostik stark gesenkt werden (in Bereiche eines i.v.-Urogramms mit 3 Aufnahmen).

◘ **Tab. 2.1.** Steinzusammensetzung, Röntgendichte und Steinursachen

Steinzusammensetzung	Röntgendichte	Prädisponierende Faktoren
Kalziumoxalat	Röntgendicht	Hyperoxalurie (diätetisch, Morbus Crohn)
Kalziumoxalat/phosphat	Röntgendicht	
Kalziumphosphat	Röntgendicht	
Kalzium allg.	Röntgendicht	Hyperkalziämie (Hyperparathyreoidismus)
Harnsäure	nicht röntgendicht	Hyperurikämie, erhöhter Zellzerfall (Radio-therapie)
Struvit	nicht röntgendicht	Rezidivierende Harnwegsinfekte (»Infektstein«)
Xanthin	nicht röntgendicht	Xanthinoxidasedefekt (autosomal rezessiv vererbte Allopurinolüberladung)
Zystin	nicht röntgendicht	autosomal rezessiv vererbte Zystinurie

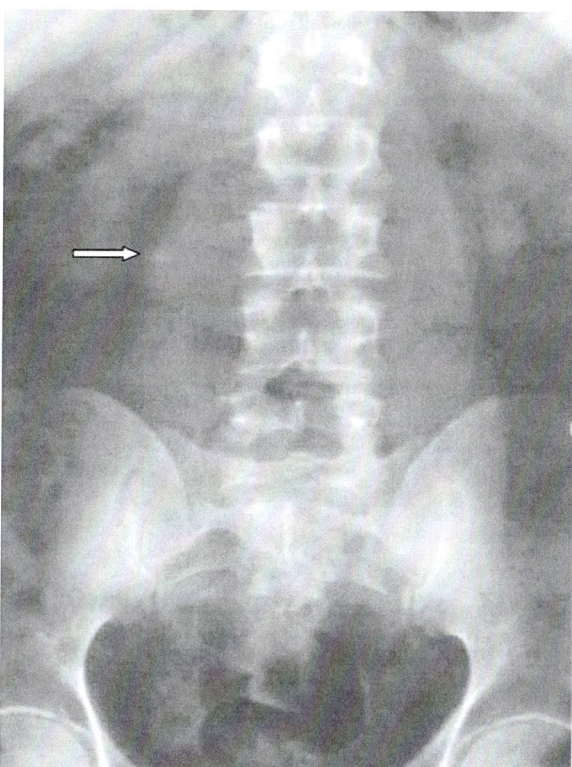

◘ **Abb. 2.11. Harnleiterstein** in Projektion auf den lateralen rechten Psoasrand (Höhe Unterkante LWK 3, Pfeil), native Übersichtsaufnahme

Mit der **i.v. Urografie** können röntgendichte Steine über die dazugehörige Nativaufnahme gut dargestellt werden (Abb. 2.12). Nicht schattengebende Steine zeigen sich als Aussparung in der Kontrastmittelsäule. Differenzialdiagnostisch sind bei Aussparungen Blutkoagel oder Tumoren zu erwägen. Hilfreich sind indirekte Steinzeichen wie stehende Kontrastmittelsäule in den Verlaufsserien und Stauungszeichen. Schwierigkeiten der i.v.-Urografie bestehen bei Kontrastmittel-Unverträglichkeit, Darmgasüberlagerung, Skelettüberlagerung sowie inkompletter Füllung des oberen Harntrakts. Wie in der Nativaufnahme können Verkalkungen im Strahlengang zu diagnostischen Problemen führen (Abb. 2.13). Die Nierenfunktion muss intakt sein (im Gegensatz zur nativen CT). Nach Steinausschluss kann keine weitere Aussage über Ursachen eines Flankenschmerzes getroffen werden.

> ❗ **Vor perkutaner Steinentfernung eignet sich die i.v.-Urografie gut zur Darstellung der Steine im Verhältnis zum Kelchsystem.**

Die **native CT** zur Steindiagnostik ist mit 94–100% Sensitivität der i.v.-Urografie in der Steindiagnostik überlegen. Bei Anwendung eines Standardabdomenprotokolls ist die Strahlenexposition des Patienten jedoch höher (5–11 mSv im Vergleich zu 1,5–5 mSv je nach Anzahl der Aufnahmen beim i.v.-Urogramm).

Durch den hohen Kontrast zwischen hyperdensem Stein und hypodensem umgebenden Weichgewebe ergibt sich die Möglichkeit einer deutlichen Strahlenreduktion. Durch die Verwendung von Niedrigdosisprotokollen lässt sich die benötigte Strahlendosis auf 1,2–1,8 mSv reduzieren (Abb. 2.14). Studien zeigen eine mögliche Dosisreduktion auf bis 30 mAs. Ab einem Body mass index >31 kg/m^2 sollte die Dosis jedoch nicht zu niedrig gewählt werden.

Konkremente >5 mm können mit der nativen CT zu 100% diagnostiziert werden, bei Konkrementen <5 mm zeigt sich eine etwas geringere Sensitivität. Potenziell interventionsbedürftige Steine (mit geringer spontaner Abgangswahrscheinlichkeit) können somit sicher gezeigt werden. Die CT zeigt auch nicht röntgendichte Steine (z. B. Urat). Einzige Ausnahme stellt der reine **Indinavirstein** (Kern aus schlecht löslichem Indinavir, einem Proteaseinhibitor zur HIV-Therapie) dar. Diese Steine liegen meist im distalen Ureter.

In den meisten Fällen gelingt ein direkter Nachweis eines Steins als hyperintense, geometrische Struktur im Ureterverlauf (Primärzeichen). Als sekundäres Zeichen ist das so genannte »soft tissue rim sign« beschrieben (Schwellung der Ureterwand). Weiterhin können konsekutive Zeichen einer Harnstauung mit Dilatation des proximal des Konkrement gelegenen Ureters, Nierenvergrößerung, »perinephric stranding« (lymphatisches Extravasat) bei akuter Obstruktion und Verdickung der Fascia renalis zu identifizieren sein (Abb. 2.15).

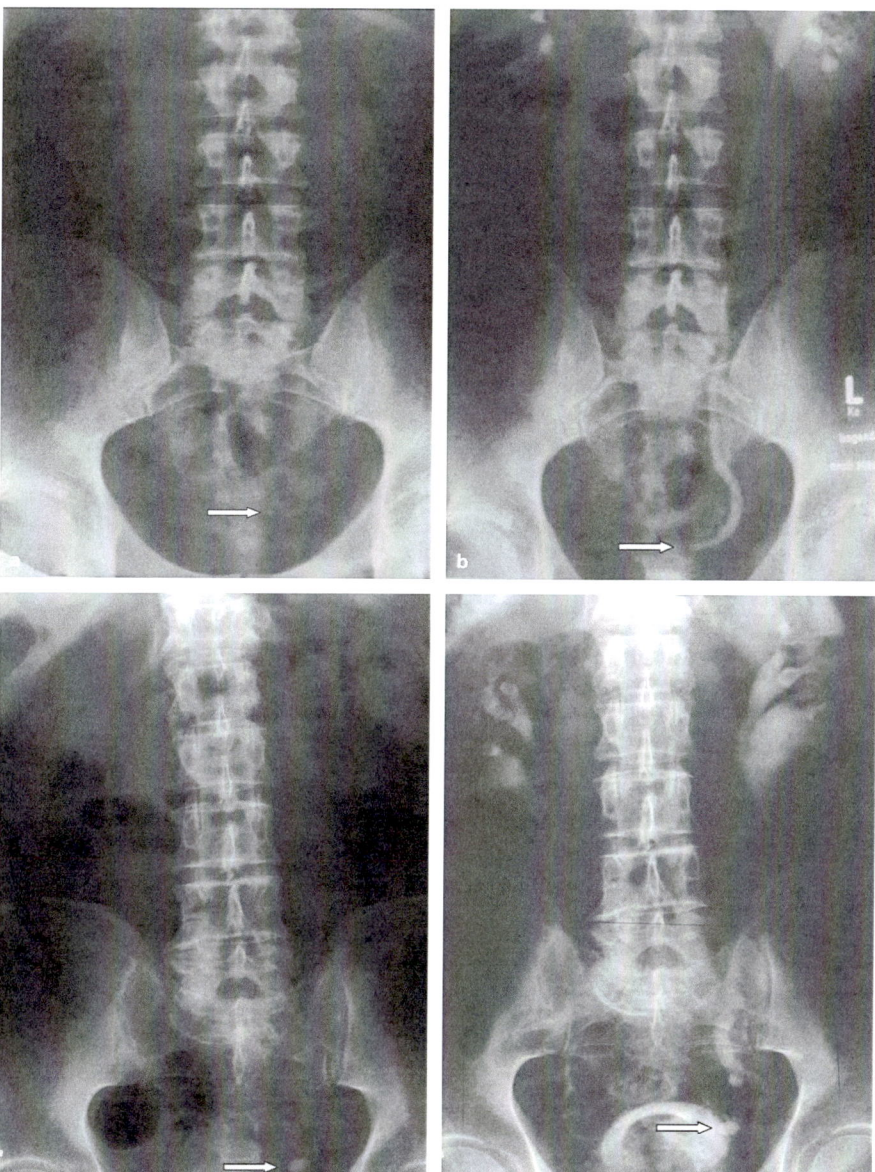

Abb. 2.12a–d. Kleiner prä-vesikaler Stein links (**a**, nativ, Pfeil) mit stehender Kontrast-mittelsäule in der IVU (**b**, Pfeil). Großer prävesikaler Stein links (**c**, Pfeil) mit konsekutiver erstgradiger Ureterdilatation (**d**, Pfeil), i.v. Urogramm

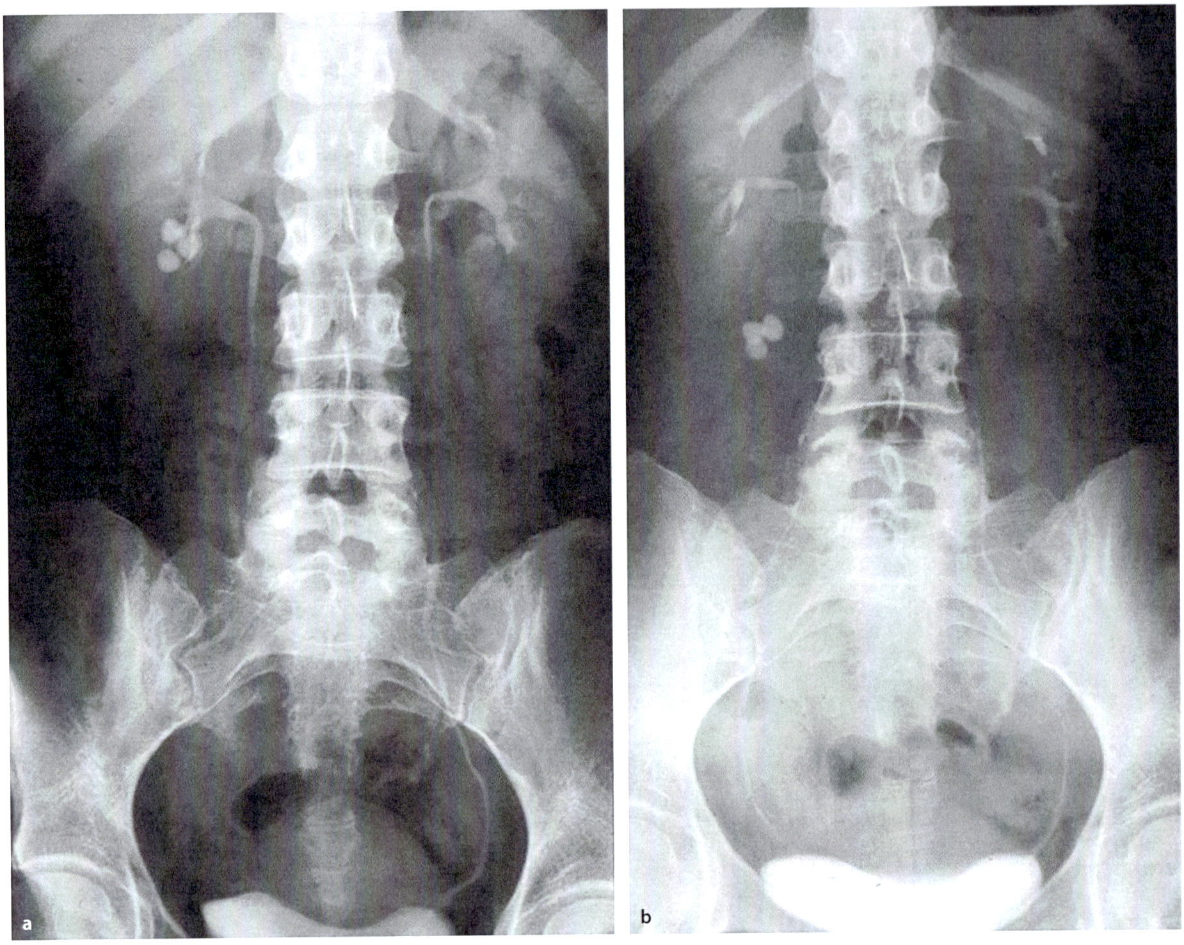

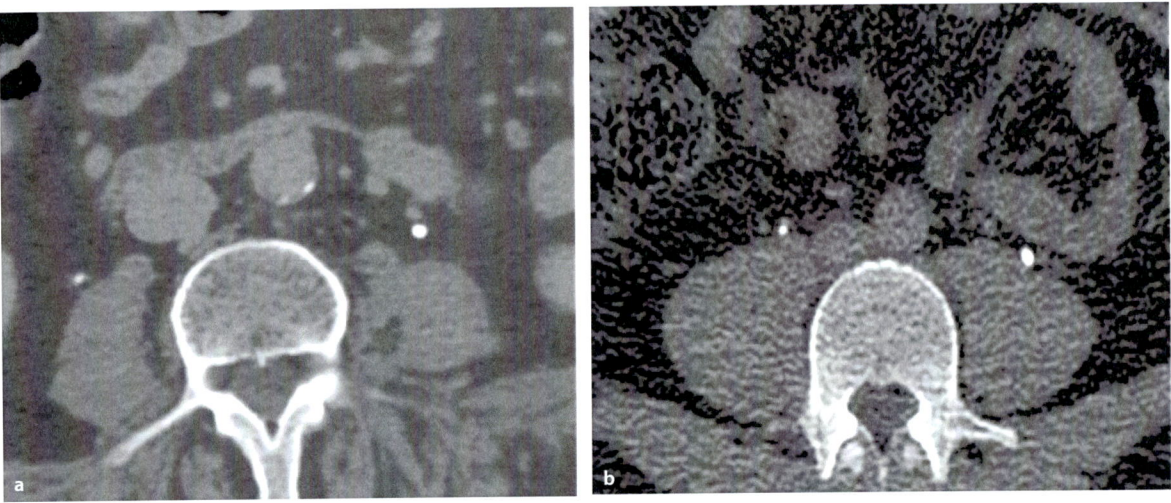

◘ **Abb. 2.13a, b.** Differenzierbarkeit zwischen Nieren- und Gallensteinen über Aufnahmen in unterschiedlicher Atemlage (**a** Inspiration: **b** Exspiration), i.v.-Urogramm

◘ **Abb. 2.14a, b. Harnleiterkonkremente.** Natives Normaldosis-CT (**a**) und Niedrigdosis-CT (**b**). Konkremente im mittleren Drittel des Harnleiters beidseits. Eine Reduktion der Strahlendosis führt zu einem höheren Bildrauschen, die Konkremente sind durch den hohen Kontrast jedoch weiterhin hervorragend abgrenzbar

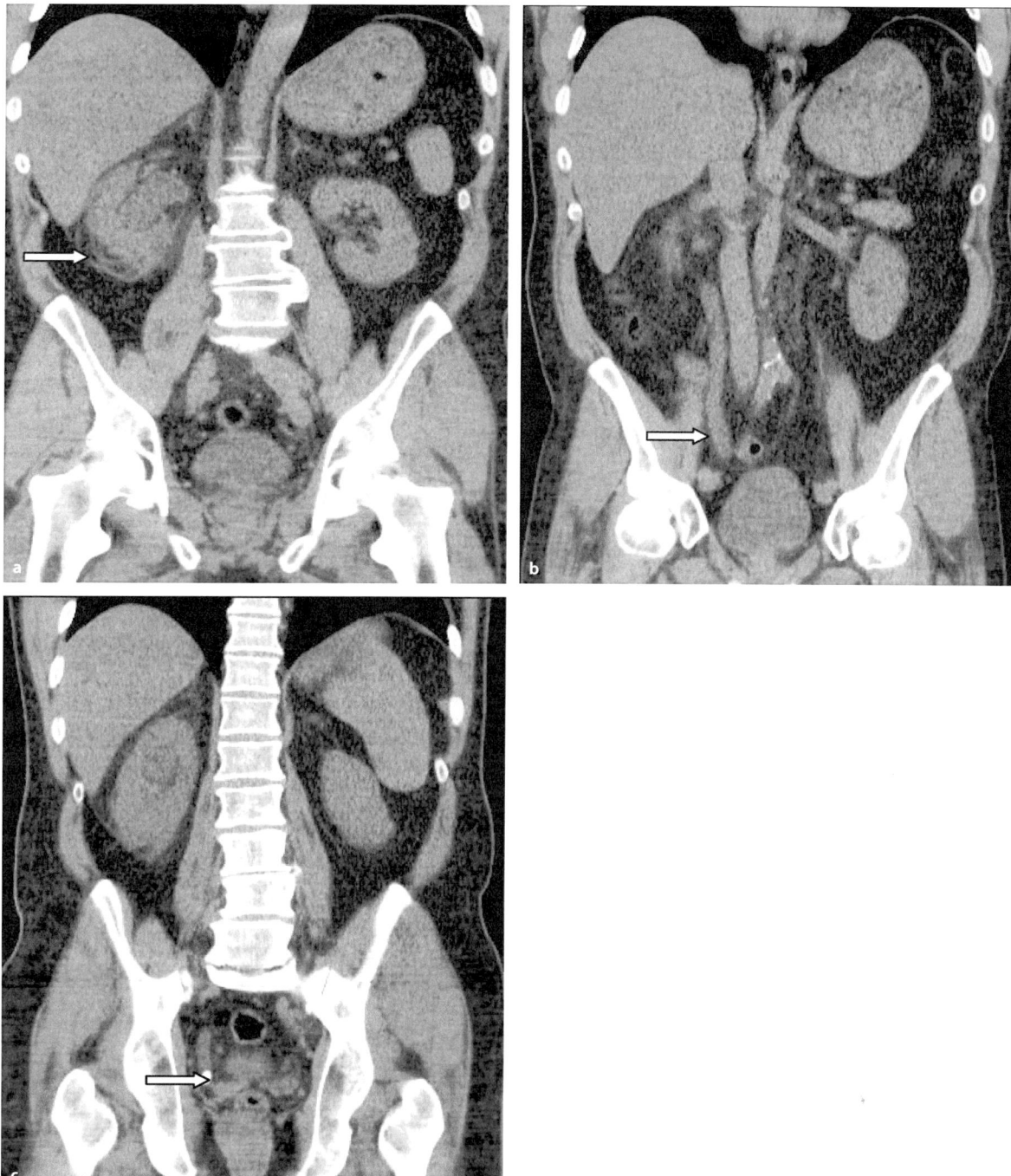

◻ **Abb. 2.15a–c. Zeichen des akuten Harnstaus in der CT.** Perinephric stranding und Schwellung der rechten Niere als Ausdruck eines akuten Harnstaus (**a**) sowie deutlich dilatierter Ureter (**b**) proximal des Harnleitersteins im distalen Ureter (**c**), CT-Urogramm, koronare Rekonstruktion

Schwierigkeiten können sich in der Nativ-CT bei der Unterscheidung zwischen Stein und Phlebolith ergeben. Phlebolithen kommen bevorzugt in höherem Alter, v. a. in Beckenvenen, periprostatischem und perivaginalem Venenplexus vor und stellen verkalkte kleine Thromben im Bereich insuffizienter Venenklappen dar. Als Differenzierungsmöglichkeit zum Stein dient das so genannte »tail sign« oder Kometenzeichen. In seltenen Fällen kann bei fehlender Kontraindikation zur Differenzierung eine geringe Menge Kontrastmittel gegeben werden (50 ml) und es können Spätaufnahmen fokussiert auf den interessierenden Bereich durchgeführt werden, um den Ureterverlauf zu evaluieren. Diese Aufnahmen können ebenfalls in Niedrigdosistechnik durchgeführt werden.

Die CT ist stellt das Verfahren der Wahl in der Bildgebung komplexer Steinleiden und resultierender Komplikationen dar (◘ Abb. 2.16).

> ❗ **Die native Niedrigdosis-CT ist Mittel der Wahl in der Diagnostik des akuten Flankenschmerzes und Steinleidens. Die Röntgennativaufnahme des Abdomens zur Steinsuche ist obsolet!**

In der Steindiagnostik kommt die **MRT** zum heutigen Zeitpunkt kaum zum Einsatz. Zum einen können Steine nur indirekt nachgewiesen werden. Lange Untersuchungszeiten sind insbesondere bei Patienten mit akutem Flankenschmerz problematisch. Weitere Probleme ergeben sich aus der eingeschränkten Verfügbarkeit des Verfahrens und der relativ hohen Kosten.

Steine weisen kein MR-Signal auf und stellen sich dementsprechend hypointens dar. Füllungsdefekte in der stark T2w-gewichteten- oder kontrastverstärkten MR-Urografie sind indirekte Zeichen eines Steins. Unmittelbar nach Steintherapie finden sich in der MRT intra- und perirenale Flüssigkeitsansammlungen, welche nach 2 Monaten nicht mehr nachweisbar sind.

Ein Vorteil der MR-Urografie liegt in der Darstellung der Harnwege in T2w-gewichtete Sequenzen bei stummer Niere. Nach Gadoliniumgabe lassen sich Nierenfunktion und Abflussverhältnisse darstellen. Tumoren und Ureterabgangsstenosen als Ursache für eine Hämaturie und Flankenschmerz lassen sich zeigen bzw. ausschließen.

Radiologische Befunde beim Harnwegs- bzw. Nierenstein

- Röntennativaufnahme: Ausschließlich Nachweis röntgendichter Steine. Heute vollständig durch natives Niedrigdosis-CT ersetzt.
- Sonografie: Direkter Steinnachweis und dorsaler Schallschatten, dilatierter Ureter proximal des Hindernisses als sekundäres Zeichen.
- i.v.-Urografie: Kontrastmittelaussparung, Ureterdilatation, verzögerte Auscheidung der betroffenen Niere im Seitenvergleich. Heute durch Sonografie und CT obsolet.
- CT: Direkter Steinnachweis, dilatierter Ureter, Schwellung und entzündliche Reaktion der Ureterwand im Steinbereich, perinephric stranding.
- MRT: Kein direkter Steinnachweis möglich, Steine signalfrei in allen Wichtungen. Nachweis indirekter Zeichen wie Harnstau, Abbruch der Flüssigkeitssäule im T2w-Urogramm, perinephric stranding.

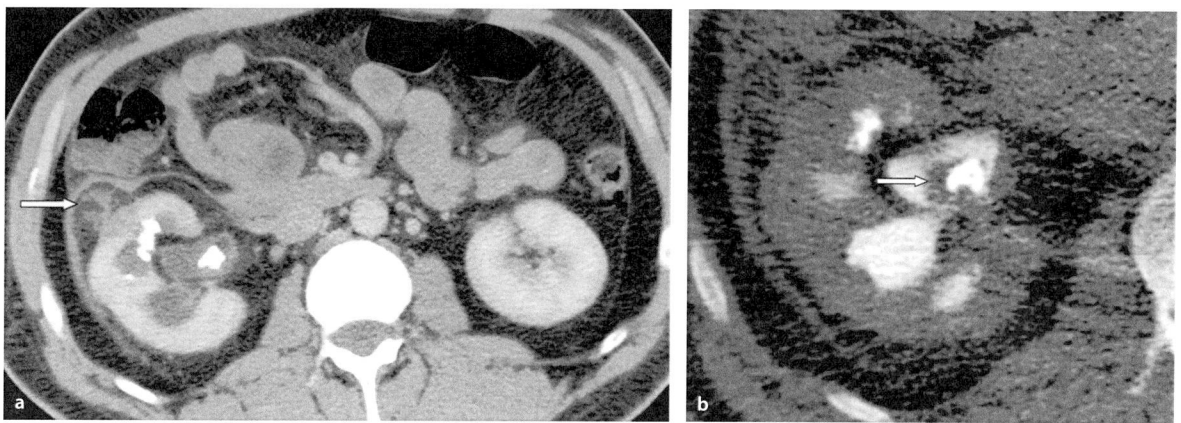

◘ **Abb. 2.16a, b. Komplexe Urolithiasis** mit Ausbildung eines perirenalen Abszesses rechts (Pfeil). **a** Verdickung der Gerotafaszie, Normaldosis-MDCT, portalvenöse Phase. **b** Niedrigdosis-MDCT-Urogramm mit Darstellung eines entzündlichen Steinbetts (Pfeil)

2.3.3 Obstruktion und Harnstau

Erkrankungen, welche den Harntransport von der Niere in die Blase hemmen oder verhindern, führen zu einer Harnstauung. Unabhängig von der Genese des Staus kommt es zu einer Druckerhöhung in den proximal des Hindernisses gelegenen Anteilen des Harntrakts. Die Folgen des Druckanstiegs sind abhängig von Art und Lokalisation des Hindernisses, der Entstehungsdauer des Hindernisses und dem Zustand der Niere zum Entstehungszeitpunkt.

■ **Pathogenese**

Die **akute Obstruktion** (Stunden bis Tage) führt zu einem sofortigen Druckanstieg im proximal der Obstruktion gelegenen Ureter und Nierenbecken. Häufigste Ursache ist die Urolithiasis. Seltenere Ursachen bestehen in abgegangenen Papillen bei Papillennekrose. Nach Trauma kann sich durch ein retroperitoneales Hämatom oder Blutkoagel im Ureter eine akute Stauung entwickeln. Ein akuter Druckanstieg kann zur Druckentlastung durch eine Kelchfornixruptur führen. Im Falle einer Ruptur breitet sich der Urin entlang des Nierenhilus ins Retroperitoneum aus. Im Allgemeinen wird der Urin resorbiert, in seltenen Fällen entwickelt sich ein abgekapseltes Urinom. Proximal einer akuten Obstruktionsstelle ist die Ureterperistaltik erniedrigt. Eine Dilatation der proximalen Strukturen ist selten in der akuten Obstruktion. Wird die Ursache einer Obstruktion innerhalb einiger Tage beseitigt, bleiben Nierenanatomie und -funktion normal.

Besteht eine Ureterobstruktion über mehrere Wochen bis Jahre, spricht man von einer **chronischen Obstruktion**. Chronische Stauungen gehen aus einer akuten Stauung hervor oder entstehen schleichend bei langsam zunehmendem Harnabflusshindernis. Der Nierenblutfluss und die glomeruläre Filtration werden verringert. Die Urinproduktion sistiert und die Niere atrophiert. Der Ureter und das Nierenbeckenkelchsystem dilatieren. Nach Beseitigung der Ursache geht die Dilatation zurück, die Niere bleibt jedoch geschädigt. Die Gründe einer chronischen Obstruktion sind vielfältig: Ureterabgangsstenosen, entzündliche Veränderungen (Tbc), Tumoren, Schwangerschaft, retroperitoneale Fibrose, vesikale Ursachen (Blasentumor) und Prostatahyperplasie.

■ **Bildgebung**

Sonografisch kann bei der akuten Obstruktion die Volumenzunahme der betroffenen Niere im Vergleich zur kontralateralen Seite das einzige wegweisende Zeichen sein. Ursachen einer akuten Obstruktion wie Steine, Blutkoagel, Ureterabgangsstenosen oder Stenosen durch Tumoren sollten ausgeschlossen werden. Mit zunehmendem Aufstau zeigen sich echofreie Zonen im Nierensinus als Ausdruck von dilatierten Kelchen (DD falsch positiv bei Zysten) (◘ Abb. 2.17, ◘ Tab. 2.2).

Bei der chronischen Obstruktion kann der dilatierte Ureter darstellbar sein. Die Endstrecke einer andauernden Druckerhöhung in Ureteren und Nierenbeckenkelchsystem ist die Hydronephrose und im Endstadium die funktionslose hydronephrotische Sackniere.

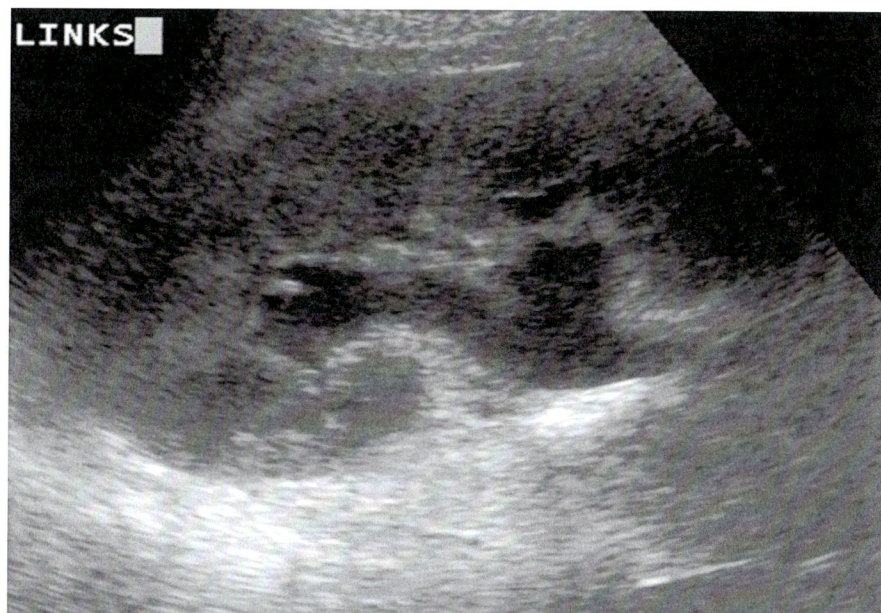

◘ Abb. 2.17. Erstgradiger
Harnstau, Sonografie sagittal

◘ **Tab. 2.2.** Harnstauung

Grad	Merkmale
Grad I	Dilatation auschließlich des Nierenbeckens; DD: ampulläres Nierenbecken
Grad II	Dilatation des Nierenbeckens und der Kelche
Grad III	Dilatation des Nierenbeckenkelchsystems und beginnende Parenchymverschmälerung
Grad IV	Maximalvariante der Dilatation mit Parenchymverlust Endstadium: hydronephrotische Sackniere

Im Rahmen der **i.v.-Urografie** kann die Nativaufnahme Steine entdecken, darüber hinaus liefert sie keine weiteren Informationen. Nach Kontrastmittelgabe zeigt die betroffene Niere ein verspätetes Nephrogramm, die Niere ist oft größer als die der Gegenseite. Das Ausmaß einer Stauung kann gut beurteilt werden (■ Abb. 2.18, ■ Abb. 2.19). Der kontrastierte Urin wird im Vergleich zur Gegenseite langsamer durch das Nierenbeckenkelchsystem und den Ureter transportiert (durch Oligurie, verringerte Peristaltik) und persistiert länger in den Harnwegen. Eine Fornixruptur zeigt sich durch ein retroperitoneales Extravasat (■ Abb. 2.20).

Bei der chronischen Obstruktion mit massiver Hydronephrose kann auf Nativaufnahmen die Niere als Weichteilmasse abgrenzbar sein. Das Nephrogramm zeigt einen ausgedünnten Parenchymsaum. Die Ureteren sind bis auf Höhe der Obstruktion dilatiert. Ineffektive residuelle peristaltische Wellen können auftreten.

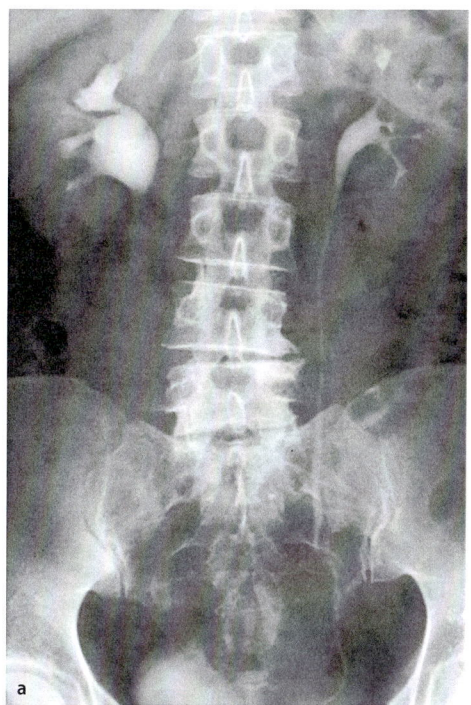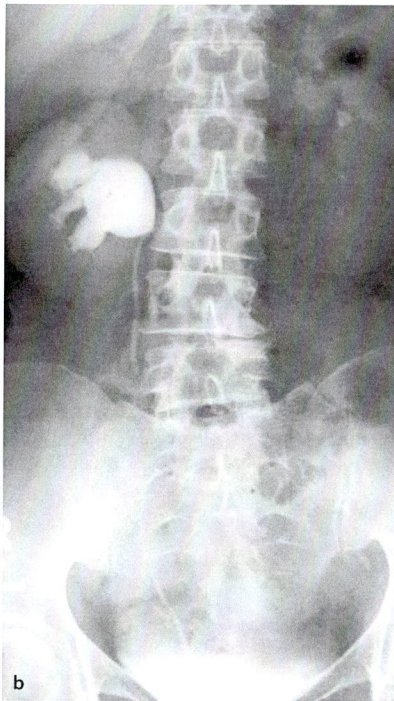

■ **Abb. 2.18a, b. Ureterab-gangsstenose** rechts (**a**) mit verzögerter Ausscheidung (**b**) und erst- bis zweitgradigem Stau, i.v.-Urogramm

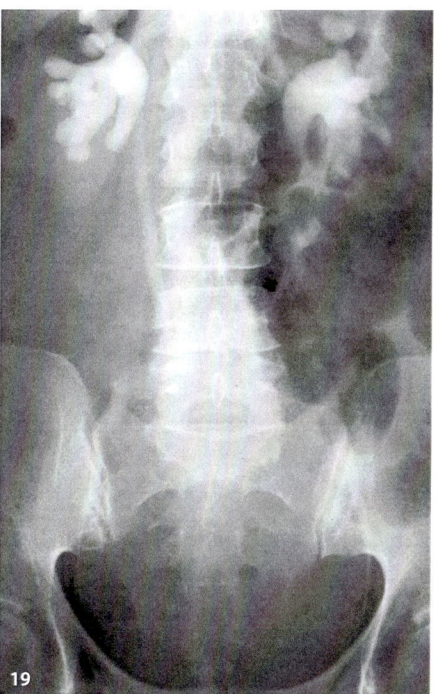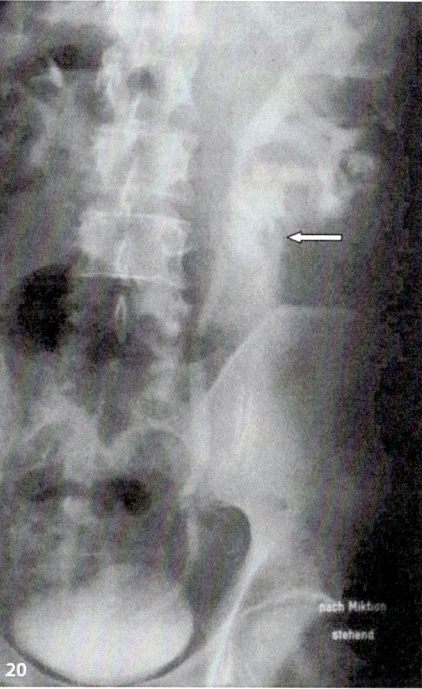

■ **Abb. 2.19. Harnstau.** Zweit-gradiger Stau rechts und erst-gradiger Stau links durch Kom-pression der Ureteren durch ei-nen Tumor des kleinen Beckens, i.v.-Urogramm

■ **Abb. 2.20. Fornixruptur** mit Urinextravasat (Pfeil), i.v.-Uro-gramm

Die **CT** zeigt Veränderungen der Ureteren und des Nierenbeckenkelchsystems entsprechend dem i.v.-Urogramm. Im Rahmen einer Mehrphasen-CT können sowohl Ursache als auch Auswirkung einer Obstruktion umfassend dargestellt werden (■ Abb. 2.21).

Zur Beurteilung des Ausmaßes eines Harnstaus sollten koronare Rekonstruktionen angefertigt werden (■ Abb. 2.21, ■ Abb. 2.22).

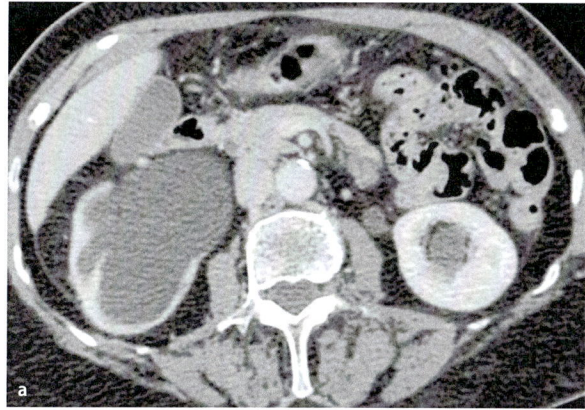

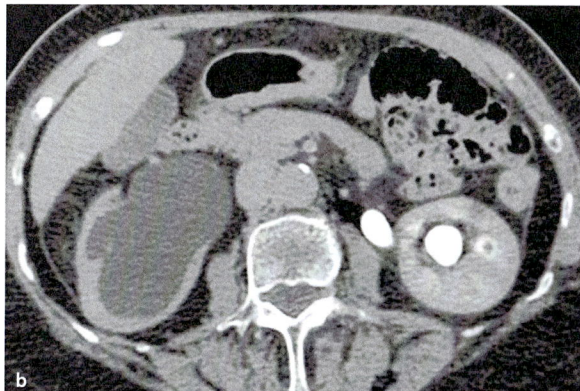

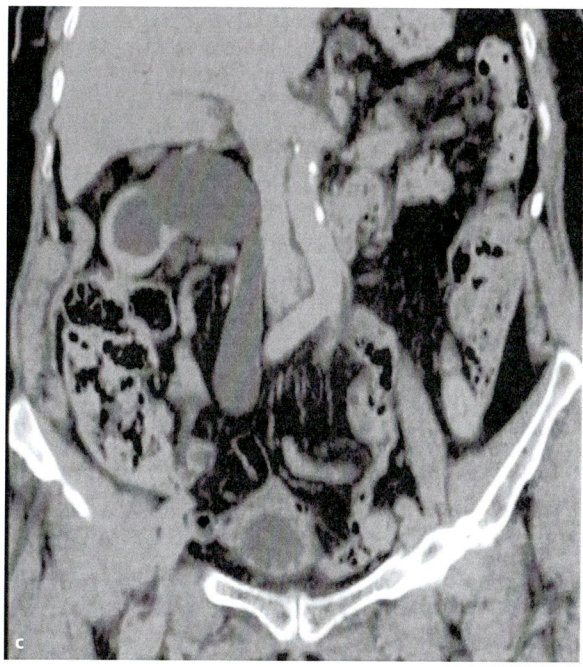

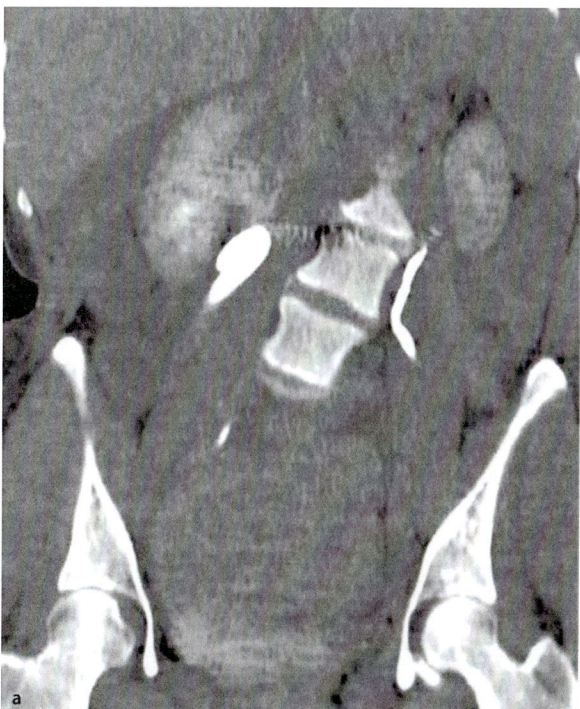

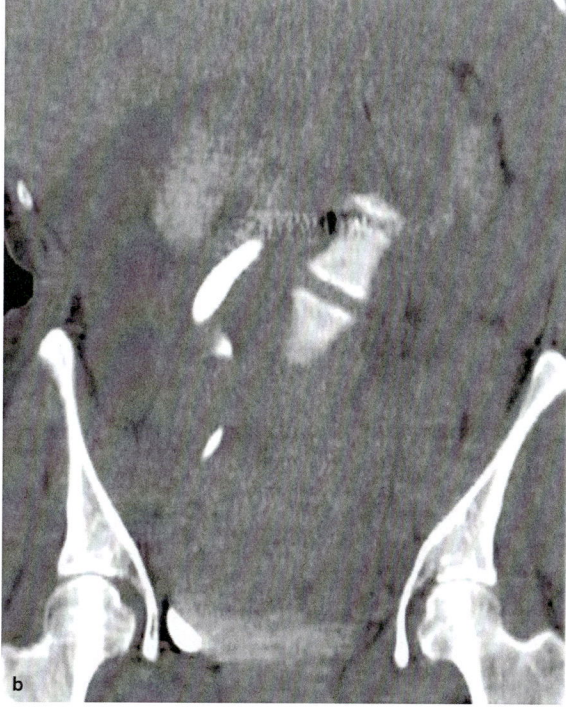

■ **Abb. 2.21a–c. Harnstau.** Viertgradige Stauung mit ausgedünntem Nierenparenchym (Wassersackniere), axiale MDCT, portalvenöse Phase (**a**). Im MDCT-Urogramm (**b**) mit koronarer Rekonstruktion (**c**) fehlende Ausscheidung der betroffenen Niere

■ **Abb. 2.22a, b. Gestauter Ureter durch Tumor im kleinen Becken**, MDCT Urogramm (**a, b**), koronare Rekonstruktion. Nebenbefundlich deutliche Skoliose

Die **MRT** zeigt in T2w-gewichteten Aufnahmen zuverlässig das Ausmaß einer Obstruktion und Hydronephrose. Der Harnstopp wird gezeigt. Über die Ausscheidung von gadoliniumhaltigem Kontrastmittel lassen sich in zeitaufgelösten T1w-gewichteten Sequenzen ein Nephrogramm darstellen und Aussagen zur Nierenfunktion treffen. Nach Kontrastmittelgabe zeigen sich nicht gestaute Harnwege entsprechend einem i.v.-Urogramm, im Falle eines Staus ein Schichtungsphänomen. Die MRT kommt insbesondere bei Vorliegen von Kontraindikationen zur CT (Kindern, Schwangerschaft) zum Einsatz (◘ Abb. 2.23).

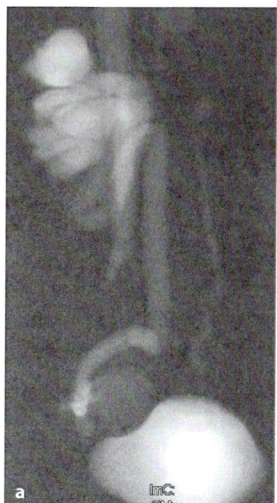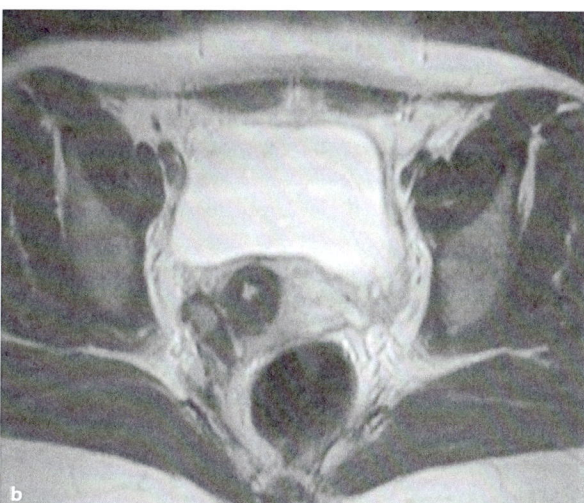

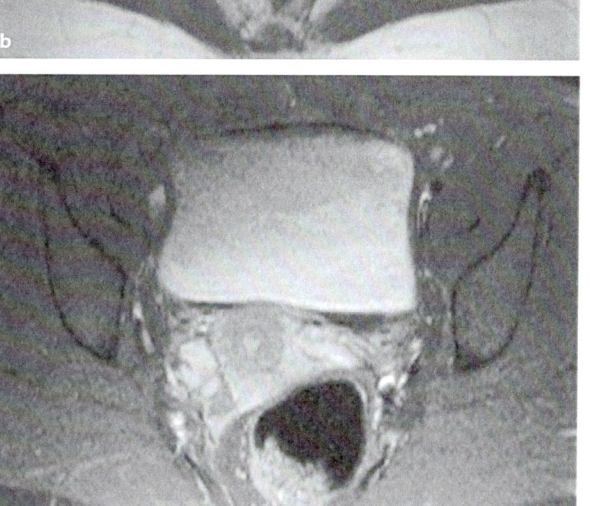

☐ Abb. 2.23a–c. Harnstau, MRT. Deutlich gestauter oberer Harntrakt rechts im T2w Urogramm (**a**) durch Obstruktion des distalen Ureters durch einen operativ gesicherten Endometrioseherd (**b** T2w; **c** T1w nach Kontrastmittel)

2.3.4 Urothelkarzinom des oberen Harntrakts

■ **Pathogenese und Klinik**

Urothelkarzinome (Synonym: Transitionalzellkarzinom) sind mit 90% die häufigsten Karzinome des oberen Harntrakts. Der Häufigkeitsgipfel liegt bei 60 Jahren, Männer sind 2- bis 3-fach häufiger betroffen als Frauen. Die Lokalisationsverteilung von Urothelkarzinomen richtet sich nach der Urotheloberfläche im gesamten Harntrakt, Nierenbecken und Ureter weisen mit 7% (Nierenbecken, 4%, Ureter, 3%) eine deutlich niedrigere Erkrankungswahrscheinlichkeit als die Blase (93%) auf.

Als **Risikofaktoren** für die Entwicklung eines Urothelkarzinoms gelten aromatische Amine (Anilindämpfe in der Kunstofferzeugung), Rauchen und Phenacetinabusus. Die **endemische familiäre Nephritis** (Bulgarien, Griechenland, Rumänien, ehemaliges Jugoslawien, so genannte »Balkannephritis«) ist gehäuft assoziiert mit Nierenbecken- und Harnleitertumoren.

95% der Tumoren entsprechen primären Epitheltumoren aus dem Übergangsepithel (Urothel) des Harntrakts. Plattenepithel- und Adenokarzinome sind extrem selten. Unterschieden wird das (häufigste) hochdifferenzierte papilläre Karzinom mit oft multilokulärem Wachstum von der anaplastischen Form mit solitärem Wachstum. Weiterhin gibt es das höchstmaligne seltenere (–10%) squamöse Karzinom mit nichtpapillärem Wachstum. In bis zu 10% finden sich bilaterale Tumoren, Patienten mit Blasenkarzinom entwickeln in 2–4% ein Urothelkarzinom des oberen Harntrakts.

Regionäre Lymphknoten finden sich hilär, paraaortal und -kaval (Nierenbecken und lumbaler Ureterabschnitt), iliakal (iliakaler Abschnitt) oder paravesikal und obturatorisch (distales Drittel). Eine hämatogene Metastasierung betrifft die Lunge, Leber und das Skelett, selten Pankreas, Nebenniere oder Milz.

Bei zwei Drittel der Tumoren stellt die Makrohämaturie das initiale und bei drei Viertel das einzige Symptom dar. Seltener (25%) werden Flankenschmerzen und Dysurie angegeben. Allgemeine Symptome (B-Symptomatik) finden sich in <10% der Fälle. Bei 10–15% der Patienten erfolgt eine Zufalls- bzw. Verdachtsdiagnose aufgrund bildgebender Verfahren anderer Indikation.

Die klassische Trias Flankenschmerz, Hämaturie und tastbarer Tumor ist selten und deutet auf ein fortgeschrittenes Tumorstadium hin.

Die Prognose des Urothelkarzinoms ist eng verknüpft mit dem Tumorstadium. Das Tumorstaging erfolgt nach dem TNM-System der UICC (union internationale contre le cancer) (◘ Tab. 2.3).

◼ **Tab. 2.3.** TNM-Klassifikation

TNM	Charakteristika
T-Kategorie	
Tis	Carcinoma in situ
Ta	Papilläres nichtinvasives Karzinom
Tr	Tumor infiltriert subepitheliales Bindegewebe
T2	Tumor infiltriert Muskulatur
T3	Tumor infiltriert periureterales oder peripelvines Umgebungsgewebe
T4	Infiltration von Nachbarorganen oder Infiltration durch die Niere ins perirenale Fett
N-Kategorie	
N0	Keine Lymphknotenmetastasen
N1	Solitäre Lymphknotenmetastase < 2cm
N2	Solitäre Lymphknotenmetastase 2–5 cm oder multiple Lymphknotenmetastasen (jeweils <5 cm)
N3	Metastasen >5 cm
M-Kategorie	
M0	Keine Fernmetastasen
M1	Fernmetastasen
G-Grading	
G0–G4	Gutartiges Papillom, hoch-, mäßig-, schlecht oder undifferenziertes Karzinom

▪ **Therapie und Prognose**

Die Standardtherapie beim nicht metastasierten Urothelkarzinom besteht in der Nephroureterektomie mit vollständiger Exzision des Ureters aus der Blase (bei inkompletter Resektion entstehen in bis zu 30% der Fälle Stumpfrezidive). Distale Harnleitertumoren können durch Teilresektion und regionäre Lymphadenektomie behandelt werden. In besonderen Fällen (Einzelniere, hohes Operationsrisiko, niedrige Malignität, Unilokularität) kann eine endoskopische, organerhaltende Therapie indiziert sein. Die Langzeitergebnisse einer endoskopischen Therapie sind noch nicht in größeren Studien validiert.

Die **Prognose** ist hauptsächlich von Tumorstadium und Differenzierungsgrad abhängig. Die 5-Jahres-Überlebensrate beträgt bei einem Grad 1-Tumor 100%, bei Grad 2 80% und Grad 3 60%. Der Stellenwert einer Chemotherapie wird bei Tumoren des Ureters und Nierenbeckens kontrovers diskutiert, da bis dato keine gesicherten größeren Fallzahlen vorliegen. Im Gegensatz zum Blasenkarzinom vermindert die Bestrahlung die Lokalrezidivrate und erhöht geringfügig das 5-Jahres-Überleben. Einen festen Stellenwert hat die palliative Radiatio.

■ **Bildgebung**

Die **Sonografie** der Niere ermöglicht den Ausschluss der differenzialdiagnostisch wichtigen Steinerkrankung (insbesondere bei nicht röntgendichten Steinen). Eine Unterscheidung zwischen tumorösen und anderen weichteildichten Raumforderungen (Steinbett, Hämatom) gelingt meist nicht.

Sonografisch erscheint das Urothelkarzinom als echoarme, intraluminale, weichteilige Raumforderung. Aussagen zur periureteralen Invasion sind ungenau. Vergrößerte regionäre Lymphknoten lassen sich darstellen.

Im **i.v.-Urogramm** ist der Füllungsdefekt bei normal geformten Nierenbecken pathognomonisch für Nierenbeckenurothelkarzinome (◘ Abb. 2.24). Im fortgeschrittenen Stadium kommt es zum Aufstau der betroffenen Kelche. Weitere (unspezifische) Hinweise auf einen Tumor ergeben sich durch Nierenfunktionsabfall bzw. Aufstau durch tumorbedingte Obstruktion (◘ Abb. 2.25). Extrinsisch verursachte Füllungsdefekte können nicht immer von intramuralen unterschieden werden. Papilläre Tumoren erscheinen als irreguläre Füllungsdefekte mit gelegentlichen Verkalkungen (pitfall: Stein). Nichtpapilläre Tumoren äußern sich durch einen glatt begrenzten Füllungsdefekt, welcher sich ins Lumen bzw. Nierenbecken vorwölbt. Hochmaligne Tumoren können diagnostische Schwierigkeiten bereiten, da diese Tumoren oft infiltrierend wachsen und sich selten ins Lumen vorwölben. Auch die höchstmalignen squamösen Karzinome wölben sich nicht ins Lumen vor.

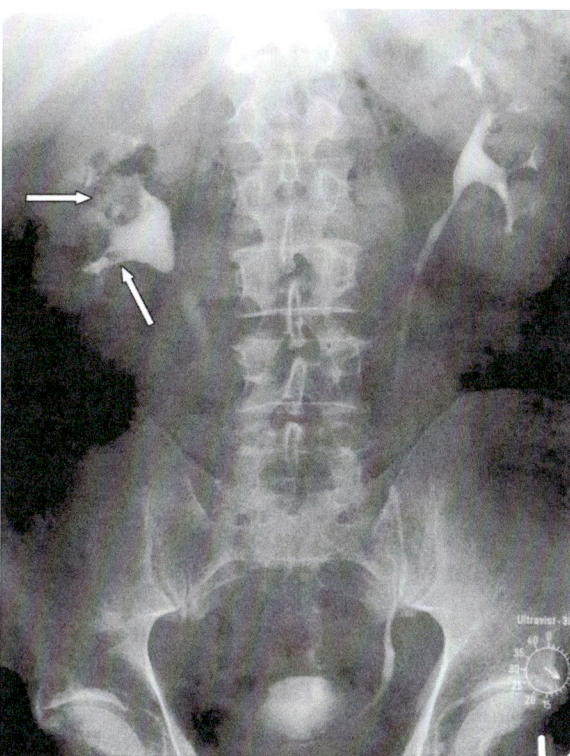

■ Abb. 2.24. Urothelkarzinom. Füllungsdefekte im rechten Nierenbeckenkelchsystem bei multifokalem Urothelkarzinom (Pfeile), i.v.-Urogramm

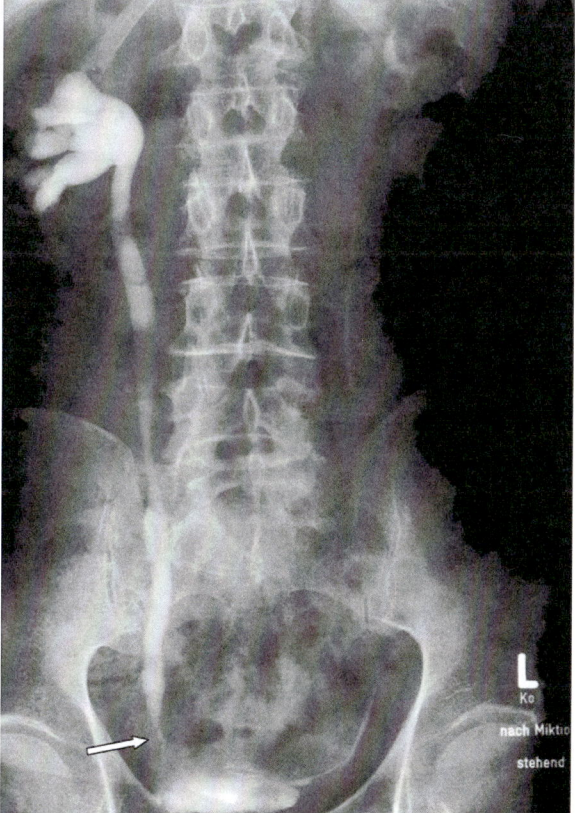

■ Abb. 2.25. Urothelkarzinom. Distales, längerstreckiges Urothelkarzinom rechts mit konsekutivem zweitgradigem Harnstau und verzögerter Ausscheidung, i.v.-Urogramm

Die **CT** ist in der Primärdiagnostik von Nierenbecken- und Harnleitertumoren zum jetzigen Zeitpunkt noch nicht etabliert. Durch die Möglichkeiten der Multidetektor-CT zur hochaufgelösten, schnellen und zuverlässigen Darstellung des Harntrakts erscheint ein Umbruch im diagnostischen Prozedere jedoch möglich.

Hauptindikation der CT ist das Tumorstaging mit der Möglichkeit der Lymphknoten- und Metastasendetektion. Empfohlen wird die Anfertigung von Spätaufnahmen, da sich in dieser Kontrastmittelphase, ähnlich wie beim i.v.-Urogramm, das Urothelkarzinom als hypodenser Füllungsdefekt im kontrastierten Harntrakt darstellt (◘ Abb. 2.26). Fortgeschrittene Urothelkarzinome imponieren als Kontrastmittel aufnehmende Masse und können bereits in einer venösen Kontrastmittelphase abgegrenzt werden (◘ Abb. 2.27).

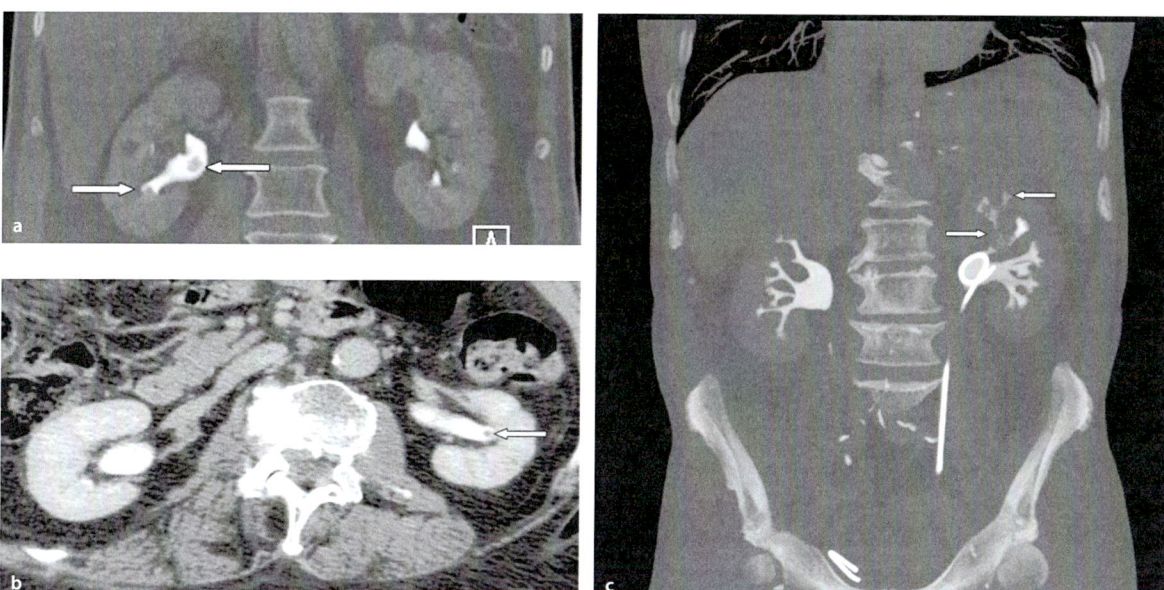

Abb. 2.26a–c. **Beispiele für Urothelkarzinome in der MDCT. a** Multifokales Urothelkarzinom im Nierenbeckenkelchsystem rechts. **b** Rundliches, papilläres Urothelkarzinom im Nierenbecken links (Pfeil). **c** Karzinombefall der linken oberen Kelchgruppe. (**a, b** MDCT-Urografie in koronarer Rekonstruktion, **c** thin-slice MIP)

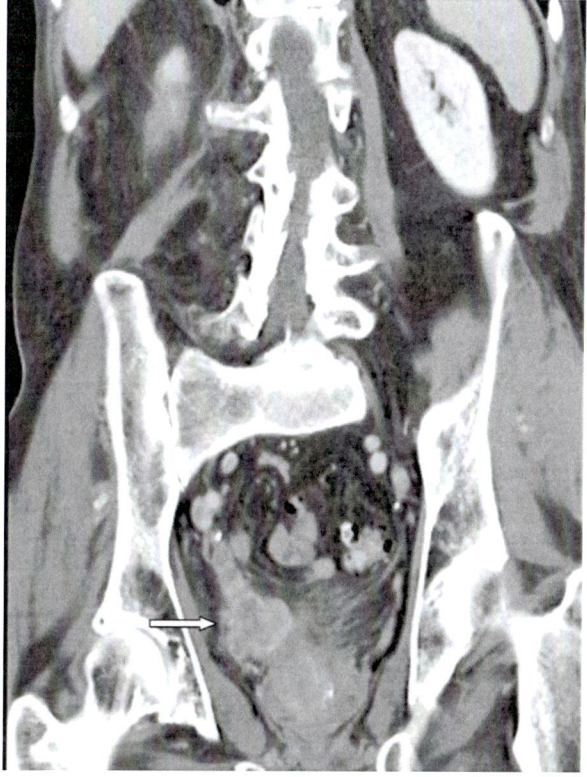

Abb. 2.27. **Ausgedehntes, fortgeschrittenes Urothelkarzinom im distalen Ureter rechts**, koronare MDCT, nephrografische Phase

Aufgrund der Tendenz zur Multifokalität des Urothelkarzinoms muss (insbesondere beim Vorliegen einer tumorösen Raumforderung) der gesamte Harntrakt sorgfältig beurteilt werden (axiale Bilder!). Beim Vorliegen nichtkontrastierter und -distendierter Ureterabschnitte muss eine Wiederholung der Spätaufnahmen zur maximalen diagnostischen Sicherheit erfolgen. Die Differenzialdiagnostik von Füllungsdefekten umfasst fibroepitheliale Polypen und Papillome. Weitere Erscheinungsbilder des Urothelkarzinoms in der CT können eine segmentale Ureterwandverdickung sowie eine proximale Harnwegsdilatation sein (◘ Abb. 2.28).

Eine wesentliche Limitation der CT (wie aber auch des i.v.-Urogramms) ist die Unmöglichkeit, flach wachsende Tumoren (insbesondere auch das Carcinoma in situ) zu erkennen.

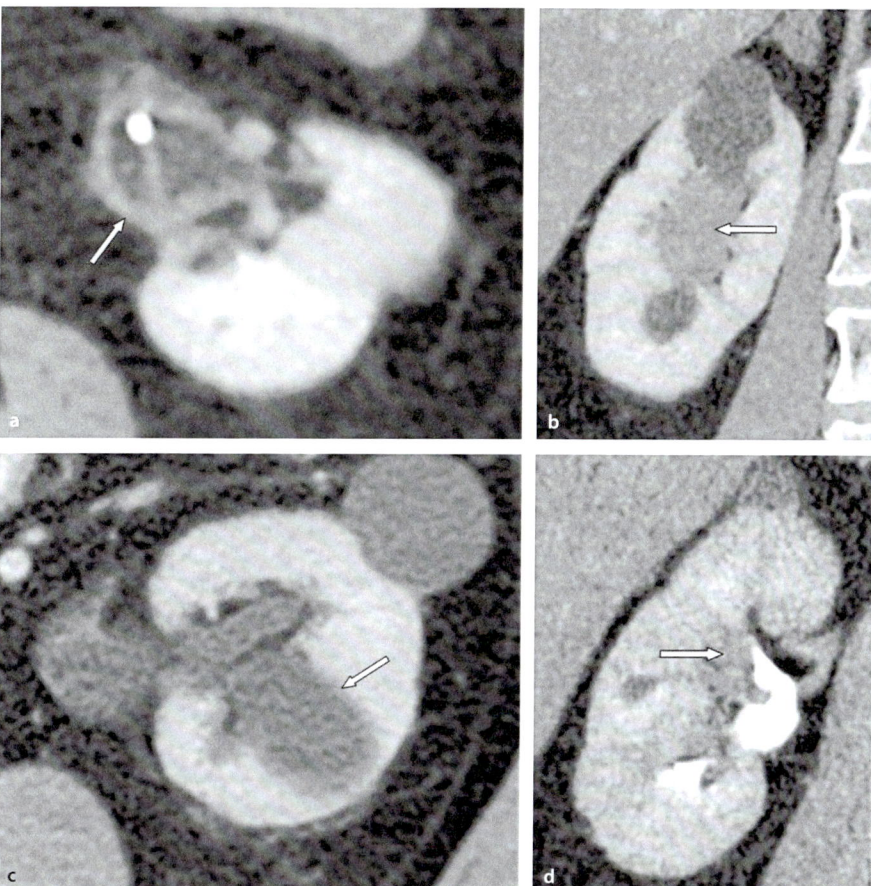

■ **Abb. 2.28a–d. CT-Kriterien eines Tumors:** zirkuläre Wandverdickung (**a**), Kontrastmittel aufnehmende Tumormasse (**b**), vorgeschalteter Aufstau (**c**), Füllungsdefekt in der Ausscheidungsphase (**d**)

Die **MRT** dürfte zum jetzigen Zeitpunkt der CT hinsichtlich räumlicher Auflösung noch unterlegen sein. Weiterhin ist die Methode stark anfällig für Bewegungsartefakte. Im Vergleich zum Ausscheidungsurogramm bieten sich (wie auch in der CT) die Vorteile, den oberen Harntrakt auch bei mangelnder Nierenausscheidung beurteilen zu können sowie extraluminale Tumoranteile darzustellen. Die MRT findet Anwendung bei Patienten mit bekannter Röntgenkontrastmittelallergie.

In der MRT stellen sich Urothelkarzinome in T1w hypointens, in T2w leicht hyperintens im Vergleich zum Muskelgewebe dar. Nach Kontrastmittelgabe kommt es zu einer homogenen Kontrastmittelaufnahme (◘ Abb. 2.29).

Radiologische Befunde beim Urothelkarzinom des oberen Harntrakts
- Sonografie: Echoarme Weichteilmasse im Nierenbeckenkelchsystem oder Ureter. Pathologische Lymphknoten. Bei Verdacht auf maligne Raumforderung weitere Schnittbilddiagnostik nötig.
- i.v.-Urografie: Füllungsdefekt, Harnstau, evtl. verzögerte Ausscheidung der betroffenen Seite. Zum Staging weitere Schnittbilddiagnostik nötig.
- CT: Mehrphasen-CT mit Ausscheidungsphase Verfahren der Wahl zum Staging. Direkte Darstellung einer weichteiligen, stark Kontrastmittel aufnehmenden Raumforderung, in Abhängigkeit von der Größe zentrale Nekrosen möglich. Füllungsdefekt in der Spätphase. Pathologische Lymphknoten. Invasion der V. renalis. Beurteilung einer Überschreitung der Nierenkapsel und Invasion benachbarter Organe.
- MRT: Weichteilige, in T1w hypointense, in T2w leicht hyperintense, stark Kontrastmittel aufnehmende Raumforderung. Aussparung im MR-Urogramm.

Staging mittels CT und MRT

Die Schnittbildverfahren CT und MRT erlauben grundsätzlich (im Gegensatz zur konventionellen Röntgendiagnostik) Aussagen zur periureteralen Tumorausdehnung. Tumoren im Stadium T1 (Tumor beschränkt auf die Lamina propria) und T2 (Tumor infiltriert Muskel) können heutzutage noch mit keinem Verfahren unterschieden werden.

Periureterale Weichteilverdichtungen im Fettgewebe (stranding) weisen auf ein T3-Stadium hin. Hier müssen jedoch eine vorangegangene Bestrahlung, Operation oder retroperitoneale Entzündung oder eine Ureteritis in Betracht gezogen werden, um ein Overstaging eines T2-Tumors zu vermeiden. Unter Umständen kann hier die MRT helfen, fibrotische Veränderungen (hypointens in T2w) von tumorösem Gewebe zu unterscheiden. T4-Tumoren können mit beiden Verfahren sicher diagnostiziert werden. Die CT hilft beim Staging von Organ-Fernmetastasen. Insbesondere bei kleinen regionären Lymphknoten können jedoch weder CT noch MRT sicher zwischen benigne und maligne unterscheiden.

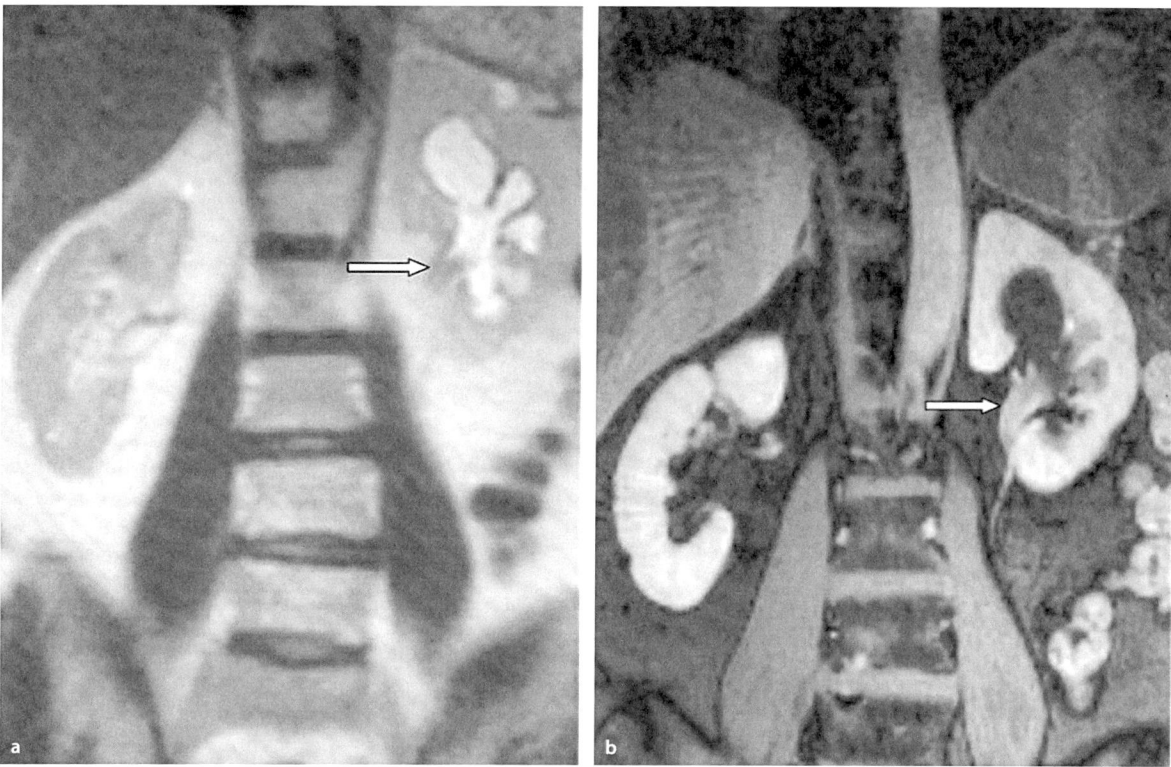

▣ **Abb. 2.29a, b. Urothelkarzinom links.** Hypodense Weichgewebsvermehrung des Infundibulums mit gestauten Nierenkelchen linksseitig (Pfeil, vgl. Gegenseite) in T2w (**a**). Nach KM-Gabe deutliche Anreicherung des Karzinoms in fettgesättigter T1w (**b**, Pfeil), koronare MRT

2.3.5   Idiopathische retroperitoneale Fibrose (Morbus Ormond)

▪ Pathogenese und Klinik

Bei der retroperitonealen Fibrose handelt es sich um eine Erkrankung, bei der, meist mit Beginn auf Höhe der Wirbelkörper LWK 4–LWK 5, die retroperitonealen Strukturen und Organe von fibrösem Bindegewebe bedeckt und ummauert werden. Die Ätiologie ist letztlich unklar, wahrscheinlich handelt es sich um eine Autoimmunerkrankung. Der Prozess kann sich über die Aortenbifurkation hinaus entlang der Iliakalgefäße fortsetzen. Nach kranial kann sich die Erkrankung bis ins Mediastinum ausdehnen (fibröse Mediastinitis). Die Erkrankung tritt meist beidseits auf.

Die Ureteren werden typischerweise in ihrem mittleren Drittel nach medial verlagert.

Die klinische Symptomatik beginnt mit unspezifischen Rücken- und/oder Flankenschmerzen. Es zeigt sich insgesamt das Bild einer chronisch-subakuten Infektion mit Abgeschlagenheit und evtl. Fieber. Im fortgeschrittenen Stadium stehen die Folgen der Obstruktion und Niereninsuffizienz im Mittelpunkt. Bei Beteiligung der (v. a. venösen) Gefäße zeigen sich Beinödeme und Thrombosen.

▪ Therapie und Prognose

Die primäre Therapie besteht in der operativen Ureterolyse mit Intraperitonealisierung der Ureteren. Je nach Stadium der Erkrankung kann nach Einlegen von Harnleiterschienen auch ein medikamentöser Therapieversuch mit Steroiden sinnvoll sein.

Die Prognose nach Operation ist je nach vorbestehender Nierenfunktionseinschränkung gut. Eine engmaschige Nachkontrolle zur frühzeitigen Erkennung von Rezidiven ist notwendig.

▪ Bildgebung

In der **Sonografie** lassen sich die Folgen und das Ausmaß der Ureterobstruktion mit proximalem Harnstau und Erweiterung des Nierenbeckenkelchsystems darstellen. Je nach Ausprägung kann retroperitoneal die Fibrose selbst als echoarme, die Gefäße umgebende Raumforderung nachgewiesen werden.

Im **i.v.-Urogramm** zeigt sich charakteristisch die bogige Medialverlagerung der Uretern v. a. im mittleren Abschnitt (◘ Abb. 2.30a). Je nach Ausprägung finden sich unterschiedliche Grade der Obstruktion.

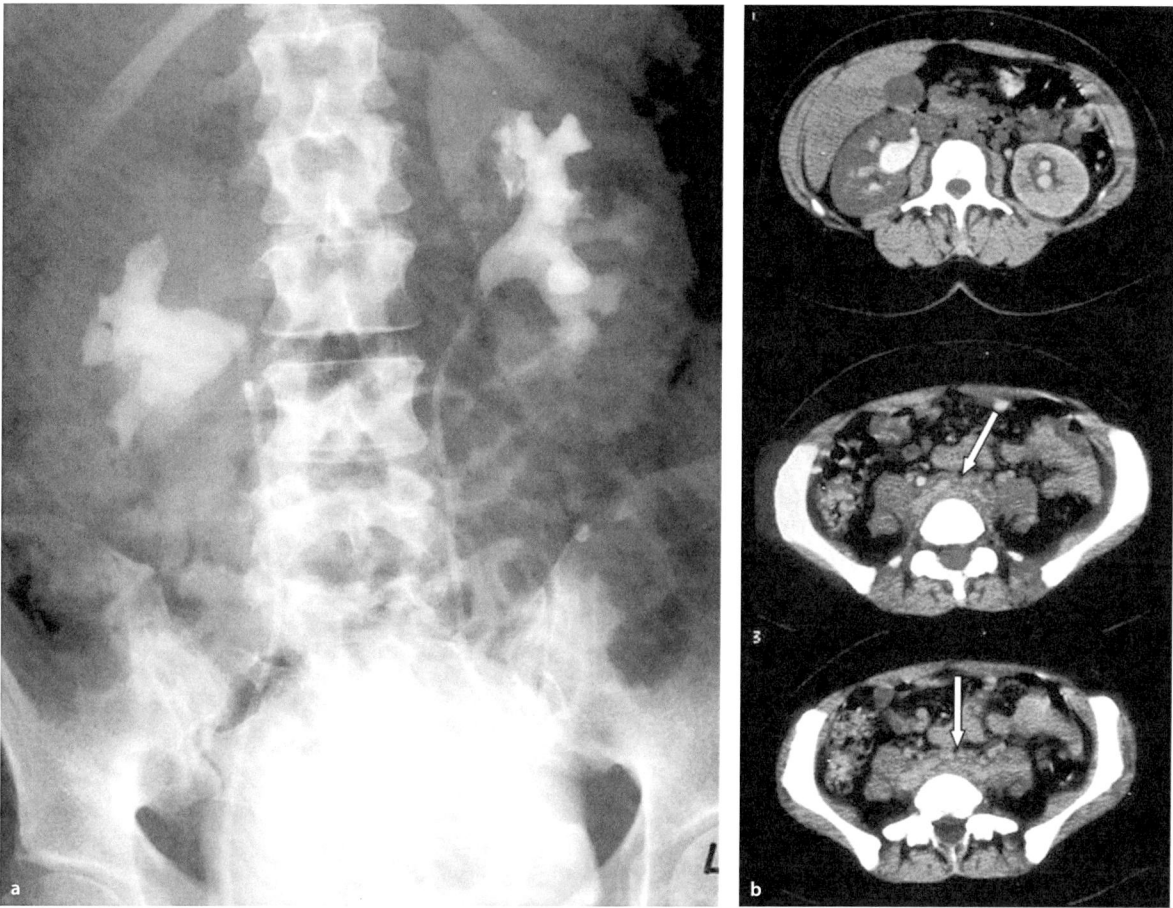

⬛ Abb. 2.30a, b. Morbus Ormond mit zweitgradigem Stau rechts und Verziehung der Ureteren nach medial, i.v.-Urogramm mit eingelegtem Doppel-J-Katheter (**a**). Zugehöriges axiales MDCT-Urogramm mit Gewebsvermehrung um die großen Gefäße (**b**, Pfeil)

Das Ausmaß der Erkrankung wird mittels der Schnittbildverfahren **CT und MRT** dargestellt. In der nativen CT zeigt sich eine muskelisodense retroperitoneale Weichgewebsvermehrung. Die Fibrose imponiert weich begrenzt ohne Ausbildung einer Kapsel und liegt v. a. ventral und lateral der großen Gefäße (◧ Abb. 2.30b). In der MRT stellt sich die Fibrose in T1w hypointens, in T2w je nach Ausmaß der akut entzündlichen Komponente intermediär bis hyperintens dar.

Das Maß der Kontrastmittelaufnahme in CT und MRT ist abhängig vom akut entzündlichen Anteil. Zur Darstellung des Ausmaßes der Ureterbeteiligung können in der CT Ausscheidungsaufnahmen hilfreich sein.

Die Gefäßsituation muss zur evtl. Operationsplanung mitbeurteilt werden.

Differenzialdiagnostisch ist v. a. das Lymphom abzugrenzen. Weiterhin sind Keimzelltumoren und retroperitoneale Sarkome zu erwägen. Differenzialdiagnostisch hilfreich kann die Tatsache sein, dass die retroperitoneale Fibrose in der Regel beidseits und relativ symmetrisch auftritt.

2.3.6 Traumatologie

▪ Pathogenese und Klinik

Der Ureter ist im Vergleich zum übrigen Urogenitalsystem insgesamt selten traumatologisch betroffen (0,3% aller Verletzungen). Am häufigsten tritt eine Ureterverletzung beim polytraumatisierten Patienten (v. a. Verkehrsunfälle) auf. Zu Ureterverletzungen kommt es bei offenen (Schuss, Stich, Pfählung) und stumpfen Traumata (Quetschung, Prellung der Flanke). Bei Dezelerationstraumen mit extremer Lordose kommt es zur Überdehnungsruptur des Harnleiters. Weiterhin sind iatrogene Harnleiterverletzungen zu erwähnen.

Die frische Harnleiterruptur verläuft meist symptomlos und wird durch andere Verletzungen überdeckt. Späte Symptome sind zunehmender Druckschmerz, die Ausbildung eines Urinoms als tastbare Raumforderung, die Erhöhung der Retentionswerte sowie auch steigende Entzündungszeichen bis zur Sepsis.

Es lassen sich therapieentscheidend folgende Läsionen klassifizieren:
- (Iatrogene) Harnleiterperforation
- Partielle Ruptur des Harnleiters mit Kontinuitätserhaltung
- Komplette Ruptur

▪ Therapie

Harnleiterperforationen werden primär geschient. Bei der Harnleiterruptur wird operativ vorgegangen (End-zu-End-Anastomose, Nierenbeckenplastik). Ist der Defekt ausgedehnt, kann eine Autotransplantation der Niere ins kleine Becken erfolgen.

Komplikationen bestehen in Nahtinsuffizienz mit Urinombildung oder Ausbildung eines periureteralen Abszesses.

▪ Bildgebung

Die **Sonografie** kann ein retroperitoneales Urinom als echoarme Raumforderung aufdecken, die Unterscheidung vom frischen Hämatom ist jedoch nicht mit letzter Sicherheit möglich. Das Extravasat muss zusätzlich eine gewisse Ausdehnung angenommen haben, um detektiert werden zu können.

Im **i.v.-Urogramm** lässt sich ein Kontrastmittel-Extravasat gut nachweisen (◧ Abb. 2.31).

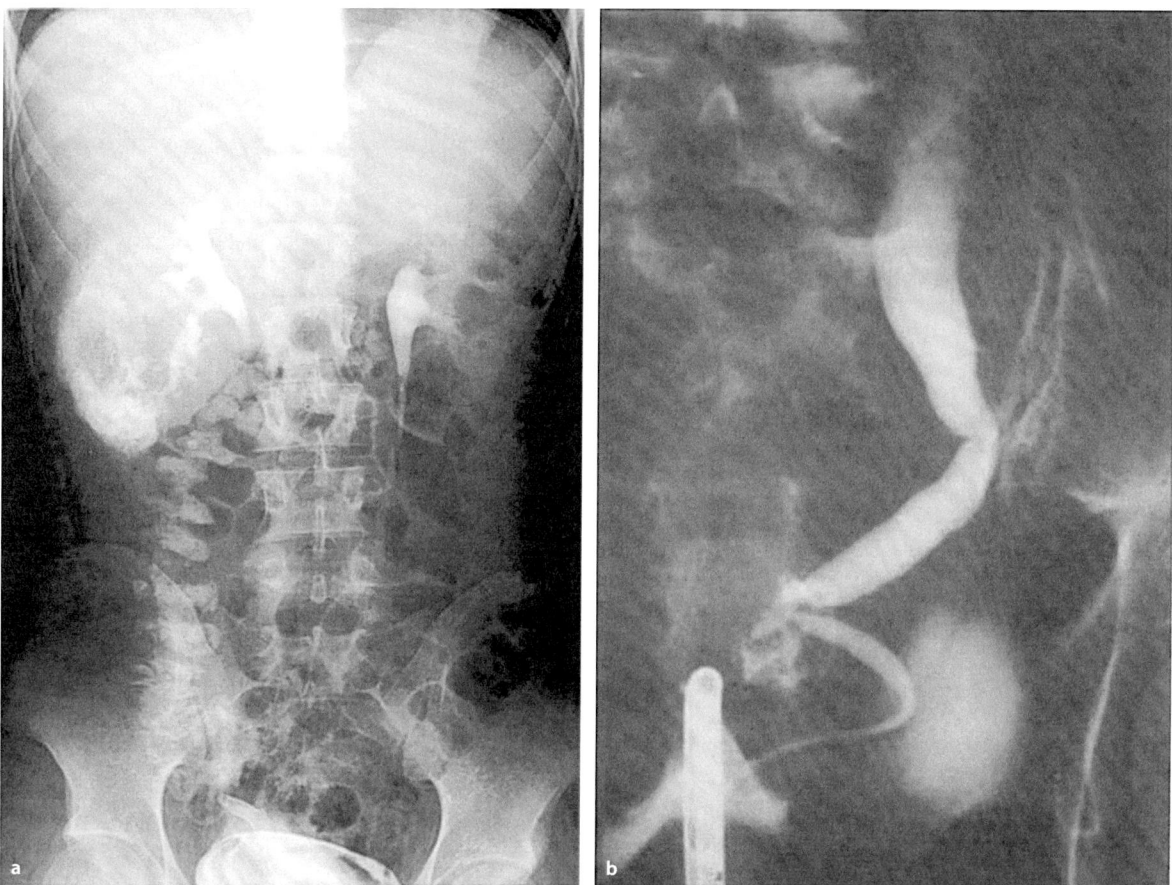

◨ Abb. 2.31a, b. Nierenparenchymruptur mit Beteiligung des Nierenbeckens, i.v.-Urogramm (**a**),
Abriss des linken Ureters kurz vor Einmündung in die Blase, RUP (**b**)

Polytraumatisierte Patienten werden meist mittels **CT** als initiales Verfahren diagnostiziert. In der CT lassen sich als Hinweise auf eine Ureterruptur retroperitoneale Flüssigkeitsansammlungen darstellen. Die Unterscheidung zwischen Hämatom und Urinom erfolgt über Dichtemessungen. Bei Verdacht auf eine Ureter- bzw. Nierenbeckenläsion und ausreichender Zeit können Spätaufnahmen durchgeführt werden, um kontrastierte Urinextravasate darzustellen (◘ Abb. 2.32).

Die **MRT** kann ebenfalls Urinome nachweisen, welche sich in T2w hyperintens und in T1w signalhypointens darstellen. Eine Unterscheidung zum Hämatom oder Abszess kann schwierig sein. Nach Kontrastmittelgabe kann ein Ureterleck unter Umständen durch ein Paravasat nachgewiesen werden.

▪ Literatur

Cronin CG, Lohan DG, Blake MA, Roche C, McCarthy P, Murphy JM. Retroperitoneal fibrosis: a review of clinical features and imaging findings. AJR Am J Roentgenol. 2008; 191(2): 423-31. Review.

Dalla Palma L. What is left of i.v. urography? Eur Radiol. 2001; 11(6): 931-9. Review.

Dahlman P, Jangland L, Segelsjö M, Magnusson A. Optimization of computed tomography urography protocol, 1997 to 2008: effects on radiation dose. Acta Radiol. 2009; 50(4): 446-54

Heckmann M, Uder M, Kuefner MA, Heinrich MC. Ormond's disease or secondary retroperitoneal fibrosis? An overview of retroperitoneal fibrosis. Rofo. 2009; 181(4): 317-23. Epub 2009 Mar 16. Review.

Jung YY, Kim JK, Cho KS. Genitourinary tuberculosis: comprehensive cross-sectional imaging. AJR Am J Roentgenol. 2005; 184(1): 143-50. Review.

Leyendecker JR, Gianini JW. Magnetic resonance urography. Abdom Imaging. 2009; 34(4): 527-40. Review

Mueller-Lisse UG, Mueller-Lisse UL, Hinterberger J, Schneede P, Meindl T, Reiser MF. Multidetector-row computed tomography (MDCT) in patients with a history of previous urothelial cancer or painless macroscopic haematuria. Eur Radiol. 2007; 17(11): 2794-803

Obenauer S, Plothe KD, Ringert RH, Grabbe E, Heuser M. [Forms of urinary diversion--methods and imaging findings]. Rofo. 2007; 179(10): 1025-34. Review.

Ramchandani P, Buckler PM. Imaging of genitourinary trauma. AJR Am J Roentgenol. 2009; 192(6): 1514-23. Review.

Silverman SG, Leyendecker JR, Amis ES Jr. What is the current role of CT urography and MR urography in the evaluation of the urinary tract? Radiology. 2009; 250(2): 309-23

Tack D, Sourtzis S, Delpierre I, de Maertelaer V, Gevenois PA. Low-dose unenhanced multidetector CT of patients with suspected renal colic. AJR Am J Roentgenol. 2003; 180(2): 305-11

Van Der Molen AJ, Cowan NC, Mueller-Lisse UG, Nolte-Ernsting CC, Takahashi S, Cohan RH. CT Urography Working Group of the European Society of Urogenital Radiology (ESUR). CT urography: definition, indications and techniques. A guideline for clinical practice. Eur Radiol. 2008; 18(1): 4-17

Vikram R, Sandler CM, Ng CS. Imaging and staging of transitional cell carcinoma: part 2, upper urinary tract. AJR Am J Roentgenol. 2009; 192(6): 1488-93. Review.

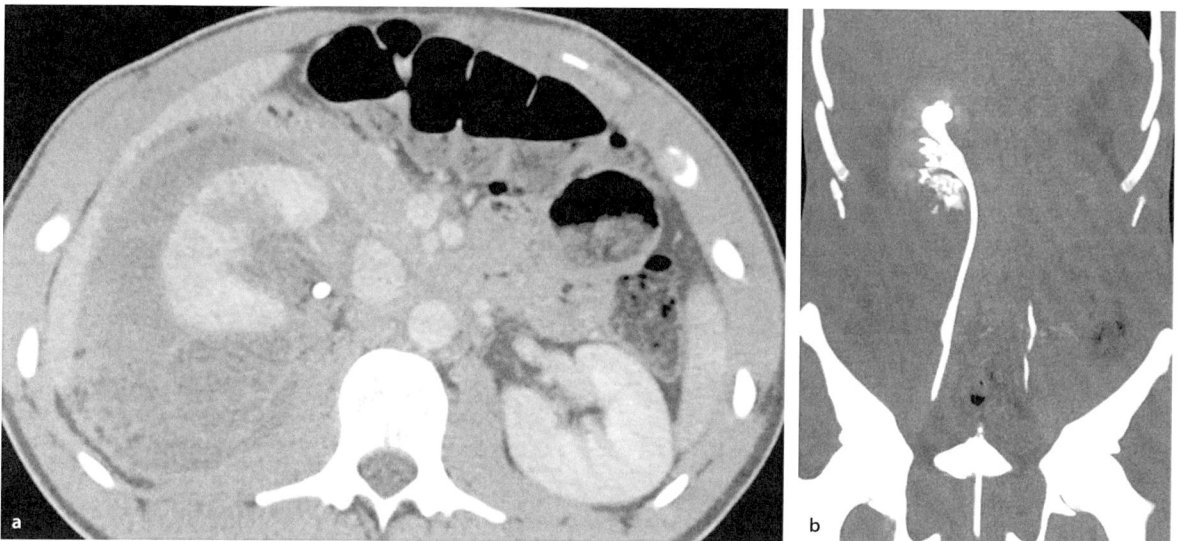

◘ **Abb. 2.32a, b. Schweres Nierentrauma** rechts mit Parenchym- und Nierenbeckenkelchsystemruptur, deutliches retroperitoneales Hämatom/Urinom, MDCT, portalvenöse Phase (**a**) und Spätphase (**b**, koronare thin-slice MIP)

Harnblase

Th. Meindl, U. G. Müller-Lisse

3.1   Methoden zur bildgebenden Diagnostik

Die urologische Methode der Wahl zur Diagnostik von Harnblasenpathologien ist die Zystoskopie.

Die Sonografie kann erste Hinweise auf Erkrankungen der Harnblase liefern und Grundlage für weitere differenzialdiagnostische Überlegungen sein. Form- und Lageveränderungen der Harnblase können Zufallsbefunde im i.v.-Urogramm sein und können Anlass für eine weitere Schnittbilddiagnostik geben. Die CT eignet sich hervorragend zum Staging von Harnblasentumoren. Eine gesicherte Indikation für die MRT zur primären Diagnostik einer Harnblasenpathologie besteht noch nicht.

3.2   Anatomie, Entwicklungsstörungen und Lageveränderungen

3.2.1   Anatomie, Embryologie

Die Harnblase entwickelt sich aus einem vom inneren Keimblatt gebildeten Blindsack, der so genannten Kloake. Im Laufe der Entwicklung mündet die Kloake dorsal in den Darm, von lateral münden beidseits die Wolff-Gänge, welche von der Urniere ausgehen. Die Kloake stellt somit eine gemeinsame Endstrecke von Darm- und Harnausscheidung dar. In der weiteren Entwicklung teilt das sich entwickelnde Septum urorectale die Kloake in ventralen und dorsalen Anteil. Aus dem dorsalen Anteil bildet sich das Rektum, im ventralen Bereich bildet sich eine spindelartige Aufweitung aus. Kranial schließt sich die Spindel unter Ausbildung eines bindegewebigen, obliterierten Strangs (Ligamentum umbilicale medianum, Urachusstrang). Die Ureteren werden nach Trennung von den Wolff-Gängen in die Blasenspindel miteinbezogen. Beim Neugeborenen ist die Blase noch relativ hochstehend, im Laufe des Wachstums sinkt die Blase hinter die Symphyse und wird breiter.

3.2.2 Entwicklungsstörungen und Lageveränderungen

Entwicklungsstörungen der Blase werden bereits in jungem Alter symptomatisch und spielen beim Erwachsenen daher kaum eine Rolle. Im Allgemeinen asymptomatisch ist ein nicht obliterierter Urachusgang. Gelegentlich kann sich daraus jedoch eine Urachuszyste oder ein Urachusdivertikel bilden. Diese werden erst durch eine Infektion symptomatisch (◘ Abb. 3.1).

Als seltene maligne Veränderung mit schlechter Prognose ist das Urachuskarzinom zu erwähnen, welches sich meist im vorderen oberen Abschnitt der Blase bzw. in der Mittellinie oberhalb der Blase findet. Kalzifikationen sind pathognomonisch für ein Urachusadenokarzinom und in der CT gut nachzuweisen. In der MRT zeigen diese Tumoren aufgrund ihrer teilweisen mukoiden Zusammensetzung typischerweise Anteile hohen T2w-Signals. Urachusadenokarzinome entstehen meist vor dem 20. Lebensjahr.

Mannigfaltige Ursachen führen zu einer **Lageveränderung** der Harnblase. Im Vordergrund stehen raumfordernde benigne und maligne Prozesse im kleinen Becken bzw. mit Ausdehnung bis in das kleine Becken, Hernierungen und Beckenbodeninsuffizienz:

— Raumfordernde Prozesse: gut-/bösartige Tumoren des weiblichen Genitale, Prostatahyperplasie, Rektum-/Sigmatumoren, Koprostase, Lymphadenopathie, Beckengefäßaneurysmen, knöcherne Tumoren des Beckens und der LWS, Weichteiltumoren, Abszess, Hämatom (z. B. postoperativ)
— Hernierung: Bauchwand- oder Leistenhernie
— Beckenbodeninsuffizienz

■ Bildgebung

Sonografisch kann die Form der Harnblase beurteilt werden. Weiterhin können sich Hinweise auf Pathologien des kleinen Beckens finden lassen, welche die Lage oder Form der Blase verändern.

In der Blasenaufnahme der **i.v.-Urografie** kann die Form und Lage der Harnblase beurteilt werden. Bei Auffälligkeiten werden heute Schnittbildverfahren zur weiteren Abklärung eingesetzt.

In den beiden Schnittbildverfahren **CT und MRT** lassen sich die Ursachen einer Blasenverlagerung sowie die Beteiligung der Blase an pathologischen Prozessen diagnostizieren (◘ Abb. 3.2).

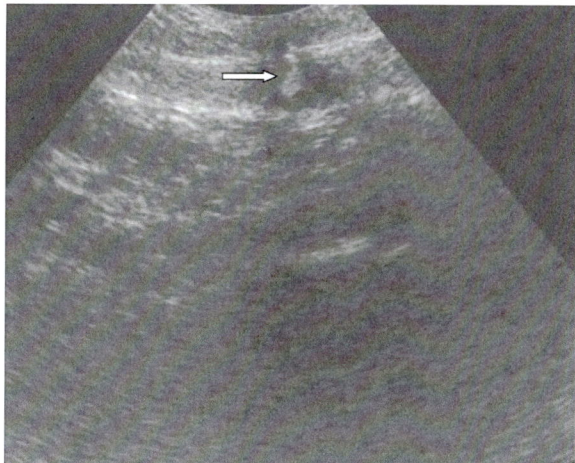

◘ **Abb. 3.1. Nicht obliterierter Urachus.** 20-jähriger Patient mit nässendem, entzündlich gerötetem Nabel. Sonografisch zeigt sich eine echoreiche tubuläre Raumforderung (Pfeil) mit umgebendem Flüssigkeitssaum; Sonografie, transversale Schnittführung etwas kaudal des Nabels

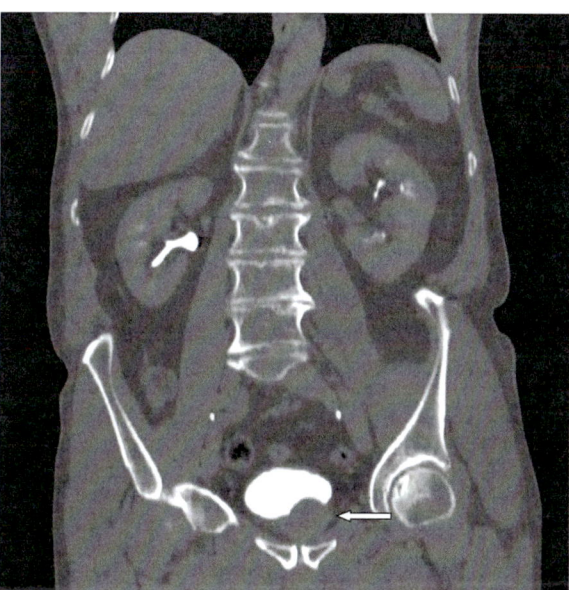

◘ **Abb. 3.2. Anhebung des Blasenbodens durch eine vergrößerte Prostata** (Pfeil), koronare MDCT, Ausscheidungsphase 10 min nach Kontrastmittelgabe

3.3   Pathologische Befunde

3.3.1   Blasendivertikel

Echte, angeborene Blasendivertikel sind Ausstülpungen der Blasenwand mit all ihren Schichten. Im Gegensatz dazu sind Pseudodivertikel Vorwölbungen der Blasenschleimhaut durch muskuläre Lücken (v. a. bei Balkenblase). Angeborene Divertikel sind meist groß und solitär, Pseudodivertikel multipel und klein.

■ **Bildgebung**

Die Abklärung erfolgt mittels Sonografie, welche gut die Divertikel als Ausstülpungen erfassen kann (Untersuchung bei gefüllter Blase!). Divertikel finden sich gelegentlich als Zufallsbefund im i.v.-Urogramm (◘ Abb. 3.3), der CT oder MRT. Die endgültige Diagnose erfolgt durch Zystoskopie und erforderlichenfalls durch ein Refluxzystogramm Eine infravesikale Obstruktion muss durch ein Miktionszysturethrogramm ausgeschlossen werden.

3.3.2   Entzündliche Veränderungen

Allgemeine Zystitis

■ **Pathogenese und Klinik**

Entzündungen der Harnblase (Zystitis) werden meist durch Bakterien, seltener durch Parasiten hervorgerufen. Chemische Substanzen (Wismut, Barium, Anilinderivate) oder physikalische Noxen (Radiatio) führen ebenfalls zu einer Zystitis. Die Infektionswege sind nephrogen deszendierend, urethral aszendierend, hämatogen oder lymphogen. Die wesentliche und klinisch häufigste Form sind aszendierende Infektionen. Diese betreffen aufgrund der anatomisch kurzen Urethra insbesondere Frauen. Eine weitere wesentliche und häufige Ursache ist die Erregerausbreitung über eingeführte Blasendauerkatheter oder urologische Instrumente. Disponierende Veränderungen bestehen in Blasenentleerungsstörungen (z. B. infravesikale Obstruktion, Divertikel), Schwangerschaft, Fremdmaterial, Blasensteinen und operativen Eingriffe.

Klinisch äußert sich eine Zystitis über dysurische Beschwerden (Pollakisurie, Nykturie, Algurie, imperativer Harndrang). Laborchemisch finden sich eine Leukozyturie, Mikrohämaturie und bei infektiöser Zystitis eine positive Urinkultur. Eine reine Zystitis erzeugt kein Fieber. Fieber und Leukozytose zeigen eine komplexere Erkrankung (Pyelonephritis) an, welche ausreichend abgeklärt werden muss.

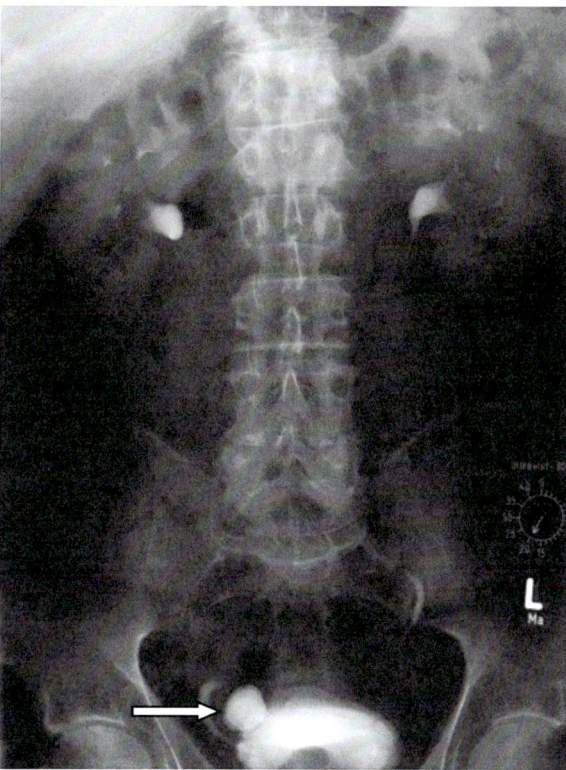

◘ **Abb. 3.3. Blasendivertikel** am Blasendach rechtsseitig (Pfeil), i.v. Urogramm, Blasenaufnahme

- **Bildgebung**

Im **Ultraschall** kann als direktes Zeichen einer Zystitis gelegentlich eine Blasenwandverdickung dargestellt werden. Dieses Zeichen ist insgesamt als unsicher zu werten, da die Dicke der Blasenwand einerseits stark vom Füllungszustand der Blase abhängig ist und andererseits bei einer chronisch infravesikalen Obstruktion zunimmt. Der Wert der Sonografie liegt v. a. im Ausschluss bzw. der Diagnose von disponierenden Zystitisursachen (Steine, Divertikel, Tumoren).

Die **i.v.-Urografie** kommt in der Diagnostik chronisch-rezidivierender Zystitiden zum Einsatz, wird jedoch zunehmend durch die CT verdrängt. Ein charakteristisches Bild ergibt sich bei der Zystitis emphysematosa mit Gaseinschlüssen in der Schleimhaut der Harnblase und aufsteigend im Ureter bei einer Infektion mit gasbildenden Erregern (E. coli). Prädisponierend ist ein Diabetes mellitus.

Die **CT** kommt im Rahmen der Abklärung komplexer bzw. chronisch-rezidivierender Zystitiden zum Einsatz. Die Untersuchung sollte grundsätzlich eine native Phase zur Darstellung von Steinen und Verkalkungen beinhalten. Diese Phase kann in low-dose-Technik durchgeführt werden.

Zur Patientenvorbereitung gehört eine ausreichende Flüssigkeitsaufnahme vor der Untersuchung (1000–1500 ml während 1,5 h) bzw. das Abklemmen einer Blasenableitung (mind. 30 min vor Untersuchung).

In der CT in der portalvenösen oder nephrografischen Phase ist als direktes Entzündungszeichen eine Verdickung der Blasenwand mit homogener starker Kontrastmittelaufnahme abzugrenzen. Es zeigt sich eine Verdichtung des perivesikalen Fetts (fat stranding). Das Hauptaugenmerk ist auf prädisponierende Faktoren (s. oben) zu legen.

Die **MRT** kann bei Kontraindikationen zur CT (Schwangerschaft, Kontrastmittelallergie) zum Einsatz kommen, ist jedoch der CT aufgrund längerer Untersuchungsdauer, niedrigerer räumlicher Auflösung und unter Umständen schwieriger Abgrenzbarkeit von Verkalkungen und Steinen unterlegen.

- **Therapie**

Die akute Zystitis wird in der Regel antibiotisch und konservativ (Diuresesteigerung) behandelt. Eine bildgebende Diagnostik ist nicht zwingend erforderlich. Bei chronisch-rezidivierenden Zystitiden sollte eine ursächliche Abklärung mittels Zystoskopie, Ultraschall und eine retrograde Miktionszysturethrografie (Reflux) erfolgen.

Tuberkulose

Die Tuberkulose der Harnblase entsteht nephrogen deszendierend oder auf hämatogenem Weg. Radiografisch sind insbesondere Verkalkungen der Harnblasenwand typisch. Es kann zur Ausbildung einer Schrumpfharnblase durch Defektheilung kommen. Die i.v.-Urografie oder CT kann wegweisende Befunde liefern (Verkalkungen).

Bilharziose (Synonym Schistosomiasis)

Die Bilharziose wird durch den Wurm Schistosoma haematobium hervorgerufen, welcher in Teilen Afrikas und Teilen der Mittelmeeranrainerstaaten endemisch vorkommt. Der Zwischenwirt dieses Erregers ist die Süßwasserschnecke. Die Infektion erfolgt direkt durch die intakte Haut, wobei zu diesem Zeitpunkt meist keine Symptome bemerkbar sind. Die Würmer gelangen in den Blutkreislauf und legen Eier vorzugsweise in den venösen Plexus der Blase. Durch Abscheidung ulzeröser Substanzen gelangen sie in die Blasenwand und das Blasenlumen, sodass sich nach Ausscheidung (ins Süßwasser) der Kreislauf mit Aufnahme der Eier in die Schnecke schließt.

Verbleibende Wurmeier in der Blasenwand (v. a. subepithelial) verursachen eine granulomatöse Entzündungsreaktion, welche zur Fibrose und Blasenschrumpfung führt. Typisch sind daneben die z. T. ausgedehnten Verkalkungen der Harnblase. Sekundäre Folgen der Infektion sind Harnstau durch Fibrosierung der Ureterostien bzw. bei Mitbefall des distalen Ureters. Als Folge der chronischen Entzündung wirkt die Erkrankung als prädisponierender Faktor für die Ausbildung eines Plattenepithelkarzinoms der Harnblase.

Strahlenzystitis (radiogene Zystitis)

Ist die Blase in ein Bestrahlungsfeld miteinbezogen (z .B.Karzinom des weiblichen Genitales), bildet sich im akuten Stadium ein Schleimhautödem mit evtl. Ausbildung von Ulzera. Folgen sind Defektheilung und Blasenschrumpfung. Als Komplikationen können sich eine Stauung der oberen Harnwege durch Reflux und narbige Stenosierung des Ureterostiums ausbilden. Eine radiogene Zystitis entwickeln 15% der Patienten mit entsprechendem Bestrahlungsfeld ab einer Gesamtstrahlendosis von 65 Gy.

3.3.3 Fisteln der Blase

■ Pathogenese und Klinik

Bei verschiedensten pathologischen Prozessen kann es zur Ausbildung einer Blasenfistel kommen. Die typischen Fistelanschlüsse und ihre Ursachen sind in ◘ Tab. 3.1 aufgeführt. Klinisches Zeichen ist der Harnabgang aus unphysiologischer Mündung.

◘ **Tab. 3.1.** Arten und Ursachen einer Harnblasenfistel

Art	Ursache
Vesikovaginal	Operative Eingriffe, Karzinom, Radiatio
Vesikoenterisch	Morbus Crohn, Karzinom
Vesikocutan	Trauma, operative Eingriffe
Vesikouterin	Sektio
Vesikoureteral	Hysterektomie, Adnektomie

■ **Bildgebung**

Sonografisch gelingt die Darstellung einer Fistel v. a. bei vesikokutanen Fisteln über den Nachweis echoarmer (uringefüllter) Fistelgänge.

In der **CT** kann die Fisteldarstellung ebenfalls gelingen. Insbesondere kann die zugrunde liegende Fistelursache dargestellt werden. Der Fistelgang selbst nimmt wandständig Kontrastmittel auf als Zeichen einer chronischen Entzündung, umgebendes Fettgewebe kann verdichtet sein. Ein sondierbarer Fistelgang kann zur besseren Diagnostik mit iodhaltigem Kontrastmittel gefüllt werden.

Die **MRT** mit dünnschichtigen T2w-Sequenzen stellt zur Fisteldarstellung im kleinen Becken das Mittel der Wahl dar. Um die Fistelwand und umgebende entzündliche Veränderungen abzubilden, sollten fettunterdrückte T1w-Sequenzen vor und nach Kontrastmittelgabe ebenfalls dünnschichtig angefertigt werden.

In T2w stellt sich der Fistelgang signalreich (⬛ Abb. 3.4), in T1w signalarm dar. Nach Kontrastmittelgabe kommt es zu einem starken Kontrastmittelenhancement der Fistelwand.

❗ **Bei Verdacht auf Fisteln stellt die MRT mit stark flüssigkeitsgewichteten Sequenzen die Methode der Wahl dar.**

3.3.4 Blasensteine und infravesikale Obstruktion

Blasensteine

In westlichen Ländern finden sich Blasensteine v. a. bei älteren Patienten mit Bevorzugung des männlichen Geschlechts insbesondere als Resultat einer Harnabflussbehinderung. Prädisponierend sind intravesikale Fremdkörper wie Dauerkatheter und Harnleiterschienen (Inkrustierung). Symptome sind dysurische Beschwerden sowie Unterbrechung des Harnstrahls.

Der Nachweis gelingt unter Umständen sonografisch oder bei röntgendichten Steinen über eine Nativaufnahme des Beckens. Die Zystoskopie ist beweisend. In der CT können Blasensteine Zufallsbefunde darstellen.

Die Steine können bei geeigneter Größe primär zystoskopisch geborgen oder zertrümmert werden. Die Ursache für die Steinbildung muss beseitigt werden.

Infravesikale Obstruktion

Zu einer infravesikalen Obstruktion beim Erwachsenen kommt es als häufigste Ursache beim Mann durch eine Prostatahyperplasie. Weitere Ursachen umfassen Urethrasteine, Urethrastrikturen (postoperativ, traumatisch) und neurogene Blasenentleerungsstörungen und Tumoren mit Kompression des Blasenhalses.

In der i.v.-Urografie findet sich eine distendierte Blase mit mangelnder Entleerung in den Postmiktionsaufnahmen (⬛ Abb. 3.5). Der erhöhte Blaseninnendruck führt zur vermehrten Blasentrabekulierung (Balkenblase). Es kann zur Ausbildung von Divertikeln kommen. Als sekundäre Folgen der Druckerhöhung zeigt sich ein Harnstau mit evtl. Ureterkinking.

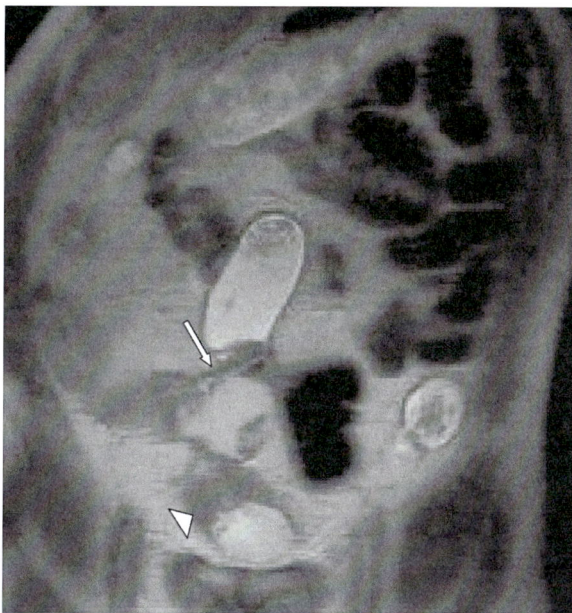

■ **Abb. 3.4. Enterovesikale Fistel** (Pfeil) mit verdickter, entzündlich veränderter Blasenwand im Bereich der Fistelmündung (Pfeilspitze) bei Morbus Crohn. In T2w stellt sich der Fistelinhalt hyperintens, die Fistelwand hypointens dar. Die entzündlich veränderte Blasenwand zeigt sich ebenfalls hypointens, MRT, koronare Schnittführung, T2w-HASTE. (Bild zur Verfügung gestellt von PD Dr. K. Herrmann, Institut für Klinische Radiologie, Klinikum Großhadern, Universität München)

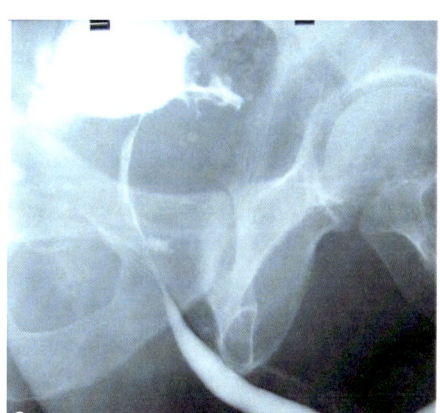
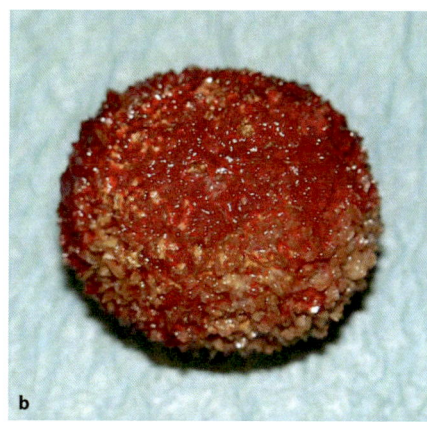

■ **Abb. 3.5a, b. Blasenstein.** Röntgendichte, von Kontrastmittel umflossene Struktur, Zystografie (**a**), operatives Präparat (**b**). (Bilder zur Verfügung gestellt von Dr. M. Stähler, Klinik und Poliklinik für Urologie, Klinikum Großhadern, Universität München und Dr. A. Graser, Institut für Klinische Radiologie, Klinikum Großhadern, Universität München)

3.3.5 Blasentumoren

■ **Pathogenese und Klink**

Das primäre Blasenkarzinom ist der häufigste maligne Tumor des Harntrakts (93%) und nach der Prostata der zweithäufigste Tumor des Urogenitalsystems. Die Inzidenz beträgt für Frauen 8:100 000 und Männer 20:100 000. Altersgipfel ist das 6 und 7. Lebensjahrzehnt.

Die Ätiologie der meisten Harnblasentumoren bleibt letztlich unklar, Risikofaktoren umfassen jedoch Aniline (Arbeiter der Farbstoff-, Gummi-, Glas- und Kunststoffindustrie, Latenz bis 45 Jahre), Tabak, Phenacetinmetaboliten, Zytostatika (Cyclophosphamid) und Nitrosamine. Weiterhin begünstigend sind Schistosomiasisinfektionen und chronische Entzündungen der Blase.

Seltenere mesenchymale Tumoren umfassen das Leiomyosarkom, Fibrosarkom und Rhabdomyosarkom. Mehr als 90% aller Blasentumoren sind vom Übergangsepithel ausgehend.

Sekundäre Tumoren infiltrieren aus Prostata, dem weiblichen Genitale und dem Kolon. Tumormetastasen stammen vom Magen-, Mamma- und Bronchialkarzinom sowie dem malignen Melanom.

60–70% der Blasentumoren treten multipel auf, Prädilektionsstellen sind die Blasenseiten- und Hinterwand sowie der Trigonumbereich.

Regionäre Lymphknoten finden sich im kleinen Becken (Obturatoriusgruppe) sowie unterhalb der Bifurkation der A. iliaca communis. Fernmetastasen finden sich v. a. im Skelettsystem, später in Leber und Lunge, jedoch auch im ZNS.

Klinische Symptome sind zumeist die schmerzlose Makrohämaturie sowie eine (häufig falsch interpretierte) Dysurie. Erst im fortgeschrittenen Stadium machen sich Symptome bemerkbar, einhergehend mit der Tumorausdehnung (tumorbedingte Abnahme der Blasenkapazität, gehäufte Superinfektion eines nekrotischen Tumors).

Die Klassifikation erfolgt nach dem TNM-System der UICC (union internationale contre le cancer) (◘ Tab. 3.2).

◘ Tab. 3.2. TNM-Klassifikation der Blasentumoren

TNM	Charakteristika
T-Kategorie	
Tis	Carcinoma in situ (»flat tumor«)
Ta	Papilläres nichtinvasives Karzinom
T1	Tumor infiltriert subepitheliales Bindegewebe
T2	Tumor infiltriert Muskulatur
T2a	Tumor infiltriert innere Muskelschicht
T2b	Tumor infiltriert äußere Muskelschicht
T3	Tumor infiltriert perivesikales Fett
T3a	Mikroskopisch
T3b	Makroskopisch
T4	Infiltration von perivesikalem Gewebe/Organe
T4a	Prostata, Uterus oder Vagina
T4b	Becken oder Bauchwand
N-Kategorie	
N0	Keine Lymphknotenmetastasen
N1	Solitäre Lymphknotenmetastase <2 cm
N2	Solitäre Lymphknotenmetastase 2–5 cm oder multiple Metastasen (jeweils <5 cm)
N3	Lymphknotenmetastase >5 cm
M-Kategorie	
M0	Keine Fernmetastasen
M1	Fernmetastasen
G-Grading	
G0–4	Gutartiges Papillom, hoch-, mäßig-, schlecht- oder undifferenziertes Karzinom

■ **Bildgebung**

Basis jeder Blasentumordiagnostik ist die **Zystoskopie** mit starrem oder flexiblem Endoskop.

Die **Sonografie** erfolgt in den meisten Fällen im Verlauf der diagnostischen Abklärung einer Makrohämaturie. Im Einzelfall kann der Blasentumor dargestellt werden sowie evtl. Lymphknoten- und Organmetastasen, z. B. in der Leber. Besondere Bedeutung hat das Erkennen einer Harnstauung.

Bei nachgewiesenem Blasentumor erhöht sich die Wahrscheinlichkeit eines Tumorbefalls der oberen Harnwege auf 5–13%. Das i.v.-Urogramm dient zum Ausschluss eines Tumorbefalls des Nierenbeckenkelchsystems und der Ureteren. Eine begleitende Harnstauung kann nachgewiesen werden (■ Abb. 3.6).

Voraussetzung für die **CT** ist die suffiziente Füllung der Harnblase (Hydratation des Patienten vor der Untersuchung oder ggf. retrograde Blasenfüllung über einen Katheter).

Zeichen eines Harnblasentumors in der CT sind irreguläre Wandverdickung der Blase (Differenzialdiagnose nach TUR, fokale Infektion) oder polypoide Raumforderungen mit Vorwölbung in das Blasenlumen (■ Abb. 3.7, ■ Abb. 3.8). Kalzifizierungen kommen vor, sind aber nicht pathognomonisch (Differenzialdiagnose Schistosomiasis, Blasentuberkulose, Echinokokkusinfektion). Schwierig ist die Unterscheidung zwischen perivesikaler Fettinfiltration und reaktiv-entzündlicher Fettgewebsreaktion. Eine aufgehobene Fettschicht zwischen Blase und Umgebungsorganen ist hochverdächtig auf einen Blasentumor im Stadium T4 (■ Abb. 3.9).

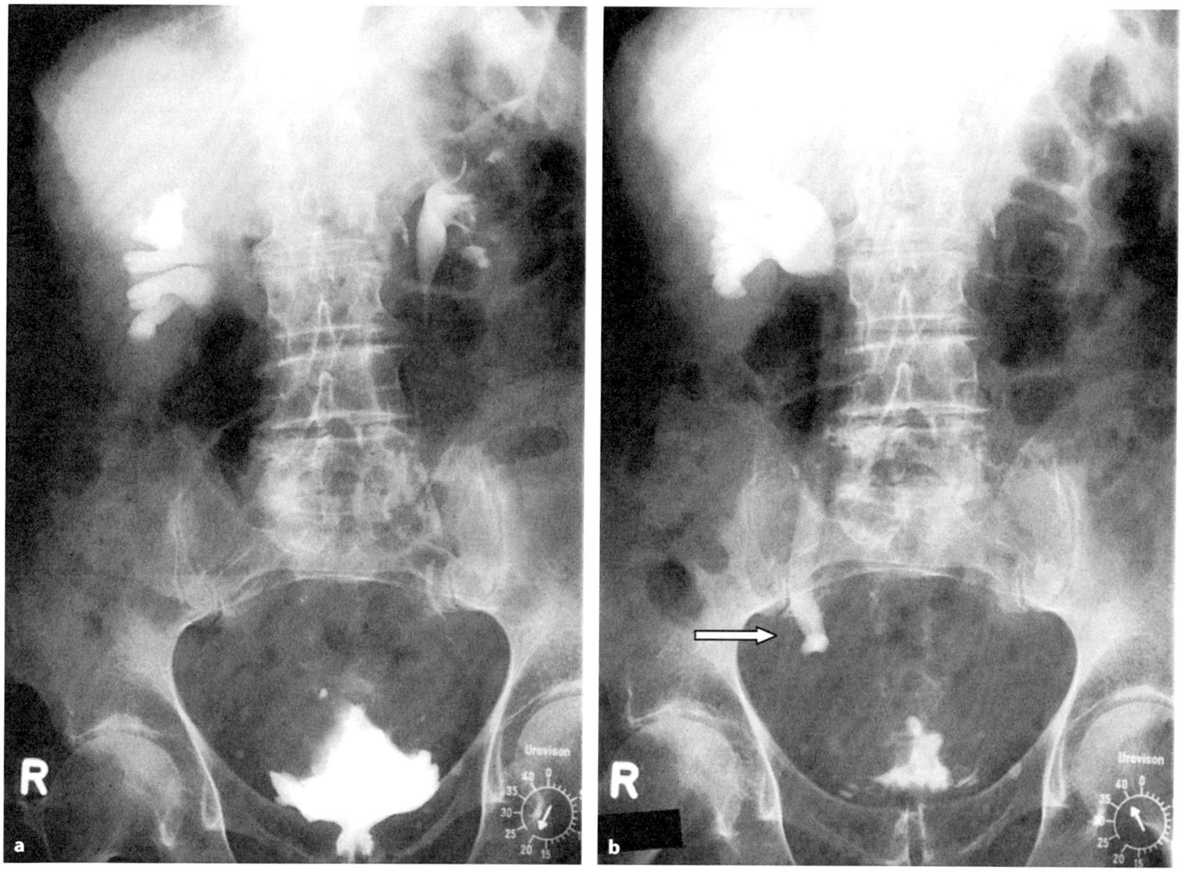

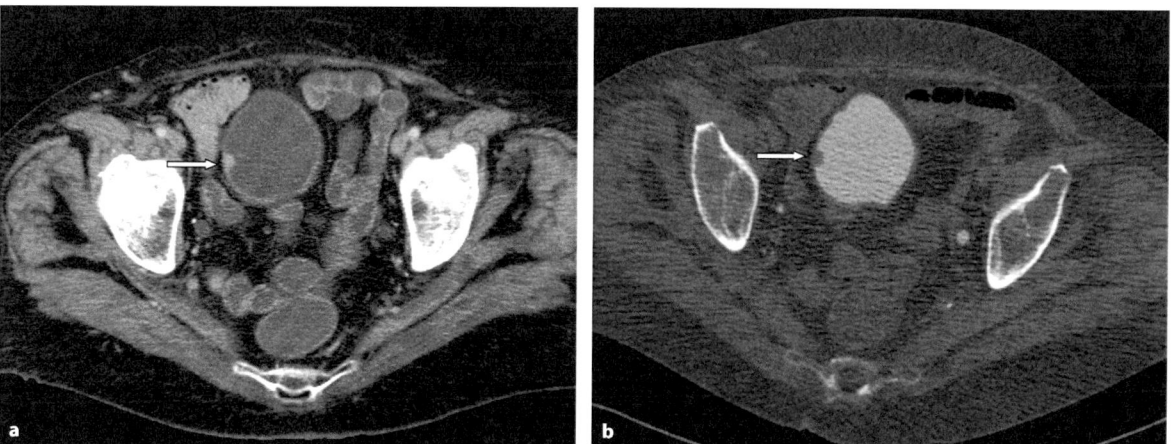

▫ **Abb. 3.6a, b. Blasenkarzinom**, mit Harnabflusstopp (Pfeil) und zweitgradiger Harnstauung rechts, i.v.-Urogramm vor (**a**) und nach (**b**) Miktion

▫ **Abb. 3.7a, b. Polypoider Tumor.** Tumor im Bereich der rechten lateralen Harnblasenwand (Pfeil) ohne Zeichen einer Wandüberschreitung. Das Vorliegen einer Muskelinvasion kann jedoch nicht eindeutig bestimmt werden. Axiale MDCT, portalvenöse Phase (**a**); axiale MDCT, Ausscheidungsphase mit Füllungsdefekt (**b**)

Ausgedehnte Wandüberschreitungen (T-Stadium ≥T3b) sowie größervolumige Lymphknotenmetastasen (Differenzialdiagnose irritative Lymphknotenvergrößerung) und Fernmetastasen können im Rahmen einer Staginguntersuchung dargestellt werden. Zum Ausschluss eines Tumorbefalls des Ureters kann eine CT-Ausscheidungsphase durchgeführt werden.

> ❶ Die CT ist die Methode der Wahl zum Staging beim fortgeschrittenen Harnblasenkarzinom.

Zur **MRT** der Blase empfiehlt sich die Anfertigung möglichst dünnschichtiger T2-gewichteter Sequenzen (2D oder 3D TSE) in mindestens 2 Ebenen. Zum Nachweis oder Ausschluss eines blasenwandüberschreitenden Tumorwachstums sowie zur Detektion von verdächtigen Lymphknotenvergrößerungen sollte das Untersuchungsprotokoll eine native T1-gewichtete Sequenz beinhalten. Während der Kontrastmittelgabe werden T1-gewichtete Aufnahmen in schneller Gradientenechotechnik angewendet. In einer späteren venösen Phase können abschließende T1-gewichtete Spinecho- bzw. Turbospinechoaufnahmen die Untersuchung vervollständigen. Das physiologische Signal der Blasenwand entspricht dem des Skelettmuskels, in T1-Gewichtung intermediär, in T2-Gewichtung signalarm. In T1-Gewichtung stellt sich das Blasenkarzinom isointens im Vergleich zur Blasenmuskulatur dar, in T2-Gewichtung iso- bis hyperintens. Nach Kontrastmittelinjektion kommt es zu einer schnellen Kontrastmittelanflutung und homogenen Enhancement (◘ Abb. 3.10).

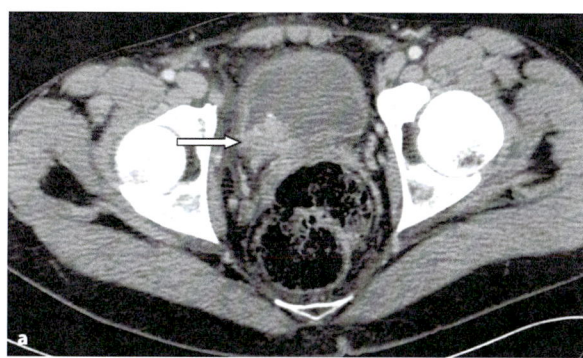
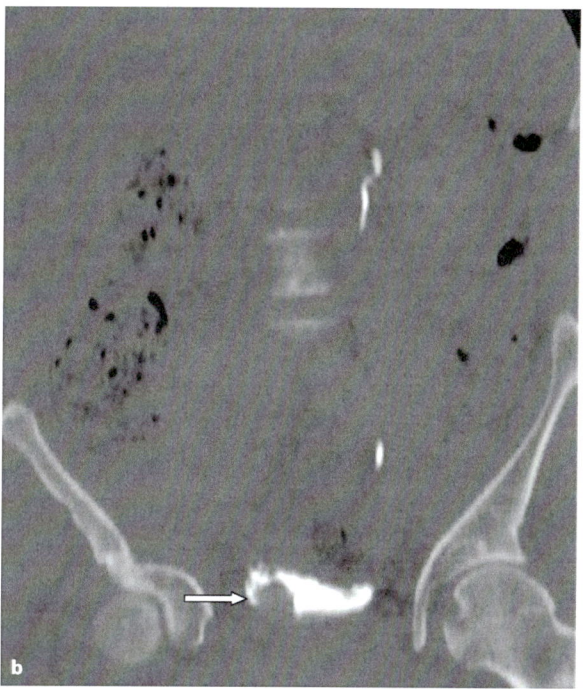

■ **Abb. 3.8a, b. Karzinom der Blasenhinterwand rechts. a** MDCT, axial, portalvenöse Phase (Pfeil). **b** Koronare Rekonstruktion der Ausscheidungsphase 10 min nach Kontrastmittelgabe mit Füllungsdefekt (Pfeil)

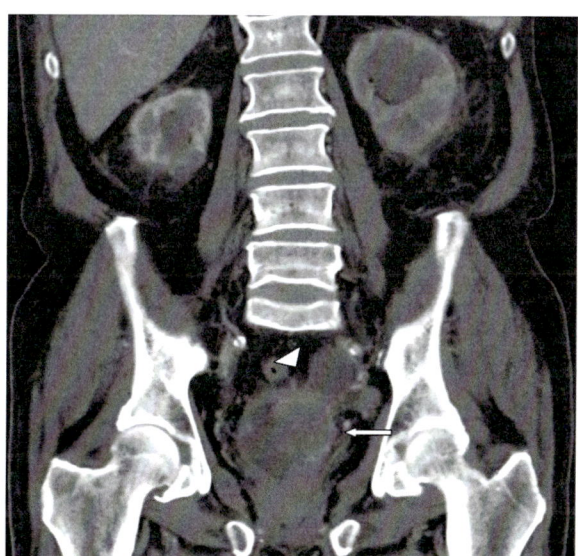

■ **Abb. 3.9. Karzinom der Blase links** (Pfeil), mit konsekutiver Hydronephrose links. Zeichen der Wandüberschreitung mit streifiger Verdichtung des Fettgewebes (Pfeilspitze), koronare MDCT in portalvenöser Phase

Der Nachweis einer makroskopischen Wandüberschreitung (Tumorstadium ≥T3b) gelingt in den meisten Fällen, ein Tumorstaging geringergradiger Tumoren (Tumorstadium ≤T3a) ist bis dato nicht sicher möglich.

Zeichen der Wandüberschreitung sind eine streifige Ausbreitung der Tumormasse ins perivesikale Fettgewebe, Aufhebung der umgebenden Fettlamellen und Einwachsen der Tumormassen in Nachbarorgane, Bauch- oder Beckenwand. Wie in der CT kann eine vorangegangene Biopsie mit nachfolgenden reaktiven Veränderungen die Diagnose falsch-positiv beeinflussen.

Mittels CT oder MRT kann eine **virtuelle Zystoskopie** durchgeführt werden. Zur CT-Zystoskopie wird die Blase über einen Blasenkatheter mit iodhaltigem Kontrastmittel (positiver Kontrast) oder Luft (negativer Kontrast, Pneumozystoskopie) gefüllt. Im Anschluss wird ein axialer dünnschichtiger Datensatz akquiriert. An einer Nachverarbeitungsstation kann aus dem Datensatz eine dreidimensionale virtuelle Zystoskopie durchgeführt werden. Die Kontrastierung der Blase mit i.v. injiziertem Kontrastmittel hat sich als unterlegen erwiesen. Eine maximale Distension der Blase wird durch Luftinsufflation erreicht.

In der MRT steht grundsätzlich die T1-gewichtete Zystoskopie nach Füllung der Blase mit gadoliniumhaltigem Kontrastmittel (Verdünnung 1:100) zur Verfügung. Alternativ kann das intrinsische hohe Signal des Blaseninhalts in einer T2-gewichteten Sequenz ausgenützt werden. Grundvoraussetzung ist die Verwendung hochaufgelöster Sequenzen.

Grundlage der Diagnostik sollte in jedem Fall der Ursprungsdatensatz sein. Die virtuelle endoskopische Ansicht kann hilfreich in der Darstellung komplexer anatomisch-pathologischer Verhältnisse sein.

Radiologische Befunde bei Harnblasentumoren

- Zystoskopie: Direkte Tumorvisualisierung. Mittel der Wahl zur Primärdiagnostik.
- Sonografie: Weichteilige Raumforderung im Bereich der Blasenwand, Verdickung der Blasenwand. Lymphadenopathie.
- CT: Weichteiliger, stark Kontrastmittel aufnehmender Tumor im Bereich der Blasenwand evtl. mit Ausdehnung ins kleine Becken. Begleitende Lymphadenopathie.
- MRT: Homogen Kontrastmittel aufnehmende Raumforderung der Blasenwand, in T1w isointens in T2w hyperintens zur Blasenwand. Begleitende Lymphadenopathie.

■ Therapie

Es erfolgt eine am Einzelfall orientierte Therapie abhängig von Tumorstadium, Malignitätsgrad, Metastasierung, Wachstumsmuster, Alter und Allgemeinzustand des Patienten. Oberflächliche Tumoren können transurethral reseziert werden ggf. ergänzt durch eine Lasertherapie. In Abhängigkeit vom Risikoprofil werden ergänzend topische Chemotherapeutika und auch BCG durch Infiltration in die Blasenwand als so genannte »Metaphylaxe« angewandt. Invasiv wachsende Tumoren werden radikal zystektomiert, wobei die Prognose stark mit dem Lymphknotenbefall korreliert. Eine Radiochemotherapie ist nicht etabliert.

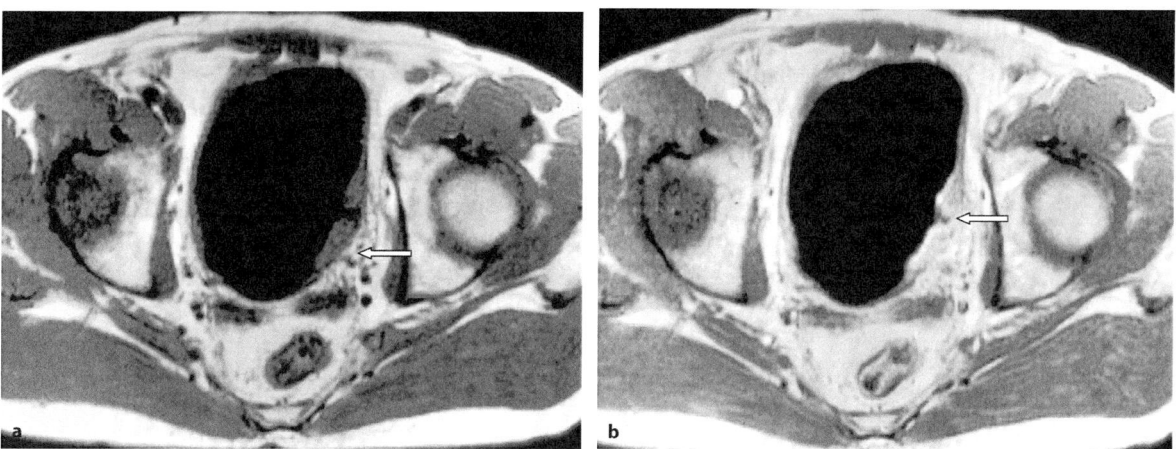

◘ **Abb. 3.10a, b. Karzinom der Harnblase lateral links**, axiale MRT, T1w vor (**a**) und nach KM-Gabe (**b**).
Im zentralen Bereich des Tumors zeigt sich ein Defektareal (Pfeil) bei Zustand nach vorangegangener
Biopsie). (Aus: Müller-Lisse et al. 1998)

3.3.6 Trauma

■ **Pathogenese und Klinik**

Etwa 11% aller Verletzungen des Urogenitaltrakts betreffen die Blase. Im Großteil der Fälle handelt es sich um Verletzungen im Rahmen eines Polytraumas.

Man unterscheidet 2 Formen des Blasentraumas mit jeweils unterschiedlichen Konsequenzen. Die häufige **extraperitoneale Blasenruptur** entsteht oft im Zusammenhang mit Beckenringfrakturen. **Intraperitoneale Blasenrupturen** sind seltener und durch ein direktes Unterbauchtrauma mit Druckerhöhung in einer gefüllten Blase (z. B. durch Sicherheitsgurt) bedingt. Die Ruptur erfolgt meist am Blasendach, dem Locus minoris resistentiae. Kombinierte intra- und extraperitoneale Verletzungen kommen vor.

Zur nichttraumatischen Blasenruptur kommt es bei vorgeschädigter Blase, z. B. durch Tumoren oder Entzündungen (Tbc), Narben oder als Folge eines Harnverhalts bei infravesikalen Hindernissen (Prostatahyperplasie, Urethrastriktur). Die Klassifikation der Blasenverletzungen ist in ◘ Tab. 3.3 dargestellt.

Typisches **Leitsymptom** ist der Harndrang ohne Miktion. Ist die Miktion noch möglich, findet sich eine Makrohämaturie oder eine spontane Blutung ex urethra.

Allgemeine Symptome einer Blasenruptur sind Unterbauchschmerzen, Hämaturie sowie Harndrang mit Dysurie oder Harnverhalt.

Abhängig von der Größe des Extravasats sind bei der intraperitonealen Verletzung Peritonismus, Anstieg der Retentionsparameter durch Rückresorption und ein paralytischer Ileus zu finden.

◘ **Tab. 3.3.** Klassifikation der Blasenverletzungen

Typ	Merkmal
Typ 1	Blasenkontusion
Typ 2	Intraperitoneale Ruptur
Typ 3	Interstitielle Verletzung
Typ 4	Extraperitoneale Ruptur
Typ 5	Kombinierte Verletzung

■ **Bildgebung**

Die Diagnose findet mittels retrograder Urethrozystografie statt (◘ Abb. 3.11, ◘ Abb. 3.12). Die Sonografie gibt den eher unspezifischen Hinweis auf unklare freie intraabdominelle Flüssigkeit. Beim polytraumatisierten Patienten kann im Rahmen der Traumaabklärung mittels CT eine Ausscheidungsphase erfolgen bzw. der dauerkatheterisierte Patient kann eine Kontrastmittelfüllung der Blase erhalten.

■ **Therapie**

Intraperitoneale Rupturen werden sofort operativ übernäht. Bei kleineren extraperitonealen Rupturen kann ein Blasendauerkatheter für ca. 7 Tage genügen.

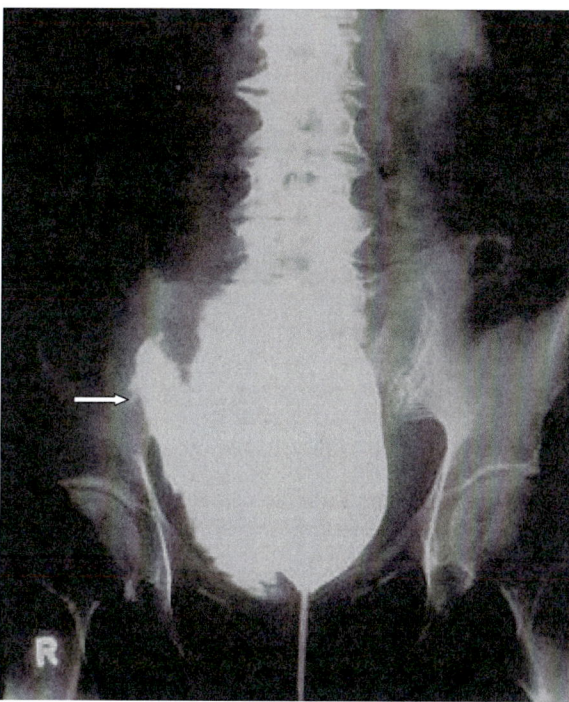

◘ **Abb. 3.11. Extraperitoneale Blasenruptur** mit Kontrastmittelaustritt im Bereich der lateralen Blasenwand rechts (Pfeil), Zystografie

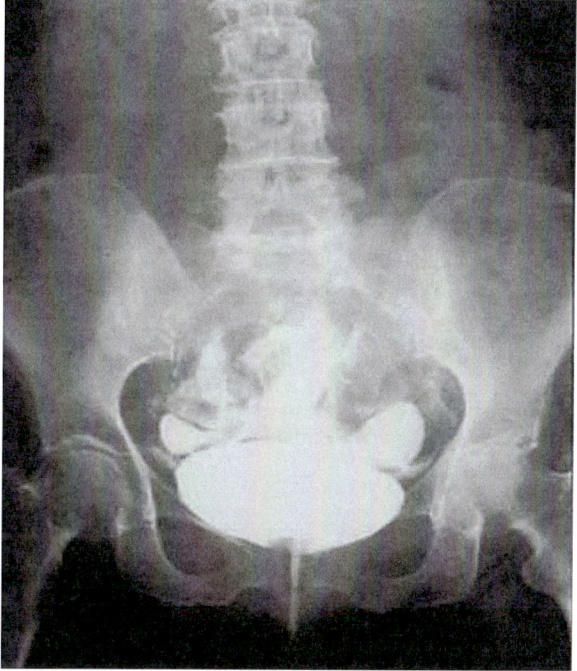

◘ **Abb. 3.12. Intraperitoneale Blasenruptur** mit von Kontrastmittel umflossenen Darmschlingen, Zystografie

■ **Literatur**

Baltaci S, Resorlu B, Yagci C, Turkolmez K, Gogus C, Beduk Y. Computerized tomography for detecting perivesical infiltration and lymph node metastasis in invasive bladder carcinoma. Urol Int. 2008; 81(4): 399-402

Barentsz JO, Jager GJ, Witjes JA, Ruijs JH. Primary staging of urinary bladder carcinoma: the role of MRI and a comparison with CT. Eur Radiol. 1996; 6(2): 129-33. Review.

Beyersdorff D, Zhang J, Schöder H, Bochner B, Hricak H. Bladder cancer: can imaging change patient management? Curr Opin Urol. 2008; 18(1): 98-104. Review.

Kivrak AS, Kiresi D, Emlik D, Odev K, Kilinc M. Comparison of CT virtual cystoscopy of the contrast material-filled bladder with conventional cystoscopy in the diagnosis of bladder tumours. Clin Radiol. 2009; 64(1): 30-7

Mueller-Lisse GU, Heuck AF, Barentsz JO. Bladder. In: Heuck A, Reiser M (eds). Abdominal and Pelvic MRI. Medical Radiology – Diagnostic Imaging and Radiation Oncology (Baert AL, Heuck FHW, Youker JE, series eds.), Springer, Berlin, Heidelberg, New York 1998, 328: 209–228

Panebianco V, Sciarra A, Di Martino M, et al. Bladder carcinoma: MDCT cystography and virtual cystoscopy. Abdom Imaging. 2009; May 27 (Epub ahead of print).

Ramchandani P, Buckler PM. Imaging of genitourinary trauma. Am J Roentgenol. 2009; 192(6): 1514-23. Review.

Tsiouris A, Ahmed HU, Kumar N, Kaisary AV. Urachal tumour: clinical and radiological features of a poorly understood carcinoma. Ann R Coll Surg Engl. 2007; 89(6): W17-8. Review.

Zhang J, Gerst S, Lefkowitz RA, Bach A. Imaging of bladder cancer. Radiol Clin North Am. 2007; 45(1): 183-205. Review.

Urethra

A. Haferkamp

4.1   Methoden zur bildgebenden Diagnostik

In der konventionellen Bildgebung kann die weibliche wie männliche Urethra mittels Kontrastmittelinjektion sowohl von antegrad als auch von retrograd dargestellt werden. Das am häufigsten angewandte antegrade Darstellungsverfahren ist die **Miktionszyst-urethrografie**. Dabei wird über einen transurethralen oder suprapubischen Katheter oder eine suprapubische Kanüle Kontrastmittel in die Harnblase injiziert und der Patient im Anschluss gebeten zu miktionieren. Neben einer initialen Beckenübersichtsaufnahme ohne Kontrastmittel erfolgen bei der im Sitzen oder Stehen durchgeführten Untersuchung sodann Aufnahmen der gefüllten Harnblase und der Miktionsphase.

Retrograd kann eine Harnröhre ebenfalls mittels Kontrastmittelinjektion dargestellt werden (**retrograde Urethrografie**). In der Regel erfolgt eine solche bildgebende Darstellung bei einem Patienten in liegender Position und abgewinkeltem Bein (Lauenstein-position). Um eine Extravasation von Kontrastmittel aus dem Meatus externus zu vermeiden, werden häufig entweder in der Harnröhre blockbare Katheter oder Penisklemmen verwendet. Unter geringem Druck kann dann Kontrastmittel in die Harnröhre appliziert werden und nach einer initialen Übersichtsaufnahme ohne Kontrastmittel können Aufnahmen der mit Kontrastmittel gefüllten Harnröhre gemacht werden.

Im Rahmen von Miktionszysturethrografien bzw. retrograden Urethrografien wird das Lumen der Urethra kontrastmittelgefüllt dargestellt. Aber auch verschiedene periurethrale Strukturen können sichtbar werden. Die bekanntesten Beispiele sind die Darstellung der periurethralen Ausführungsgänge der Cowper-Drüsen sowie der prostatische Kollikel, der als Kontrastmittelaussparung erkennbar wird. Daneben führen aber auch Strikturen zu einem Reflux von Kontrastmittel in die Cowper-Ausführungsgänge und Drüsen. Kontrastmittel-Darstellungen der Prostata sowie der Littre-Drüsen können ebenfalls mit urethralen Strikturen oder mit chronischen periurethralen Infektionen assoziiert sein. Nach transurethralen Prostataresektionen kann ein Kontrastmittelreflux in den Ductus ejaculatorius, in den Ductus deferens bis hin zu den Samenblasen nachweisbar sein.

In der Routinediagnostik von Harnröhrenerkrankungen werden **MRT-Untersuchungen** bisher selten eingesetzt. Sie haben aber eine diagnostische Bedeutung bei der Darstellung von Fisteln, die von der Harnröhre ausgehen oder in diese einmünden, bei Harnröhrendivertikeln und bei Harnröhrentumoren. Da mittels der konventionellen Bildgebung der Harnröhre nur das kontrastmittelgefüllte Lumen beurteilt werden kann, kommt insbesondere bei Harnröhrentumoren der kernspintomografischen Darstellung zur Beurteilung der Tumorausbreitung Bedeutung zu.

4.2   Anatomie und Normvarianten

4.2.1   Anatomie

Männliche Urethra

Die männliche Urethra wird in zwei Anteile unterteilt, den posterioren und den anterioren, wobei diese jeweils wiederum in zwei Abschnitte unterschieden werden. Die posteriore Urethra erstreckt sich vom Blasenhals bis zum urogenitalen Diaphragma und besteht aus der prostatischen und der membranösen Urethra. Die prostatische Urethra ist durchschnittlich 3,5 cm lang und verläuft im anterioren Anteil der Prostata. Die membranöse Harnröhre ist durchschnittlich 1–1,5 cm lang und tritt durch das Diaphragma urogenitale. Sie ist der engste Abschnitt der Urethra. Der Kollikel zeigt das Ende der prostatischen Urethra an und damit gleichzeitig den Beginn der membranösen Urethra.

Der anteriore Abschnitt der männlichen Urethra beginnt am Diaphragma urogenitale und endet am Meatus. Er ist unterteilt in den bulbösen und den pendulierenden (penilen) Anteil der Urethra. Der bulböse Abschnitt verläuft durch den Bulbus penis, den Bereich der Harnröhre, der erweitert erscheint und vom M. bulbocavernosus umgeben ist. Der penile Abschnitt der Urethra beginnt am penoskrotalen Übergang und endet am äußeren Meatus. Im Bereich des distalen Anteils der penilen Urethra befindet sich eine ca. 1 cm lange Erweiterung, die Fossa navicularis.

Die männliche Harnröhre enthält auch zahlreiche Drüsen: Im Bereich des Diaphragma urogenitale münden die oft 4–5 cm langen Ausführungsgänge der paarig angelegten Cowper-Drüsen in die proximale bulbäre Urethra. Zahlreiche periurethrale Drüsen (Littre-Drüsen) münden in die anteriore Urethra, insbesondere in die bulbäre Urethra.

Weibliche Urethra

Die weibliche Urethra ist durchschnittlich 4 cm lang und entspricht damit ungefähr der Länge der posterioren Urethra beim Mann. Sie verläuft vom Blasenhals zum Diaphragma urogenitale. Auf Miktionszysturethrografien zeigt sich ihre Weite variabel und abhängig von der Harnflussrate. Zahlreiche submukosale urethrale Drüsen münden in die distale Urethra.

4.2.2 Kongenitale Anomalien

Hintere Urethralklappen

Hintere Urethralklappen sind die häufigste kongenitale Anomalie der männlichen Urethra und verursachen eine moderate bis schwerwiegende Blasenauslassobstruktion. Es werden drei verschiedene Typen von Harnröhrenklappen unterschieden:

- **Typ-1-Klappen** kommen am häufigsten vor und bestehen aus dünnen Gewebssegeln, die vom distalen Kollikel zur Wand der prostatischen Harnröhre ziehen.
- **Typ-2-Klappen** sind Schleimhautfalten, die vom Kollikel zum Blasenhals verlaufen. Obwohl auch diese Strukturen in der Vergangenheit als Harnröhrenklappen angesehen wurden, ist in der Zwischenzeit generell akzeptiert, dass sie nicht obstruktiv sind.
- **Typ-3-Klappen** sind in der distalen prostatischen Urethra in Form eines Diaphragma oder konzentrischen Rings lokalisiert und weisen eine zentrale Öffnung auf.

Harnröhrenklappen können aufgrund der Blasenauslassobstruktion mit einem sekundären vesiko-ureteralen Reflux, der Dilatation des oberen Harntrakts sowie mit einer Verdickung der Blasenwand und Kollageneinlagerungen einhergehen. Eine Miktionszysturethrografie zeigt in der Regel eine Dilatation der posterioren Urethra proximal der Klappen. Die Urethra distal der Klappen weist in der Regel ein normales Kaliber auf (◘ Abb. 4.1).

Ziel der **Therapie** ist die Beseitigung der Blasenauslassobstruktion. Dazu werden in der Regel die Harnröhrenklappen endourologisch inzidiert oder reseziert. Gegebenenfalls müssen zu einem späteren Zeitpunkt auch noch weitere Sekundärveränderungen, wie vesikoureteraler Reflux oder Blasenfunktionsstörungen, operativ korrigiert werden.

Anteriore Urethralklappen

Anteriore Urethralklappen sind obstruktive mukosale Klappen in der penilen Harnröhre. Die Urethra proximal der Harnröhrenklappe kann signifikant erweitert sein.

Angeborene Divertikel der anterioren Harnröhre können ebenfalls zu einer Blasenauslassobstruktion und zu einer proximalen Dilatation führen. Radiologisch kann es schwierig sein, zwischen anterioren urethralen Klappen und einem Divertikel zu unterscheiden.

Ventrale Duplikatur

Verschiedene Variationen und Ausprägungen von urethralen Duplikaturen sind in der Literatur beschrieben worden. Neben einer kurzen, blind endenden akzessorischen Urethra werden auch Verbindungen zur Haupturethra und komplette urethrale Duplikaturen gefunden. Ob sich eine oder beide Urethren mit Röntgenkontrastmittel während der Miktionszysturethrografie oder der retrograden Urethrografie darstellen lassen, hängt von der jeweiligen Anatomie ab. Eine urethrale Duplikatur kann zudem mit einer Duplikatur von Harnblase oder Penis, ggf. sogar beidem assoziiert sein. Penile Deformitäten sowie eine Hypoplasie der Corpora cavernosa werden zusätzlich mit diesen Fehlbildungen assoziiert.

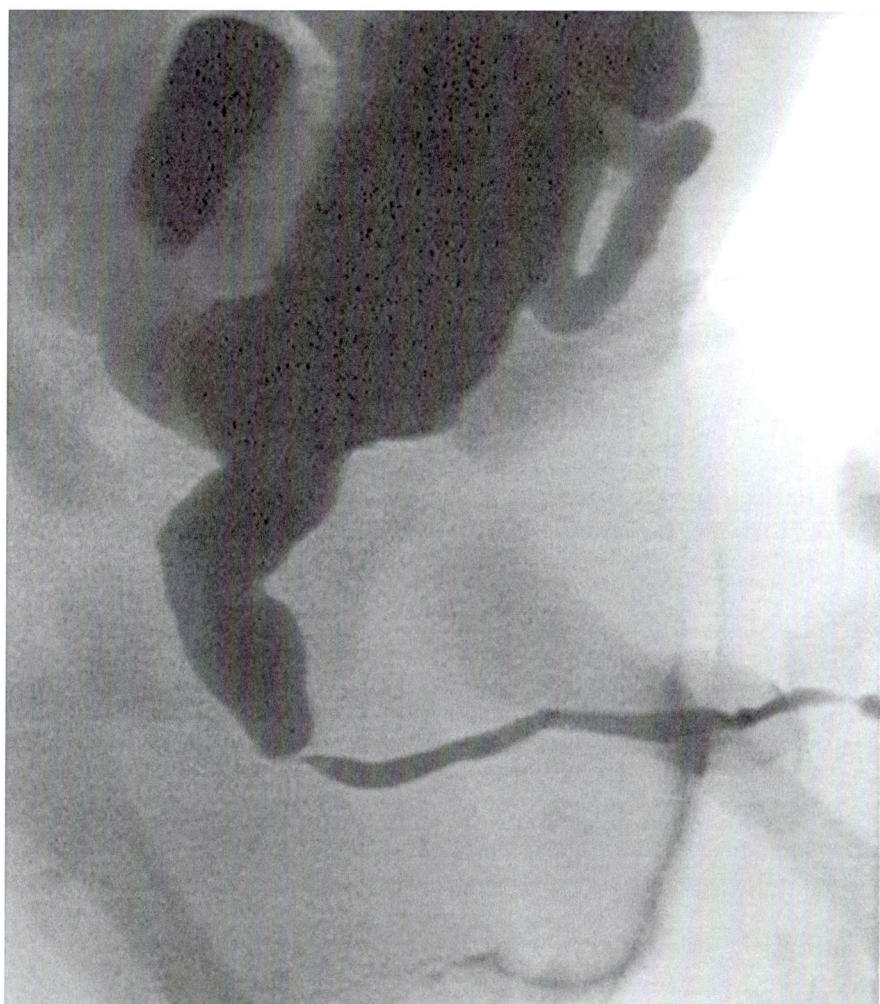

◘ **Abb. 4.1. Harnröhren-klappen**, Miktionszysturethro-grafie eines 8 Wochen alten Jungen. Deutlich ist ein Kaliber-sprung im Bereich der Harnröh-re zu erkennen. Des Weiteren zeigt sich eine stark trabekulier-te Harnblase und ein bilateraler Reflux in den oberen Harntrakt

Epispadien und Hypospadien

Epispadien sind Anomalien mit einem dorsal lokalisierten urethralen Meatus im Bereich des Penisschafts und damit verbunden einer Verkürzung der Urethra. Diese Anomalie ist in der Regel assoziiert mit einer Form der Blasenextrophie. Die isolierte Epispadie stellt einen partiellen Verschlussdefekt der dorsalen Wand der Urethra dar.

Bei der Hypospadie ist der urethrale Meatus nicht an der Spitze der Glans penis lokalisiert, sondern kann auf der Ventralseite des Penis oder sogar penoskrotal verlagert sein. Am häufigsten finden sich penile Verlagerungen des Meatus urethrae, penoskrotale Hypospadien sind selten. Häufig assoziiert mit dieser Fehlbildung ist zusätzlich eine ventrale Penisverkrümmung, basierend auf dem Vorhandensein einer fibrösen Chorda.

Solche kongenitalen Anomalien werden in der Regel operativ korrigiert. Dazu stehen zahlreiche Operationsverfahren zur Verfügung, wobei diese umso aufwendiger werden, je weiter der Meatus in Richtung penoskrotal verlagert ist.

4.3   Pathologische Befunde

4.3.1   Inflammatorische Erkrankungen

Gonorrhoe

- **Pathogenese und Klinik**

Früher war die Ursache der Harnröhrenstriktur zumeist entzündlicher Genese, wobei Geschlechtskrankheiten und Tuberkulose die Hauptverursacher der Strikturen waren. Seit der Einführung der antibiotischen Therapie gehen die entzündlichen Ursachen für eine Harnröhrenstriktur zurück.

Die Gonokokken-Urethritis ist eine der häufigsten Ätiologien der postinflammatorischen Striktur der Urethra. Die Infektion beginnt in der Regel mit dem Befall der paraurethralen Drüsen in der distalen Urethra und schreitet nach proximal in den Bulbus urethrae fort, beschränkt sich aber meist auf den urethralen Anteil distal des externen urethralen Sphinkters. In späten Stadien kommt es zu einer fibrösen Vernarbung und Strikturierung der Urethra. Dabei kommt es zu narbigen Kontrakturen im Corpus spongiosum und zur narbigen Brückenbildung gegenüber liegender Schleimhautbezirke.

Die Therapie aller Harnröhrenstrikturen unabhängig von ihrer Ätiologie umfasst in der Regel die endourologische Schlitzung der Engstelle mit einem Sachse-Urethrotom. Bei rezidivierenden Harnröhrenstrikturen ist dieses Verfahren nicht erfolgreich. Stattdessen werden dann offen chirurgische Verfahren wie End-zu-End-Resektionen der Harnröhre oder Augmentationen der Harnröhre mit Mundschleimhaut angewendet.

- **Bildgebung**

Während posttraumatische Strikturen in der Regel kurz und fokal lokalisiert sind, tendieren postinflammatorische Strikturen dazu, längere Segmente der Urethra zu involvieren. In der **Urethrografie** weisen Strikturen häufig eine verengte irreguläre Kontur der Harnröhre auf (◻ Abb. 4.2). Sie werden häufiger im Bereich der bulbären als im Bereich der pendulierenden Urethra gesehen. In schweren Fällen kann die gesamte anteriore Urethra verengt sein. Neben der Miktionszysturethrografie und der retrograden Urethrografie gewinnt zunehmend auch die B-Mode und die **Doppler-Sonografie** der Urethra zur Diagnostik von Harnröhrenstrikturen an Bedeutung. Vereinzelt wird auch die **MRT** in der Routinediagnostik eingesetzt.

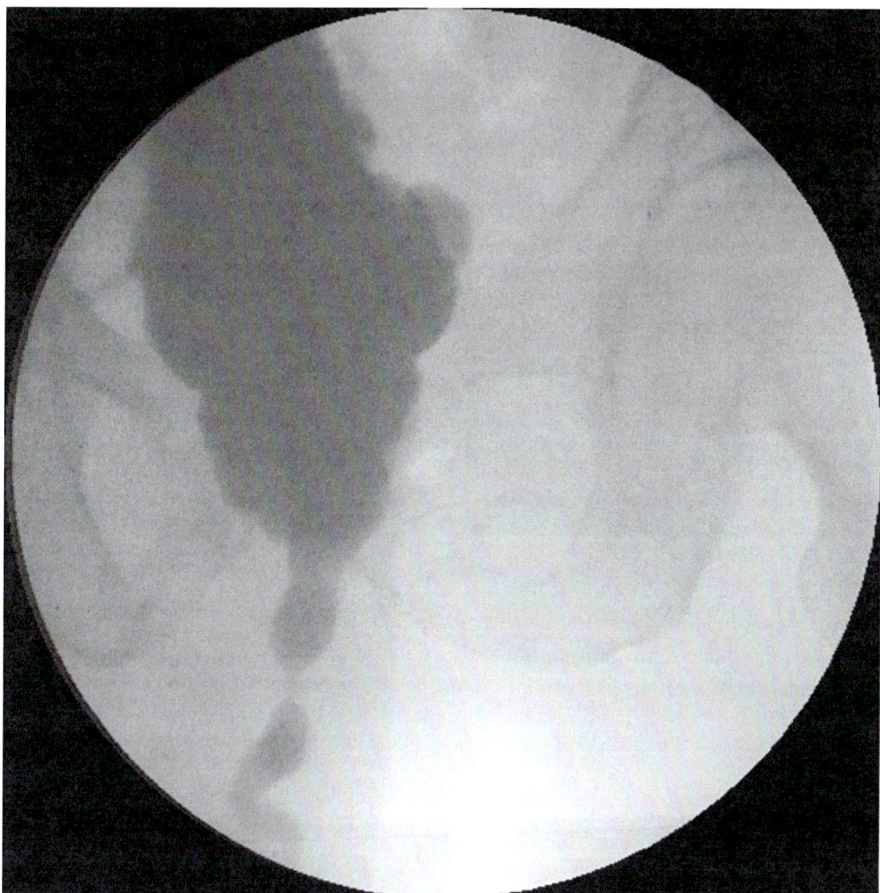

Abb. 4.2. Harnröhrenstriktur, am Übergang bulbär/penil in einer Miktionszysturethrografie eines 26-jährigen Patienten. Aus der Anamnese des Patienten ist eine verspätet behandelte Gonokokkenurethritis bekannt

Nicht-Gonokokken-Urethritis

Urethrale Infektionen können auch durch andere pathogene Keime als Gonokokken verursacht sein. Zu den häufigsten Erregern zählen Chlamydien, Mykoplasmen, Viren und Protozoen. Nicht-Gonokokken-Urethritiden versuchen aber eher selten Harnröhrenstrikturen.

Condylomata accuminata

Condylomata accuminata sind eine häufige virale Geschlechtskrankheit, die sich in Form von squamösen Papillomen im Bereich des äußeren Genitales, Perineums und der Perianalregion manifestiert. Diese Papillome können sich zudem in der Urethra ausbreiten.

In der **retrograden Urethrografie** zeigen sich dabei charakteristisch multiple urethrale Füllungsdefekte im Bereich der anterioren Urethra. In der Regel treten weder Strikturen noch Ulzerationen auf.

4.3.2 Urethrale Traumata

Posteriore Verletzungen

- **Pathogenese und Klassifikation**

Der Übergang der prostatischen zur membranösen Harnröhre ist der Bereich, der am häufigsten durch Beckenfrakturen bei Patienten verletzt wird. Aufgrund der schlechten Fixation der membranösen Harnröhre im Vergleich zur prostatischen Harnröhre kommt es dabei häufiger zu Einrissen der membranösen Urethra als Folge von verschiedenen Zugkräften im Bereich einer Beckenfraktur. Drei verschiedene Typen der posterioren Urethralverletzung sind aufgrund von Veränderungen in der retrograden Urethrografie beschrieben worden (Übersicht).

Typen der posterioren Urethralverletzung (je nach Befund in der retrograden Urethrografie)

- Bei der **Typ-1-Verletzung** scheint die posteriore Urethra gedehnt ohne Kontrastmittelextravasation.
- Bei der **Typ-2-Verletzung** zeigt sich eine Ruptur der Urethra im Bereich des prostatomembranösen Übergangs oberhalb des Diaphragma urogenitale. Bei der retrograden Urethrografie kommt es zu einer Kontrastmittelextravasation oberhalb des intakten Diaphragma urogenitale in das Cavum retzii.
- Bei der **Typ-3-Verletzung** handelt es sich um einen Abriss der Urethra unterhalb des Diaphragma urogenitale. Dabei kommt es zu einer Kontrastmittelextravasation sowohl oberhalb als auch unterhalb des Diaphragma urogenitale.

Die Wahrscheinlichkeit für das Vorliegen einer hinteren Harnröhrenverletzung nimmt bei Frakturen des Os pubis zu, insbesondere dann, wenn es zu einer Symphysensprengung und Fragmentierung des Os pubis im Bereich der Symphyse kommt. Strikturen der Urethra sind bei dieser Art von Verletzung häufig.

Blasenhalslazerationen, die bis in die proximale prostatische Urethra hineinreichen, werden als **Typ-4-Urethralverletzungen** bezeichnet.

- **Bildgebung**

Die CT bzw. MRT des Beckens stellen insbesondere bei polytraumatisierten Patienten mit Beckenfrakturen das diagnostische Verfahren der ersten Wahl dar.

> **❶** CT und MRT sollten vor einer retrograden Urethrografie erfolgen, da die umgekehrte Untersuchungsreihenfolge zu fehlerhafter Diagnostik von Beckenblutungen führen kann.

Anteriore Urethralverletzungen

Die anteriore Urethra ist wesentlich seltener von Verletzungen betroffen als die hintere Urethra. Der übliche Verletzungsmechanismus ist in der Regel eine direkte Kompressionsverletzung im Bereich des Perineums, z. B. ein Straddle-Trauma. Dies resultiert in einer Kompression der bulbären Urethra zwischen dem Objekt und dem inferioren Anteil des Os pubis. Bei der Verletzung der anterioren Urethra kann zwischen einer Kontusion und einem partiellen bzw. kompletten Abriss unterschieden werden. Der partielle oder komplette Abriss der vorderen Urethra wird als **Typ-5-Verletzung bezeichnet**. Urethrale Strikturen treten als Komplikation im Bereich des mittleren und proximalen Bulbus auf.

Iatrogene Urethralverletzungen

Einliegende transurethrale Katheter, traumatische transurethrale Kathetereinlagen, Bestrahlung und transurethrale chirurgische Verfahren und Prozeduren können eine Harnröhrenverletzung verursachen. Strikturen sind die häufigsten Spätkomplikationen solcher Verletzungen. Obwohl urethrale Entzündungen bedingt durch Langzeitkatheterisierung in jedem Bereich der Urethra Strikturen auslösen können, treten die meisten im penoskrotalen Übergang auf, wo der Katheter zu Druckischämien und Nekrosen führen kann.

4.3.3 Urethrale Tumoren

Urethrale Polypen

Die meisten Urethralpolypen entstehen in der hinteren männlichen Urethra und weisen einen Stiel zum Kollikel auf. Sie werden in der Regel bei Kindern diagnostiziert und bestehen aus einem bindegewebigen Kern, überzogen mit Urothel. Im Rahmen einer Urethrografie stellen sich diese Urethralpolypen als längliche Füllungsdefekte in der hinteren Harnröhre dar, die schwierig von Urethralkonkrementen oder Koageln zu unterscheiden sind.

Urethralkarzinom

- **Pathogenese**

Plattenepithelkarzinome sind die häufigsten malignen urethralen Tumoren. Sie entwickeln sich in der vorderen Urethra in Arealen, wo vorbestehende postentzündliche Strikturen vorliegen.

Transitionalzellkarzinome weisen ein häufigeres Auftreten in der posterioren Urethra auf. Urethrale Adenokarzinome entstehen in der Regel entweder aus den Cowper- oder den Littre-Drüsen.

- **Bildgebung**

In der antegraden oder retrograden **Urethrografie** zeigen sich dabei Füllungsdefekte oder irreguläre Strikturen. Da sich aber die meisten Urethralkarzinome an Stellen entzündlicher Strikturen entwickeln, ist es oft schwierig radiologisch zwischen einem Urethralkarzinom und einer benignen Striktur zu differenzieren. Neben der Miktionszysturethrografie und der retrograden Urethrografie zur Evaluierung der Ausdehnung von Tumoren haben sich **MRT-Untersuchungen** durchgesetzt, da diese zusätzliche Informationen über die periurethrale Tumorausbreitung geben können (◘ Abb. 4.3). Außerdem werden häufig zusätzlich **sonografische Untersuchungen** durchgeführt, die ebenfalls sowohl die intraluminale als auch die periurethrale Tumorausdehnung abschätzen können.

Urethrale Metastasen

Harnröhrenmetastasen von Tumoren sind nicht selten. Transitionalzellkarzinome der Harnblase und Adenokarzinome der Prostata sind die häufigsten Tumorarten, die sekundär die Urethra involvieren, zumeist über eine direkte Infiltration. Aber urethrale Metastasen können auch im Rahmen einer Fernmetastasierung anderer Tumoren auftreten.

4.3.4 Harnröhrenkonkremente

- **Pathogenese und Klinik**

Die meisten Harnröhrenkonkremente sind aus dem oberen Harntrakt oder aus der Harnblase migrierte Konkremente, die im Bereich einer Harnröhrenstriktur oder bei einer engen Harnröhre hängen bleiben und eine akute subvesikale Obstruktion auslösen können. Während diese Konkremente in der Regel mit einer Akutsymptomatik einhergehen, tritt diese bei Konkrementen; die in der Harnröhre entstehen, nicht auf, da diese nur langsam wachsen. In der Urethra entstandene Konkremente werden häufiger bei chronischer Urinstase, Infektionen, Strikturen oder Harnröhrendivertikeln beobachtet. Insbesondere bei Frauen können Konkremente in Harnröhrendivertikeln gefunden werden.

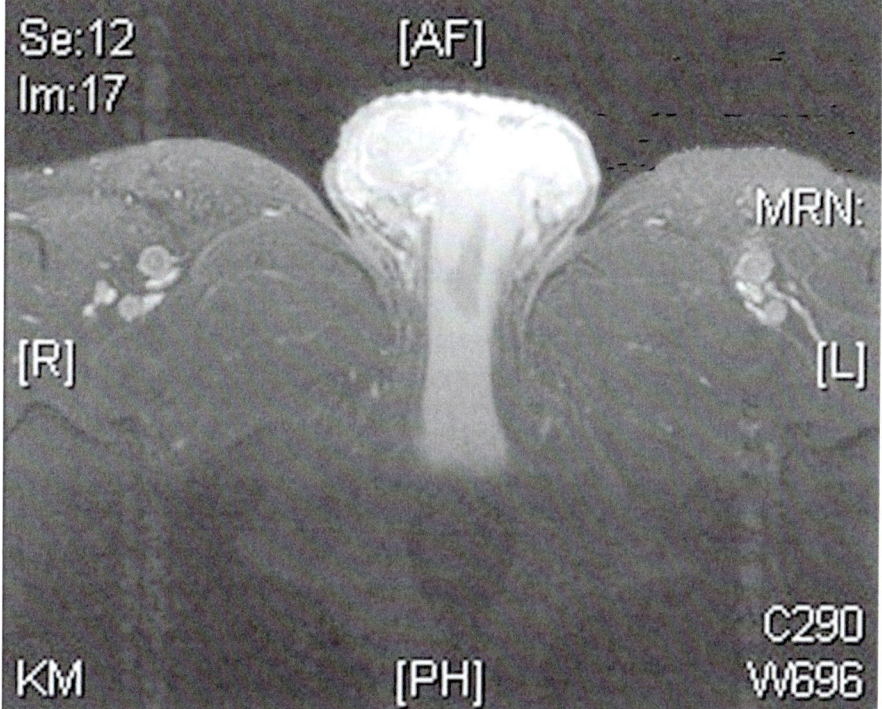

Abb. 4.3. Urethrastriktur aufgrund eines Karzinoms.
In der MRT eines 48-jährigen Mannes zeigt sich eine ca. 3 cm lange irregulär begrenzte Struktur im Bereich der Urethra. Im Rahmen der histologischen Aufarbeitung und der Umfelddiagnostik ergab sich der Nachweis eines primären Adenokarzinoms der Urethra

- **Bildgebung**

Meist sind diese Konkremente röntgendicht und können bereits in den Übersichtsaufnahmen identifiziert werden. Im Rahmen einer retrograden Urethrografie bzw. eines Miktionszysturethrogramms zeigen sich eine enge Nachbarschaft der Konkremente zur kontrastmittelgefüllten Harnröhre oder eine Kontrastmittelaussparung in der Harnröhre.

4.3.5 Harnröhrenfisteln

- **Pathogenese**

Urethrale Fisteln können postinfektiös, traumatisch, im Rahmen von chirurgischen Eingriffen und kongenital auftreten. Sie enden entweder blind, in der Haut, in benachbarten Hohlorganen oder in anderen urethralen Segmenten.

- **Bildgebung**

Urethrovaginale Fisteln bei Frauen sind durch die Kontrastmittelfüllung der Vagina im Rahmen eines **Miktionszysturethrogramms** nachweisbar. Dabei muss allerdings die vaginale Kontrastmittelfüllung von einem Reflux des Kontrastmittels in die Vagina, einem normalen physiologischen Vorgang bei der Miktion junger Mädchen, unterschieden werden.

Rektourethrale Fisteln können bei geringem Fistellumen mittels konventioneller Bildgebung schwierig nachzuweisen sein, sodass ergänzend **kernspintomografische Untersuchungen** zum Fistelnachweis eingesetzt werden können. Als Zusatzinformationen erhält der Arzt dafür aber auch Informationen über den Fistelverlauf und die beteiligten Strukturen, z. B. den analen Sphinkter.

4.3.6 Urethraldivertikel

- **Pathogenese**

Harnröhrendivertikel können kongenital vorkommen, meist treten sie aber als Komplikation von Infektionen oder Verletzungen auf. Sie können auch das Ergebnis von in die Harnröhre perforierenden oder fistulierenden Periurethralabszessen sein. Die Inzidenz von Harnröhrendivertikeln ist bei Frauen höher als bei Männern. Harnröhrendivertikel können multilokulär auftreten und auch Konkremente enthalten. Ausgehend vom Divertikelepithel können Karzinome entstehen.

- **Bildgebung**

In **Miktionszysturethrografien** stellen sich Urethraldivertikel oft mit Kontrastmittel dar, das nach der Miktion im Divertikel verbleibt. Allerdings füllen sich nicht alle Divertikel mit Kontrastmittel während des Miktionszysturethrogramms. Zur weiteren Abklärung dieser Fälle bietet sich der perineale oder endovaginale **Ultraschall** oder die **MRT** an.

- **Therapie**

Distale Harnröhrendivertikel können bei der Frau nach perineal marsupialisert werden, proximale Divertikel sollten vollständig abgetragen werden.

▪▪ Literatur

Agrawalla S, Pearce R, Goodman TR. How to perform the perfect voiding cystourethrogram. Pediatric Radiology 2004;34(2):114-119

Ali M, Safriel Y, Sclafani SJ, Schulze R. CT signs of urethral injury. Radiographics 2003;23(4):951-63; discussion 63-66

Beluffi G, Fiori P, Pietrobono L, Romano P. Cowper's glands and ducts: radiological findings in children. La Radiologia medica 2006;111(6):855-862

Berna JD, Berna JD, Jr., Aparicio Meson M. Urethrography in the male: the clamp method. Acta Radiol 2009;50(2):233-237

Blander DS, Rovner ES, Schnall MD, et al. Endoluminal magnetic resonance imaging in the evaluation of urethral diverticula in women. Urology 2001;57(4):660-665

Bosio M, Manzoni GA. Detection of posterior urethral valves with voiding cystourethrosonography with echo contrast. The Journal of urology 2002;168(4 Pt 2):1711-1715; discussion 5

Breyer BN, Cooperberg MR, McAninch JW, Master VA. Improper retrograde urethrogram technique leads to incorrect diagnosis. The Journal of urology 2009;182(2):716-717

Chou CP, Huang JS, Wu MT, et al. CT voiding urethrography and virtual urethroscopy: preliminary study with 16-MDCT. Ajr 2005;184(6):1882-1888

Chou CP, Levenson RB, Elsayes KM, et al. Imaging of female urethral diverticulum: an update. Radiographics 2008;28(7):1917-1930

Choudhary S, Singh P, Sundar E, Kumar S, Sahai A. A comparison of sonourethrography and retrograde urethrography in evaluation of anterior urethral strictures. Clinical radiology 2004;59(8):736-742

Duran C, Valera A, Alguersuari A, et al. Voiding urosonography: the study of the urethra is no longer a limitation of the technique. Pediatric radiology 2009;39(2):124-131

Eggert T, Palisaar J, Metz P, Noldus J. Assessing the vesico-urethral anastomosis after radical retropubic prostatectomy: transrectal ultrasonography can replace cystography. BJU international 2007; 100(6): 1268-1271

El-Kassaby AW, Osman T, Abdel-Aal A, Sadek M, Nayef N. Dynamic three-dimensional spiral computed tomographic cysto-urethrography: a novel technique for evaluating post-traumatic posterior urethral defects. BJU international 2003;92(9):993-996

Elsayes KM, Mukundan G, Narra VR, Abou El Abbass HA, Prasad SR, Brown JJ. Endovaginal magnetic resonance imaging of the female urethra. Journal of computer assisted tomography 2006;30(1):1-6

Gallentine ML, Morey AF. Imaging of the male urethra for stricture disease. The Urologic clinics of North America 2002;29(2):361-372

Golomb J, Leibovitch I, Mor Y, Morag B, Ramon J. Comparison of voiding cystourethrography and double-balloon urethrography in the diagnosis of complex female urethral diverticula. European radiology 2003;13(3):536-542

Gupta N, Dubey D, Mandhani A, Srivastava A, Kapoor R, Kumar A. Urethral stricture assessment: a prospective study evaluating urethral ultrasonography and conventional radiological studies. BJU international 2006;98(1):149-153

Ingram MD, Watson SG, Skippage PL, Patel U. Urethral injuries after pelvic trauma: evaluation with urethrography. Radiographics 2008;28(6):1631-1643

Kamat N. Dynamic three-dimensional spiral computed tomographic cysto-urethrography: a novel technique for evaluating post-traumatic posterior urethral defects. BJU international 2004;94(1):191

Kamat NN. Urethral stricture assessment: a prospective study evaluating urethral ultrasonography and conventional radiological studies. BJU international 2007;99(3):699-700

Kawashima A, Sandler CM, Wasserman NF, LeRoy AJ, King BF, Jr., Goldman SM. Imaging of urethral disease: a pictorial review. Radiographics 2004;24 Suppl 1:S195-216

Kim B, Kawashima A, LeRoy AJ. Imaging of the male urethra. Seminars in ultrasound, CT, and MR 2007;28(4):258-273

Lo WC, Wang CR, Lim KE. Diagnosis of the congenital urethral anomalies of male child by voiding cystourethrography. Acta paediatrica Taiwanica = Taiwan er ke yi xue hui za zhi 1999;40(3):152-156

Macura KJ, Genadry RR, Bluemke DA. MR imaging of the female urethra and supporting ligaments in assessment of urinary incontinence: spectrum of abnormalities. Radiographics 2006;26(4):1135-1149

Mitterberger M, Christian G, Pinggera GM, et al. Gray scale and color Doppler sonography with extended field of view technique for the diagnostic evaluation of anterior urethral strictures. The Journal of urology 2007;177(3):992-996; discussion 7

Myers RP, Cahill DR, Kay PA, et al. Puboperineales: muscular boundaries of the male urogenital hiatus in 3D from magnetic resonance imaging. The Journal of urology 2000;164(4):1412-1419

Neitlich JD, Foster HE, Jr., Glickman MG, Smith RC. Detection of urethral diverticula in women: comparison of a high resolution fast spin echo technique with double balloon urethrography. The Journal of urology 1998;159(2):408-410

Nolte-Ernsting C, Glowinski A, Schaeffter T, Adam G, Gunther RW. Gadolinium-enhanced magnetic resonance fluoroscopy used as micturating cystourethrography: experiences in adult male patients. Investigative radiology 2003;38(10):617-624

Noorani S, Rao AR, Callaghan PS. Urethral metastasis: an uncommon presentation of a colonic adenocarcinoma. International urology and nephrology 2007;39(3):837-839

Ockrim JL, Allen DJ, Shah PJ, Greenwell TJ. A tertiary experience of urethral diverticulectomy: diagnosis, imaging and surgical outcomes. BJU international 2009;103(11):1550-1554

Osman Y, El-Ghar MA, Mansour O, Refaie H, El-Diasty T. Magnetic resonance urethrography in comparison to retrograde urethrography in diagnosis of male urethral strictures: is it clinically relevant? European urology 2006;50(3):587-93; discussion 94

Pavlica P, Barozzi L, Menchi I. Imaging of male urethra. European radiology 2003;13(7):1583-1596

Pavlica P, Menchi I, Barozzi L. New imaging of the anterior male urethra. Abdominal imaging 2003;28(2):180-186

Prasad SR, Menias CO, Narra VR, et al. Cross-sectional imaging of the female urethra: technique and results. Radiographics 2005;25(3):749-761

Ramchandani P, Buckler PM. Imaging of genitourinary trauma. Ajr 2009;192(6):1514-1523

Sala Barange X, Schorlemmer WC, Alvarez Vijande R, Carretero Gonzalez P. Barcelona retrograde urethrography: a new device and technique. The Journal of urology 1999;161(6):18631864

Spencer Netto FA, Hamilton P, Kodama R, et al. Retrograde urethrocystography impairs computed tomography diagnosis of pelvic arterial hemorrhage in the presence of a lower urologic tract injury. Journal of the American College of Surgeons 2008;206(2):322-327

Sung DJ, Kim YH, Cho SB, et al. Obliterative urethral stricture: MR urethrography versus conventional retrograde urethrography with voiding cystourethrography. Radiology 2006;240(3):842-848

Takeuchi M, Matsuzaki K, Nishitani H. Clear cell adenocarcinoma of the female urethra: magnetic resonance imaging. Journal of computer assisted tomography 2009;33(1):142-144

Warren J, Pike JG, Leonard MP. Posterior urethral valves in Eastern Ontario - a 30 year perspective. The Canadian journal of urology 2004;11(2):2210-2215

Nebenniere

S.A. Schwab, M. Uder

5.1   Methoden zur Diagnostik

Die **Sonografie** spielt in der Diagnostik von Nebennierenpathologien beim Erwachsenen eine eher untergeordnete Rolle. Der Hauptgrund hierfür ist die oft deutlich herabgesetzte Einsehbarkeit der Nebennierenloge. Demgegenüber werden jedoch oftmals gerade größere Nebennierenläsionen inzidenziell bei Sonografien des Abdomens oder der Nieren entdeckt, die dann mit anderen bildgebenden Verfahren weiter abgeklärt werden.

Die **CT** ist die wohl am weitesten verbreitete Methode in der Nebennierendiagnostik. Aufgrund ihrer hohen Ortsauflösung können selbst diskrete Läsionen erkannt werden. Die Analyse der CT-Dichtewerte (Hounsfield-Einheiten, HE) kann wertvolle differenzialdiagnostische Hinweise liefern. Des Weiteren kann durch den Einsatz von intravenösem iodhaltigem Kontrastmittel die Perfusionsdynamik einer Läsion näher bestimmt werden.

Letzteres gilt auch für den Einsatz von gadoliniumhaltigen Kontrastmitteln in der **MRT**. Die Kernspintomografie bietet darüber hinaus einen exzellenten Weichteilkontrast und die Möglichkeit der Fettdetektion in Geweben.

5.2   Anatomie und Normvarianten

5.2.1   Topografie und Größe

Die Nebennieren liegen gemeinsam mit den Nieren eingebettet im retroperitonealen Fett. Die rechte Nebenniere liegt anteromedial des Oberpols der rechten Niere, unmittelbar dorsal der unteren Hohlvene. Die linke Nebenniere befindet sich anteromedial des Oberpols der linken Niere, dorsal der A. und V. lienalis. Jedes der Organe wiegt in etwa 5 g. Die klassische Form der Nebennieren entspricht der eines umgekehrten Y oder V. Daneben finden sich aber auch zahlreiche weitere Formvarianten und die Übergänge sind fließend. Bei Nierenektopie oder -agenesie findet sich in der Mehrzahl der Fälle eine ipsilaterale Nebenniere, deren flache, zur Wirbelsäule parallele Orientierung im axialen Schnittbild in einer strichförmigen Darstellung resultiert.

Auch die Dimensionen der Nebennieren zeigen eine erhebliche Schwankungsbreite und so variieren die Größenangaben in der Literatur zwischen 1,0 und 4,0 cm in axialen Schnittbildern und zwischen 2,0 und 6,0 cm in longitudinaler Ausdehnung. Die einzelnen Nebennierenschenkel weisen eine durchschnittliche Dicke von 0,5–0,8 cm auf.

Sonografisch und CT-morphologisch sind die Nebennieren homogen, die Dichtewerte in der CT werden mit 25–40 HE angegeben. In der MRT sind die Organe in T1w-Aufnahmen hypointens, in T2w-Aufnahmen im Vergleich zur Leber iso- bis hypointens und im Vergleich zur Milz hypointens.

5.2.2   Nebennierenrinde und -mark

Histologisch besteht die Nebennieren aus einer sich aus dem Mesoderm entwickelnden Rinde und einem Mark, dessen Zellen aus der Neuralleiste stammen. Rinde und Mark können in der MRT gelegentlich bei gesunden Patienten, häufiger jedoch bei Patienten mit Nebennierenhyperplasie voneinander differenziert werden, wobei die Rinde dann signalreicher als das Mark zur Darstellung kommt.

Während im Nebennierenkortex Aldosteron, Glukokortikoide und Sexualhormone gebildet werden, sezerniert das Nebennierenmark die Katecholamine Adrenalin und Noradrenalin.

5.2.3 Gefäßversorgung

Die arterielle Versorgung der Nebennieren erfolgt aus Ästen der A. phrenica inferior (A. suprarenalis superior), der Nierenarterien (A. suprarenalis inferior) bzw. direkt aus der Aorta abdominalis (A. suprarenalis media). Der venöse Abstrom über die V. suprarenalis erfolgt rechts zumeist direkt in die V. cava inferior, während das venöse Blut der linken V. suprarenalis über die linke V. phrenica inferior in die linke V. renalis mündet. Verglichen mit der Gegenseite besitzt die rechte V. suprarenalis einen kürzeren Verlauf und ist kaliberschwächer. Dies ist auch der Grund dafür, warum die rechte V. suprarenalis für eine selektive Katheterblutabnahme schwieriger zur sondieren sein kann.

5.2.4 Differenzialdiagnose der Nebennierenläsionen

Durch die räumliche abdominelle Lage der Nebennieren bedingt, kann eine Vielzahl von benachbarten Strukturen adrenale Läsionen vortäuschen. Hierzu zählen u. a. retroperitoneale Lymphknoten, Nierentumoren, Lebertumoren, Parenchymbuckel der Nieren oder der Milz, Pankreasgewebe, dilatierte Venen bei portaler Hypertension, gewunden verlaufende Milzgefäße, Nebenmilzen oder auch Magendivertikel. Multiplanare Ansichten der MRT oder CT sind hierbei meist hilfreich, diese so genannten Pseudotumoren von echten Nebennierenherden zu unterscheiden.

5.3 Pathologische Befunde

5.3.1 Gutartige Tumoren

Adenom

■ **Pathogenese und Klinik**

Adenome der Nebenniere entstehen durch eine benigne Proliferation zumeist lipidreicher Zellen des adrenalen Kortex und werden in Autopsieserien in bis zu 8,7% nachgewiesen. Die Tumoren sind bei Diagnosestellung selten >3 cm, es können grundsätzlich jedoch auch Befunde von bis zu 10 cm erhoben werden. Kleinere Läsionen sind zumeist von homogener Gewebetextur, während bei steigender Größe zunehmend regressive Veränderungen, wie etwa Nekrosen oder Einblutungen gefunden werden.

Die Läsionen können sowohl hormonproduzierend als auch endokrin inaktiv sein. Hormoninaktive Nebennierenadenome, die als Zufallsbefund in der Schnittbilddiagnostik gefunden werden, bezeichnet man auch als **Inzidentalome**.

Der **primäre Hyperaldosteronismus** (Morbus Conn, Conn-Syndrom) wird in 75% der Fälle durch ein hormonproduzierendes Nebennierenadenom (»Aldosteronom«) hervorgerufen; solche Adenome sind bei Diagnosestellung zumeist <2 cm groß. Die vermehrte Aldosteronausschüttung resultiert in Hypertonie, Polyurie, Hypernatriämie und Hypokaliämie.

Dem **Cushing-Syndrom**, das sich u. a. durch Stammfettsucht, Hypertonie und Hirsutismus auszeichnet, liegt in 10–20% ein Nebennierenadenom zugrunde, in bis zu 10% liegt ein Nebennierenkarzinom vor. Da die Hormonproduktion bei Cushing-Adenomen im Gegensatz zu Conn-Adenomen zunächst vom Patienten nicht als unangenehm empfunden wird, sind die Tumoren zum Diagnosezeitpunkt mit 2–5 cm zumeist größer als Aldosteron produzierende Adenome. Die autonome Produktion von Glukokortikoiden durch Cushing-Adenome führt über eine negative Rückkopplung zum Abfall des Plasma-ACTH-Spiegels, was generell in einer Atrophie des nicht adenomatösen ipsilateren Restorgans wie auch der kontralateralen Nebenniere führen kann. Sexualhormon produzierende Nebennierenadenome mit Virilisierung bzw. Femininisierung sind im Vergleich zu Kortisol oder Aldosteron produzierenden Tumoren wesentlich seltener, häufig liegt ein Karzinom vor.

■ Bildgebung

Da die Rindenadenome häufig sehr klein und von retroperitonealem Fett umgeben sind, entgehen sie zumeist der **sonografischen Beurteilung**. Aus diesem Grund ist der Ultraschall nur bedingt zur Beurteilung der Nebennierenadenome geeignet. Bei größeren Läsionen kann die Sonografie jedoch bei der Unterscheidung zwischen zystischen und soliden Formationen hilfreich sein.

Bildgebende Modalitäten der Wahl sind **CT und MRT**, wobei der häufig erhöhte intrazelluläre Fettgehalt der Adenomzellen eine entscheidende Rolle in der Differenzierung gegenüber malignen Läsionen spielt, hier in erster Linie Metastasen und den wesentlich selteneren Nebennierenkarzinomen (◘ Abb. 5.1, ◘ Abb. 5.2, ◘ Abb. 5.3, ◘ Abb. 5.4). Differenzialdiagnostische Probleme können sich dennoch ergeben, etwa wenn ein lipidarmes Adenom oder ein hoch differenziertes, lipidhaltiges Nebennierenrindenkarzinom vorliegen.

In der CT kommen Nebennierenadenome zumeist als rundliche, weitestgehend homogene und zur Umgebung scharf begrenzte Läsionen zur Darstellung (◘ Abb. 5.1, ◘ Abb. 5.2). Verkalkungen oder Nekrosen sind selten anzutreffen, allerdings nimmt die Häufigkeit regressiver Veränderungen mit der Größe der Adenome zu. Die nativen Dichtewerte sind niedrig, Hounsfieldeinheiten (HE) von 10 und darunter gelten als beweisend für das Vorliegen eines Adenoms. Etwa 30% aller Nebennierenadenome weisen jedoch einen nur geringen intrazellulären Fettgehalt auf, sodass die native CT zur korrekten Diagnosestellung oftmals nicht ausreicht.

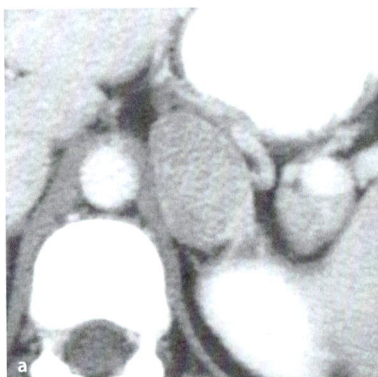 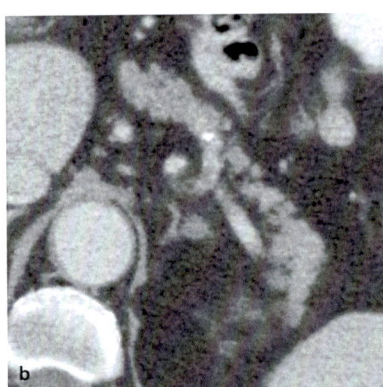 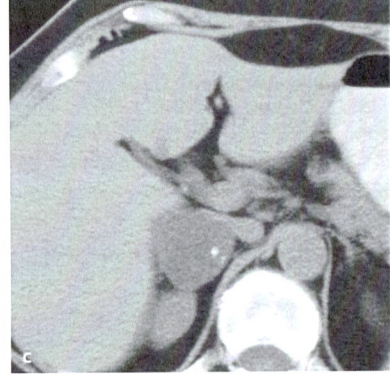

◘ **Abb. 5.1a–c. Unterschiedliche Erscheinungsformen von Nebennierenrindenadenomen. a, b** Kontrastmittel verstärkte CT, axiale Schnittführung. **c** Native CT, axiale Schnittführung: regressive Kalkeinlagerungen

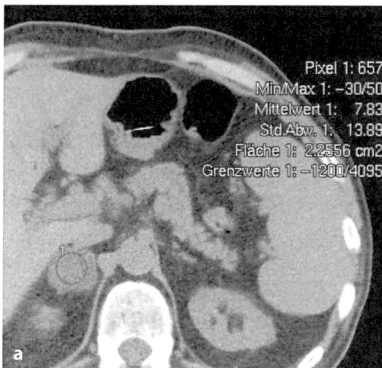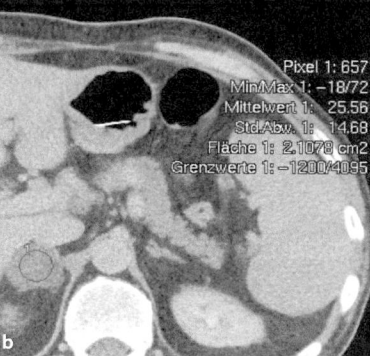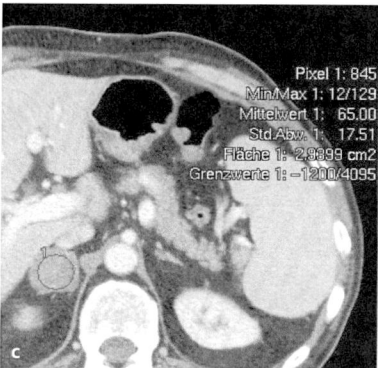

◨ **Abb. 5.2a–c. Nebennierenadenom.** CT in axialer Schnittführung nativ (**a**) ca. 70 s nach Kontrast-mittelgabe (**b**) und 15 min nach Kontrastmittelgabe (**c**). Das Adenom weist in der nativen Untersuchung Dichtewerte um 7 HE auf. Portalvenös finden sich Dichtewerte um 65 HE. In der Spätphase findet man eine mittlere Dichte von 25 HE. Daraus lässt sich ein »absoluter wash-out« von >60% und ein »relativer wash-out« >40% berechnen

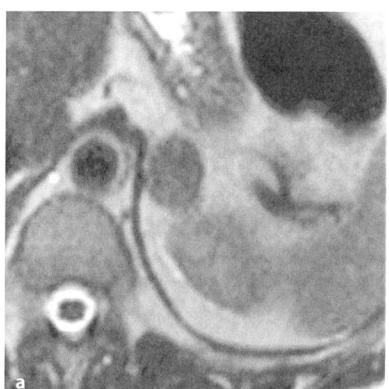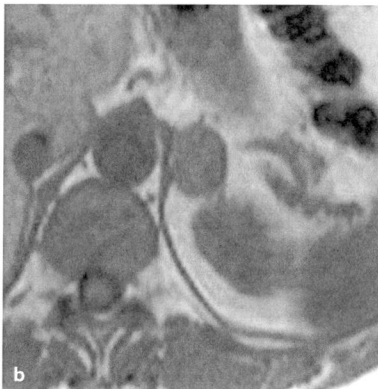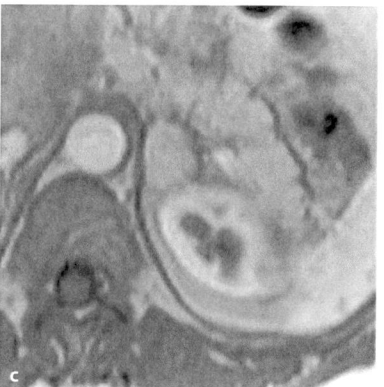

◨ **Abb. 5.3a–c. Nebennierenrindenadenom,** MRT in axialer Schnittführung (**a**); in T2w erscheint das Adenom signalarm. In T1w findet sich ein muskelisointenses Signal (**b**) mit einem Enhancement nach intravenöser Gabe eines Gadoliniumchelats (**c**)

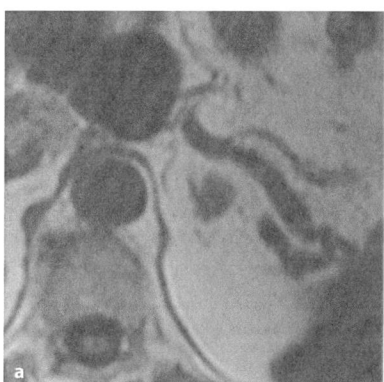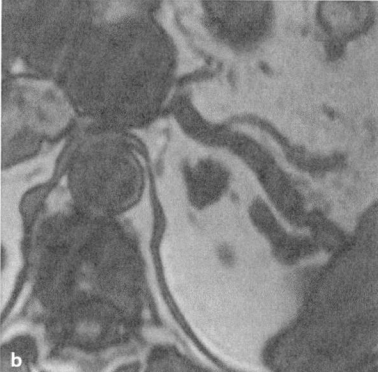

◨ **Abb. 5.4a, b. Nebennierenrindenadenom,** MRT in axialer Schnittführung. T1w in-phase (**a**) und opposed-phase (**b**). Es zeigt sich ein nahezu kompletter Signalverlust der in der opposed-phase-Serie

In der Abgrenzung eines solchen lipidarmen Adenoms gegenüber malignen Nebennierentumoren kann eine **Kontrastmittel-verstärkte CT** weitere Klärung bringen. Dichtewerte von <35 HE 30 min nach der Kontrastmittelgabe gelten als diagnostisch für das Vorliegen eines Adenoms. In neueren Arbeiten wird das Verhältnis der Dichtewerte der portalvenösen und einer späten Kontrastmittelphase zur Diagnosefindung herangezogen. Hierfür werden CT-Aufnahmen der Läsionen sowohl in der portalvenösen Kontrastmittelphase (60–80 s nach Kontrastmittelapplikation) als auch in einer Spätphase 10–15 min nach Kontrastmittelgabe angefertigt (◘ Abb. 5.5, ◘ Abb. 5.6).

Die Auswaschung (»wash out«) des Kontrastmittels aus der Läsion kann mithilfe folgender Formel berechnet werden:

$$\frac{HE\ portalvenös - HE\ Spätphase}{HE\ portalvenös - HE\ nativ} \times 100 - absoluter\ wash\ out$$

Ein Dichteabfall von mindestens 60% spricht für das Vorliegen eines Adenoms.

Die Berechnung dieser Auswaschung setzt das Vorliegen einer nativen Phase voraus – eine Bedingung, die bei im Rahmen einer Kontrastmittel-gestützten CT zufällig entdeckter Nebennierentumoren häufig nicht erfüllt ist. In diesen Fällen kann die relative Auswaschung mit folgender Formel bestimmt werden:

$$\frac{HE\ portalvenös - HE\ Spätphase}{HE\ portalvenös} \times 100 - relativer\ wash\ out$$

Für die Diagnose eines Adenoms muss hierbei ein wash out von mindestens 40% vorliegen.

In der **MRT** unterscheidet sich die Signalcharakteristik der Adenome häufig kaum vom normalen Parenchym der Nebennierenrinde (◘ Abb. 5.3, ◘ Abb. 5.4). So sind Adenome im Vergleich zur Leber in T1w hypo- bis isointens und in T2w zur Leber iso- bis gering hyperintens. Die konventionelle T1- und T2-gewichtete Bildgebung ist bei der Abgrenzung gegenüber Nebennierenmetastasen meist nur bedingt hilfreich, da sich hier in bis zu 30% der Fälle Überschneidungen der Signalintensität finden.

Auch wenn Adenome, analog zur CT, ein rasches Auswaschen des MRT-Kontrastmittels zeigen, herrscht Uneinigkeit darüber, inwieweit die Daten und Schwellenwerte der CT-Protokolle auf die MRT übertragen werden können.

Nachdem in anfänglichen Studien eine Gleichwertigkeit der CT und der MRT bei der Detektion eines vermehrten intrazellulären Fettgehalts gesehen wurde, zeigen neuere Untersuchungen eine leichte Überlegenheit der MRT. Als äußerst hilfreich hat sich hierbei die Charakterisierung der Läsionen anhand des Vergleichs der Signalintensität in nativen T1-gewichteten in-phase- und out-of-phase- bzw. opposed-phase-Serien erwiesen. In lipidreichen Adenomen kann hierbei ein Signalverlust im out-of-phase-Bild festgestellt werden, der sowohl qualitativ als auch quantitativ erfasst werden kann. Der Signalabfall kann visuell anhand eines Vergleichs mit einem in beiden Sequenzen in etwa isointensen Referenzgewebe, wie der Milz oder der autochthonen Rückenmuskulatur beurteilt werden. Die Leber ist als Referenzorgan zu vermeiden, da bei Steatosis hepatis im out-of-phase-Bild ebenfalls ein Signalverlust des hepatischen Parenchyms erfolgt. Eine Quantifizierung lässt sich nach folgender Formel erreichen:

$$\frac{SI\ opposed\ phase}{SI\ in\ phase} \times 100 = Signalverlust$$

Dabei weist ein Signalverlust von 20% oder mehr auf das Vorliegen eines Adenoms hin. Es wurde jedoch gezeigt, dass eine sorgfältige rein visuell-qualitative durchgeführte Beurteilung der in-phase- und out-of-phase- bzw. opposed-phase-Bilder genau so effektiv wie die rechnerische Evaluation sein kann.

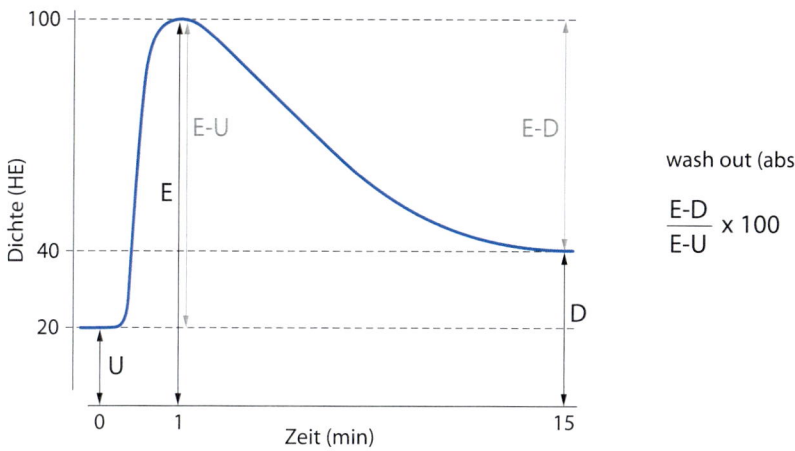

● **Abb. 5.5.** Idealisierte Signalintensitätskurve für die die Berechnung des Kontrastmittel »wash out« in Nebennierenadenomen. Zur Kalkulation des absoluten »wash out« müssen die Dichtewerte vor Kontrastmittelgabe (U, unenhanced), ca. 1 min nach Kontrastmittelgabe (E, enhanced) und in der Spätphase 15 min nach Kontrastmittelgabe (D, delayed) gemessen werden

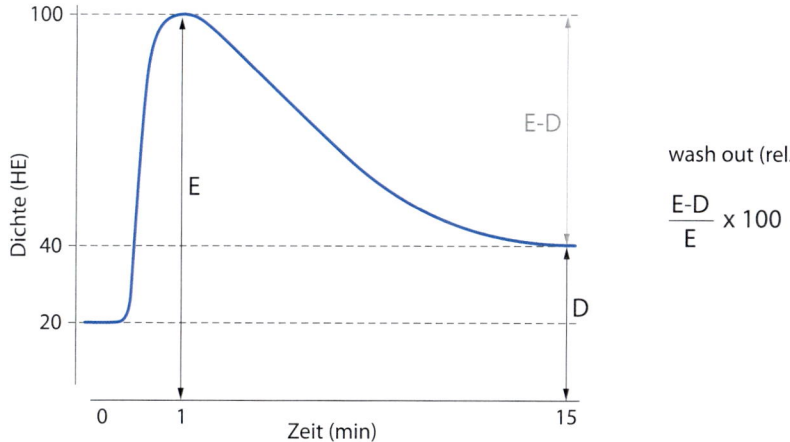

● **Abb. 5.6.** Idealisierte Signalintensitätskurve für die Berechnung des Kontrastmittel »wash out« in Nebennierenadenomen. Zur Kalkulation des relativen »wash out« wird der Dichteverlust 15 min nach Kontrastmittelgabe (E–D) ins Verhältnis gesetzt zum Dichtewert 1 min nach Kontrastmittelgabe. Dazu müssen die nativen Dichtewerte nicht bekannt sein. Es muss lediglich ca. 1 min nach der Kontrastmittelgabe (E, enhanced) und in der Spätphase 15 min nach Kontrastmittelgabe (D, delayed) gemessen werden

- ### Weitere Diagnostik

Die **Bestimmung der Hormonaktivität** von Nebennierentumoren kann z. B. interventionell radiologisch durch eine seitengetrennte selektive venöse Blutentnahme überprüft werden. Anatomisch bedingt kann sich die Sondierung der rechten V. suprarenalis problematisch gestalten und gar in 10–30% der Fälle misslingen. Da es sich bei der selektiven Katheterblutabnahme um eine invasive Methode mit entsprechenden Risiken einschließlich Nebenniereninfarkt, -blutung, -insuffizienz oder Thrombose der V. suprarenalis handelt, sollte sie nur in unklaren Fällen zum Einsatz kommen und wird auch nur noch selten angewandt.

Die **Biopsie** sollte den Fällen vorbehalten bleiben, bei denen Befunde in der Nebenniere nicht mit hinreichender Sicherheit durch die Bildgebung charakterisiert werden können, vorausgesetzt aus dem Ergebnis erwächst auch eine direkte klinische Konsequenz.

- ### Vorgehen bei der Diagnostik

Die Entscheidung darüber, welche diagnostische Vorgehensweise zur Charakterisierung einer Nebennierenläsion unklarer Dignität gewählt wird, muss bei jedem Patienten individuell gefällt werden. Ein zufällig gefundener Herd <3 cm bei einem Patienten ohne Tumorleiden in der Anamnese ist mit hoher Wahrscheinlichkeit benigne.

Prinzipiell sind die MRT und Nativ-CT für den Nachweis eines vermehrten intrazellulären Lipidgehalts als weitestgehend gleichwertig anzusehen. Für eine weiterführende bildgebende Abklärung einer Nebennierenläsion sollte jedoch aus strahlenhygienischen Überlegungen primär der MRT der Vorzug gegeben werden. Kann hierdurch, wie etwa bei lipidarmen Adenomen, keine Klärung der Dignität erfolgen, kann die Durchführung einer mehrphasischen Nebennieren-CT (einschließlich einer Nativuntersuchung) in Erwägung gezogen werden.

Wird eine Nebennierenläsion im Zuge einer CT zufällig entdeckt, bietet es sich an, eine Spätphase 10–15 min nach Kontrastmittelgabe an die CT anzuschließen, um die relative Auswaschung zu bestimmen (◘ Abb. 5.6, ◘ Abb. 5.7). Falls sich hierdurch keine Dignitätsbestimmung erreichen lässt, kann entweder eine MRT oder in zweiter Linie eine native CT zu einem späteren Zeitpunkt durchgeführt werden.

Radiologische Charakteristika eines Nebennierenadenoms

Sonografie: Keine pathognomonische Echotextur; bei regressiven Veränderungen evtl. Kalkreflexionen oder teilliquide Areale

CT:

- Native-CT: lipidreiches Adenom: homogen hypodens <10 HE; lipidarmes Adenom: >10 HE; bei größeren Läsionen evtl. Verkalkungen, liquide Areale und Einblutungen
- Kontrastmittel-gestützte CT: Kontrastmittel-wash-out >60% (absolut) bzw. >40% (relativ) 15 min nach der Kontrastmittelgabe. In Spätaufnahmen (30 min nach Kontrastmittelgabe) Dichte der Läsion <35 HE.

MRT: Signalcharakteristik in T1w und T2w nicht pathognomonisch; lipidreiches Adenom: Signalverlust in opposed-phase; lipidarmes Adenom: kein Signalverlust in opposed-phase; bei größeren Läsionen evtl. Verkalkungen oder liquide Areale

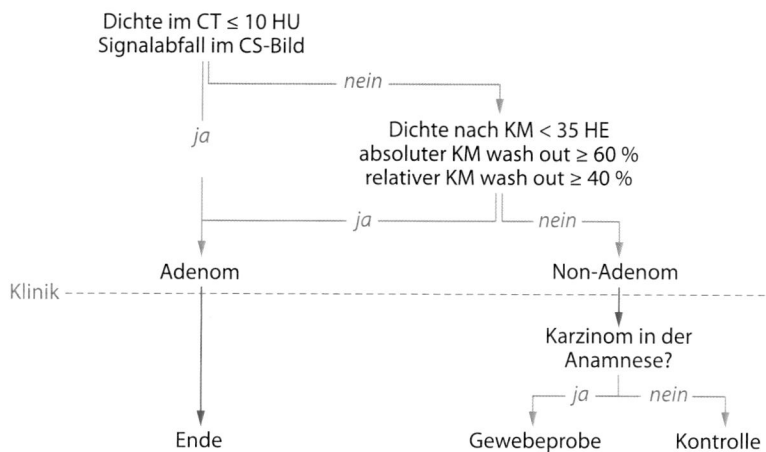

◻ Abb. 5.7. Entscheidungshilfe zur Differentialdiagnose von Nebennierentumoren unklarer Dignität in der CT. Wenn der Nebennierentumor eine Dichte von weniger als 10HU zeigt oder einen typischen Signal-abfall in der chemical shift Bildgebung bzw. wenn er ein adenomtypisches Verhalten in den Aufnahmen nach KM Gabe zeigt, kann er als Adenom klassifiziert werden. Weitere Kontrolluntersuchungen sind dann nicht erforderlich. Non-Adenome sollten einer histologischen Sicherung zugeführt werden, wenn bei dem Patienten ein Tumorleiden bekannt ist und aus dem Befund eine klinische Konsequenz erwächst. Ansonsten ist auch eine engmaschige Kontrolluntersuchung zu vertreten

■ **Therapie**

Bei klinisch relevanter Hormonaktivität (z. B. Hyperkortisolismus oder -aldosteronismus) ist eine chirurgische Resektion häufig kurativ. Durch eine selektive venöse Blutentnahme kann die endokrine Aktivität der Läsionen ggf. präoperativ bestätigt werden.

Bei klinisch stummen, in der Bildgebung gesicherten Adenomen ist keine Therapie indiziert.

Hyperplasie

■ **Pathogenese**

Als Nebennierenrindenhyperplasie versteht man eine meist bilaterale Volumenzunahme des adrenalen Kortex. Diese kommt am häufigsten im Zuge eines durch autonome ACTH-Produktion bedingten Morbus Cushing vor. Diese Form bedingt 70–80% der Fälle mit überschießender Kortisolproduktion. Das Conn-Syndrom wird dagegen nur in 20% der Fälle durch eine Hyperplasie (z. B. durch den Renin-Angiotensin-Mechanismus bei Hypertonikern) bedingt. Darüber hinaus existieren aber auch idiopathische Formen der Nebennierenhyperplasie.

■ **Bildgebung**

Im Unterschied zum Adenom kommt es zur homogenen oder knotigen Verbreiterung des gesamten Organs oder von Teilen davon (◘ Abb. 5.8). Bilaterale Veränderungen sind als pathognomonisch zu betrachten, als Schwellenwert der Hyperplasie wird ein Schenkeldurchmesser von 1,0 cm angegeben.

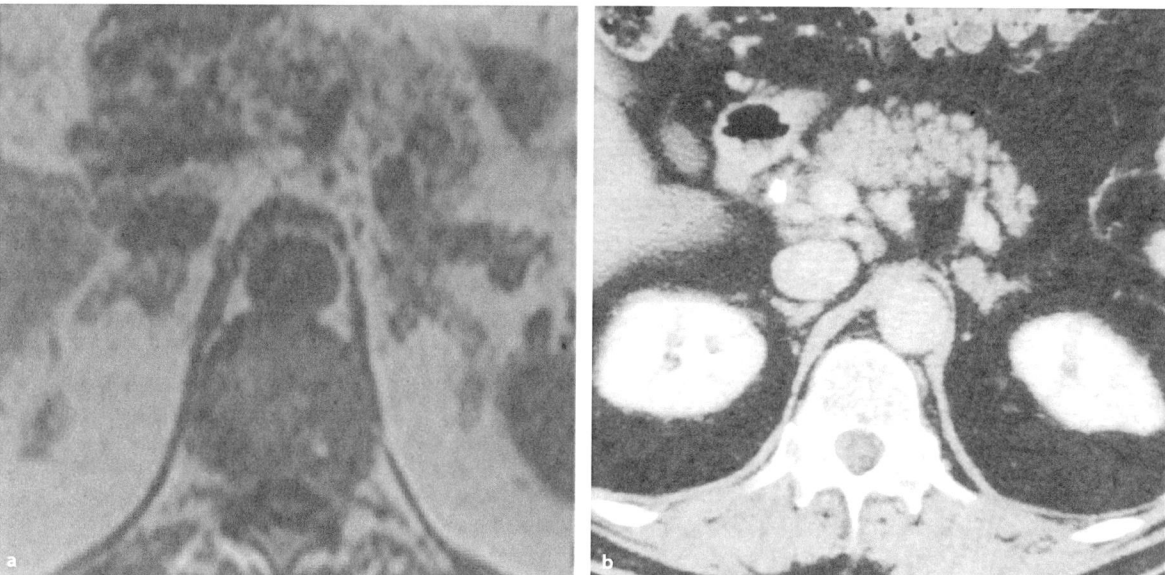

◘ Abb. 5.8a, b. Nebennierenhyperplasie. a MRT in axialer Schnittführung in T1w mit Verdickung der Nebennierenschenkel. **b** CT eines anderen Patienten in axialer Rekonstruktion mit knotiger Verdickung der linken Nebenniere

Myelolipom

■ Pathogenese und Klinik

Myelolipome sind seltene, hormoninaktive Tumoren, die sich aus variablen Anteilen lipoiden und hämatopoetischen Gewebes zusammensetzen. Ein Entartungsrisiko besteht nicht. Autopsiestudien berichten über eine Inzidenz zwischen 0,08 und 0,2%. Es besteht eine erhöhte Inzidenz bei Patienten mit endokrinen Vorerkrankungen, z. B. dem primären Hyperaldosteronismus oder dem Cushing-Syndrom.

> ❶ Myelolipome sind generell klinisch stumm, können jedoch durch retroperitoneale Einblutungen oder durch Verdrängung des umliegenden Gewebes bei ausgedehnten Befunden symptomatisch werden.

■ Bildgebung

Während Myelolipome primär in den Nebennieren gefunden werden, wurden auch extraadrenale Lokalisationen, wie etwa im Retroperitoneum oder in der Leber beschrieben. Auch wenn über Tumorgrößen von >30 cm berichtet wurde, sind Myelolipome bei Diagnosestellung gewöhnlich <5 cm groß. In bis zu 20–30% der Fälle finden sich Verkalkungen, v. a. dann, wenn die Läsionen zuvor bereits eingeblutet hatten. Eine bilaterale adrenale Manifestation kann in 10% der Fälle gefunden werden.

In der **Sonografie** sind die Läsionen, primär durch ihren Fettgehalt bedingt, inhomogen echoreich und lassen sich oft nur unzureichend vom retroperitonealen Fett abgrenzen.

Die Läsionen fallen in der **MRT und CT** zumeist durch ihre ausgeprägten Fettgewebsanteile, welche von myeloidem Gewebe durchsetzt sind, auf (◻ Abb. 5.9). Letzteres kommt in der CT als weichteildichtes Gewebe zur Darstellung, in der MRT sind die hämatopoetischen Tumoranteile in T1w hypointens und zeigen in T2w eine intermediäre Signalintensität. Sowohl in der CT als auch in der MRT kann nach Kontrastmittel ein Enhancement der hämatopoetischen Komponenten auftreten.

Wichtig für die Diagnosestellung ist der Nachweis des Bezugs zur Nebenniere. Falls dieser nicht erreicht werden kann, führt oft nur die Biopsie zur Abgrenzung gegenüber z. B. einem Liposarkom. Schwierigkeiten ergeben sich auch bei vorwiegend aus myeloiden Anteilen bestehenden Tumoren.

> ❶ Bei der Biopsie von Myelolipomen ist generell danach zu streben, möglichst viele der myeloiden, weichteildichten Gewebskomponenten zu gewinnen, denn das lipoide Gewebe der Tumoren allein kann histologisch kaum von Fettgewebe anderer Lokalisationen unterschieden werden.

■ Therapie

Bei Befunden pathognomonischer Bildmorphologie ist primär keine Therapie indiziert. Lediglich bei ausgedehnteren, verdrängenden oder klinisch relevant einblutenden Myelolipomen kann eine Resektion bzw. ein interventionell radiologischer Eingriff in Erwägung gezogen werden.

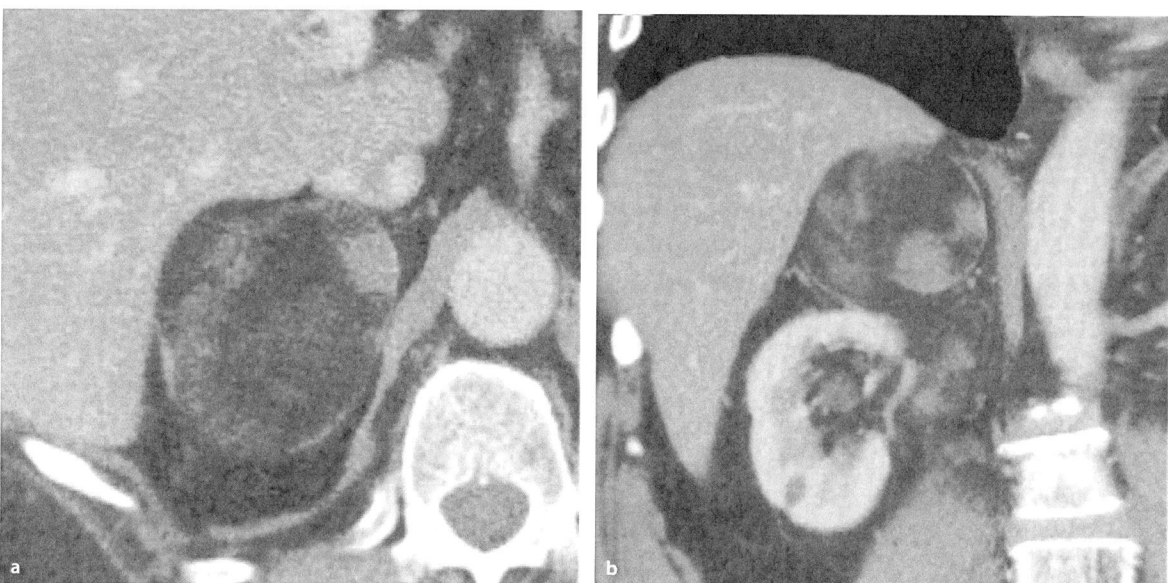

◨ **Abb. 5.9a, b. Myelolipom.** Kontrastmittel-verstärkte CT in axialer (**a**) und koronarer (**b**) Schnittführung. Der Tumor besteht aus weichteildichten (myeloischen) und fettdichten Komponenten. Er kann klar
vom Oberpol der rechten Niere abgegrenzt werden

Hämangiom

- #### Pathogenese und Klinik

Hämangiome sind seltene, gutartige Tumoren der Nebennierenrinde, die aus dicht gepackten, dünnwandigen Gefäßkanälchen bestehen. Die Läsionen, deren Größe zwischen 2 und 22 cm angegeben wird, sind hormoninaktiv und werden meist als Zufallsbefund in der Schnittbilddiagnostik entdeckt.

Zumeist sind die Tumoren asymptomatisch, ausgedehnte Befunde können aber durch die Verdrängung des umliegenden Gewebes unspezifische abdominelle Beschwerden verursachen. Da die Herde in sich das Risiko der Blutung bergen und sich darüber hinaus die Differenzierung gegenüber malignen Tumoren oft als problematisch erweist, werden Hämangiome häufig reseziert.

- #### Bildgebung

In der **CT** sind die Herde nativ weichteildicht und zeigen ein peripheres Enhancement nach Kontrastmittelgabe. Häufig finden sich Verkalkungen, die zum einen durch Phlebolithen, zum anderen durch posthämorrhagische Verkalkungen verursacht sein können.

In der **MRT** sind die Tumoren in T1w im Vergleich zur Leber hypointens, nach Einblutungen können aber auch hyperintense Areale nachgewiesen werden. In T2w sind die Tumoren hyperintens, nach Kontrastmittelapplikation findet sich ein peripheres Enhancement.

5.3.2 Infektionen

Die häufigste Ursache für Infektionen der Nebennieren sind Infektionen mit Mykobakterien und Meningokokken. Typischerweise zeigt sich eine bilaterale Vergrößerung der Organe, bei der Tuberkulose können auch zystische Veränderungen gefunden werden (◘ Abb. 5.10). Bei chronifizierten Entzündungen treten zunehmend Verkalkungen und Parenchymatrophien in den Vordergrund. Letztere können in Einzelfällen zur Nebenniereninsuffizienz führen.

Die definitive Diagnose kann insbesondere bei Mykobakterien häufig nur durch den direkten Erregernachweis aus dem Biopsat erfolgen.

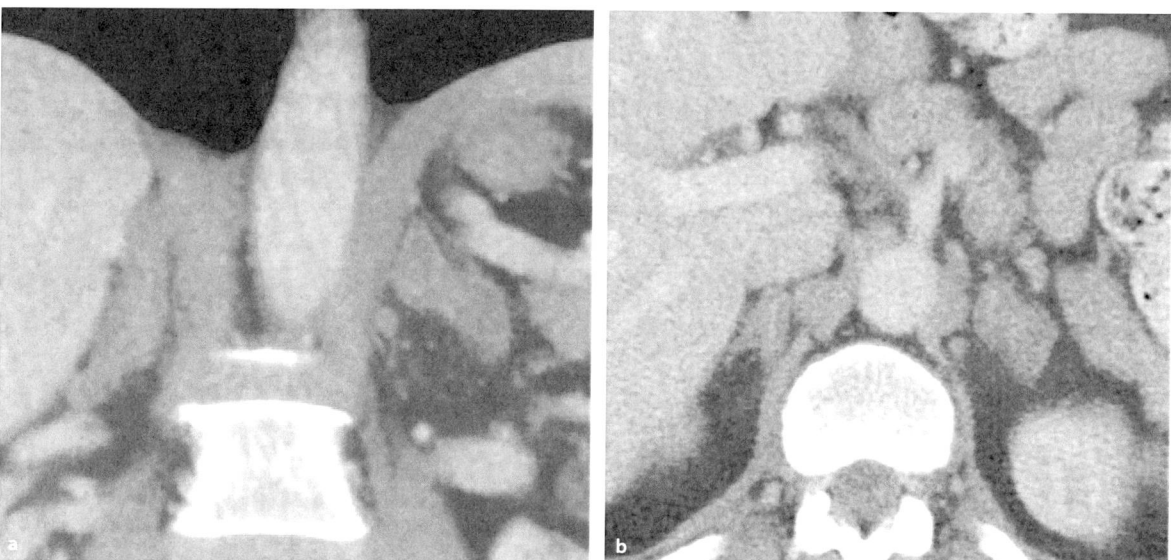

◘ Abb. 5.10a, b. Tuberkulose. Kontrastmittel-verstärkte CT eines Patienten mit bioptisch gesicherter Nebennierentuberkulose in axialer (**a**) und koronarer (**b**) Schnittführung. Bilaterale Auftreibung der Nebennieren

5.3.3 Zysten

■ **Pathogenese und Klassifikation**

Zysten der Nebennierenrinde stellen mit einer Inzidenz von 0,2% seltene Veränderungen dar. Sie können in jedem Lebensalter auftreten, es besteht eine weibliche Prädominanz. Adrenale Zysten werden unterteilt in endotheliale, epitheliale, parasitäre Zysten sowie Pseudozysten, die etwa nach Einblutungen auftreten können. Endotheliale Zysten und Pseudozysten finden sich mit jeweils 40% am häufigsten.

■ **Bildgebung**

Die bildmorphologischen Charakteristika der Nebennierenzysten unterscheiden sich kaum von Zysten anderer Lokalisation: **Sonografisch** finden sich zart berandete, zentral echofreie Läsionen an den Nebennieren. Der Zysteninhalt kann nach Einblutung Binnenechos aufweisen, ein Befund, der jedoch auch bei zystisch degenerierten Tumoren wie Metastasen oder Phäochromozytomen gefunden werden kann.

Einfache Zysten sind in der **CT** meist hypodens, umgeben von einer zarten Wand, deren Dicke nicht mehr als 0,3 cm betragen sollte. Eine zentrale Aufnahme von Kontrastmittel liegt nicht vor, wohl kann aber ein diskretes Enhancement der Wand auftreten. Bei posttraumatischen Pseudozysten und parasitären Zysten, wie beim Ecchinokkusbefall, können in 15% der Fälle randständige Verkalkungen gefunden werden.

In der **MRT** sind einfache Zysten in T1w hypointens und in T2w hyperintens. Bei eingebluteten oder proteinreichen Läsionen findet sich in T1w eine entsprechend höhere Signalintensität des liquiden Zysteninhalts. Wie in der CT findet sich keine zentrale Kontrastmittelaufnahme (◘ Abb. 5.11).

Die Differenzierung von Zysten gegenüber regressiv veränderten Nebennierentumoren, z. B. Adenomen, Nebennierenkarzinomen oder Phäochromozytomen, kann sich mitunter als problematisch erweisen. Hilfreich kann in diesem Fall die Bestimmung der Dichte bzw. Signalintensität der liquiden Anteile sein. Nur der Nachweis wasserähnlicher Werte spricht primär für das Vorliegen einer einfachen Zyste. Des Weiteren können Wandunregelmäßigkeiten und -verdickungen den Verdacht auf andere pathologische Entitäten lenken.

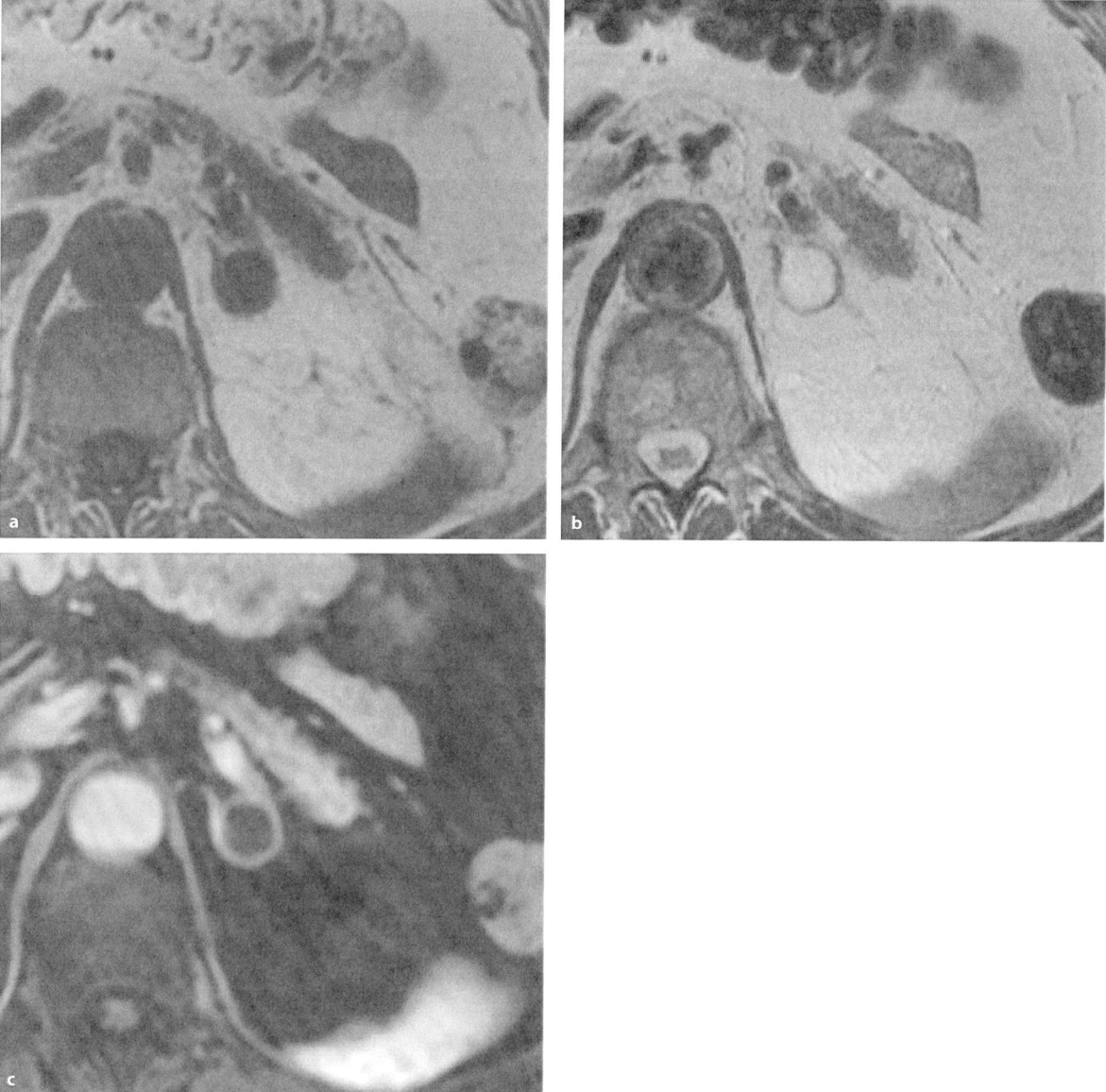

◻ **Abb. 5.11a–c. Nebennierenzyste**, MRT in axialer Schnittführung. T1w (**a**), T2w (**b**) und T1w fs (**c**) nach intravenöser Kontrastmittelapplikation. Man beachte das fehlende Enhancement des Zysteninhalts. Das über der Zyste ausgespannte Nebenierenparenchym zeigt ein für das Gewebe typisches Signalverhalten

5.3.4 Phäochromozytom

■ **Pathogenese und Klinik**

Phäochromozytome sind Tumoren der chromaffinen Zellen des Nebennierenmarks. Es existieren sowohl maligne als auch benigne Formen. Häufig besteht eine endokrine Funktion. Bei den funktionellen Entitäten können die produzierten Katecholamine zu Symptomen wie vermehrtem Schwitzen, Hypertonie, Herzrasen oder Kopfschmerzen führen. Demgegenüber werden Phäochromozytome in bis zu 10% bei asymptomatischen Patienten gefunden.

Die vermehrt synthetisierten Katecholamine können direkt im Serum oder deren Metaboliten im Urin bestimmt werden.

Der Tumor wird häufig auch als 10%-Tumor bezeichnet, weil ca. 10% der Tumoren bilateral und 10% extraadrenal lokalisiert sind. Die extraadrenalen Formen sind am häufigsten paraaortal, im Zuckerkandlorgan oder in der Harnblasenwand. Ungefähr 10% sind hereditär bedingt. Die familiären Formen finden sich z. B. im Rahmen der multiplen endokrinen Neoplasien (MEN) Typ 2a und 2b, der familiären Phäochromozytose, des Morbus Recklinghausen oder beim von Hippel-Lindau-Syndrom.

In ca. 10% der Fälle ist das Phäochromozytom maligne. Die Malignität ist allerdings meist histologisch nicht ersichtlich und darf erst angenommen werden, wenn Metastasen nachgewiesen sind. Die malignen Formen metastasieren v. a.in die Leber, Knochen, lokoregionäre Lymphknoten oder in die Lunge.

Adrenale Phäochromozytome sind bei Diagnosestellung zumeist mindestens 2 cm groß.

■ **Bildgebung**

CT-morphologisch zeichnen sich die Tumoren als weichteildichte Läsionen, bei größeren Befunden lassen sich häufig liquide Anteile finden. In 5% der Fälle bestehen Verkalkungen in zumeist »eierschalenartiger« Konfiguration (■ Abb. 5.12). Eine kräftige Kontrastmittelaufnahme gilt als typisch für diese hypervaskularisierte Tumorentität. Bei elektiven Untersuchungen wurde früher zur Vermeidung eines durch Kontrastmittel induzierten Anstiegs der Plasmakatecholamine eine Prämedikation mit Alphablockern empfohlen. Neuere Untersuchungen weisen jedoch darauf hin, dass bei den heutzutage angewandten nichtionischen Kontrastmitteln keine Gefahr der Induktion eines vermehrten Katecholaminausstoßes mehr besteht.

> ⊕ Glukagon, welches in der radiologischen Diagnostik häufig zur Spasmolyse des Darms verabreicht wird, birgt das Risiko der endokrinen Stimulation der Tumoren und ist bei Verdacht auf das Vorliegen eines Phäochromozytoms kontraindiziert.

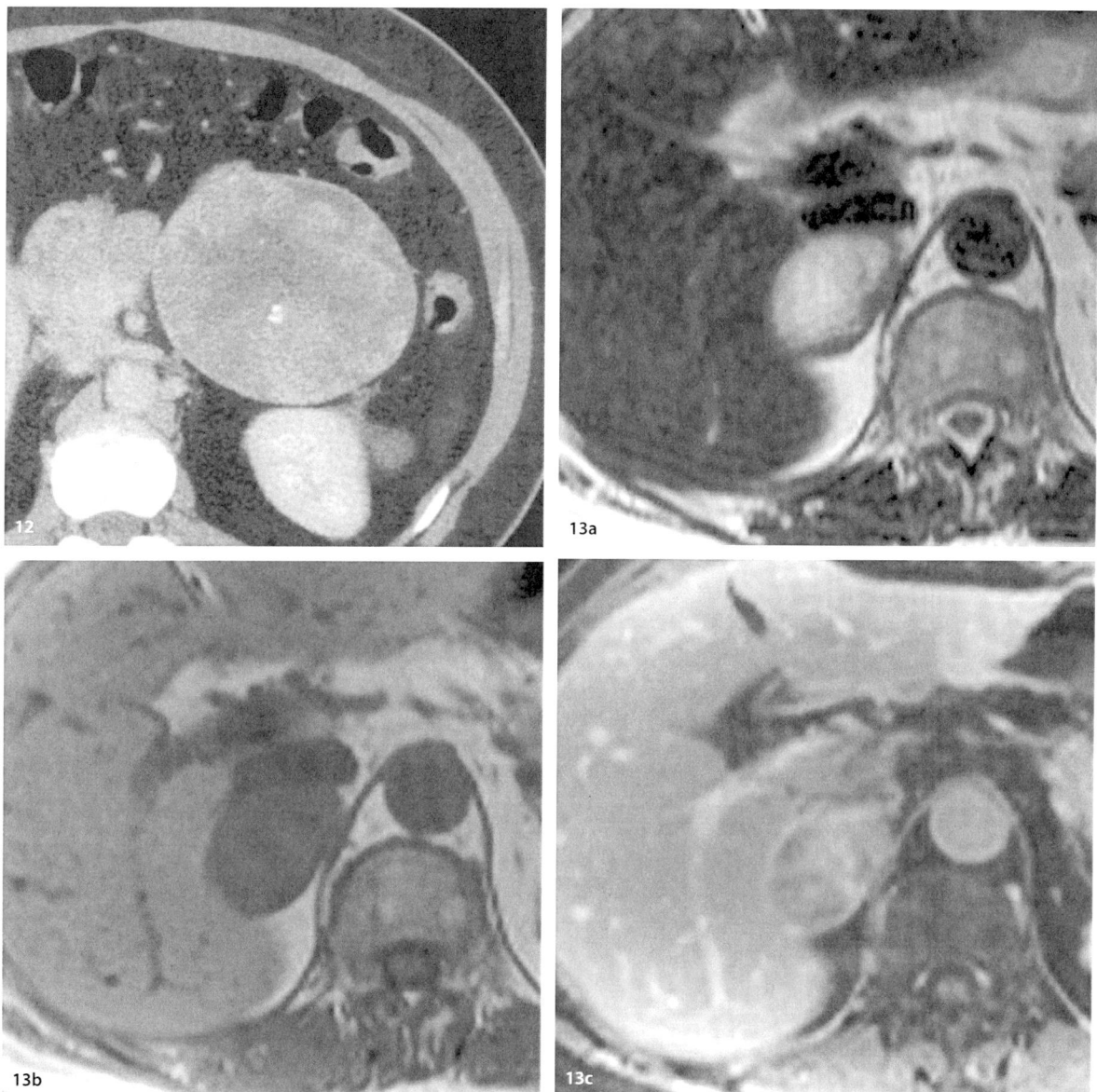

Abb. 5.12. Phäochromozytom. CT in axialer Schnittführung nach intravenöser Kontrastmittelapplikat
ion. Der Tumor zeigt eine inhomogene Struktur mit Kalzifikationen

Abb. 5.13a–c. Phäochromozytom, CT in axialer Schnittführung. In T2w (**a**) zeigt der Tumor ein hohes
Signal, während er in T1w (**b**) muskelisointens zur Darstellung kommt. Nach Kontrastmittelgabe findet
sich ein inhomogenes Enhancement (**c**)

In der **MRT** sind die Phäochromozytome in T2w klassischerweise kräftig hyperintens bei einer intermediären bis geringen Signalintensität in T1w (■ Abb. 5.13). Im Gegensatz zum Adenom findet sich in T1w-opposed phase-Sequenzen im Vergleich zur in-phase-Sequenz kein Signalverlust. Auch in der MRT äußert sich die ausgeprägte Vaskularisierung in einem kräftigen Enhancement.

Die **Nuklearmedizin** kann z. B. bei in der MRT und CT nicht auffindbaren extraadrenalen Phäochromozytomen als ergänzende Suchmethode angewandt werden. Darüber hinaus können Rezidive nach operativer Sanierung oder Metastasen maligner Formen über die Szintigrafie detektiert werden. Hierfür können entweder radioaktiv markierte Noradrenalinanaloga (Metaiodbenzylguanidin, MIBG) oder Somatostatinanaloga wie Octreotid verwendet werden.

Paragangliom

Als Paragangliome werden extraadrenale Formen des Phäochromozytoms bezeichnet. Sie sind bei Diagnosestellung im Durchschnitt größer als in der Nebenniere lokalisierte Läsionen (■ Abb. 5.14). Die Morphologie unterscheidet sich in der CT oder MRT nicht von den adrenalen Formen (s. dort).

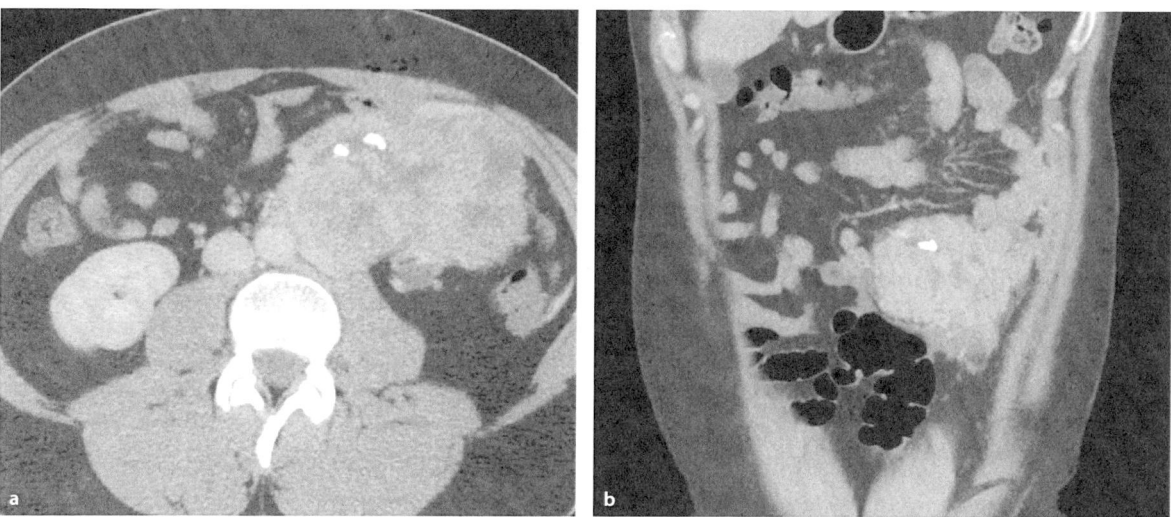

◘ **Abb. 5.14a, b. Paragangliom.** Kontrastmittel-verstärkte CT in axialer (**a**) und koronarer (**b**) Schnittführung. Inhomogen Kontrastmittel aufnehmender extraadrenaler Tumor mit Kalkeinlagerungen

5.3.5 Maligne Tumoren

Karzinom

▪ Pathogenese, Epidemiologie und Klinik

Karzinome sind selten auftretende primäre Tumoren der Nebennierenrinde, für die eine Inzidenz von 1–2:1 Mio. angegeben wird. Die Neoplasien können ähnlich wie Adenome endokrin aktiv sein und, je nach Art der autonom synthetisierten Hormone, entsprechende Symptome hervorrufen. So produzieren etwa 40–50% der Karzinome große Mengen Glukokortikoide, was in einem Cushing-Syndrom resultieren kann. Andere mögliche klinische Manifestationen sind ein primärer Hyperaldosteronismus oder eine Feminisierung bzw. Virilisierung. Hormonaktive Tumoren finden sich generell häufiger bei Frauen als bei Männern. Bei genauer Analyse zeigen aber nahezu alle Karzinome der Nebenniere Hormonveränderungen.

Die Tumoren sind bei Diagnosestellung oft bereits 4–10 cm groß und können abdominelle Beschwerden, wie Schmerzen, Übelkeit oder Erbrechen verursachen. Generell sind hormonproduzierende Tumoren kleiner als endokrin inaktive Läsionen, was auf die früher im Krankheitsverlauf auftretende klinische Symptomatik zurück zu führen ist.

▪ Bildgebung

Zumeist weisen Nebennierenkarzinome regressive Veränderungen wie Einblutungen oder Nekrosen auf. Verkalkungen finden sich in 20–50% der Fälle.

Die Malignome wachsen primär lokal verdrängend, eine Infiltration von Nachbarorganen findet meist erst später statt. Nebennierenkarzinome neigen zur Invasion der unteren Hohlvene bzw. der linken Nierenvene. Die exakte Bestimmung des Ausmaßes der venösen Infiltration ist für die weitere Therapieplanung von entscheidender Bedeutung.

In 25–50% sind zum Diagnosezeitpunkt bereits Fernmetastasen vorhanden, die am häufigsten in der Lunge, Leber, im Knochen, im Retroperitoneum oder in lokoregionären Lymphknoten lokalisiert sind.

Sonografisch finden sich je nach Tumorbeschaffenheit echoinhomogene Tumoren. Das Ausmaß einer etwaigen Gefäßinvasion kann im sowohl im B-Bild als auch dopplersonografisch beurteilt werden.

In der **CT** finden sich inhomogene, z. T. kalzifizierte Tumoren, deren Peripherie ein rasch ansteigendes, inhomogenes Enhancement nach Kontrastmittelgabe zeigt (◘ Abb. 5.15, ◘ Abb. 5.16). Das Kontrastmittel wird im Unterschied zum Adenom nur verzögert ausgewaschen. Multiplanare Rekonstruktionen können bei der Abklärung einer etwaigen direkten Infiltration der Nachbarorgane, wie etwa Leber oder Nieren, nützlich sein (◘ Abb. 5.17).

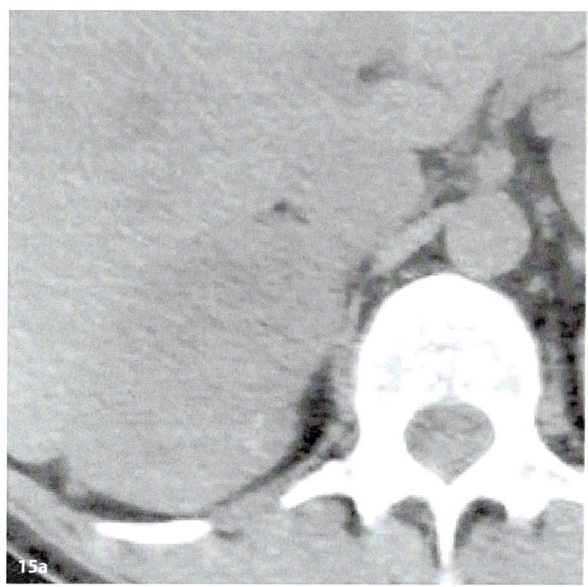

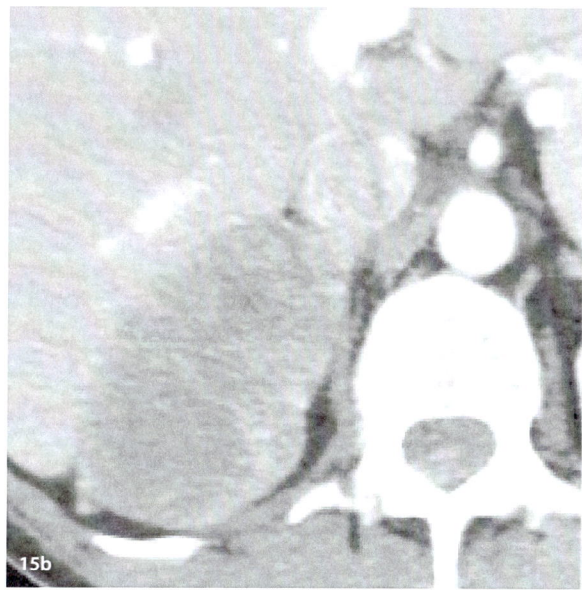

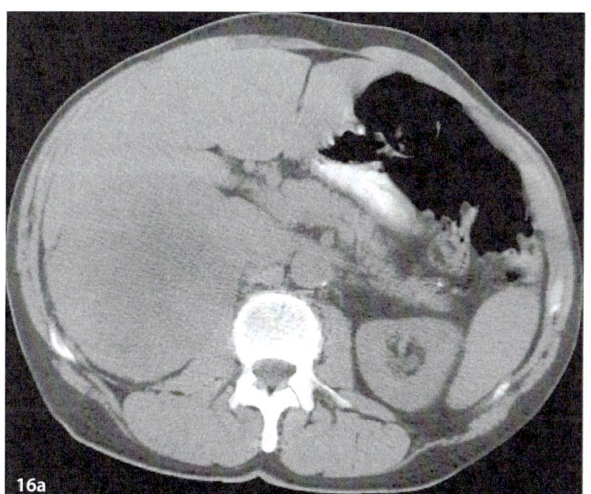

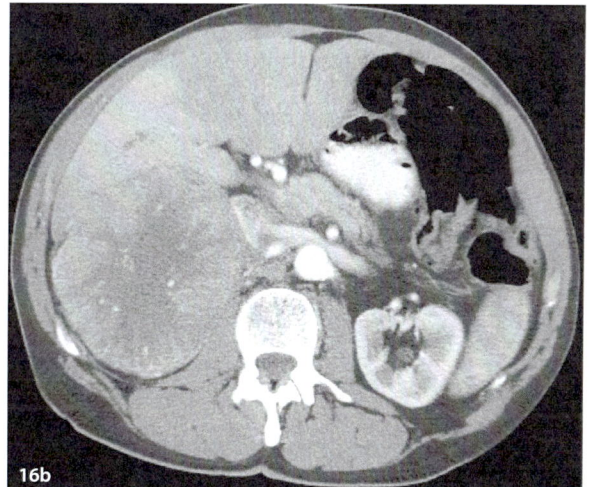

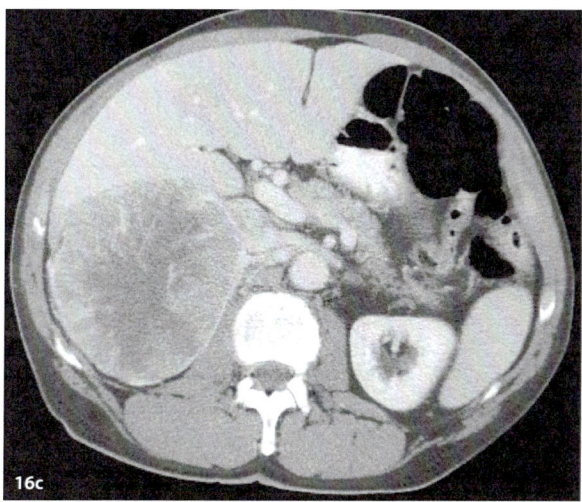

■ **Abb. 5.15a, b. Nebennierenkarzinom.** CT in axialer Schnittführung nativ (**a**) und nach intravenöser Kontrastmittelapplikation (**b**). Man beachte die zarten Kalzifikationen in der nativen Untersuchung. Nach Kontrastmittel zeigt sich ein vorwiegend randständiges Enhancement

■ **Abb. 5.16a–c. Nebennierenkarzinom.** CT, axiale Schnittführung nativ (**a**) sowie in arterieller (**b**) und portalvenöser Phase (**c**) nach intravenöser Kontrastmittelapplikation

In der **MRT** sind die Nebennierenrindenkarzinome im Vergleich zur Leber signalarm bzw. isointens in T1w und hyperintens in T2w. Einblutungen können in Signalsteigerungen in T1w resultieren, Verkalkungen führen zu Signalauslöschungen. Analog zur CT lässt sich auch in der MRT das Verzögerte Auswaschen von Kontrastmittel nachweisen. Ein fehlender Signalabfall in opposed-phase-Sequenzen im Vergleich zur in-phase-Darstellung ermöglicht die bildmorphologische Diskrimination gegenüber lipidreichen Adenomen. Enthalten hoch differenzierte Nebennierenkarzinome intrazelluläres Fett, können sich differenzialdiagnostische Probleme ergeben. In diesen Fällen erlaubt jedoch zumeist die Erfassung des Gesamtaspekts des Tumors (z. B. Größe, Inhomogenität, Infiltration von Nachbarstrukturen) dennoch eine Abgrenzung zum Nebennierenadenom.

Koronare oder sagittale Schnittführungen helfen bei der Abgrenzung gegenüber den benachbarten Organen.

Radiologische Charakteristika eines Nebennierenkarzinoms

Sonografie: Echotextur nicht pathognomonisch. Zumeist echoinhomogen durch solide und teilliquide Anteile. Evtl. Kalkreflexionen

CT: Inhomogen dichte Läsion mit soliden Anteilen, Nekrosen und/oder Einblutungen. Kalk möglich. Rasche Kontrastmittelanflutung mit verzögerter Auswaschung.

MRT: Signalcharakteristik nicht pathognomonisch. Wie in der CT inhomogene Läsion mit soliden Anteilen, Nekrosen und/oder Einblutungen. Hochdifferenzierte Nebennierenkarzinome können durch intrazelluläres Fett einen Signalabfall in der opposed-phase-Sequenz zeigen, jedoch erlaubt der Gesamtaspekt der Tumoren (Größe, Inhomogenität, Infiltration von Nachbarstrukturen) zumeist eine Unterscheidung von Adenomen.

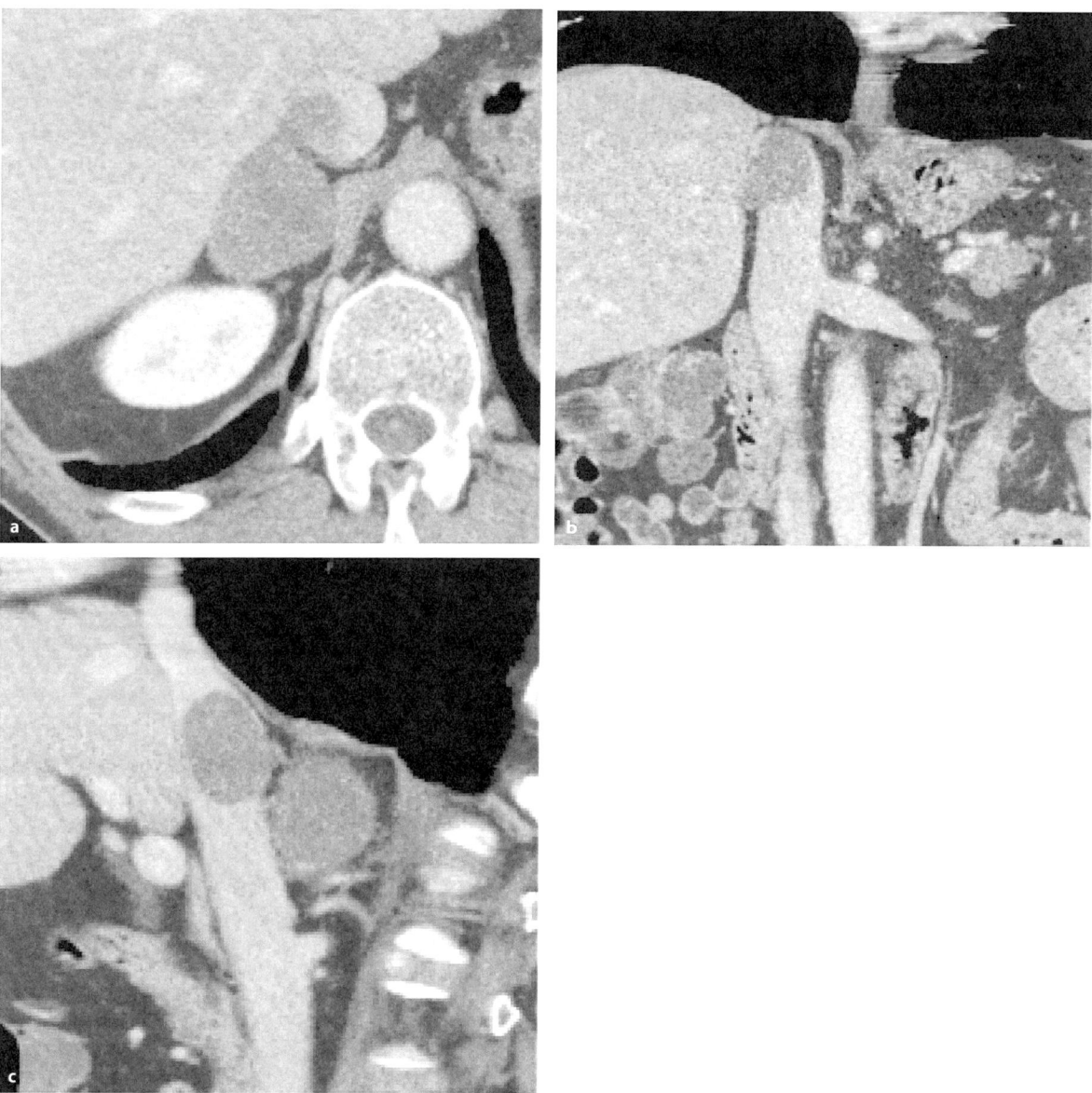

◨ **Abb. 5.17a–c. Nebennierenkarzinom**, KM-verstärkte CT in axialer (**a**), koronarer (**b**) und sagittaler (**c**) Rekonstruktion. Ein Tumorzapfen reicht in die V. cava inferior

Metastasen

▪ Pathogenese und Epidemiologie

Die Nebennieren sind klassische Zielorgane für eine Tumorabsiedlung. Autoptisch finden sich bei 27% aller Patienten mit epithelialen Tumoren Nebennierenmetastasen. Die häufigsten Primärtumoren sind das Mammakarzinom, das Bronchialkarzinom (❏ Abb. 5.18), das Nierenzellkarzinom und das maligne Melanom. In bis 50% finden sich bilaterale adrenale Filiae.

Demgegenüber sind fokale Läsionen der Nebennieren, die bei Tumorpatienten gefunden werden, in weniger als der Hälfte der Fälle tatsächlich Metastasen, sondern entsprechen gutartigen adrenalen Tumoren, wie etwa Adenomen.

▪ Bildgebung

Die Bildmorphologie von Nebennierenmetastasen ist zumeist abhängig von der Tumorgröße, da in ausgedehnteren Läsionen zunehmend regressive Veränderungen, wie Einblutungen oder zentrale Tumornekrosen auftreten. Große Befunde weisen oft eine lobulierte Berandung auf, während kleine Filiae zumeist als runde bis ovaläre, homogene Formationen imponieren.

Verkalkungen kommen im Gegensatz zu anderen adrenalen Malignomen selten vor.

In der **nativen CT** können die mittleren Dichtewerte der Läsion zur Differenzierung herangezogen werden. Liegen diese <10 HE, ist das Vorliegen einer Metastase äußerst unwahrscheinlich. Im Gegensatz zu Adenomen wird Kontrastmittel aus den Filiae nur verzögert ausgewaschen, der so genannte wash out einer Spätphase (10–15 min) im Vergleich zur portalvenösen Phase kann somit zur Abgrenzung gegenüber benignen Läsionen herangezogen werden (s. Adenom).

In der **MRT** sind die Nebennierenmetastasen im Vergleich zur Leber oder Milz geringgradig signalärmer in T1w und hyperintens in T2w. Im Unterschied zu Adenomen kommt es bei Metastasen in nativen T1-gewichteten out-of-phase- bzw. opposed-phase-Bildern im Vergleich zu in-phase-Bildern zu keinem Signalverlust.

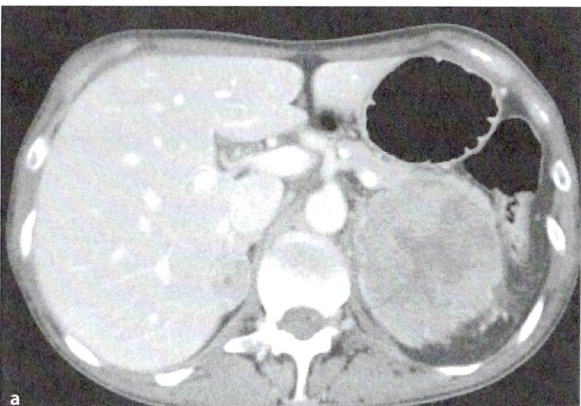

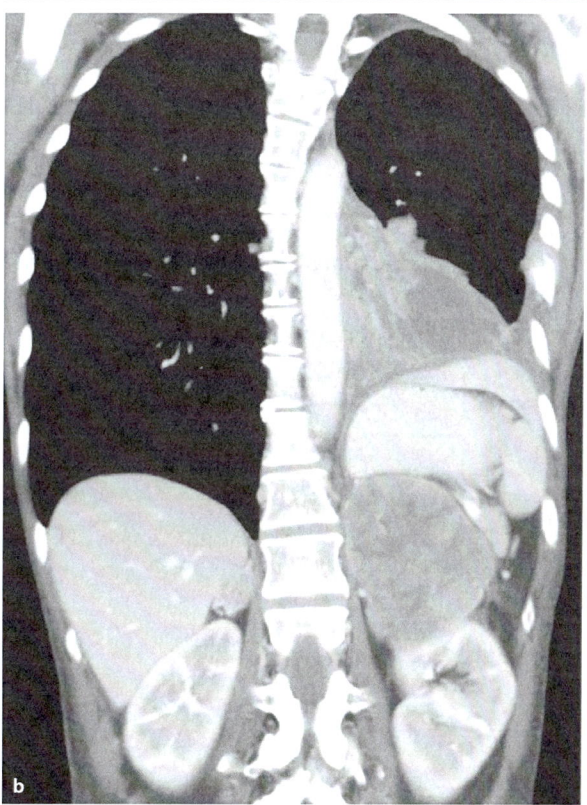

◼ Abb. 5.18a, b. Bilaterale Nebennierenmetastasen eines Bronchialkarzinoms. CT in axialer (**a**) und koronarer (**b**) Schnittführung nach intravenöser Kontrastmittelapplikation

Lymphom

▪ Pathogenese und Epidemiologie

Während primäre Nebennierenlymphome als Rarität gelten, wird ein sekundärer Befall in 4–25% der Fälle gefunden. Zumeist liegen dann retroperitoneale oder ipsilaterale renale Lymphome zugrunde. In etwa 50% der Fälle sind beide Nebennieren betroffen. Die adrenale Mitbeteiligung ist bei Non-Hodgkin-Lymphomen häufiger anzutreffen als beim Morbus Hodgkin.

Die Morphologie in der Bildgebung unterscheidet sich nicht von Lymphomen anderer Lokalisation. Der Befall kann sowohl fokal als auch diffus sein, letzteres führt mitunter zur Nebennierenvergrößerung bei weitestgehend erhaltener Organform. Insbesondere bei ausgedehnten retroperitonealen Lymphombefunden kann sich die Abgrenzung der Nebennieren als problematisch erweisen.

▪ Bildgebung

Falls **sonografisch** zugänglich, können sich umschriebene, im Vergleich zur Leber hypoechogene Tumoren zeigen.

In der **CT** sind die fokalen Läsionen homogen weichteildicht und weisen ein im Vergleich zum Kortex der Nieren geringeres Enhancement nach Kontrastmittelgabe auf. Insbesondere bei raschem Wachstum oder bei systemisch anbehandelten Lymphomen können zystisch imponierende Nekrosen auftreten (◘ Abb. 5.19).

Auch in der **MRT** sind die Signalcharakteristika wenig spezifisch. Die Lymphome kommen, ähnlich wie andere Nebennierenläsionen, im Vergleich zum Leberparenchym in T1w hypointens und in T2w hyperintens zur Darstellung.

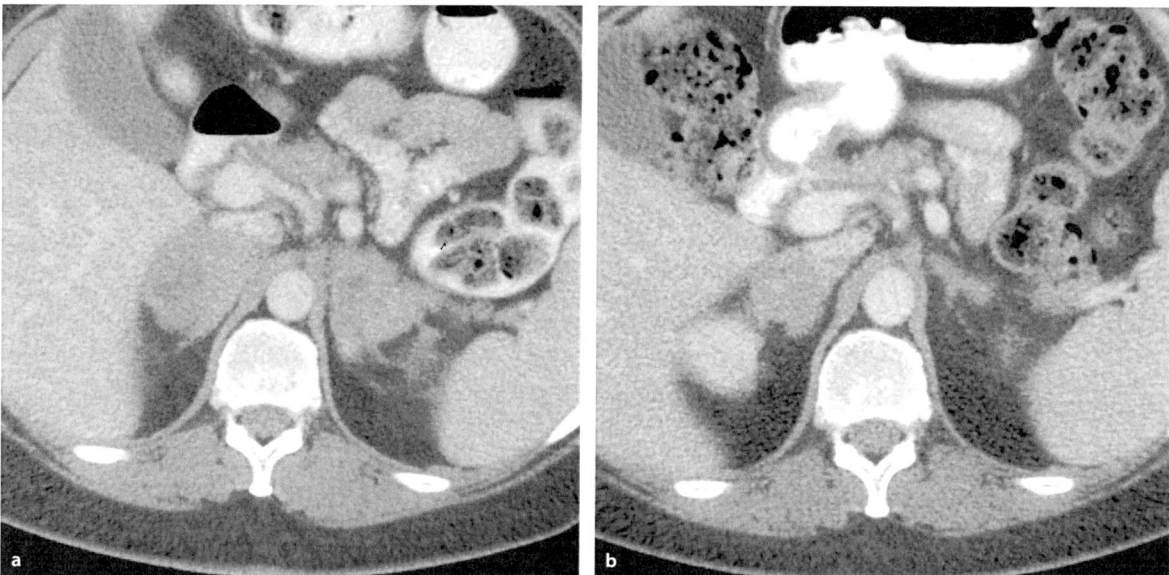

Abb. 5.19a, b. Lymphom. Befall beider Nebennieren durch ein Non-Hodgkin-Lymphom. **a** Kontrastmittel-verstärkte CT in axialer Schnittführung. Auftreibungen beider Nebennieren mit gemischt hyper-
und hypodensen Arealen. **b** In der Verlaufskontrolle 2 Monate nach Einleitung einer systemischen Chemotherapie deutliche Größenreduktion der Befunde

Neuroblastom

■ Pathogenese und Epidemiologie

Neuroblastome treten zu 75% bei Kindern von bis zu 2 Jahren auf und stellen bei Kindern gemeinsam mit dem Nephroblastom die häufigste maligne abdominelle Tumorentität dar. Etwa 25% aller Neuroblastome werden in höheren Altersklassen diagnostiziert. Es handelt sich um primitive Tumoren, die ihren Ursprung von unreifen Zellen des Sympathikus nehmen. Sie treten zu 35% in den Nebennieren auf, können daneben jedoch nahezu ubiquitär entlang des Grenzstrangs (z. B. mediastinal) gefunden werden. Bilaterale Befunde sind seltener anzutreffen.

Die Tumoren wachsen lokal infiltrierend und gefäßummauernd und metastasieren häufig in Leber, Haut, Lymphknoten oder Knochen. So finden sich bei 50% der Neuroblastome, die bei Kindern <1,5 Jahren diagnostiziert werden, bereits Metastasen. Wichtiges Prognosekriterium ist das Vorhandensein einer Amplifikation von Myc-N, das mit einer Reduktion der Überlebensraten auf <30% einhergeht.

■ Bildgebung

Sonografisch sind die Läsionen echoinhomogen und unscharf berandet, eine Kapsel findet sich nicht.

Mit der **CT** lassen sich insbesondere bei infantilen Neuroblastomen diffuse, irreguläre Verkalkungen nachweisen, bei den adulten Formen kommen diese seltener vor. Nach Kontrastmittelgabe zeigen die Tumoren klassischerweise ein ausgeprägtes, jedoch inhomogenes Enhancement (◘ Abb. 5.20).

In der **MRT** sind Neuroblastome in T1w im Vergleich zur Leber und zur Nierenrinde hypointens, in T2w zur Leber hyper- und zur Nierenrinde nahezu isointens (◘ Abb. 5.21).

Nuklearmedizinisch können radioaktiv markierte Noradrenalinanaloga (Metaiodbenzylguanidin, MIBG) zur Diagnose herangezogen werden. Während die MRT im initialen Staging in Bezug auf den Nachweis einer Knochenmarksbeteiligung ähnliche Sensitivitäten wie die MIBG-Szintigrafie besitzt, hat sich die Szintigrafie als die spezifischere Methode zur Kontrolle des Therapieansprechens erwiesen.

Ganglioneurom

■ Pathogenese und Epidemiologie

Neuroblastome können auch spontan zu benignen Ganglioneuromen ausreifen. Diese werden meist zufällig bei Erwachsenen entdeckt, nur in etwa 10% werden sie im Kindesalter nachgewiesen.

■ Bildgebung

Bildmorphologisch ähneln sie Neuroblastomen: In der nativen **CT** sind sie weichteildicht, Verkalkungen sind nicht ungewöhnlich. Nach Kontrastmittelgabe zeigt sich ein homogenes, manchmal gering heterogenes Enhancement.

In der **MRT** sind Ganglioneurome in T1w-Aufnahmen zur Leber hypointens und homogen. In T2w-Aufnahmen findet sich eine heterogene Signalintensität, die mit dem Gehalt an myxoidem Stroma steigt.

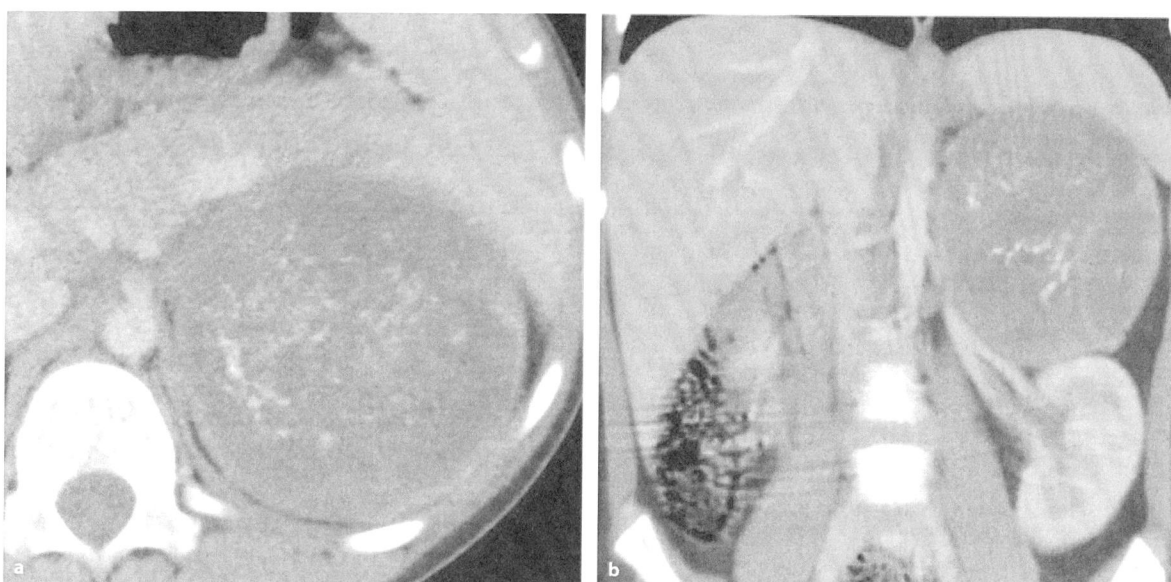

■ **Abb. 5.20a, b. Neuroblastom.** CT in axialer (**a**) und koronarer (**b**) Schnittführung nach intravenöser Kontrastmittelapplikation. Der Tumor weist zentral zarte Verkalkungen auf und zeigt ein inhomogenes Kontrastmittelenhancement

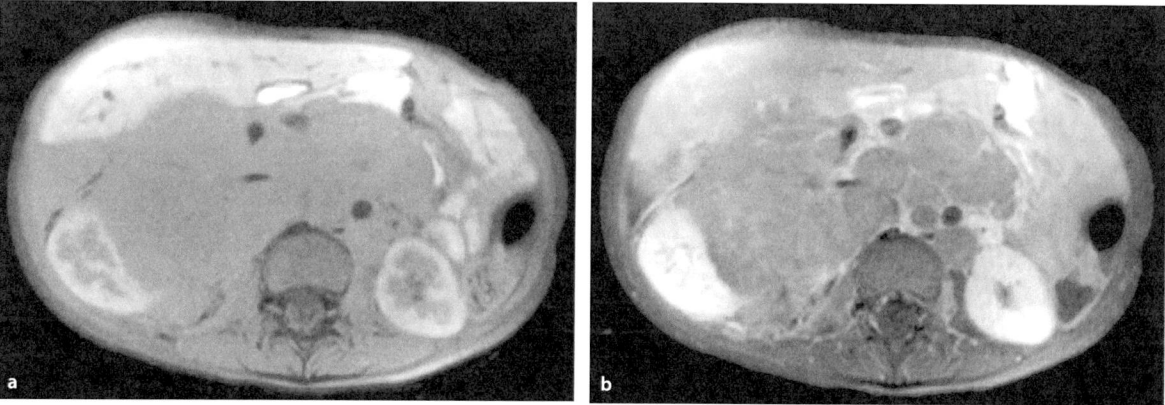

■ **Abb. 5.21a, b. Großes Neuroblastom bei einem Kleinkind,** MRT. Die fettunterdrückten T1w-Aufnahmen vor (**a**) und nach (**b**) Kontrastmittelgabe zeigen einen großen Tumor mit der typischen Ummauerung der abdominellen Gefäße. Die rechte Niere wird nach lateral und kaudal verdrängt. Zahlreiche Lymphknotenmetastasen

■ **Literatur**

Bilbey JH, McLoughlin RF, Kurkjian PS, et al. MR imaging of adrenal masses: value of chemical-shift imaging for distinguishing adenomas from other tumors. AJR Am J Roentgenol 1995; 164(3): 637-42

Blake MA, Kalra MK, Maher MM, et al. Pheochromocytoma: an imaging chameleon. Radiographics 2004;24(1):S87-99

Boland GW, Blake MA, Hahn PF, Mayo-Smith WW. Incidental adrenal lesions: principles, techniques, and algorithms for imaging characterization. Radiology 2008; 249(3): 756-75

Ilias I, Sahdev A, Reznek RH, Grossman AB, Pacak K. The optimal imaging of adrenal tumours: a comparison of different methods. Endocr Relat Cancer 2007; 14(3): 587-99

Johnson PT, Horton KM, Fishman EK. Adrenal imaging with multidetector CT: evidence-based protocol optimization and interpretative practice. Radiographics 2009; 29(5): 1319-31

Johnson PT, Horton KM, Fishman EK. Adrenal mass imaging with multidetector CT: pathologic conditions, pearls, and pitfalls. Radiographics 2009; 29(5): 1333-51.

Korobkin M, Brodeur FJ, Francis IR, Quint LE, Dunnick NR, Londy F. CT time-attenuation washout curves of adrenal adenomas and nonadenomas. AJR Am J Roentgenol 1998; 170(3): 747-52

Korobkin M, Brodeur FJ, Francis IR, Quint LE, Dunnick NR, Goodsitt M. Delayed enhanced CT for differentiation of benign from malignant adrenal masses.Radiology 1996; 200(3)

McHugh K. Renal and adrenal tumours in children. Cancer Imaging 2007; 7: 41-51

Prostata und Samenblasen

P. Zamecnik, U. G. Müller-Lisse, H.-P. W. Schlemmer

6.1   Methoden zur Diagnostik

6.1.1   Digitale rektale Untersuchung

Die Verdachtsdiagnose bzw. die Risikoabschätzung für ein Prostatakarzinom ergibt sich heute primär durch Bestimmung der Serumkonzentration des Prostata-spezifischen Antigens (PSA-Wert) und die digitale rektale Untersuchung (DRU). Die DRU steht als einfache und kostengünstige Untersuchung meistens am Anfang der Prostata-Diagnostik, z. B. im Rahmen der Früherkennungsuntersuchung. So wird durch einen auffälligen Tastbefund bei der DRU der Verdacht auf ein Prostatakarzinom unabhängig vom PSA-Wert begründet (Hoogendam et al.1999, Philip et al. 2005). Tatsächlich ergab eine Metaanalyse von 14 Studien eine Sensitivität von 59% (Konfidenzintervall, 51–67%), eine Spezifität von 94% (91–96%), einen positiven prädiktiven Wert (PPV) von 28% (20–36%) und einen negativen prädiktiven Wert (NPV) von 99% (98–99%) für die DRU. Allerdings wurde in nicht allen zugrunde liegenden Studien genau beschrieben, was einen auffälligen Tastbefund bei der DRU ausmacht. DRU-Befunde wurden nur zum Teil mit von Prostatektomie-Präparaten verglichen, in anderen Fällen nur mit histologischen Befunden nachfolgend durchgeführter Stanzbiopsien (Hoogendam et al. 1999).

❶ Die neue S3-Leitlinie Prostatakarzinom empfiehlt, dass bei Verdacht auf ein Prostatakarzinom eine DRU durchgeführt werden soll (Müller-Lisse u. Miller 2010).

6.1.2   Allgemeine Grundlagen der bildgebenden Verfahren

Die radiologische Diagnostik von Prostata und Samenblasen wird in der Regel zur Untersuchung der benignen Prostatahyperplasie (BPH) und derer Begleitkomplikationen sowie zum Auffinden und lokalen Staging des Prostatakarzinoms herangezogen.

Das **konventionelle Röntgen** hat hierfür keine Bedeutung, da der Weichteilkontrast viel zu gering ist, als dass sich die anatomischen Strukturen abgrenzen ließen. Seltene Ausnahme kann die positive Darstellung von Fistelsystemen nach Instillation von iodhaltigem Kontrastmittel sein.

Das radiologisch-diagnostische Verfahren der ersten Wahl ist die mit einem rektalen Schallkopf durchgeführte **transrektale Sonografie (TRUS)**. Das Verfahren wird nach der digital-rektalen Untersuchung in der Regel von dem Urologen durchgeführt und ermöglicht eine schnelle Orientierung über die anatomischen Gegebenheiten, mögliche Normvarianten und mögliche pathologische Veränderungen (Einzelheiten s. unten). Neue Verfahren wie das Histoscanning und die Sono-Elastografie sind in der klinischen Erprobung.

Bei unklaren Befunden oder fehlenden pathologischen Korrelate zur individuellen klinischen Symptomatik bzw. den Laborbefunden kann die Indikation für eine ergänzende Schnittbilddiagnostik gegeben sein. Zur Untersuchung der Prostata und Samenblasen ist hierfür die **Magnetresonanztomografie** die Methode der Wahl. Die MRT wird am häufigsten mit der Frage nach Tumordetektion/-Lokalisation nach vorangegangener negativer TRUS-Stanzbiopsie angefordert. Ferner wird die Methode auch zum lokalen Staging eines bioptisch gesicherten Prostatakarzinoms eingesetzt (Einzelheiten s. unten). Die Abklärung benigner Veränderungen der Prostata, wie der benignen Prostata-Hyperplasie (BPH) oder der Prostatitis, erfordert nicht unbedingt den Einsatz der MRT. Jedoch ist die Kenntnis der entsprechenden MR-morphologischen Erscheinungsbilder aufgrund der Häufigkeit unbedingt erforderlich, um eine Differenzierung maligner Prozesse zu ermöglichen.

Die **Computertomografie** ist wegen des geringen Weichteilkontrasts generell nicht zur primären Untersuchung der Prostata oder der Samenblasen indiziert. Die Methode wird zur Darstellung der übrigen Beckenstrukturen eingesetzt, um z. B. vergrößerte

Lymphknoten, postoperative Veränderungen, wie Blutungen, Abszesse oder Lymphozelen oder knöcherne Veränderungen zu detektieren.

Die **Positronenemissionstomografie (PET)** ist ein Verfahren, bei dem ein radioaktiv markierter Tracer, FDG oder Cholin, appliziert wird. Die neueste Technologie ermöglicht eine Kombination von CT und PET in einem Gerät (PET/CT). Dieses Verfahren wird hauptsächlich zur lokalen Diagnostik eines Prostatakarzinomrezidivs, des Lymphknotenbefalls und der möglichen knöchernen Metastasierung eingesetzt.

6.1.3 Transrektale Ultrasonografie (TRUS)

Die Testgüteparameter der TRUS sind in der Primärdiagnostik mit denen der DRU vergleichbar und damit eingeschränkt. Eine prospektive Studie an ausgewählten Patienten mit auffälligem DRU-Befund (17%), erhöhtem PSA-Wert (46%), Erhöhung beider Parameter (35%) oder positiver Familienanamnese ergab bei einer Prävalenz von 100 durch Stanzbiopsie nachgewiesenen Prostatakarzinomen (39% der untersuchten Patienten) eine insgesamt geringe Aussagekraft für die TRUS. Für die Graustufentechnik (B-Bild-Modus) lag die Sensitivität bei 75%, die Spezifität bei 40%, der PPV bei 45% und der NPV bei 72%. Die Testgüteparameter im Farb-Doppler-Modus unterschieden sich hiervon nur geringfügig. Die Kombination von Graustufentechnik und Farb-Doppler-Modus verbesserte die Testgüteparameter nicht (Sensitivität 60%, Spezifität 56%, PPV 47%, NPV 69%) (Lavoipierrre et al. 1998). Diese Ergebnisse wurden von einer anderen Arbeitsgruppe bestätigt, welche zudem die ausgeprägte Abhängigkeit der Testgüteparamter vom jeweiligen Untersucher herausstellte (Halpern u. Strup 2000).

Die TRUS-basierte Volumenabschätzung der Prostata findet jedoch Verwendung bei der Bestimmung der so genannten »PSA-Dichte« (Serum-PSA-Wert im Verhältnis zum Prostatavolumen, hilfreich bei der Bewertung des PSA-Werts) und bei der Auswertung von Nomogrammen bei der Feststellung der Ausbreitung des Prostatakarzinoms (Hricak et al. 2007). Die Volumetrie ist besonders hilfreich bei adipösen Patienten. Neue, zurzeit noch in der Erprobung stehende Ultraschalltechnologien, wie Kontrastmittel-unterstützte Powerdoppler- und B-Bild-Harmonic-Sonografie, sowie Ultraschall-Elastografie haben ein großes Potenzial zu einer höheren Genauigkeit bei der Tumorlokalisation.

❶ Die neue S3-Leitlinie Prostatakarzinom empfiehlt, dass die transrektale Ultraschalluntersuchung (TRUS) als ergänzende bildgebende Diagnostik eingesetzt werden kann (Müller-Lisse u. Miller 2010).

6.1.4 MRT der Prostata und Samenblasen

Allgemeines

Die MRT bei Patienten mit Verdacht auf ein Prostatakarzinom oder bereits bioptisch gesichertem Prostatakarzinom ist bislang nicht als Standardverfahren in den Leitlinien der Deutschen Gesellschaft für Urologie vorgesehen. Auch sind bislang weder Qualitätskriterien noch stadienabhängige Indikationen zur MR-Untersuchung der Prostata eindeutig festgelegt. Hintergrund hierfür sind einerseits die zunehmende Früherkennung des organbegrenzten Prostatakarzinoms durch die PSA-Serumtestungen und andererseits die einfache sowie billige Durchführbarkeit des transrektalen Ultraschalls (TRUS).

Die Zurückhaltung hinsichtlich allgemeiner Empfehlungen einer MRT der Prostata ist jedoch auch vor dem Hintergrund der hohen Inzidenz des Prostatakarzinoms zu verstehen, aufgrund derer sich unweigerlich Probleme hinsichtlich der Verfügbarkeit und der aufzubringenden Kosten ergeben würden. Allerdings lassen die in den letzten Jahren gewonnenen Erfahrungen im Umgang mit der hochqualitativen und robusten MRT der

Prostata einen Wandel erwarten. Die Frage nach der möglichen Indikation einer MRT bereits vor der ersten Stanzbiopsie wird einstweilen sogar von Seiten der Urologen aufgeworfen (Ahmed et al. 2009).

Zur Detektion/Lokalisation eines Prostatakarzinoms bei Patienten mit Verdacht auf Prostatakarzinom, aber negativer vorangegangener Stanzbiopsie, spielen neben morphologischen T2-gewichteten Bildern ergänzende funktionelle MRT-Techniken (dynamische Kontrastmittel-angehobene MRT, diffusionsgewichtete MRT und Protonen-MR-Spektroskopie) eine wichtige Rolle. Die Kenntnis tumorsuspekter Bezirke in der Prostata erlaubt eine exaktere Planung der Biopsie, insbesondere dann, wenn diese mit dem üblichen Vorgehen einer systematischen Biopsie nicht sicher erfasst werden (z. B. tief apikal oder ventral der Urethra). Die unlängst entwickelte Methode der MR-gesteuerten Biopsie zeigt vielversprechende Ergebnisse mit deutlich gesteigerten Trefferquoten verglichen mit der TRUS-gesteuerten Rebiopsie (Anastasiadis et al. 2006, Yakar et al. 2008).

> **❶** Allerdings ist zu betonen, dass die Genauigkeit des Untersuchungsergebnisses außerordentlich von der angewandten Untersuchungstechnik und erzielten Bildqualität, dem Ausmaß der benignen Begleitveränderungen in der Prostata (z. B. Prostatitis) sowie der Erfahrung der Radiologen abhängt. Auch die Tumorgröße hat einen großen Einfluss auf die Genauigkeit der Tumordetektion, wobei Tumoren unterhalb einer Größe von 5 mm kaum zu detektieren sind. Eine extrakapsuläre Tumorausdehnung von >1 mm wird deutlich genauer erkannt als eine von <1 mm (Roethke et al. 2010).

Für das **lokale Staging eines Prostatakarzinoms** nach erfolgter histologischer Sicherung ist vorrangiges Ziel, zwischen einem lokal begrenztem und einem die Kapsel überschreitendem bzw. in die Samenblasen infiltrierendem Tumorwachstum zu unterscheiden. Die Kenntnis der Tumorlokalisation und Tumorausdehnung kann für die Entscheidung zwischen radikaler Prostatektomie, externer Strahlentherapie oder Brachytherapie sowie für die exakte Therapieplanung von beträchtlicher Bedeutung sein. Die MRT ist hierbei dem transrektalen Ultraschall mit einer Genauigkeit von ca. 90% deutlich überlegen (Sensitivität und Spezifität von ca. 80–95%). So gibt es Hinweise für die prognostische Bedeutung der MRT, da die Wahrscheinlichkeit für ein biochemisches Tumorrezidiv nach Strahlentherapie (PSA-Anstieg nach Therapieabschluss bei mindestens drei aufeinander folgenden Messungen) nicht nur mit dem prätherapeutisch bestimmten Anteil an Tumorgewebe in den Stanzbiopsie-Zylindern, sondern auch mit dem Verzicht auf die MRT beim Staging abhing.

> **❶** Die neue S3-Leitlinie Prostatakarzinom empfiehlt hierzu, dass die endorektale MRT als ergänzende bildgebende Diagnostik nach negativer Biopsie eingesetzt werden kann (Müller-Lisse u. Miller 2010).

Beurteilung von MRT-Aufnahmen

Entsprechend dem Standardverfahren in der Urologie, die Prostata bei der TRUS-gesteuerten Stanzbiopsie nach **Sextanten** (rechte und linke Basis, Mitte und Apex) zu unterteilen, bietet sich dieses Raster auch für die Angabe der Lokalisation und Ausdehnung von suspekten Befunden auf den axialen, T2-gewichteten MRT-Aufnahmen an, wobei ggf. auch Befunde der MR-Spektroskopie eingeschlossen werden sollten. Die Angabe der Tumorlokalisation und -ausdehnung innerhalb des jeweiligen Sextanten erleichtert dem Urologen die Planung weiterer Biopsien, die dann in der Regel stanzbioptisch mit US-Steuerung durchgeführt wird. In ◼ Abb. 6.1 ist dieses Schema dargestellt: Die **Prostata-Basis** reicht vom Blasenboden bis zu der Schicht oberhalb des größten Transversaldurchmessers der Prostata, die **Prostata-Mitte** von der Schicht mit dem größten Transversaldurchmesser der Prostata bis zu der Schicht mit der Mündung der Ductus ejaculatorii auf dem Verumontanum, und der **Prostata-Apex** von der Schicht darunter bis zum Diaphragma urogenitale bzw. dem M. sphincter externus urethrae.

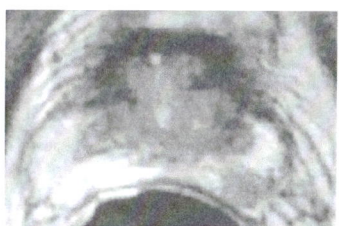

Basis

R   L

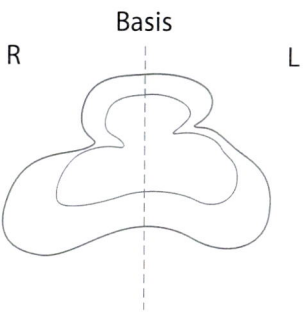

□ **Abb. 6.1. Normale Prostata: Schema/anatomische Lage.** MRT der Prostata mit axialen, T2-gewichteten Aufnahmen mit kombinierter Endorektalspule und Phased-Array-Oberflächen-spulen. Die Prostata kann für Diagnostik und Stanzbiopsie in Sextanten aufgeteilt werden, nämlich rechte und linke Basis, Mitte und Apex. Die Form der Basis gleicht einem Kleeblatt, die der Mitte einer Ellipse und die der Basis einem Trapezoid. Signalarmes Prostatakarzinom mit Zeichen der Ausdehnung auf die Transitionalzone und der Überschreitung der Prosta-takapsel (Stadium T3a, Pfeile)

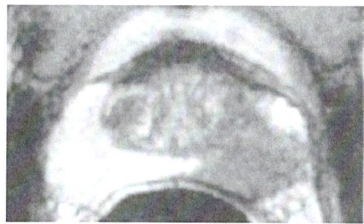

Mitte

R   L

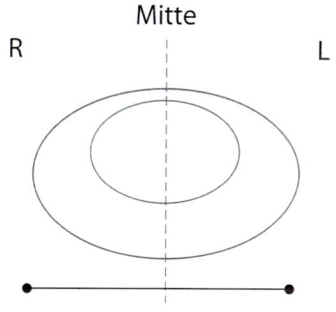

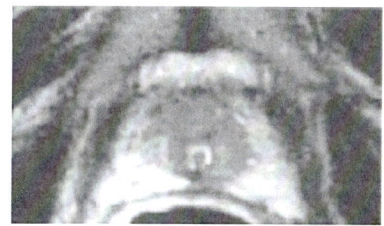

Apex

R   L

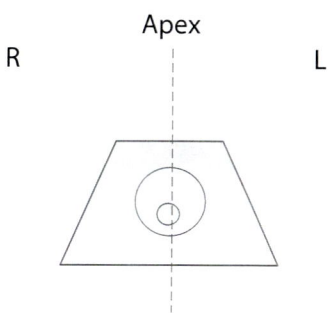

Die Beurteilung von MRT-Aufnahmen der Prostata erfordert die Kenntnis häufig auftretender benigner Veränderungen der Prostata, die maligne Läsionen vortäuschen können. Die Erfahrung des Befunders hat hierbei einen entscheidenden Einfluss auf die Treffgenauigkeit des Befundes. Bei erfahrenen Befundern und übereinstimmenden Befunden in der MRT und MR-Spektroskopie liegt der positive Vorhersagewert für ein Prostatakarzinom in einem Sextanten der Prostata bei >90% und der negative Vorhersagewert bei >80%. Die MRT/MRS kann somit bei Patienten mit klinischem Verdacht auf Prostatakarzinom und vorangehender, negativer Prostata-Stanzbiopsie sehr hilfreich für die Planung weiterer Biopsien sein. Bei Patienten mit bereits histologisch gesichertem Prostatakarzinom und mittlerem bis hohem Risiko für eine extrakapsuläre Tumorausdehnung kann die Untersuchung bei der Therapieentscheidung und -planung hilfreich sein, um zusammen mit dem Patienten zwischen radikaler Prostatektomie und Strahlentherapie (externer Strahlentherapie, Brachytherapie oder Kombination beider Methoden) zu entscheiden.

> ❶ Generell ist jedoch anzumerken, dass vorangehende invasive diagnostische und therapeutische Maßnahmen an der Prostata das Erkennen und die Lokalisation von Prostatakarzinomen durch die MRT erschweren.

Technik und Durchführung
Spulen
Die MRT der Prostata sollte in der Regel bei 1,5 T mit Kombination einer Phase-Array-Körper-Oberflächenspule und einer endorektal eingeführten Empfangsspule, der so genannten Endorektalspule, durchgeführt werden (Endo-MRT). Die Kombination der Spulen verbessert die Bildqualität erheblich, da der deutliche Signalabfall der Endorektalspule nach ventral und lateral durch die Spulenelemente an der Körperoberfläche ausgeglichen wird. Diese Methode liefert die größtmögliche Genauigkeit für die Detektion und/oder das prätherapeutische Staging eines Prostatakarzinoms und ermöglicht insbesondere die Beurteilung der Prostatakapsel und der Samenblasen mit hoher räumlicher Auflösung und hohem Signal-Rausch-Verhältnis.

Bewegungsartefakte werden durch den konkav konfigurierten Ballon der Endorektalspule verringert, der nach Platzierung im Rektum mit 30–50 ml Luft gefüllt wird und der Prostata von dorsal von der Basis bis zum Apex anliegt (◘ Abb. 6.2). Die Bewegung der Endorektalspule sowie die allgemeine Darmperistaltik kann zudem durch die intravenöse Gabe von N-Butylscopolaminbromid (BS, Buscopan) oder Glukagon (Cave: Kontraindikationen) vermindert werden. Bei korrekter Lage und Luftbefüllung der Endorektalspule ist die Hemmung der Darmperistaltik jedoch nicht unbedingt notwendig.

Bei all denjenigen Patienten, die den Einsatz einer Endorektalspule nicht tolerieren können, z. B. wegen des Vorliegens einer schmerzhaften akuten Prostatitis, muss evtl. auf die Verwendung der Endorektalspule verzichtet werden. Alleine mit der Body-Phased-Array-Spule können auch diejenigen Patienten mit ausschließlich gutartigen Veränderungen untersucht werden, z. B. zur Ermittlung Volumens der Transitionalzone oder gesamten Prostata bei Vorliegen einer BPH.

Erste Publikationen zur MRT bei 3,0 Tesla belegen, dass im Vergleich zur endorektal-MRT bei 1,5 T hinsichtlich der räumlichen, zeitlichen und spektralen Auflösung entweder eine vergleichbare Bildqualität bereits ohne Verwendung einer Endorektalspule oder eine verbesserte Bildqualität mit Endorektalspule erzielen lassen. Erste Ergebnisse weisen auch auf eine Steigerung der diagnostischen Genauigkeit hin, wobei für das lokale Staging Genauigkeiten von bis zu 98% berichtet wurden (Fütterer et al. 2008). Ob dieser Zugewinn jedoch klinisch relevant ist, bleibt noch offen. Von Vorteil für die Patienten ist jedoch ohne Zweifel der mögliche Verzicht auf die Endorektalspule.

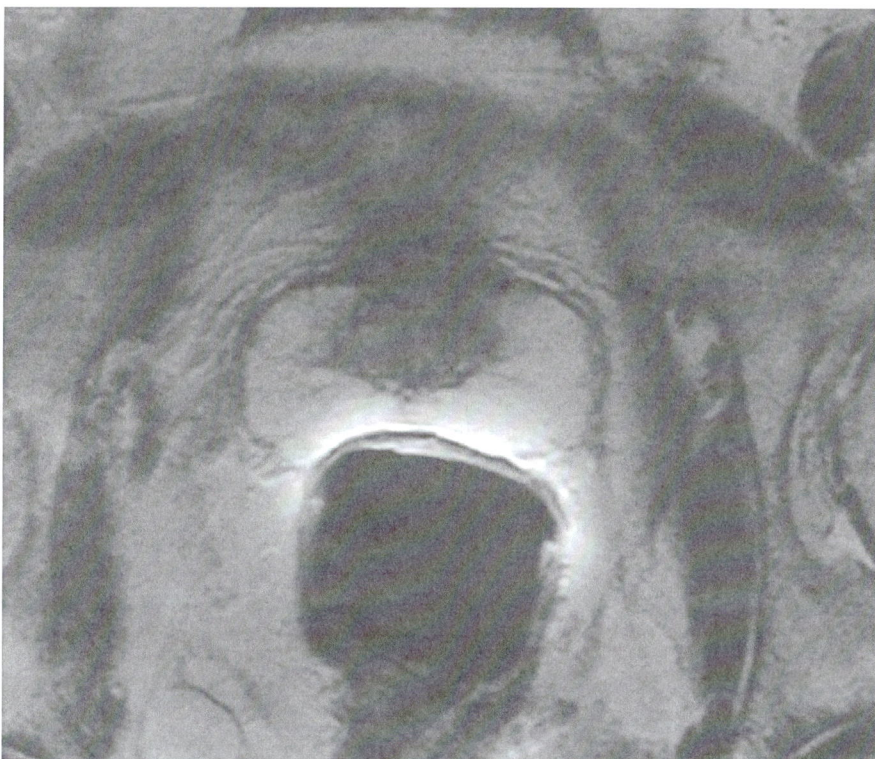

Abb. 6.2. Normalbefund der Prostata. MRT mit Endorektalspule, T2-gewichtete Aufnahme, gute Differenzierbarkeit der peripheren Zone von den zentralen Drüsenabschnitten. Die periphere Zone weist ein homogenes, auf T2w hyperintenses Binnensignal mit einzelnen streifigen, zentripetal verlaufenden Strukturen auf

MRT-Sequenzen

Für die optimale Planung der Untersuchungsebene ist es hilfreich, nach den üblichen Localizers-Aufnahmen (möglichst in drei Ebenen) schnelle T2-gewichtete HASTE-Sequenzen in sagittaler Schnittführung aufzunehmen. Prostata und Samenblasen sollten mit T2-gewichteten Turbo-Spin-Echo-Aufnahmen in wenigstens zwei (axial und koronar) Ebenen mit geringer Schichtdicke (3–4 mm) und geringem Schichtabstand (0–1 mm) wie auch auf die Prostata und deren unmittelbare Umgebung beschränktem Messfeld (Field-of-View, FOV: ca. 120 mm bei Matrix mit max. 256×256 Bildpunkten und 200 cm bei 512×512 Bildpunkten) untersucht werden. Die koronare Ebene sollte parallel zur Oberfläche der Endorektalspule ausgerichtet sein, die axiale Ebene entsprechend leicht nach koronar gekippt senkrecht hierzu stehen.

Der Einsatz der **T2-gewichteten MR-Aufnahmen** von Prostata und Samenblasen dient v. a. der differenzierten Beurteilung der zonalen Anatomie der Prostata, der Erkennung pathologischer Signalveränderungen sowie der Beurteilung eines kapselüberschreitenden oder Samenblasen-infiltrierende Tumorwachstums. Zudem sollten aber auch axiale, T1-gewichtete Aufnahmen des gesamten Beckens von der Aortenbifurkation bis zum Beckenboden mit größerer Schichtdicke (5–8 mm) und größerem Schichtabstand (2–3 mm) angefertigt werden, wobei sowohl Turbospin- als auch Gradienten-Echo-Sequenzen angewandt werden können.

Der Einsatz **T1-gewichteter MR-Aufnahmen** dient v. a. dem Erkennen von Lymphknotenvergrößerungen oder -gruppierungen, von Einblutungen in Prostata und Samenblasen und von pathologischen Signalveränderungen im Beckenskelett. Besteht aufgrund der angefertigten Aufnahmen oder aufgrund der Anamnese und der Vorbefunde der Verdacht auf Knochenmetastasen, können zudem Short-Tau-Inversion-Recovery-Aufnahmen (STIR-Aufnahmen) mit geeigneter Inversionszeit (TI ca. 150 ms) in gleicher Schichtführung und Schichtdicke wie die T1-gewichteten Aufnahmen des Beckens angefertigt werden. Bei der Planung der folgenden T1- und T2-gewichteten Aufnahmen sollte zur Verringerung von Phasenkodierartefakten in den entscheidenden Bildanteilen die Phasenkodierrichtung von rechts nach links und nicht von anterior nach posterior gewählt werden (◘ Tab. 6.1).

■ Tab. 6.1. Standarduntersuchungsprotokoll für die MRT der Prostata mit kombiniertem Endorektal- und Phased-Array-Oberflächen-spulen-System bei 1,5 T

Sequenztyp	T1w SE*	T1w SE	T2w TSE	T2w TSE	T2w TSE
Region	Becken	Prostata	Prostata	Becken	Prostata
Ebene	Axial	Axial	Axial	Koronar	Sagittal
TR (ms)	500–700	500–700	3500–5000	3500–5000	3500–5000
TE (ms)	15–17	15–17	90–110	90–110	90–110
Matrix	192×256 bis 256×256	256×256	224×256 bis 256×512	256×512 bis 512×512	256×512 bis 512×512
FOV (mm)	225×300	160×160 bis 200×200	120x120 bis 200x200	250×250 bis 300×300	250×250 bis 300×300
Schichtdicke (mm)	7–8	3–4	3–4	3–4	3–4
Schichtabstand (mm)	1–2	0–1	0–1	0–1	0–1

T1w: T1-gewichtet, T2w: T2-gewichtet, SE: Spin-Echo, TSE: Turbo-Spin-Echo oder Fast-Spin-Echo
*Abweichend kann das Becken auch mit Protonendichte-Gewichtung (z. B. TR 2000 ms, TE 20 ms) oder mit einer Gradientenecho- oder FLASH-Sequenz untersucht werden, wobei TR 140–150 ms, TE 4,1–4,5 ms, Flipwinkel 75–90°, Matrix 163–192x256, FOV 225x300 mm, Schichtdicke 7–8 mm, Schichtabstand 1–2 mm vorgeschlagen werden
Quelle: Müller-Lisse u. Miller 2010

Die **diffusionsgewichtete MRT (DWI)** der Prostata ist eine relativ junge Methode, die jedoch bei vielen Radiologen schon rasch Einzug in die Routinediagnostik gefunden hat. Sie zeichnet sich durch eine ebenso schnelle und robuste Durchführbarkeit wie durch eine rasche Beurteilbarkeit ohne die Notwendigkeit einer aufwendigen Nachverarbeitung aus. Die diffusionsgewichteten Echo-Planar-Sequenzen (EPI-Sequenzen) sollten in axialer Ebenen schichtidentisch mit den T2-betonten Aufnahmen (Schichtdicke 3–4 mm) angefertigt werden. Um eine möglichst genaue Messung des ADC-Werts (Apparent Diffusion Coefficient) zu erreichen, sollten mindestens drei unterschiedliche b-Werte angewandt werden. Der kleinste b-Wert sollte von Null unterschiedlich sein, um perfusionsbedingte Signaleinflüsse zu vermeiden (ca. 50 s/mm^2), und der größte Wert möglichst hoch, um einen hohen Kontrast zwischen dem Signal des Tumors und dem Normalgewebe zu erzielen (ca. 1000–1500 s/mm^2). Um ein ausreichendes SNR zu erzielen, kann nur eine geringere In-plane-Auflösung gewählt werden (Voxelgröße ca. 1,8 mm×1,8 mm). Dies ist jedoch nicht von diagnostischer Relevanz, da die T2-gewichtete Sequenz nach wie vor die Grundlage zur Detektion suspekter Läsionen und zu deren und anatomischen Ausbreitungsdiagnostik ist. Die DWI-Sequenz liefert einen wichtigen Beitrag zur Charakterisierung der Läsion.

Die **dynamische Kontrastmittel-angehobene MRT (DCE-MRI)** liefert – ähnlich wie bei der MR-Mammografie – nur dann diagnostisch relevante Informationen, wenn sie als dynamische Sequenz nach intravenöser Kontrastmittelgabe durchgeführt wird. Eine hohe räumliche und zeitliche Auflösung lässt sich mit einer interpolierten 3 D-Gradienten-Echosequenz mit frequenzselektiver Fettsaturierung erzielen (FLASH 3D, VIBE). Hiermit kann die gesamte Prostata mit einer Auflösung von 1,1 mm×0,8 mm×2,5 mm und einer zeitlichen Auflösung von ca. 8 s pro 3 D-Slab untersucht werden. Die übliche, gewichtsadaptierte Kontrastmittelmenge sollte mit einem Fluss von 2–3 ml/s inklusive eines nachfolgenden 20 ml NaCl-Bolus injiziert werden. Die Anzahl der Repetitionen sollte bei ca. 30 liegen. Diagnostisch relevant sind Informationen über eine früharterielle Kontrastmittelaufnahme und einen wash-out von Läsionen. Die DCE-MRI ist jedoch bislang nicht standardisiert. So werden Untersuchungen mit wesentlich kürzeren Repetitionsintervallen (bis herunter zu 1 s) berichtet, um möglicherweise eine bessere Differenzierung benigner und maligner Veränderungen zu erzielen.

> ❗ Zu betonen ist allerdings, dass die Auswertung DCE-MRI auf mathematischen hypothetischen Modellvorstellungen und Annahmen beruht. Daher sind derzeit sowohl die Untersuchungs- als auch Auswertungsprotokolle Gegenstand wissenschaftlicher Auseinandersetzungen.

Die **MR-Spektroskopie** ermöglicht die gleichzeitige Aufzeichnung von Protonenspektren der Prostata aus multiplen Volumenelementen mit einer minimalen Größe von ca. 0,25 ccm. Die Kombination der MRT mit der MR-Spektroskopie der Prostata verbessert insbesondere die Spezifität der MR-Untersuchung. Sie ist hilfreich bei der Tumorlokalisation innerhalb der Prostata, Tumoridentifikation bei Patienten mit ausgedehnten Einblutungen in die Prostata nach Biopsie, bei vorangehender Hormontherapie, Strahlentherapie oder Kryotherapie der Prostata sowie möglicherweise auch bei der Therapieplanung einer Brachytherapie. Horn et al. zeigten, dass mit der MRSI auch Vorstufen des Prostatakarzinoms (HGPIN, high-grade prostatic intraepithelial neoplasia) entdeckt werden können, die der Darstellung mittels konventioneller MRT entgehen (Hom et al. 2007).

Die Protonen-MR-Spektroskopie ermöglicht es, in der Prostata Konzentrationsverhältnisse der Stoffwechselprodukte Zitrat, Kreatin und Cholin zu erfassen. Im Drüsengewebe der Prostata wird typischerweise eine große Menge an Zitrat synthetisiert, sezerniert und gespeichert (Costello u. Franklin 1991). Die Resonanz von Kreatin tritt im ^{1}H-MR-Spektrum bei 3,03 ppm auf und spielt im Energiestoffwechsel der Zellen eine wichtige Rolle. Phosphokreatin ist ein energiereiches Phosphat, das bei schnell und stark schwankenden Leistungsanforderungen eine schnell verfügbare Energiereserve für die Zelle darstellt. Durch Umwandlung zu Kreatin kann es jederzeit für die Synthese von ATP (Adenosintriphosphat) aus ADP (Adenosinbiphosphat) gespalten werden und danach wiederum über die Kreatinkinase-Reaktion regeneriert werden. Die Cholin-Resonanz, bzw. genauer gesagt die Resonanz der Cholin-enthaltenden Verbindungen, beinhaltet Signalbeiträge verschiedener frei beweglicher Cholinverbindungen Phosphocholin, Glycerophosphocholin, ungebundenes Cholin, CDP-Cholin, Acetylcholin und Cholin-Plasmalogen. Signifikant erhöhte Cholin-Signalintensitäten werden v. a. innerhalb des Prostatakarzinoms beobachtet, wobei allerdings auch bei akut entzündlichen Veränderungen hohe Werte auftreten können (Swanson et al. 2001).

Mittels der dreidimensionalen spektroskopischen Wasserstoff-Protonen-Bildgebung (3 D-^{1}H-MR spectroscopic imaging [3 D-MRSI], bzw. 3 D-Chemical-Shift-Imaging [3 D-CSI]) kann zudem die räumliche Verteilung dieser Stoffwechselprodukte gemessen werden, was Rückschlüsse auf räumlich unterschiedliche biochemische Aktivitäten und somit Gewebezusammensetzung zulässt. Es hat sich als sinnvoll erwiesen, bei der Auswertung der Daten die relativen Signalintensitätsverhältnisse von (Cholin+Kreatin)/Zitrat zu bestimmen und deren regionale Verteilung zu analysieren. Lokale Magnetfeldinhomogenitäten sind leider insbesondere in demjenigen Bereich der Prostata zu erwarten, wo auch die meisten Tumoren auftreten, nämlich in der peripheren Zone, da diese der mit Luft gefüllten Endorektalspule direkt anliegt und damit eine Region mit hohem Suszeptibilitätssprung darstellt. Zusätzlich zu den automatisch ablaufenden Shimverfahren kann daher in Einzelfällen ein zusätzliches manuelles Shimmen erforderlich sein. Zusätzlich muss eine spektrale Signalunterdrückung sowohl der dominierenden Wasser- und Fettresonanz durchgeführt werden, um das geringe Signal der Metabolite mit ausreichendem Signal-zu-Rausch-Verhältnis zu erfassen. Diese Sequenztechnik wird aber auch einstweilen von den Herstellern automatisiert angeboten.

6.2   Anatomie

6.2.1   Grundlagen

Die Prostata des Menschen ist in Form und Lage einer auf den Kopf gestellten Birne ähnlich und weist ein Normalgewicht von etwa 15–20 g auf. An den Harnblasenboden grenzt die breite, so genannte Basis der Prostata, die bei der benignen Prostatahyperplasie charakteristischerweise den Blasenboden durch die knotige Umbauten anheben kann. Die schmale Spitze der Prostata, der so genannte Apex, weist nach kaudal an den Beckenboden im Bereich des Diaphragma urogenitale bis zum M. sphincter externus. Die Prostata ist von einem gefäßreichen Fett- und Bindegewebe umgeben, in dem v. a. lateral und dorsal der periprostatische Venenplexus liegt und das ventral gegenüber der Symphyse abgrenzt. Die dorsale Begrenzung gegenüber dem Rektum stellt die feste Denonvillier-Faszie dar.

Die Nerven und Blutgefäße der neurovaskulären Bündel laufen beidseits im dorsolateralen Winkel zwischen den beiden Schichten der lateralen Beckenfaszie, d. h. der Prostatafaszie entlang der Prostatakapsel und der Levatorfaszie lateral des Rektums, sowie lateral an der Denonvillier-Faszie, die Prostatakapsel und Rektumvorderwand voneinander trennt. Haupsächlich an der größeren Basis sowie am kleineren Apex treten dabei die Nerven und Blutgefäße durch weniger dichte Stellen der Prostatakapsel in die Prostata ein.

Die heute gängige **Einteilung der glandulären Elemente der Prostata** geht auf detaillierte anatomische und histologische Untersuchungen von McNeal et al. 1972 zurück. Die prostatische Urethra bildet hierbei eine anatomische Leitstruktur. Sie besteht aus zwei annähernd gleich langen Segmenten, die in Drüsenmitte in einem Winkel von 35° zueinander stehen und unterteilt die Prostata in einen anterioren fibromuskulären und einen posterolateralen glandulären Abschnitt. Der anteriore fibromuskulärem Abschnitt wird auch **anteriores fibromuskuläres Band** genannt und reicht vom Blasenhals bis zur Apex. Der **posterolaterale glanduläre Abschnitt** wird in drei weitere Zonen unterteilt:

- Die keilförmige **zentrale Zone** umschließt die Ductus ejaculatorii und reicht vom Colliculus seminalis, wo diese in das distale Urethrasegment münden, bis dorsal des Blasenhalses.
- Die **periphere Zone** liegt an der Basis der zentralen Zone an und umschließt die Urethra in den distal des Kollikulus gelegenen Abschnitten bis zum Apex. Diese Zone enthält etwa 75% des Drüsengewebes der normalen Prostata.
- Die **Übergangs- oder Transitionalzone** liegt mit je einem Lappen in Höhe der proximalen Urethra, kranial des Kollikulus.

6.2.2 MR-Anatomie

Die von McNeal beschriebene zonale Anatomie der Prostata lässt sich gut auf den T2-gewichteten MRT-Aufnahmen erkennen. Auf den T1-gewichteten Aufnahmen stellt sich das Prostatagewebe mit homogener, mittlerer bis geringer Signalintensität dar, und lässt in keine adäquate Unterscheidung der verschiedenen Zonen zu. Die T1-betonten Aufnahmen werden v. a. zur Erkennung von (v. a. postbioptischen) Einblutungen durchgeführt.

Innerhalb der bis etwa 0,1 cm schmalen, sehr signalarmen Prostatakapsel liegt v. a. dorsal und lateral die in gesundem Zustand homogen signalreiche, periphere Zone der Prostata, die in gesundem Zustand ungefähr 70% des Drüsenvolumens ausmacht. Zu den zentralen Drüsenabschnitten zählen die Ductuli ejaculatorii, der Colliculus seminalis (Verumontanum), die prostatische Harnröhre mit der periurethralen Zone, die zentrale Zone sowie die paarig angelegte Transitionalzone. Die bindegewebehaltige **zentrale Zone**, die etwa 5–10% des Prostatavolumens ausmacht, liegt mit inhomogen mittlerer bis höherer Signalintensität etwas lateral und ventral der periurethralen Zone und verjüngt sich von der Basis bis hin zum Apex. Die **Transitional- oder Übergangszone** umfasst etwa 20–25% des Prostatavolumens und erstreckt mit sehr inhomogenem, teils signalarmem (bindegewebsreichem) bis teils signalreichem (drüsenreichem) Gewebe lateral der zentralen Zone beidseits bis hin zur so genannten Pseudokapsel, die zwischen der peripheren Zone und den zentralen Drüsenabschnitten als schmales, signalarmes Band zu erkennen ist.

Paramedian dorsal dieser liegen in Basis und Mitte der Prostata die signalreichen **Ductus ejaculatorii**, welche auf dem Colliculus seminalis in Prostata-Mitte in die prostatische Harnröhre münden. Die median gelegene, signalreiche prostatische Harnröhre umgibt die fibromuskuläre, signalarme **periurethrale Zone** als schmale Ringstruktur von der Basis bis zum Apex.

Die Prostatakapsel lässt sich gegenüber dem umliegenden gefäßreichen, periprostatischen Fett-Bindegewebe signalarm angrenzen. Ventral bis anterolateral erstreckt sich anstelle der Prostatakapsel das anteriore fibromuskuläre Band, das sich als signalarme Fortsetzung der vorderen Blasenwand bis hin zum Apex mit abnehmender Dicke darstellt. Die Prostatakapsel ist in Basis und Mitte sehr fest, weist jedoch am Apex sowie im Bereich der neurovaskulären Bündel Lücken auf. Die Region des neurovaskulären Bündels lässt sich auf den axialen Aufnahmen als umschriebene Gruppe signalarmer Punkt- oder Strichfiguren dorsolateral der Prostatakapsel abgrenzen.

Die **Samenblasen** liegen der Basis der Prostata und dem Boden der Harnblase von dorsal als paarige Drüsengangkonvolute an. Der signalreiche Sekretinhalt, die schmalen, signalarmen Drüsengangwände und die ausgeprägten Windungen ergeben auf den Schnittbildern das charakteristische bläschenartige Erscheinungsbild. An der Prostata-Basis münden die Samenblasen und Ductus deferentes in den Ductus ejaculatorii. Die Ampulle des Ductus deferens zeigt sich beidseits medial der Samenblasen als schmale, ovaläre Gangstruktur mit dünner, signalarmer Wand und signalreichem Sekretinhalt.

6.3   Pathologische Befunde

6.3.1   Benigne Veränderungen

Wie anfangs bereits erwähnt, wird die **MRT der Prostata** in den meisten Fällen zum lokalen Staging eines Prostatakarzinoms herangezogen. Die Erkennung eines tumorsuspekten Bezirks benötigt jedoch die Abgrenzung der häufiger auftretenden, gutartigen Veränderungen, deren Erscheinungsbilder jedoch dem Prostatakarzinom ähneln können. Daher ist es unbedingt notwendig, zunächst die Befundmuster der benignen Prostatahyperplasie (BPH) und derer Begleitkomplikationen sowie entzündliche und posttherapeutische, z. B. nach Strahlentherapie oder Hormonablation zu kennen.

Benigne Prostatahyperplasie

- **Epidemiologie und Klinik**

Die BPH betrifft vorwiegend Männer im Alter über 50 Jahren und liegt bei ca. 60% der 60-Jährigen vor. Führende Symptomatik ist die so genannte»Blasenschwäche«, die einen abgeschwächten Harnstrahl, eine häufige Miktion mit geringen Ausscheidungsmengen und eine Restharnbildung bis hin zum Harnverhalt durch infravesikale Obstruktion beinhaltet. Ursächlich ist vorwiegend ein pathologisches Größenwachstum der Transitionalzone. Bei vielen Patienten, die wegen eines Prostatakarzinoms untersucht und behandelt werden, findet sich aufgrund ihrer insgesamt hohen Prävalenz auch eine BPH.

- **Bildgebung: MRT**

Die symmetrisch oder asymmetrisch in der Transitionalzone der zentralen Drüsenabschnitte entstehende BPH weist eine knotige bis strähnig erscheinende Hyperplasie auf, die erstaunliche Größenausmaße erreichen kann. Die Veränderung kann betont glandulär-zystisch (mit inhomogen hohem Signal auf den T2-gewichteten MRT-Aufnahmen), betont fibrotisch (mit inhomogen niedrigem Signal auf den T2-gewichteten MRT-Aufnahmen) sowie in Mischformen erscheinen. Die periphere Zone kann je nach Ausmaß der Hyperplasie von geringfügig bis hin zur Unkenntlichkeit komprimiert sein, und begleitende entzündliche Veränderungen lassen als flächig bis strähnige Signalabsenkungen auf den T2-gewichteten MRT-Aufnahmen beobachten (◘ Abb. 6.3). Die knotigen Veränderungen mit inhomogener Signalgebung in den zentralen Drüsenanteilen sowie die Kompression und Signalabsenkung der peripheren Zone können die Abgrenzung eines Prostatakarzinoms enorm erschweren bis hin auch unmöglich machen.

Zysten

- **Epidemiologie und Pathogenese**

Zysten unterschiedlicher Ätiologie können intra- und paraprostatisch vorkommen und sind in der Regel ohne klinische Bedeutung. Die Inzidenz liegt zwischen etwa 1% und 8%. Am häufigsten sind erworbene Retentionszysten im Rahmen einer BPH, die vorwiegend in der Transitionalzone vorkommen und auch einbluten können. Kongenitale Zysten sind seltener und können mit anderen Fehlbildungen des Urogenitalsystems oder mit einer Infertilität vergesellschaftet sein. Diese Zysten liegen median oder paramedian dorsal. Dabei finden sich Utrikuluszysten und Zysten der Ductus ejaculatorii intraprostatisch (◘ Abb. 6.4), von den Müller-Gängen ausgehende Zysten jedoch paraprostatisch dorsal an der Basis der Prostata.

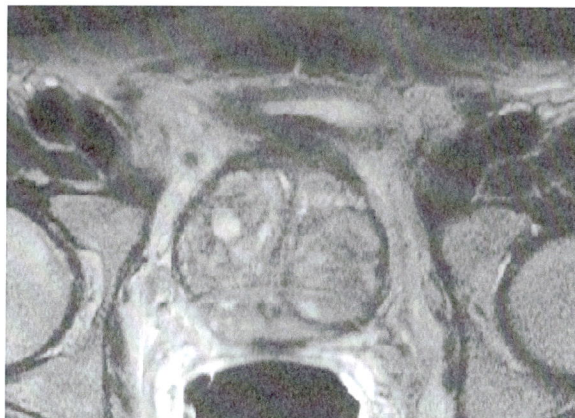

◘ **Abb. 6.3. Benigne Prostata-hyperplasie.** Knotige Veränderungen der zentralen Drüsenabschnitte und Kompression/Atrophie der peripheren Zone

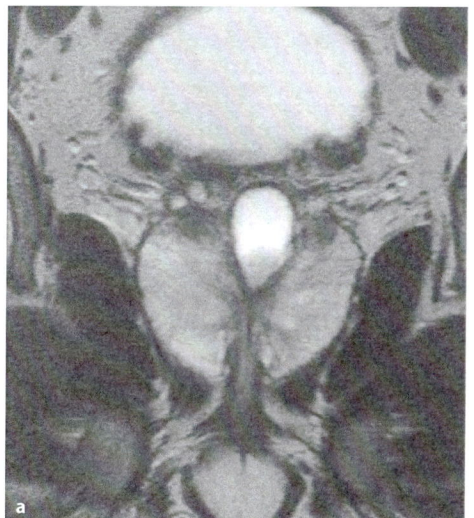

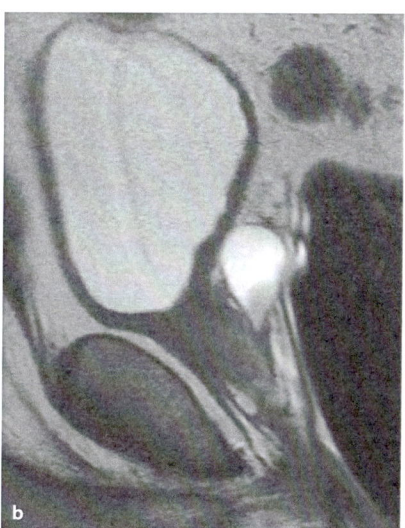

◘ **Abb. 6.4. Utrikuluszyste**

- **Bildgebung: MRT**

Zystische Veränderungen der Prostata zeigen auf den T2-gewichteten Aufnahmen eine meist signalreiche Binnenstruktur. Im Fall einer Einblutung kann sich zudem eine Signalanhebung auch auf den T1-gewichteten Aufnahmen beobachten lassen. Am häufigsten finden sich Retentionszysten im Rahmen einer BPH in der Transitionalzone. Die Lokalisation der zystischen Veränderungen ist richtungsweisend für die differenzialdiagnostische Zuordnung.

Entzündungen

Epidemiologie und Klinik

Entzündliche Veränderungen der Prostata werden in die **akute und chronische Prostatitis** unterteilt. Patienten mit akuter Prostatitis (Kategorie I der NIH-Klassifikation von 1995) haben neben Miktionsbeschwerden und Allgemeinsymptomen einer schweren Infektionskrankheit meist erhebliche Beckenschmerzen, weshalb eine Untersuchung mit der Endorektalspule in der Regel nicht möglich ist. Als Komplikation kann ein Prostataabszess auftreten.

Bei Patienten mit chronischer Prostatitis (infektiös, Kategorie II, oder nichtinfektiös mit verschiedenen Symptomen und Laborbefunden, Kategorien III, IIIa, IIIb und IV der NIH-Klassifikation von 1995) können unterschiedliche und uneinheitliche Befunde erhoben werden können, wie eine inhomogene Struktur der Prostata, verstärkte intraprostatische Septen, elongierte Samenblasen oder ein verdickter periprostatischer Venenplexus.

Bildgebung: MRT

Bei Entzündungen der Prostata werden in der peripheren Zone meist strähnige bis flächenhafte und glatt berandete Signalabsenkungen auf den T2-betonten Aufnahmen gefunden (◘ Abb. 6.5). Diese Veränderungen imponieren charakteristischerweise in Form eines Dreiecks mit der Basis nahe der Prostatakapsel und Spitze in Richtung Urethra. Bei der akuten Prostatitis finden sich eher großflächige Zonen diffuse verringerter Signalintensität und leichter Schwellung, bei chronischen und älteren Entzündungen hingegen eher strähnige Veränderungen mit Schrumpfung des betroffenen Prostatalappens.

In jedem Fall kann eine Abgrenzung entzündlicher Veränderungen gegenüber einem Prostatakarzinom sehr schwer möglich sein, insbesondere auch deshalb, da auch innerhalb entzündlicher Veränderungen ein Prostatakarzinom vorliegen kann. Das gilt insbesondere für eine Sonderform der chronischen Prostatitis, die so genannte granulomatöse Prostatitis, die sich auf den T2-gewichteten MRT-Aufnahmen als fokale Signalminderung in der peripheren Zone darstellt.

Bei Prostata-Abszessen bietet die MRT ohne Endorektalspule eine schmerzfreie Alternative zum endorektalen Ultraschall und ermöglicht zudem die genaue Darstellung der Krankheitsausdehnung und umliegenden Beckenstrukturen.

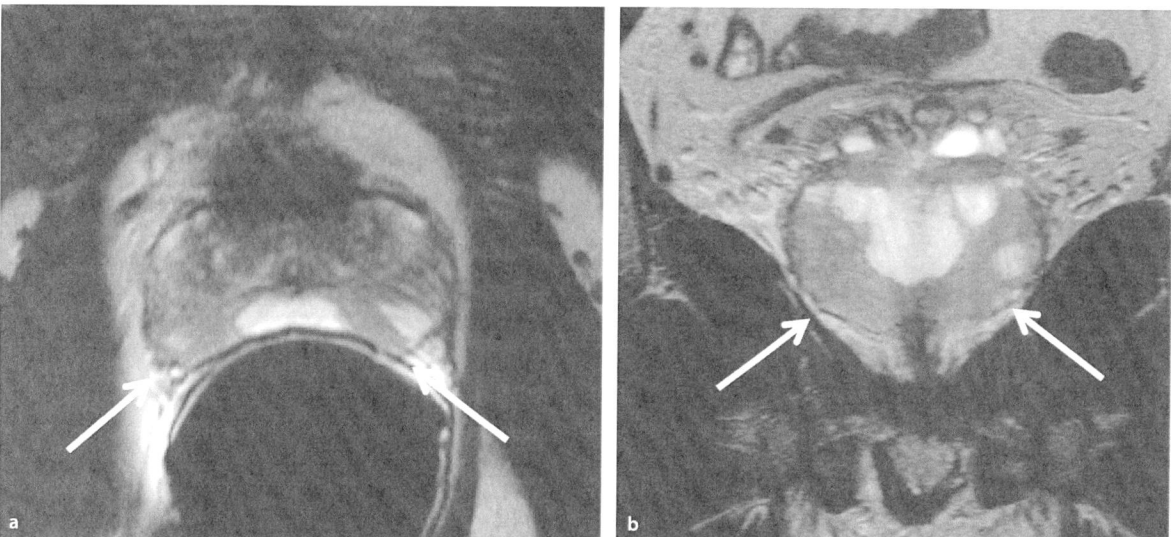

Abb. 6.5. Prostatitis. Flächige hypointense Areale in der T2-Wichtung (rote Pfeile), die sich alleine von der T2-Signalgebung her nicht sicher von einem Prostatakarzinom unterscheiden lassen. Bildmorphologisch erscheinen entzündliche Veränderungen als glatt berandete, flächige Areale, die zur Urethra hin spitz zulaufen

Weitere benigne Veränderungen

Pathologische Veränderungen der Samenblasen treten am häufigsten bei chronischer Entzündung, Diabetes mellitus, Alkoholismus, Amyloidose oder im Rahmen einer Hämospermie auf.

Iatrogene Veränderungen beinhalten **Einblutungen** nach Prostatabiopsie sowie regressive Veränderungen nach Androgendeprivation (v. a. im Rahmen einer antihormonellen Therapie des Prostatakarzinoms) und vorausgegangener Beckenbestrahlung.

■ **Bildgebung: Einblutungen in der MRT**

Einblutungen lassen sich in der Regel auf den T1-gewichteten Aufnahmen als signalreiche Strukturen identifizieren. Spontane Einblutungen in die Prostata oder die Samenblasen treten im Rahmen der BPH, Prostatitis oder Hämatospermie auf (◘ Abb. 6.6). Abzugrenzen hiervon sind proteinreiche Zysten. Häufig finden sich Einblutungen im Rahmen des lokalen Stagings eines Prostatakarzinoms nach vorangegangener Stanzbiopsie. Diese meist flächigen Einblutungen finden sich in der peripheren Zone und in den Samenblasen und können die Genauigkeit der Stagings negativ beeinflussen. Zu betonen ist nämlich, dass eingeblutete Regionen das dortige Vorliegen eines Prostatakarzinoms nicht ausschließen lassen, sondern durchaus auch maskieren oder vortäuschen können. Blutungsbedingte Signalveränderungen jenseits der Prostatakapsel können zudem auch ein kapselüberschreitendes Tumorwachstum vortäuschen.

🛈 Daher wird empfohlen, ein Intervall von 3–6 Wochen zwischen Biopsie und MRT einzuhalten, um die Genauigkeit für das lokale Staging zu erhöhen.

6.3.2 Maligne Veränderungen

Prostatakarzinom

■ **Epidemiologie und allgemeine Diagnostik**

In den westlichen Ländern ist das Prostatakarzinom die häufigste bösartige Tumorerkrankung des Mannes und stellt nach dem Bronchialkarzinom die zweithäufigste zum Tode führende Tumorerkrankung dar. Inzidenz und Mortalität betragen in Deutschland etwa 30 000 bzw. 10 000 Fälle pro Jahr sowie in den USA etwa 200 000 bzw. 30 000 Fälle pro Jahr. Prognostische Faktoren bei der Erstdiagnose werden durch den histologisch bestimmten Malignitätsgrad (pathologisches Grading nach Prostatabiopsie, Gleason-Score) sowie durch Bildgebung und/oder postoperative Pathologie bestimmtes Tumorstadium (TNM) erhalten.

Die Einführung eines einfachen Serumtests zur Bestimmung des **Prostataspezifischen Antigens** (PSA) in den 1990er Jahren trug entscheidend zu einer frühen Diagnosefindung mit häufig einer noch auf die Prostata beschränkten Tumorausdehnung bei. Der größte Teil der Prostatakarzinome wird heute in frühen, nicht symptomatischen Tumorstadien entdeckt und weist ein lokoregionär begrenztes Wachstum mit einer insgesamt eher langen Überlebensprognose bei entsprechender Behandlung auf.

Besteht aufgrund eines positiven Tastbefundes in der DRU oder eines verdächtigen PSA-Werts (PSA-Serumkonzentration >4,0 ng/ml oder PSA-Anstieg von >0,75 ng/ml/ Jahr) der Verdacht auf ein Prostatakarzinom, so erfolgt die weitere diagnostische Abklärung mithilfe der – meist transrektal durchgeführten – **Stanzbiopsie der Prostata** unter Führung durch transrektale Ultraschall-Darstellung (TRUS). Dabei werden mit dem Verfahren der systematischen Random-Biopsie Stanzbiopsien aus den verschiedenen Teilen der Prostata Biopsien entnommen. Oft wird eine Sextantenbiopsie durchgeführt (rechts und links jeweils eine Biopsie auf Höhe der Basis, der Mitte und des Apex). Da die diagnostische Trefferquote mit der Anzahl der Biopsien steigt, werden insbesondere bei problematischen Fällen auch bis zu 12 und mehr Biopsien entnommen.

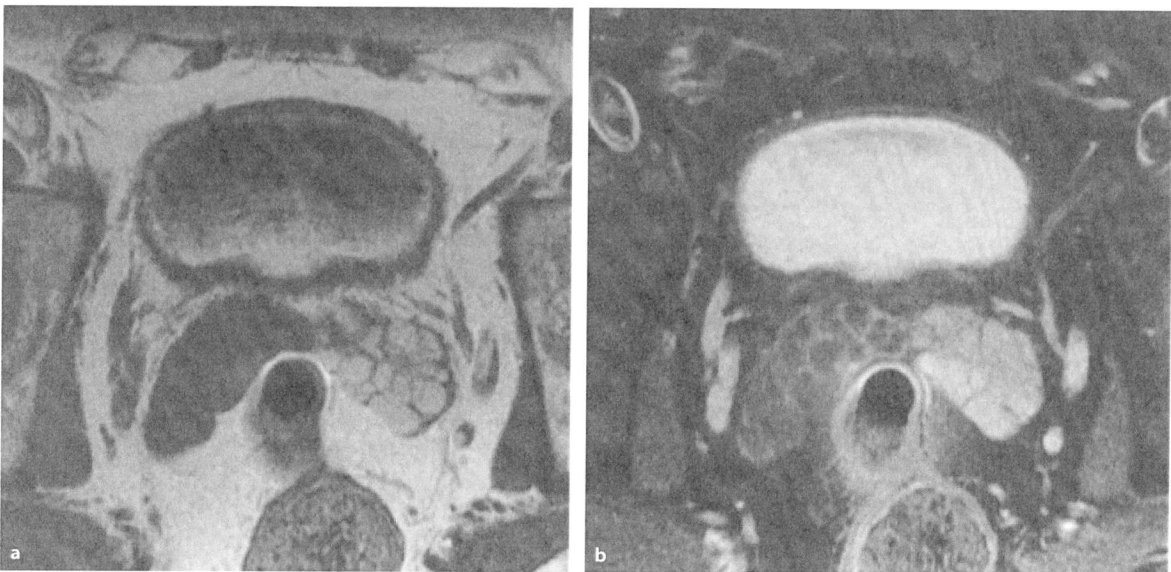

□ Abb. 6.6. Hämatospermie mit eingebluteten Samenblasen **a** T_{1ax} **b** T_1 post KM

● Bildgebung: MRT

Das Prostatakarzinom stellt sich auf den T2-gewichteten MRT-Aufnahmen als fokale, umschriebene Signalminderung gegenüber der im gesunden Fall homogenen, signal-reichen peripheren Zone der Prostata dar. In vielen Fällen kann allerdings die Abgrenz-barkeit eines Karzinoms problematisch sein, da unspezifische Signalminderungen auch von entzündlichen Veränderungen des umliegenden Prostatagewebes, einer BPH, Einblu-tungen, vorangehender Hormon- oder Strahlentherapie, Kryotherapie und Narbenbil-dungen hervorgerufen werden. BPH sowie entzündliche Veränderungen sind allerdings in der Altersgruppe der Patienten sehr häufig zu beobachten. Nachgewiesenermaßen hat daher die Erfahrung des Radiologen einen erheblichen Einfluss auf die Genauigkeit der Befunderstellung.

In der **dynamischen, Kontrastmittel-unterstützten MRT** stellen sich Karzinome in der Regel mit einem schnellen Kontrastmittel-wash-in und einem mäßigen Kontrastmittel-wash-out dar. Die Interpretation der Befunde erfolgt analog zu der MR-Mammografie. In der diffusionsgewichteten MRT weisen Karzinome häufig eine eingeschränkte Diffusions-konstante auf, was als Ausdruck einer erhöhten Zelldichte interpretiert werden kann. Ent-sprechend findet sich eine relative Signalanhebung bei hohen b-Werten (> ca. 800 s/mm^2) sowie ein signalarmer Herdbefund auf den ADC-Maps.

Bei der **MR-Spektroskopie** findet sich ein erhöhtes Verhältnis der Signalintensitäten (= Flächenintegrale unter den Resonanzlinien) von (Cholin+Kreatin) relativ zu Zitrat. Die in der Literatur angegebenen Werte für dieses Verhältnis schwanken. Als Richtschnur kann ein Schwellenwert von 0,5 verwendet werden, d.h. bei einem Wert von >0,5 ist das Vorliegen eines Karzinoms wahrscheinlich (Kurhanewicz et al. 1996).

Es ist allerdings zu betonen, dass die Ergebnisse der funktionellen Untersuchungen in Abhängigkeit von Tumorgröße und -eigenschaften erheblich schwanken können. Zudem sind bislang sowohl die Untersuchungs- als auch Auswertetechniken der DCE-MRI, DWI und MRSI nicht standardisiert. Falsch negative Befunde bei wenig aggressiven Tumoren sowie falsch positive Befunde bei benignen Veränderungen (BPH, Prostatitis) sind daher zu erwarten. Die Interpretation der Befunde sollte grundsätzlich in gegenseitiger Korrela-tion und auf Grundlage der T2-gewichteten morphologischen MR-Aufnahmen erfolgen.

Ein **kapselüberschreitendes Wachstum** zeigt sich durch folgende Merkmale:
- Eine fokale und/oder unregelmäßige Vorwölbung der Prostatakapsel,
- Asymmetrie oder ein unmittelbarer Tumorbefall des neurovaskulären Bündels und/oder
- Verdrängung/Infiltration des Fettgewebes im rekto-prostatischen Winkel.

Ein **Samenblasenbefall** zeigt sich durch folgende Charakteristika:
- Unmittelbare Tumorausdehnung von der Basis der Prostata auf die Wand bzw. in das Lumen der Samenblase,
- Tumorausdehnung aus der Prostata über den Ductus ejaculatorius auf die Ampulle des Ductus deferens und die Samenblase und/oder
- Samenblasenmetastase ohne direkten Kontakt zum primären Prostatakarzinom.

Charakteristisch für Tumorgewebe ist jeweils das Vorhandensein von Arealen mit fokal umschriebener und niedriger Signalintensität in den T2-gewichteten MRT-Aufnahmen bei gleichzeitiger Abwesenheit von Zeichen der postbioptischen Einblutung. Allerdings schließt die Anwesenheit einer Einblutung natürlich das Vorliegen eines Prostatakarzi-noms nicht aus.

Seltene, maligne Tumoren von Prostata und Samenblasen epithelialer und mesenchymaler Gewebeabstammung können mithilfe der MRT anhand ihrer Lage, Ausdehnung und pathologischen Signalintensiät deskriptiv beschrieben, aber nicht von einem Prostatakarzinom unterschieden werden.

Die MRT ist sich aufgrund ihres hohen Weichteilkontrasts die genaueste Methode zur **Diagnostik des fortgeschrittenen Tumorwachstums** mit Ausbreitung in die umliegenden Organe wie Harnblase, Rektum, Beckenbodenmuskulatur oder Knochen. Hinsichtlich der Detektion von pelvinen Lymphknotenmetastasen ist die MRT jedoch sehr ungenau. Unter Berücksichtigung der konventionellen Kriterien zur Diagnostik von Lymphknotenmetastasen (Durchmesser >1 cm) beträgt die Sensitivität nur ca. 27% (Wang et al. 2006b). Zwar ist die Spezifität ist mit 98% sehr hoch, was aber nur belegt, dass Lymphknotenmetastasen erst ab einem Durchmesser von 1 cm sicher erkannt werden, wohingegen die frühe Lymphknotenmetastasierung unentdeckt bleibt.

■ **Staging des Prostatakarzinom (TNM-Staging)**

Zur Stadieneinteilung des nachgewiesenen Prostatakarzinoms soll die UICC-Klassifikation (»TNM-Klassifikation«) herangezogen werden (American Joint Committe on Cancer, 2002; Wittekind et al. 2002), welche in klinischen Studien durchgehend genutzt und entsprechend von allen anderen verfügbaren Prostataleitlinien eingesetzt wird (Dutch Urological Association 2007; Heidenreich et al. 2007; NICE 2008). Die Stadien T1–2 N0 M0 werden dabei als »lokal begrenztes Prostatakarzinom« bezeichnet, während die Stadien T3–4 N0 M0 als »lokal fortgeschrittenes Prostatakarzinom« gelten. Unter dem Begriff »fortgeschrittenes bzw. metastasiertes Prostatakarzinom« werden die Stadien N1–3 und/ oder M1 zusammengefasst.

Bereits durchgeführte diagnostische Untersuchungen – einschließlich bildgebender Untersuchungen – sollen gemäß der neuen S3-Leitlinie Prostatakarzinom zur Stadieneinteilung herangezogen werden und können auch bei Verwendung einschlägiger Nomogramme nützlich sein. Weitere bildgebende Untersuchungen, z. B. das Knochenszintigramm, sind in Abhängigkeit von der klinischen Risikokonstellation angezeigt. Untersuchungen mit PET oder der Kombination PET/CT mit verschiedenen Radiopharmaka (z. B. ^{11}C-Azetat, ^{11}C-Methionin, ^{11}C-Choline und ^{18}F-Fluorodihydrotestosteron) sind Gegenstand gegenwärtiger wissenschaftlicher Auseinandersetzungen (Hricak et al. 2007).

Wenn das Prostatakarzinom bereits nachgewiesen ist, sollen zur Feststellung der lokalen Tumorausdehnung die Ergebnisse von bereits im Rahmen der Früherkennung oder Primärdiagnostik durchgeführten Untersuchungen berücksichtigt werden. Eine zusätzliche Bildgebung zur Bestimmung der klinischen T-Kategorie gilt als nicht notwendig. Die in der Literatur gebräuchliche Stadieneinteilung »lokal begrenztes« bzw. »lokal fortgeschrittenes« Prostatakarzinom beruht auf der DRU, ohne dass genaue Bewertungskriterien spezifiziert werden können. Die Testgüteparameter von DRU und TRUS bezüglich Kapseldurchbruch und Samenblaseninfiltration sind etwa gleich (Smith et al. 1997). Die Kombination von TRUS und DRU bringt keine weiteren Vorteile (Hsu et al. 2006).

❶ Sofern die TRUS jedoch bereits eingesetzt worden ist, sollen die Befunde zur Bestimmung der klinischen T-Kategorie des Prostatakarzinoms herangezogen werden.

Bei der Ermittlung der Tumorausdehnung werden mit der **MRT mit Endorektalspule** bessere Werte als mit der TRUS und der DRU erreicht (Abuzallouf et al. 2004; American Joint Committe on Cancer 2002). Bei der MRT der Prostata mit Endorektalspule liegen Sensitivität und Spezifität für das kapselüberschreitende Wachstum eines Prostatakarzinoms in Metaanalysen bei 71–74%, bei einer Spezifität von 80% wird eine Sensitivität von 62–69% erreicht (Boni et al. 1996; Hara et al. 2005; Sonnad et al. 2001). Verschiedene Studien zeigen bessere Ergebnisse mit einer Sensitivität und Spezifität für das kapselüberschreitende Tumorwachstum bei 80–95% bzw. 82–93% (Graser et al. 2007; Heuck et al. 2003). Dabei kommen der Untersuchungstechnik (Engelbrecht et al. 2002) und der Erfahrung der Untersucher (Hricak et al. 2007) entscheidende Bedeutung zu. Als **zuverlässige MRT-Zeichen** gelten (◘ Abb. 6.7, ◘ Abb. 6.8, ◘ Abb. 6.9):

— die Verlegung des rektoprostatischen Winkels
— die Seitenungleichheit der neurovaskulären Bündel
— die unmittelbar erkennbare Tumorausdehnung über die Prostatakapsel hinaus

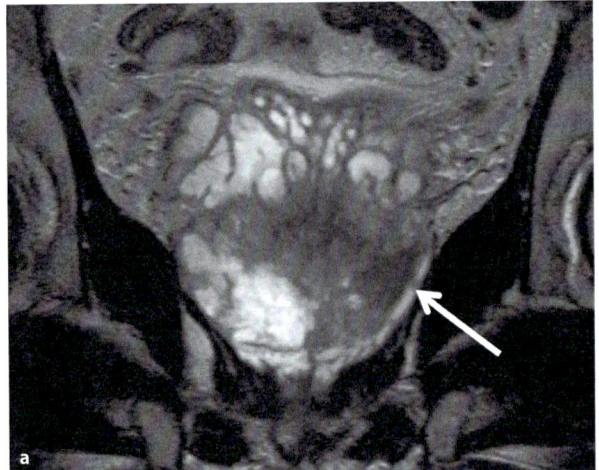
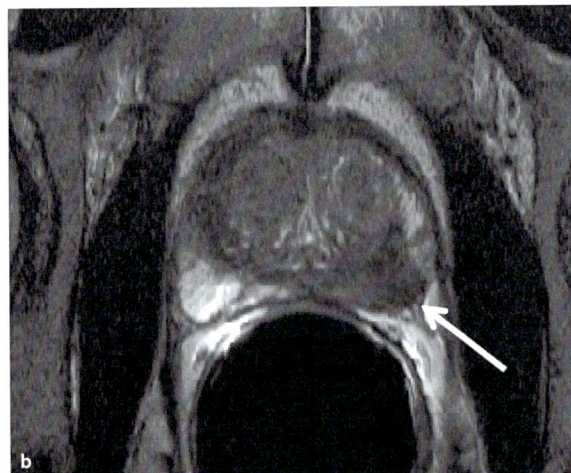

◘ **Abb. 6.7. Organbegrenztes Prostatakarzinom** in der linken peripheren Zone (roter Pfeil). Das Karzinom stellt sich auf T2w als eine hypointense Raumforderung dar. Im Gegensatz zu den entzündlichen Veränderungen findet sich eher eine irreguläre Berandung (◘ Abb. 6.5)

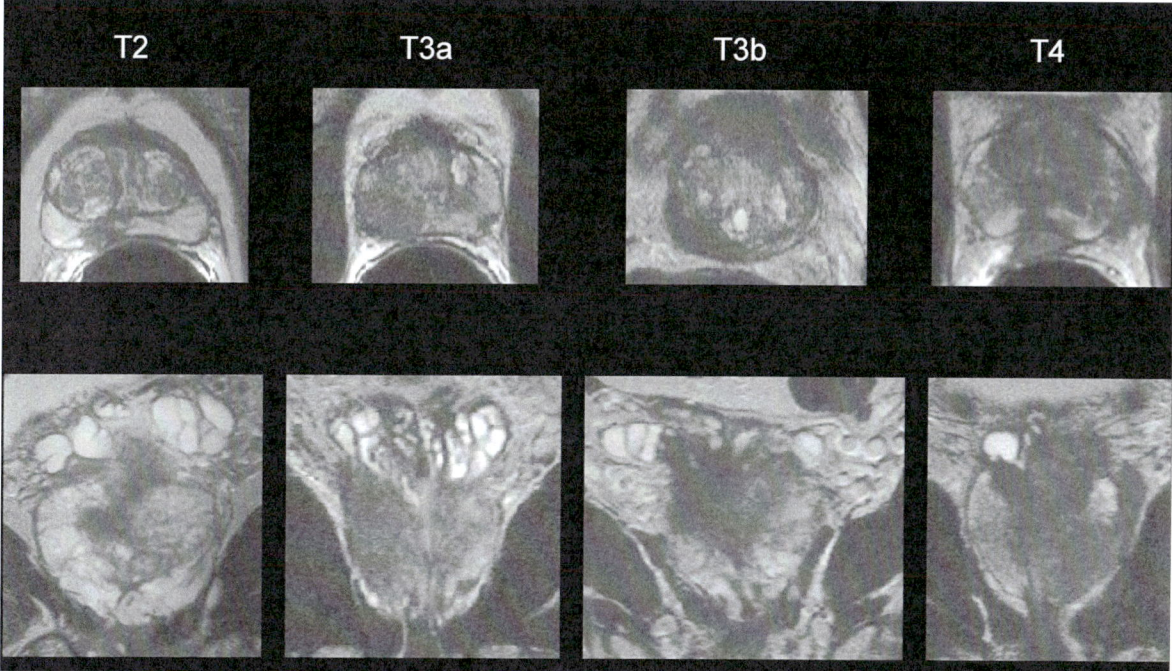

☐ **Abb. 6.8. Lokale Tumorstadien nach TNM.** T2-gewichtete Aufnahmen von Patienten mit Prostatakarzinom in transversaler und koronarer Schnittführung (☐ Tab. 6.2, ☐ Tab. 6.3)

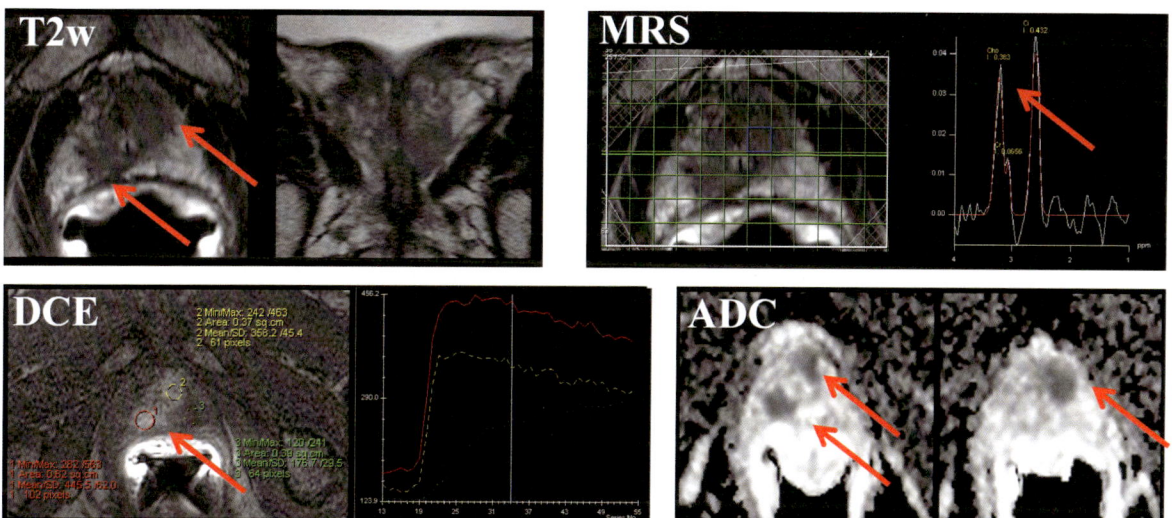

☐ **Abb. 6.9. Morphologisch-funktionelle MR-Bildgebung eines multifokalen Prostatakarzinoms.** T2w: hypointense Areale der peripheren und zentralen Zone apikal (rote Pfeile). MRS (Spektroskopie): verstärkte Cholin-Resonanz (roter Pfeil) bei verminderter Zitrat-Resonanz. DCE (Kontrastmittel-gestützte dynamische MRT): schnelles Kontrastmittel-wash-in und mäßiges Kontrastmittel-wash-out. ADC (Apparent Diffusion Coefficient): eingeschränkte Diffusion (rote Pfeile)

Weniger zuverlässige Zeichen sind:
- Tumorgröße
- Breite des Kapselkontakts
- unregelmäßige Kapselvorwölbung im Tumorbereich (◻ Tab. 6.2, ◻ Tab. 6.3) (Heuck et al. 2003)

Die Stadieneinteilung konnte in zwei Erhebungen beim gesicherten Prostatakarzinom durch die MRT signifikant gegenüber der alleinigen Nutzung von Nomogrammen, basierend auf PSA-Wert, Gleason-Score und DRU, verbessert werden (Wang et al. 2006a; Wang et al. 2007). Die klinische Relevanz dieser verbesserten diagnostischen Sicherheit ist bisher noch nicht umfassend untersucht. So ist die differenzialtherapeutische Entscheidung zwischen Strahlentherapie und Operation bei organüberschreitenden Prostatakarzinomen auf der Grundlage von MRT-Untersuchungen derzeit nicht möglich. Weiterhin reicht die derzeitig verfügbare wissenschaftliche Evidenz gegenwärtig nicht aus, um die Operationstechnik (Erhalt oder Resektion des neurovaskulären Bündels) auf Basis der MRT-Untersuchung zu modifizieren.

> **❶ Sofern die MRT bereits eingesetzt worden ist, sollen ihre Befunde zur Bestimmung der klinischen T-Kategorie des Prostatakarzinoms herangezogen werden.**

Die neue S3-Leitlinie Prostatakarzinom erlaubt bei Patienten mit Prostatakarzinom die Anfertigung einer MRT zur Feststellung der lokalen Tumorausdehnung (T-Staging) vor geplanter Strahlentherapie, jedoch nicht vor geplanter radikaler Prostatektomie. Der Grund für diese Empfehlung liegt darin, dass bei der Bestrahlung kein Operationspräparat als histologischer Referenzstandard und Hilfe für Therapieentscheidungen zur Verfügung steht. Daher soll auf das nichtinvasive Untersuchungsverfahren mit den besten Testgüteparametern zurückgegriffen werden, wenn das Therapieausmaß vom Ergebnis des lokalen Staging (Ermittlung der Tumorausdehnung) abhängt. Von den grundsätzlich infrage kommenden diagnostischen Verfahren (DRU, TRUS, MRT) weist die MRT die besten Testgüteparameter auf (Abuzalllouf et al. 2004; Boni et al. 1996; Sonnad et al. 2001).

> **❶ Daher lautet die Empfehlung der neuen S3-Leitlinie Prostatakarzinom, dass bei Verdacht auf ein lokal fortgeschrittenes Prostatakarzinom und geplanter Strahlentherapie zur Bestimmung der klinischen T-Kategorie eine MRT durchgeführt werden kann, wenn dies zur exakten Definition des Zielvolumens notwendig ist.**

In einer Metaanalyse zu Risikofaktoren für den **Lymphknotenbefall** bei nachgewiesenem Prostatakarzinom wurde nachgewiesen, dass die Prävalenz einer histologisch bestätigten N+-Kategorie bei einem Gleason-Score von 7 oder mehr auf 22,8%, bei einer klinischen T-Kategorie von T3 oder T4 sogar auf 25,7% ansteigt.

Unter den Schnittbild-Untersuchungsmodalitäten gelten die MRT und die CT als vergleichbar für das Lymphknotenstaging. Aufgrund der deutlich besseren Beurteilbarkeit des Lokalbefundes (T-Kategorie) sollte allerdings bevorzugt die MRT durchgeführt werden. In einer MRT-Studie mit 411 Patienten wurden für das Vorliegen einer lymphogenen Metastasierung ein PPV von 50% und ein NPV von 96% ermittelt (Wang et al. 2006b). Die MRT-Untersuchung mit Lymphknoten-spezifischen Eisenoxid-Nanopartikeln hat zwar vielversprechende erste Ergebnisse gezeigt, ist aber deswegen nicht allgemein verfügbar, weil es für das entsprechende Kontrastmittel bislang keine Arzneimittelzulassung gibt. Daher entsprechen die hier aufgeführten Testgüteparameter der MRT den Werten für die CT. Patienten mit positivem MRT- oder CT-Befund fallen demnach mit sehr hoher Wahrscheinlichkeit in eine N+-Kategorie. Diesen Patienten kann somit eine ggf. mit Nebenwirkungen verbundene diagnostische Lymphadenektomie erspart und eine adäquate Therapiealternative angeboten werden.

▫ **Tab. 6.2.** TNM-Klassifikation des Prostatakarzinoms nach der 6. Auflage der UICC 2002 (Wittelkind et al. 2002) mit den wichtigsten zugeordneten MRT-Befunden für die T-Kategorie

T-Kategorie	Primärtumor	MRT-Korrelat
Tx	Primärtumor kann nicht beurteilt werden	Artefakte durch Bewegung, Therapie, Einblutung
T0	Kein Anhalt für Primärtumor	Keine signalarmen Herde auf T2w-Aufnahmen
T1	Klinisch nicht erkennbarer Tumor, der weder tastbar noch in bildgebenden Verfahren sichtbar ist	Tumor nicht sicher erfassbar. T2w-Aufnahmen können ggf. signalarme Herde von geringer Größe zeigen ohne sichere Differenzierung von kleinen Entzündungsherden, PIN oder Fibrosearealen
T1a	Tumor zufälliger histologischer Befund (»incidental carcinoma«) in 5% oder weniger des resezierten Gewebes bei TUR-P	
T1b	Tumor zufälliger histologischer Befund (»incidental carcinoma«) in mehr als 5% des resezierten Gewebes bei TUR-P	
T1c	Tumor durch Nadelbiopsie diagnostiziert (z. B. wegen erhöhtem PSA-Wert durchgeführt)	T1c-Tumoren können in der MRT ggf. wie T2-Tumoren aussehen
T2	Tumor begrenzt auf Prostata	T2w-Aufnahmen mit signalarmen Herden, die auf die Prostata beschränkt sind. Herde können ggf. die Prostatakapsel erreichen, ohne sie zu durchbrechen
T2a	Tumor infiltriert die Hälfte eines Lappens oder weniger	
T2b	Tumor infiltriert mehr als die Hälfte eines Lappens	
T2c	Tumor infiltriert in beide Lappen	
T3	Tumor überschreitet die Prostatakapsel	T2w-Aufnahme zeigt signalarme Herde mit Kapselüberschreitung oder Samenblaseninfiltration
T3a	Extrakapsuläre Ausbreitung, ein- oder beidseitig	Extrakapsulär signalarmes (T2w) Gewebe, meist im Bereich des neurovaskulären Bündels
T3b	Tumor infiltriert Samenblasen	Signalarme (T2w) Knoten oder Wandverdickungen in einer oder beiden Samenblasen, ohne oder mit unmittelbarem Kontakt zur Prostata
T4	Tumor infiltriert benachbarte Strukturen (Blasenhals, M. sphincter externus, Rektum, M. levator ani, Beckenwand)	Signalarmes Tumorgewebe in T2w-Aufnahmen mit Ausdehnung von der Prostata in die Nachbarstrukturen

Aus: Heuck et al. 2003; Müller-Lisse u. Miller 2010

▫ **Tab. 6.3.** N-Kategorie und M-Kategorie

Nx	Regionäre Lymphknoten können nicht beurteilt werden
N0	Kein Anhalt für regionären Lymphknotenbefall
N1	Regionärer Lymphknotenbefall
Mx	Fernmetastasen können nicht beurteilt werden
M0	Kein Anhalt für Fernmetastasen
M1	Fernmetastasen
M1a	Extraregionärer Lymphknotenbefall
M1b	Knochenmetastasen
M1c	Andere Manifestationen

Aus: Heuck et al. 2003; Müller-Lisse u. Miller 2010

❗ **Daher lautet die Empfehlung der neuen S3-Leitlinie Prostatakarzinom, dass Patienten mit einem Gleason-Score von ≥ 8 oder einer klinischen T-Kategorie cT3 oder cT4 vor der Entscheidung über eine therapeutische Maßnahme eine MRT-Untersuchung der Beckenorgane erhalten sollten.**

Da das **Skelett** zu den bevorzugten Metastasierungsorten des Prostatakarzinoms gehört, schenkt die neue S3-Leitlinie Prostatakarzinom den Skelettmetastasen besondere Aufmerksamkeit. In einer Metaanalyse (Abuzallouf et al. 2004) wurden folgende besonderen **Risikofaktoren für das Vorliegen von Knochenmetastasen** bei nachgewiesenem Prostatakarzinom herausgestellt:

- PSA-Wert >20 ng/ml: Prävalenz ca. 16%
- Lokal fortgeschrittener Tumor (cT3 oder cT4): Prävalenz ca. 47%
- Gleason-Score von 7 oder mehr: Prävalenz ca. 28%
- Knochenschmerzen
- Unklarer Anstieg oder Erhöhung der alkalischen Phosphatase im Serum

Zur Beurteilung des Skelettstatus wird in der Regel die Ganzkörperskelett-Szintigrafie mit Technetium-markierten Phosphonaten eingesetzt (Abuzallouf et al. 2004). Wird zusätzlich zur Ganzkörperskelett-Szintigrafie eine SPECT bzw. SPECT-CT durchgeführt, können die Sensitivität und die Spezifität ebenfalls erhöht werden (Even-Sapir et al. 2006). Es gibt keine Evidenz dafür, dass die Cholin-PET-CT beim Prostatakarzinom eine höhere Treffsicherheit für Knochenmetastasen besitzt. Allerdings wird für die PET/CT mit Fluorid eine Sensitivität von 100% und eine Spezifität von 62% bzw. 100% berichtet (Even-Sapir et al. 2006). Erste Erkenntnisse zur Verwendung der Ganzkörper-MRT zur Knochenmetastasendetektion bei Prostatakarzinom weisen auf eine höhere Detektionsrate, insbesondere von kleinen Metastasen, im Vergleich zur Ganzkörperskelett-Szintigrafie hin (Ketelsen et al. 2008).

Da die Prävalenz von Knochenmetastasen bei einem PSA-Wert <10 ng/ml nur bei ca. 2,3% liegt (Abuzallouf et al. 2004), wird hier die Indikation für die Knochenszintigrafie als nicht gegeben angesehen.

❗ **Daher lautet die Empfehlung der neuen S3-Leitlinie Prostatakarzinom, dass Patienten mit einem histologisch gesicherten Prostatakarzinom und einem PSA-Wert von >10 ng/ml oder einem Gleason-Score ≥8 oder einer T-Kategorie cT3 oder cT4 oder Knochenschmerzen eine Skelettszintigrafie erhalten sollen.**

Unklare knochenszintigrafische Befunde sollen in erster Linie durch MRT, ersatzweise durch CT abgeklärt werden. Für kleine Knochen und lange Röhrenknochen sind hingegen konventionelle Röntgenaufnahmen zu bevorzugen. Weist der Befund der Knochenszintigrafie auf eine Frakturgefahr hin, so wird der Befund durch CT weiter abgeklärt. Dieses Vorgehen entspricht – bei fehlender wissenschaftlicher Evidenz – vernünftigem klinischem Handeln (Good-Clinical-Practice).

Bildgebende Befunde des Prostatakarzinoms in der MRT
- In der T2-Wichtung hypointenser Herdbefund
- In der dynamischen MRT schneller Kontrastmittel-wash-in bei mäßigem Kontrastmittel-wash-out
- In der diffusionsgewichteten MRT relative Signalanhebung bei hohen b-Werten (>800 s/mm^2)
- Auf der ADC-Map Signalabsenkung
- In der MR-Spektroskopie erhöhte Signalintensitäten der Resonanzen von (Cholin+Kreatin) relativ zu Zitrat

■ **Bildgebende Untersuchungen bei biochemischem Rezidiv des Prostatakarzinoms (PSA-Rezidiv)**

Für die Nachsorge des in kurativer Absicht lokal behandelten Prostatakarzinoms sieht die neue S3-Leitlinie Prostatakarzinom bei asymptomatischen Patienten die Bestimmung des Serum-PSA-Werts vor (Dutch Urological Association 2007). Als biochemisches Rezidiv wird dabei nach radikaler Prostatektomie ein Anstieg des PSA-Werts auf mehr als 0,2 ng/ml in mindestens zwei Messungen aufgefasst. Nach alleiniger Strahlentherapie ein in mindestens zwei Messungen bestätigter PSA-Anstieg von mehr als 2 ng/ml über den postinterventionellen PSA-Nadir (Foster et al. 1993; Freedland et al. 2003; Heidenreich et al. 2007; Roach et al. 2006; Stephenson et al. 2006). Bestätigt sich das biochemische Rezidiv, so besteht nach radikaler Prostatektomie ggf. die Möglichkeit zur Salvage-Radiotherapie.

Die Salvage-Radiotherapie der Prostataloge wird üblicherweise nur bei niedrigen PSA-Werten und Ausschluss von Metastasen indiziert. Die Wahrscheinlichkeit einer Metastasierung im Verhältnis zum PSA-Wert ist bei biochemischen Rezidiven von in kurativer Absicht lokal behandelten Prostatakarzinomen nicht genau bekannt. Die vorliegenden Daten zeigen jedoch, dass eine ossäre Metastasierung nach radikaler Prostatektomie bei PSA-Werten unter 7 ng/ml praktisch nicht vorkommt, bei PSA unter 10 ng/ml sehr selten ist und erst bei einem PSA-Wert von 20 ng/ml oder mehr die nuklearmedizinische Untersuchung mit hinreichender Wahrscheinlichkeit positive Befunde ergibt (Freedland et al. 2005).

Nach primärer Strahlentherapie und/oder Brachytherapie und biochemischem Rezidiv des Prostatakarzinoms besteht ggf. die Möglichkeit zur Salvage-Operation. Auch in diesem Falle sollte eine Metastasierung mit den bestehenden Möglichkeiten als unwahrscheinlich ausgeschlossen werden.

❶ In Ermangelung klarer Daten und zur Vermeidung unnötiger Untersuchungen sieht die neue S3-Leitlinie Prostatakarzinom als Kompromisslösung vor, dass bei asymptomatischen Patienten mit biochemischem Rezidiv bei einem PSA-Wert unter 10 ng/ml keine Knochenszintigrafie durchgeführt werden sollte (Müller-Lisse u. Miller 2010).

6.4 Zusammenfassung

Die Endo-MRT stellt zurzeit die empfindlichste Methode zur Untersuchung der Prostata und Samenblasen dar. Hauptsächliche Indikation ist zurzeit das lokale Staging eines bioptisch gesicherten Prostatakarzinoms, wobei im Vordergrund die Unterscheidung zwischen organbegrenztem und organüberschreitendem (Kapselüberschreitung und/oder Samenblaseninfiltration) Tumorwachstum steht. Bei suspektem PSA-Wert und nach negativer TRUS-gesteuerter Stanzbiopsie kann dennoch Endo-MRT zur Tumordetektion und -lokalisation hilfreich sein. Die Genauigkeit der Methode wird durch Zuhilfenahme funktioneller Methoden, wie der diffusionsgewichteten MRT, der Protonen-MR-spektroskopischen Bildgebung und der dynamischen Kontrastmittel-unterstützten MRT gesteigert. Erste Ergebnisse der MR-gesteuerte Prostatabiopsie nach vorangegangener negativer TRUS-gesteuerter Stanzbiopsie und MR-tomografisch suspektem Herdbefund sind vielversprechend.

■ **Literatur**

Abuzallouf S, Dayes I, Lukka H. Baseline staging of newly diagnosed prostate cancer: a summary of the literature. J Urol 2004; 171: 2122-2127

Ahmed HU, Kirkham A, Arya M, Illing R, Freeman A, Allen C, Emberton M. Is it time to consider a role for MRI before prostate biopsy? Nat Rev Clin Oncol 2009; 6(4):197-206. Review

Anastasiadis AG, Lichy MP, Nagele U, et al. MRI-guided biopsy of the prostate increases diagnostic performance in men with elevated or increasing PSA levels after previous negative TRUS biopsies. Eur Urol 2006; 50(4): 738-48; discussion 748-9

American Joint Committee on Cancer (AJCC) (2002)

Cancer staging manual. 6th ed. Springer: Berlin, 2002

Boni RA, Hutter BE, Trinkler F, Jochum W, Pestalozzi D, Krestin GP. Preoperative T-staging of prostatic carcinoma: endorectal magnetic resonance tomography compared with other imaging and clinical methods. Fortschr Rontgenstr 1996; 165: 152-158

Costello LC, Franklin RB. Concepts of citrate production and secretion by prostate: 1. Metabolic relationships. Prostate 1991; 18(1): 25-46. Review

Dutch Urological Association (2007) Prostate Cancer. Nation-wide guideline. Version 1.0. Maastricht: Dutch Urological Association; 2007

Engelbrecht MR, Jager GJ, Laheij RJ, Verbeek AL, van Lier HJ, Barentsz JO. Local staging of prostate cancer using magnetic resonance imaging: a meta-analysis. Eur Radiol 2002; 12: 2294-2302

Even-Sapir E, Metser U, Mishani E, Lievshitz G, Lerman H, Leibovitch I. The detection of bone metastases in patients with high-risk prostate cancer: 99mTc-MDP Planar bone scintigraphy, single- and multi-field-of-view SPECT, 18F-fluoride PET, and 18F-fluoride PET/CT. Journal Nucl Med official publication, Society of Nuclear Medicine 2006; 47: 287-297

Foster LS, Jajodia P, Fournier G,Jr, Shinohara K, Carroll P, Narayan P. The value of prostate specific antigen and transrectal ultrasound guided biopsy in detecting prostatic fossa recurrences following radical prostatectomy. J Urol 1993; 149: 1024-1028

Freedland SJ, Humphreys EB, Mangold LA, et al. Risk of prostate cancer-specific mortality following biochemical recurrence after radical prostatectomy. JAMA 2005; 294: 433-439

Freedland SJ, Sutter ME, Dorey F, Aronson WJ. Defining the ideal cutpoint for determining PSA recurrence after radical prostatectomy. Prostate-specific antigen. Urology 2003; 61: 365-369

Fütterer JJ, Barentsz JO, Heijmink SW. Value of 3-T magnetic resonance imaging in local staging of prostate cancer. Top Magn Reson Imaging 2008; 19(6): 285-289. Review

Graser A, Heuck A, Sommer B, Massmann J, Scheidler J, Reiser M, Mueller-Lisse U. Per-sextant localization and staging of prostate cancer: correlation of imaging findings with whole-mount step section histopathology. AJR Am J Roentgenol 2007; 188: 84-90

Halpern EJ, Strup SE. Using gray-scale and color and power Doppler sonography to detect prostatic cancer. AJR Am J Roentgenol 2000; 174: 623-627

Hara N, Okuizumi M, Koike H, Kawaguchi M, Bilim V. Dynamic contrast-enhanced magnetic resonance imaging (DCE-MRI) is a useful modality for the precise detection and staging of early prostate cancer. Prostate 2005; 62: 140-147

Heidenreich A, Aus G, Abbou CC, Bolla M, Joniau S, Matveev V, Schmid HP, Zattoni F, European Association of Urology (2007) EAU guidelines on prostate cancer. Arnhem: EAU; 2007

Heuck A, Scheidler J, Sommer B, Graser A, Müller-Lisse UG, Maßmann J. MR-Tomographie des Prostatakarzinoms. Radiologe 2003; 43: 464-473

Hom JJ, Coakley FV, Simko JP, et al. High-grade prostatic intraepithelial neoplasia in patients with prostate cancer: MR and MR spectroscopic imaging features - initial experience. Radiology 2007; 242(2): 483-489

Hoogendam A, Buntinx F and de Vet HC. The diagnostic value of digital rectal examination in primary care screening for prostate cancer: a meta-analysis. Family Practice 1999; 16: 621-626

Hricak H, Choyke PL, Eberhardt SC, Leibel SA, Scardino PT. Imaging prostate cancer: a multidisciplinary perspective. Radiology 2007; 243: 28-53

Hsu CY, Joniau S, Oyen R, Roskams T, Van Poppel H. Detection of clinical unilateral T3a prostate cancer - by digital rectal examination or transrectal ultrasonography? BJU Int 2006; 98: 982-985

Ketelsen D, Röthke M, Aschoff P, et al. Nachweis ossärer Metastasen des Prostatakarzinoms - Vergleich der Leistungsfähigkeit der Ganzkörper-MRT und der Skelettszintigrafie. Fortschr Röntgenstr 2008; 180(8): 746-752

Kurhanewicz J, Vigneron DB, Hricak H, Narayan P, Carroll P, Nelson SJ. Three-dimensional H-1 MR spectroscopic imaging of the in situ human prostate with high (0.24-0.7-cm3) spatial resolution. Radiology 1996; 198(3): 795-805

Lavoipierre AM, Snow RM, Frydenberg M, Gunter D, Reisner G, Royce PL and Lavoipierre GJ (1998) Prostatic cancer: role of color Doppler imaging in transrectal sonography. AJR Am J Roentgenol 171: 205-210

McNeal JE. Regional morphology and pathology of the prostate. Am J Clin Pathol 1968; 49: 347-357

McNeal J. Normal histology of the prostate. Am J Surg Pathol 1988; 12: 619-633

Müller-Lisse UG, Miller K. Bildgebende Verfahren bei Primärdiagnose und Staging des Prostatakarzinoms. Urologe 2010; 49(2): 190-198

NICE, National Collaborating Centre for Cancer, National Institute for Health and Clinical Excellence (NICE). Prostate Cancer: diagnosis and treatment. 2008 [cited: 2009 Juli 01]. Available from: http://www.nice.org.uk/Guidance/CG58

Philip J, Dutta Roy S, Ballal M, Foster CS, Javle P. Is a digital rectal examination necessary in the diagnosis and clinical staging of early prostate cancer? BJU 2005; Int 95: 969-971

Roach M 3rd, Hanks G, Thames H Jr, et al. Defining biochemical failure following radiotherapy with or without hormonal therapy in men with clinically localized prostate cancer: recommendations of the RTOG-ASTRO Phoenix Consensus Conference. Int J Radiat Oncol Biol Phys 2006; 65: 965-974

Roethke MC, Lichy MP, Jurgschat L, et al. Tumorsize dependent detection rate of endorectal MRI of prostate cancer-A histopathologic correlation with whole-mount sections in 70 patients with prostate cancer. Eur J Radiol 2010; Mar 11. (Epub ahead of print)

Smith JA, Jr., Scardino PT, Resnick MI, Hernandez AD, Rose SC, Egger MJ. Transrectal ultrasound versus digital rectal examination for the staging of carcinoma of the prostate: results of a prospective, multi-institutional trial. J Urol 1997; 157: 902-906

Sonnad SS, Langlotz CP, Schwartz JS. Accuracy of MR imaging for staging prostate cancer: a meta-analysis to examine the effect of technologic change. Acad Radiol 2001; 8: 149-157

Stephenson AJ, Kattan MW, Eastham JA, et al. Defining biochemical recurrence of prostate cancer after radical prostatectomy: a proposal for a standardized definition. J Clin Oncol 2006; 24: 3973-3978

Swanson MG, Vigneron DB, Tran TK, Sailasuta N, Hurd RE, Kurhanewicz J. Single-voxel oversampled J-resolved spectroscopy of in vivo human prostate tissue. Magn Reson Med. 2001; 45(6): 973-980

Wang L, Hricak H, Kattan MW, Chen HN, Scardino PT, Kuroiwa K. Prediction of organ-confined prostate cancer: incremental value of MR imaging and MR spectroscopic imaging to staging nomograms. Radiology 2006a; 238: 597-603

Wang L, Hricak H, Kattan MW, et al. Combined endorectal and phased-array MRI in the prediction of pelvic lymph node metastasis in prostate cancer. AJR. American J Roentgenol 2006b; 186: 743-748

Wang L, Hricak H, Kattan MW. Prediction of seminal vesicle invasion in prostate cancer: incremental value of adding endorectal MR imaging to the Kattan nomogram. Radiology 2007; 242: 182-188

Wittekind C, Mezer HJ, Bootz F (Hrsg.). UICC – International Union Against Cancer: TNM-Klassifikation maligner Tumoren, 6. Aufl. Springer: Heidelberg, Berlin 2002: 295

Yakar D, Hambrock T, Hoeks C, Barentsz JO, Fütterer JJ. Magnetic resonance-guided biopsy of the prostate: feasibility, technique, and clinical applications. Top Magn Reson Imaging 2008; 19(6): 291-295

Hoden

M. Eiers, T. Egner

7.1   Methoden zur Diagnostik

7.1.1   Allgemeines

Wichtigster diagnostischer Schritt ist die **klinische Untersuchung** mit Inspektion und bimanueller Palpation. Weiterführend können die Sonografie und auch die MRT zum Auffinden maldeszendierter Hoden genutzt werden. Die Sonografie erfolgt dabei mit einem hochauflösenden Schallkopf (mind. 7,5 MHz) und bietet mit einer Sensitivität von 76% und einer Spezifität von 100% eine ähnlich hohe korrekte Klassifikationsrate von 84% wie die MRT (85%) (Kanemoto et al. 2005).

Die bevorzugte Methode zur Hodenlokalisation bei nicht palpablen Hoden ist jedoch die **Laparoskopie** (Siemer et al. 2000), bei der zusätzlich die Morphologie der Gonaden und Samenstranggebilde sowie eine evtl. Hoden-Nebenhoden-Dissoziation beurteilt werden können. Zudem können bei diesem rein diagnostischen Schritt weitere therapeutische Maßnahmen angeschlossen werden.

7.1.2   Sonografie

Die Sonografie sollte mit hochauflösenden Schallköpfen (mind. 7,5 MHz, besser 10 MHz) durchgeführt werden. Im B-Mode lassen sich Hoden und Nebenhoden im Hinblick auf Größe und Echogenität gut untersuchen. Die Duplex-Sonografie erlaubt eine Beurteilung der Perfusion, die z. B. bei einer Entzündung deutlich gesteigert sein kann. Zusätzlich kann über die Bestimmung der Blutflussgeschwindigkeiten der Widerstandsindex (RI = Resistive Index) errechnet werden, der ein Maß für den Gewebewiderstand und damit der suffizienten Perfusion ist. Für den Widerstandsindex werden exakte Werte für die sysolische (V_{max}) und enddiastolische Flussgeschwindigkeit (V_{diast}) benötigt; der Index berechnet sich wie folgt:

$$RI = (V_{max} - V_{diast}) \times (V_{max})^{-1}$$

Werte bis 0,7 sind als normal einzustufen, Werten von >0,7 gelten als pathologisch, d. h. der Gewebewiderstand ist so hoch (z. B. durch ein Ödem bei Entzündung) bzw. der enddiastolische Fluss so niedrig, dass nur noch eine insuffiziente Perfusion vorliegt.

7.1.3 Magnetresonanztomografie

Bei unklarem Sonografiebefund kann ergänzend eine MRT durchgeführt werden. Hierfür sollte der Penis nach kranial auf den Bauch gelagert und das Skrotum/die Hoden unterpolstert werden. Ein festgelegtes leitlinienkonformes Untersuchungsprotokoll existiert aktuell nicht, jedoch sollten neben T1- und T2-gewichteten Sequenzen in jedem Fall Kontrastmittel-verstärkte Sequenzen in unterschiedlicher Schichtführung, dabei mindestens auch eine fettsupprimierte Sequenz, durchgeführt werden.

7.1.4 Szintigrafie

Hinsichtlich der Aussagekraft bezüglich der Perfusion ist die Hodenszintigrafie der Sonografie gleichzusetzen. Aufgrund der Strahlenbelastung, des höheren apparativen Aufwandes und der geringeren Verfügbarkeit hat die Szintigrafie heutzutage jedoch weitgehend an Bedeutung verloren.

7.2 Anatomie und Normvarianten

7.2.1 Embryologie/Anatomie

Die Hoden entstehen ebenso wie die Ovarien aus einer gemeinsamen Gonadenanlage – der Genitalleiste, die sich ab der 4. Entwicklungswoche entwickelt. Aus dem mesodermalen Anteil der Gonadenanlage entstehen die Tunica albuginea, das Bindegewebsgerüst des Hodens und die Leydig-Zellen. Da die Entwicklung in Höhe der Nieren beginnt, müssen die Hoden einen Abstieg in das Skrotalfach durchführen (Descensus testis). Der physiologische Descensus testis lässt sich in eine transabdominelle Phase (10.–15. Schwangerschaftswoche) und eine inguinoskrotale Phase (28.–35. Schwangerschaftswoche) unterteilen.

Der paarig angelegte, pflaumengroße Hoden des Erwachsenen hat ein mittleres Gewicht von 18 g und ein mittleres Volumen von 16 ml. Die mittlere Länge beträgt ca. 5 cm, die mittlere Dicke ca. 3 cm. Der linke Hoden ist dabei meist etwas größer und liegt etwas weiter kaudal im Skrotum. Die abschließende Maturation erfolgt erst in der Pubertät, das Wachstum reicht bis in die 4. Lebensdekade.

7.2.2 Normvarianten

Hodenhochstand

Unter dem Begriff »Kryptorchismus« wird im deutschen Sprachraum der nicht tastbare (verborgene) Hoden verstanden. Der Hodenhochstand ist die häufigste kongenitale Anomalie des Urogenitaltrakts. Etwa 2–5% der zum ausgerechneten Termin geborenen Knaben weisen einen Maldescensus testis auf, dessen Inzidenz im ersten Jahr (meist in der ersten Hälfte) auf 1–2% sinkt (Toppari u. Kaleva 1999). Bei Frühgeborenen liegt in Abhängigkeit des Geburtsgewichts eine deutlich höhere Inzidenz vor (bis zu 30%).

Bei der Retentio testis erreicht der Hoden auf seinem normalen Weg nicht das Skrotum und wird in drei Formen unterschieden (Abb. 7.1):

- Beim **Bauchhoden** (Retentio testis abdominalis) liegt der Hoden intraabdominell und kann demzufolge nicht getastet werden.
- Beim **Leistenhoden** (Retentio testis inguinalis) liegt der Hoden in der Leiste und kann auch nach sorgfältiger Untersuchung nicht in das Skrotum verlagert werden (Abb. 7.2).
- Beim **Gleithoden** (Retentio testis präscrotalis) liegt der Hoden oberhalb des Skrotums und kann in den Skrotaleingang gezogen werden. Aufgrund des verkürzten Samenstrangs ist eine weitere Verlagerung an den tiefsten Punkt des Skrotums nicht möglich, und der Hoden gleitet nach Loslassen sofort wieder zurück in seine ursprüngliche Lage.

Hiervon zu differenzieren ist der **Pendelhoden**, der entweder im Skrotum oder oberhalb des Skrotums liegt und sich bis an den tiefsten Punkt verlagern lässt und dort liegen bleibt. Erst durch das Auslösen des Kremasterreflexes, z. B. bei sexueller Erregung oder durch Kälte, wird der Hoden wieder an seine ursprüngliche Lage zurückgezogen.

Ektopia testis

Liegt der Hoden außerhalb des Wegs des physiologischen Descensus, spricht man von Hodenektopie. Die häufigste Form ist mit ca. 70% die inguinal-epifasziale Ektopie, die palpatorisch mit einem Leistenhoden verwechselt werden kann. Andere Formen der Ektopie sind die penile, femorale, perineale oder retrovesikale Ektopie (Abb. 7.1).

Retentio testis
Hoden erreicht auf dem Weg des physiologischen Deszensus das Skrotum nicht

⬛ Abb. 7.1. Maldescensus und Ektopia testis

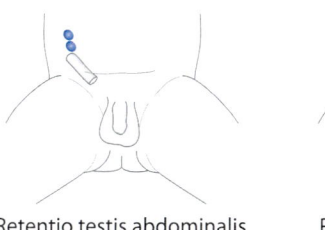

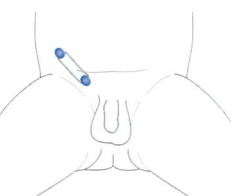

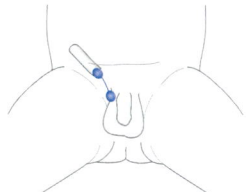

Retentio testis abdominalis
(Bauchhoden)

Retentio testis inguinalis
(Leistenhoden)

Retentio testis präscrotalis
(Gleithoden)

Hodenektopie
Hoden liegt ausserhalb des phyiologischen Weges

Pendelhoden
Überschießender
Kremasterreflex

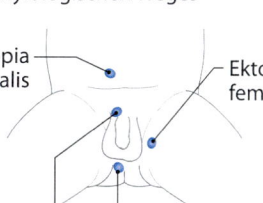

Ektopia
retrovesikalis

Ektopia
femoralis

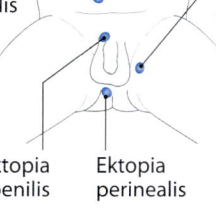

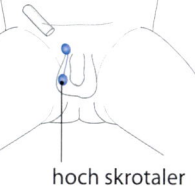

Präfasziale Hodenektopie

Ektopia
penilis

Ektopia
perinealis

hoch skrotaler
Hoden

⬛ Abb. 7.1. Maldescensus und Ektopia testis

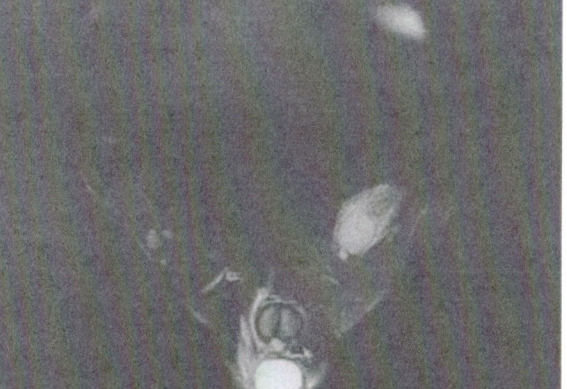

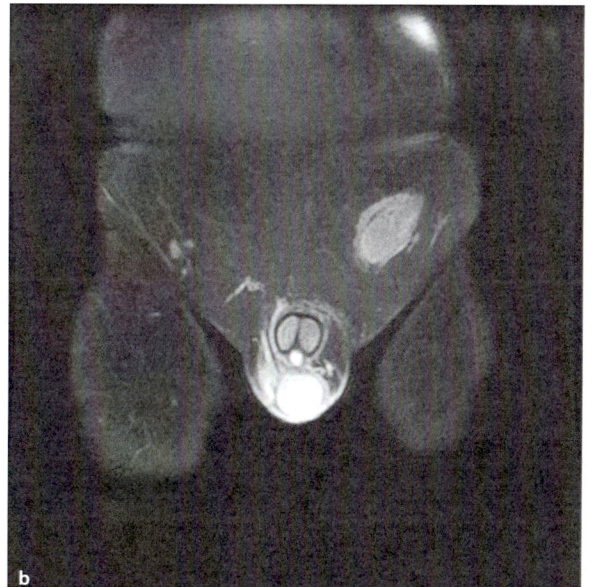

⬛ **Abb. 7.2a, b. Leistenhoden** links bei einem 46-jährigen Patienten, histologisch gesichert. **a** T2 cor fatsat TSE. **b** T1 cor fatsat post KM. (Mit frdl. Genehmigung von PD Dr. med. Oliver Mohrs, Radiologie Darmstadt, Abt. für Kardiovaskuläre Bildgebung am Alice-Hospital)

Fehlanlage

Extrem seltene Normvarianten sind die Agenesie eines oder beider Hoden und die Polyorchie, bei der es aufgrund Dopplung zur Entstehung von mehr als zwei Hoden kommt. In der Literatur sind weltweit zur Polyorchie nur ca. 100 Fälle beschrieben. Die Polyorchie lässt sich hierbei in zwei Typen unterscheiden (◘ Abb. 7.3):

— Typ A, die mit einem Ductus deferens verbunden sind.
— Typ B, die keinen Ductus deferens besitzen.

7.3   Pathologische Befunde

7.3.1   Varikozele

▪ Pathogenese

Unter den venösen Gefäßen (V. testicularis, V. ductus deferentis, V. cremasteria) bestehen multiple Anastomosen. Dieses Venengeflecht wird als Plexus pampiniformis, varizenartige Veränderungen als Varikozele (Krampfaderbruch) bezeichnet (◘ Abb. 7.4).

In der Pubertät treten Varikozelen nur selten auf, während 15% der Erwachsenen diese aufweisen. In 90% der Fälle ist die linke Seite betroffen, nur etwa 2% sind bilateral. Ursächlich für die hohe Anzahl auf der linken Seite ist die unterschiedliche Anatomie: während die rechte V. testicularis spitzwinklig direkt in die V. cava inferior mündet, mündet die linke V. testicularis rechtwinklig in die V. renalis sinstra; zusätzlich liegt die Mündungsstelle der linken V. testicularis 8–10 cm weiter kranial als die der Gegenseite, sodass hier der venöse Abstrom eher behindert werden kann.

▪ Diagnostik/Bildgebung

Neben der klinischen Untersuchung, bei der sich das schmerzfreie, zusammendrückbare Venenkonvolut tasten lässt, ist die **Sonografie** Untersuchungsmethode der Wahl. Während der Sonografie sollte nicht nur die Größe der Hoden bestimmt, sondern auch die Nieren untersucht werden, da mögliche Nierentumoren/Lymphompakete zu einem Abstromproblem der V. testicularis und somit zu einer sekundären Varikozele führen können.

▪ Therapieindikation

Die Indikation zur operativen Therapie der Varikozele testis ist gegeben bei:
— Großer kindlicher Varikozele mit Hodenhypo- oder Atrophie
— Großer Varikozele beim Patienten in der Adoleszenz
— Symptomatischer Varikozele
— Kosmetischer Indikation

Bei unerfülltem Kinderwunsch und Oligo-Astheno-Teratozoospermie-Syndrom (OAT-Syndrom) ist die operative Korrektur der Varikozele testis ein Therapieversuch. Zwar können die Spermiogramm-Parameter zwischen 20% und 80% durch den operativen Eingriff verbessert werden, der tatsächliche Einfluss auf die Fertilität des Mannes und damit auf die »Baby take Home-Rate« bleibt aber umstritten (Evers u. Collins 2004, Baker u. Straffhon 1985). Marmar et al. beschreibt in einer Metaanalyse von 2007 eine 2,7-fache Steigerung der Schwangerschaftsrate nach operativer Varikozelen-Ligatur (Agarwal et al. 2007).

Type A

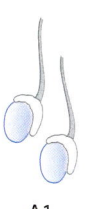

A1

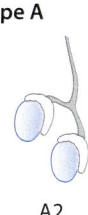

A2

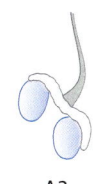

A3

Type B

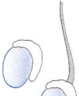

B1

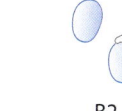

B2

◻ **Abb. 7.3. Klassifikation der Polyorchie.** Typ A, die mit einem Ductus deferens verbunden sind (A1: eigener Nebenhoden und eigener Ductus deferens, A2: eigener Nebenhoden und gemeinsamer Ductus deferens, A3: gemeinsamer Nebenhoden und gemeinsamer Ductus deferens) und Typ B, die keinen Ductus deferens besitzen (B1: mit Nebenhoden, B2: nur Hodengewebe)

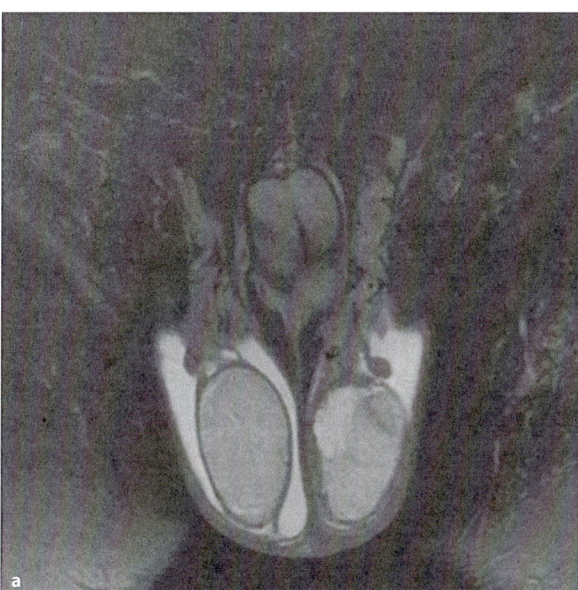

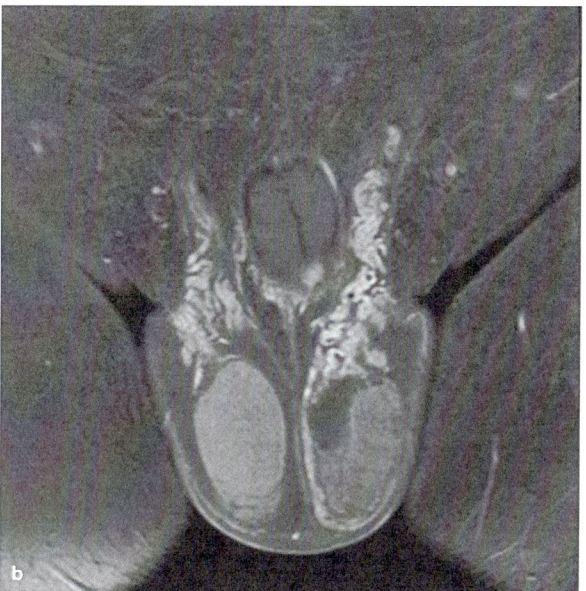

◻ **Abb. 7.4a, b. Kombination aus Spermatozele, Hydrozele und dilatiertem Rete testis** links bei einem 64-jährigen Patienten, histologisch gesichert. **a** T2 cor fatsat TSE. **b** T1 cor fatsat post KM. (Mit frdl. Genehmigung von PD Dr. med. Oliver Mohrs, Radiologie Darmstadt, Abt. für Kardiovaskuläre Bildgebung am Alice-Hospital)

■ **Therapie**

Das operative Ziel besteht in der Beseitigung des venösen Refluxes über die V. testicularis in den Plexus pampiniformis. Grundsätzlich stehen mehrere operative Verfahren mit vergleichbaren Therapieergebnissen zur Auswahl:

- Suprainguinaler Zugang nach Bernardi oder Palomo (Zugang auch laparoskopisch möglich)
- Inguinaler Zugang nach Ivanessevich
- Transfemoral angiografischer Zugang mit retrograder Varizensklerosierung
- Skrotaler Zugang mit antegrader Varikozelensklerosierung nach Tauber

7.3.2 Trauma

Folge eines Traumas können eine Infarzierung des Hoden/Nebenhoden, eine Torsion (▶ Kapitel 7.33) oder die Ruptur der Tunica albuginea sein mit konsekutivem Hämatom im Organ bzw. im Skrotum (◘ Abb. 7.5).

Die **Sonografie** kann hier ein buntes Bild an Befunden liefern, z. B. eine irreguläre Form des Hodens mit intraparenchymatöser hypo-/hyperechogener Läsion bzw. ein inhomogenes Parenchym oder auch das intraskrotale Hämatom.

❶ Eine chirurgische Intervention ist bei Hodenruptur, beim Verdacht auf eine Hodenruptur zur Beurteilung der Tunica oder bei großem Hämatom indiziert.

■ **Therapie**

Bei einem **leichten Trauma**, also kleineren Hämatomen ohne Ruptur der Tunica albuginea, folgt dem ggf. erforderlichen Wunddebridement unter Tetanusschutz nach traumachirurgischen Grundsätzen die konservative Therapie mit Ruhigstellung des Skrotums, intermittierender Kühlung, Hochlagerung und symptomatischer Schmerztherapie.

Bei einem **schweren Trauma**, d. h. ausgeprägtem Hämatom, Verdacht auf Hodenruptur mit Verletzung der Tunica albuginea und/oder Verdacht auf Durchblutungsstörung des Hodens ist die notfallmäßige explorative skrotale Hodenfreilegung indiziert, mit ggf. Hämatomausräumung, Blutstillung, Naht der Tunica albuginea und Retorquierung des Hodens unter antibiotischer Prophylaxe. Bei ausgedehnter Verletzung der Skrotaltasche mit Ablederung kann der Hoden bis zur lokalen Wundkontrolle temporär z. B unter die Oberschenkelhaut verlagert werden. Im Rahmen einer folgenden skrotalen Aufbauplastik wird der Hoden dann wieder rückverlagert.

Bei kompletter Hodenzereißung kann je nach operativem Befund auch die Ablatio testis indiziert sein.

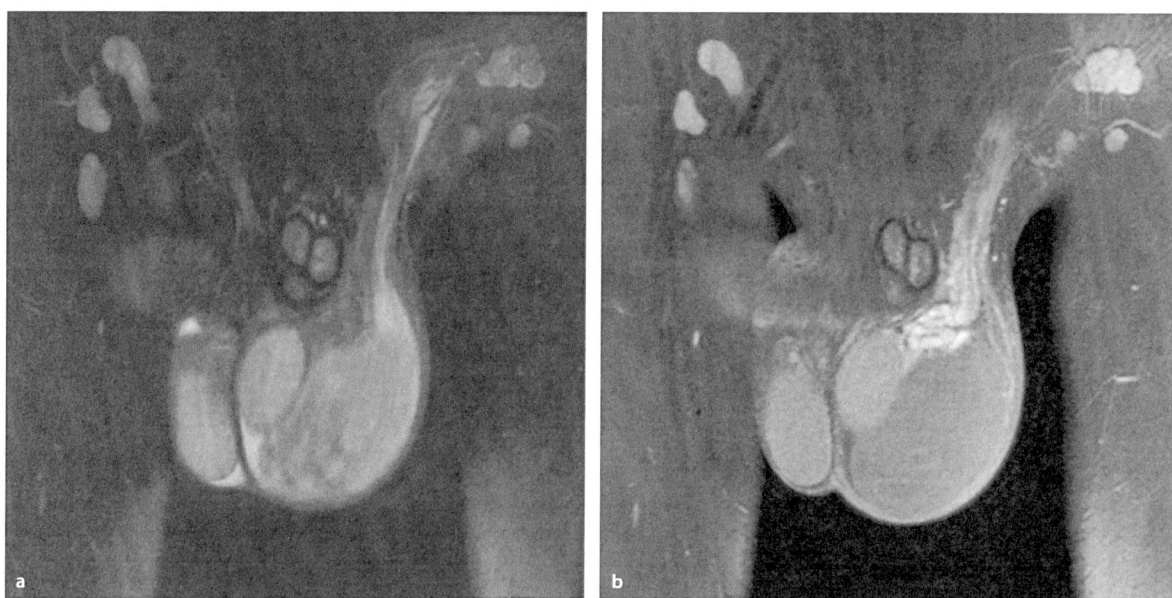

◻ **Abb. 7.5a, b. Skrotales Hämatom** infolge Trauma links bei einem 13-jährigen Patienten, histologisch gesichert. **a** T2 cor TSE. **b** T1 cor fatsat post KM. (Mit frdl. Genehmigung von PD Dr. med. Oliver Mohrs, Radiologie Darmstadt, Abt. für Kardiovaskuläre Bildgebung am Alice-Hospital)

7.3.3 Torsion

Hodentorsion
■ **Pathogenese und Klinik**

Als Hodentorsion ist die akute Drehung von Hoden und Samenstrang mit konsekutiver Drosselung oder Unterbrechung der Hodendurchblutung definiert (■ Abb. 7.6). Dies kann unbehandelt und je nach Ausmaß der Durchblutungsstörung innerhalb von 6–8 h zu einer hämorrhagischen Infarzierung und Nekrose von Hodengewebe führen (■ Abb. 7.7).

Je nach Höhe der Drehung unterscheidet man die intravaginale Hodentorsion – innerhalb der Tunica vaginalis – von der supra- bzw. extravaginalen Hodentorsion mit Drehung des Samenstrangs oberhalb der Tunica vaginalis. Sehr selten kann auch bei Hoden-Nebenhoden-Dissoziation eine isolierte Torsion des Hodens gegenüber dem Nebenhoden vorliegen (■ Abb. 7.6).

Hodentorsionen können in jedem Lebensalter auftreten, gehäuft (ca. zwei Drittel der Fälle) aber im 1. Lebensjahr und in der Pubertät (12.–18. Lebensjahr) und stellen in dieser Altergruppe die häufigste Ursache für skrotale Schmerzen. Typisch sind der plötzlich einsetzende Schmerz und die Schwellung. Es besteht kein Fieber und die Untersuchung des Urins zeigt sich unauffällig. Die Differenzierung gegenüber einer Epididymitis kann oft erschwert sein.

■ **Bildgebung**

Die **Duplexsonografie** ist Untersuchungsmethode der Wahl. Hier zeigt sich mit einer Sensitivität von 92% und einer Spezifität von 98% das Fehlen der Hodenperfusion (Stehr u. Boehm 2003). Zusätzliche Befunde können ein vergrößerter Hoden/Nebenhoden mit Anhebung der Echogenität oder ein Ödem des Skrotums bzw. eine Hydrozele sein. Bei nicht eindeutigem Sonografiebefund kann – insbesondere vor einer Freilegung des Hodens – auch die **MRT** weiterführen. Die Hoden können hierbei ein homogenes Signal mit Signalverlust in den T2-gewichteten Sequenzen aufweisen. Typisch ist hier auch das »whirlpool pattern«.

■ **Therapie**

Die Hodentorsion ist ein **akuter urologischer Notfall**. Jedes akute Skrotum sollte sofort operativ exploriert werden. Das Zeitfenster für eine Gewebeerholung nach akuter Ischämie beträgt nur 4–6 h. Danach kommt es zur ischämisch bedingten Nekrose des Hodens.

Über einen skrotalen Zugang wird der Hoden freigelegt und nach Detorquierung des Samenstrangs die Hodendurchblutung beurteilt. Kommt es zur Gewebeerholung, erfolgt die Orchidopexie entweder in einem Dartos-Pouch oder durch direkte Pexienähte im Skrotalfach.

Erholt sich das Hodengewebe auch trotz Vorhaltung von warmen feuchten Bauchtüchern nicht, muss der Hoden abladiert werden.

Die prophylaktische Orchidopexie der Gegenseite syn- oder metachron durchgeführt ist obligat.

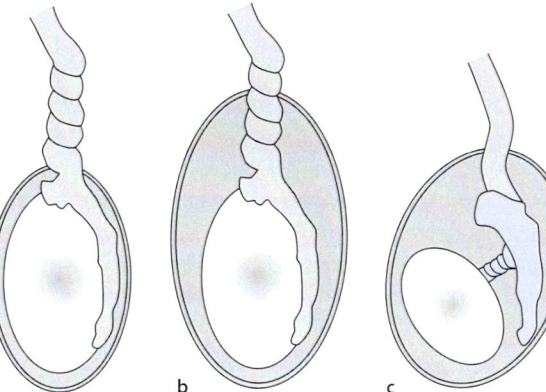

■ **Abb. 7.6. Hodentorsion, verschiedene Formen: a** extra-vaginal, **b** intravaginal und **c** isoliert. (Aus: Stehr M. Erkrankungen des Hodens. In: von Schweinitz D, Ure B. Viszerale und allgemeine Chirurgie des Kindesalters. Springer Heidelberg 2009; Abb. 40.6)

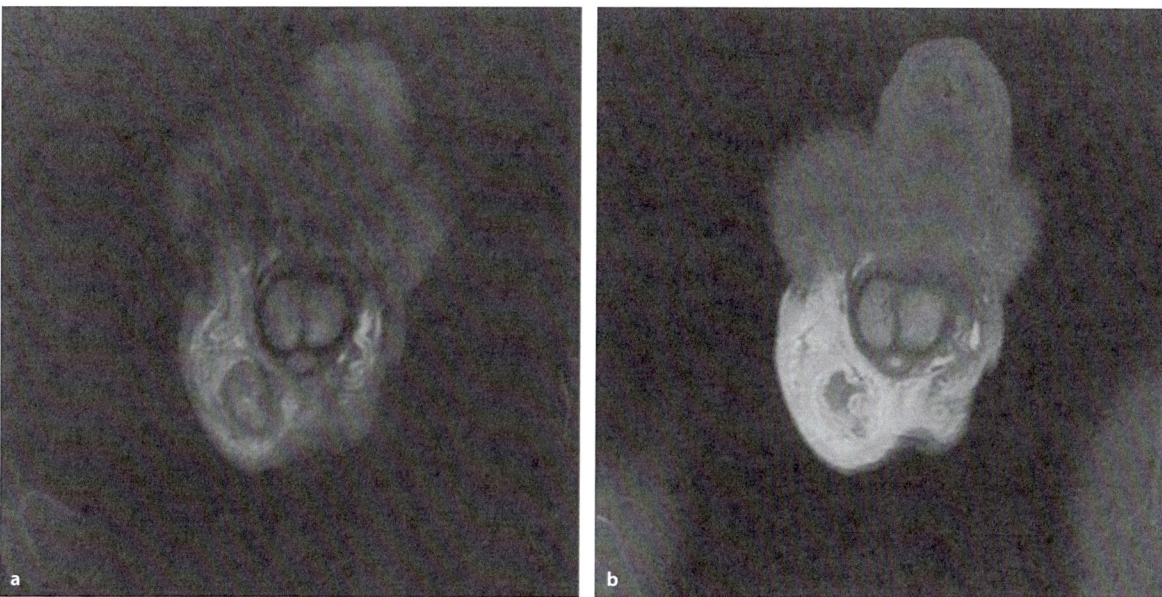

■ **Abb. 7.7a, b. Nekrose des rechten Hoden** mutmaßlich infolge Hodentorsion bei einem 15-jährigen Patienten. Im Urosonogramm nach 3 Monaten Befundbestätigung durch Hodenatrophie. **a** T2 cor TSE. **b** T1 cor fatsat post KM. (Mit frdl. Genehmigung von PD Dr. med. Oliver Mohrs, Radiologie Darmstadt, Abt. für Kardiovaskuläre Bildgebung am Alice-Hospital)

Hydatidentorsion

■ **Pathogenese und Klinik**

Unter Hydatidentorsion versteht man die Torsion der Anhangsgebilde der Hoden und Nebenhoden, z. B. Appendix testis, Reste des Müller-Gangs, des Wolff-Körpers bzw. des Giraldes-Organs (Urnierenreste). Sie führt zu ähnlichen Symptomen wie die der Hodentorsion, oft allerdings weniger intensiv und in geringerem Ausmaß. Die stielgedrehte Hydatide ist dabei oft als derbe Resistenz zu tasten, typisches Bild im Frühstatium ist das »Blue-dot-sign«, bei dem die Hydatide als bläulich schimmernde Struktur direkt oder diaphanoskopisch zu sehen ist.

Auch die Hydatidentorsion kann in jedem Lebensalter, gehäuft in der Pubertät, auftreten.

■ **Bildgebung**

Untersuchungsmethode der Wahl ist auch hier die **(Duplex-)Sonografie** mit Darstellung der stielgedrehten Hydatide bzw. der fehlenden Perfusion. Zusätzlich sollten hier Hoden und Nebenhoden untersucht werden, um mögliche Torsionen auszuschließen.

■ **Therapie**

Die klinische Abgrenzung einer Hydatidentorsion von einer Samenstrangtorsion ist häufig sehr schwierig, sodass aufgrund der Arbeitsdiagnose »akutes Skrotum« die notfallmäßige explorative Hodenfreilegung zur Diagnosesicherung erforderlich ist. Die stielgedrehte Hydatide wird abgetragen.

7.3.4 Entzündung

■ **Pathogenese und Klinik**

Die Ursache der **Epididymitis** (Nebenhoden) oder **Orchitis** (Hoden) ist am häufigsten infektiöser Natur (Viren und Bakterien). Die Epididymitis entsteht fast ausschließlich durch eine Keimaszension entlang der Samenwege, während Orchitiden nur selten bakterieller Genese, sondern eher hämatogen bedingt sind, meist als Folge viraler Infektionen (Mumps, infektiöse Mononukleose, Windpocken). Eine lokale Ausbreitung führt zum Bild der Epididymorchitis (◘ Abb. 7.8).

Im Gegensatz zur Torsion führt eine Entzündung zu einem schleichenden Beginn der Beschwerden mit Schmerzen und Schwellung des Hodens/Nebenhodens (einseitig). Begleitend kommen neben Fieber auch Dysurie und/oder Pollakisurie vor. Typisch ist das Abnehmen der Schmerzen beim Anheben des Hodens (positives Prehn-Zeichen), ein vergrößerter Nebenhoden kann palpatorisch vom Hoden abgegrenzt werden.

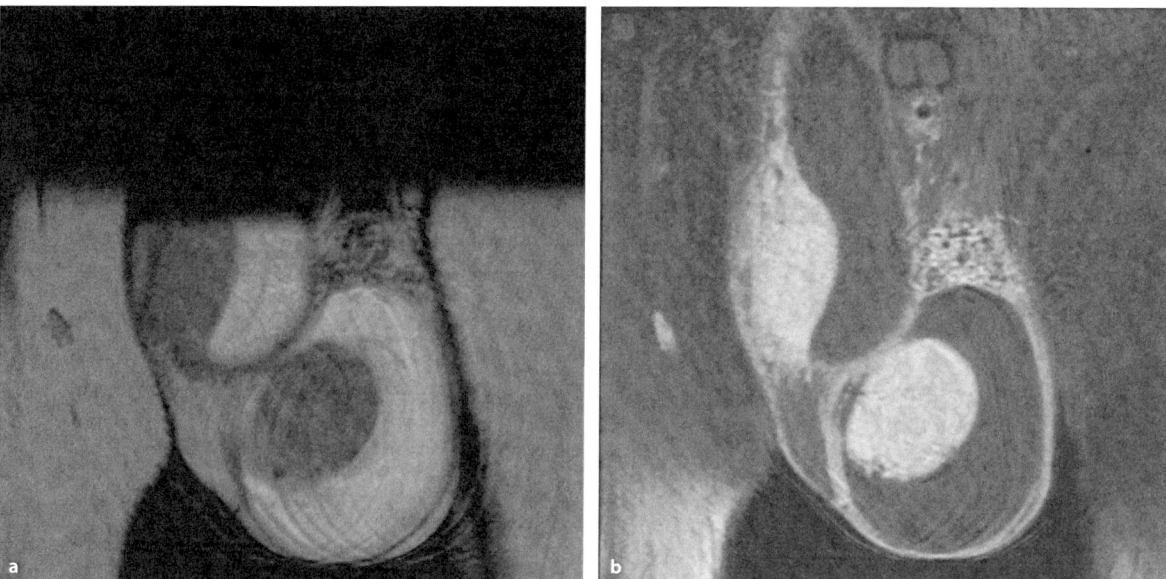

◼ **Abb. 7.8a, b. Eitrige Orchitis** beidseits bei einem 68-jährigen Patienten, histologisch gesichert.
a T2 cor TSE. **b** T1 cor fatsat post KM. (Mit frdl. Genehmigung von PD Dr. med. Oliver Mohrs, Radiologie Darmstadt, Abt. für Kardiovaskuläre Bildgebung am Alice-Hospital)

■ **Bildgebung**

In der **Sonografie** zeigt sich eine vermehrte Perfusion, sowie neben vergrößertem Hoden/ Nebenhoden auch ein aufgelockertes, entzündliches Gewebe.

■ **Therapie**

Es erfolgt zunächst die Einleitung einer antimikrobiellen Therapie dem empirischen Erregerspektrum entsprechend mit einem Gyrase-Hemmer (Chinolon) oder einem Cephalosporin der zweiten oder dritten Generation; je nach klinischem Befund und Ansprechverhalten kann eine Erweiterung mit z. B Gentamycin erfolgen. Nach Erhalt der Urinkultur sollte die Antibiose testgerecht adaptiert werden.

Die symptomatische Therapie besteht in einer Ruhigstellung mit Hochlagerung des Hodens, intermittierender Kühlung sowie suffizienter Analgetikatherapie. Ggf. ist hier eine initiale Leitungsanästhesie des Samenstrangs erforderlich. Sollte sich trotz dieser konservativen Therapiemaßnahmen keine klinische- und laborchemische Verbesserung erreichen lassen, kann als Ultima ratio die Ablatio testis zur definitiven Infektsanierung angezeigt sein.

7.3.5 Maligne Tumoren

Die überwiegende Anzahl (98%) der diagnostizierten Tumoren ist maligner Genese.

■ **Pathogenese und Klinik**

In Deutschland erkranken jährlich etwa 4750 Männer an Hodenkrebs. Mit einem Anteil von 2% gehört Hodenkrebs somit zu den eher seltenen bösartigen Erkrankungen und verursacht lediglich 0,2% aller Krebssterbefälle bei Männern. Es zeigt sich eine ungewöhnliche Altersverteilung, wobei die meisten Fälle im Alter zwischen 25 und 45 Jahren auftreten und in dieser Altersklasse die häufigste bösartige Tumorerkrankung bei Männern darstellen. Weniger als ein Fünftel der Neuerkrankungen tritt in einem Alter über 45 Jahren auf. Das mittlere Erkrankungsalter liegt bei 37 Jahren, das mittlere Sterbealter bei 45 Jahren (RKI 2008).

Als gesicherte **Risikofaktoren** für Hodenkrebs auf höchstem Evidenzniveau gelten der Maldescensus testis, der kontralaterale Hodentumor und die familiäre Disposition (◘ Tab. 7.1) (Dieckmann u. Pichlmeier 2003). Bei anderen – teils historisch bedingten – Faktoren, z. B. Adipositas, Vasektomie, Rauchen oder Zirkumzision, ist inzwischen bekannt, dass diese nicht mit dem Hodentumor assoziiert sind.

Leitsymptom ist die meist schmerzlose einseitige Hodenschwellung, teilweise mit einem Schweregefühl. 75–80% der seminomatösen und 55% der nichtseminomatösen Keimzelltumoren werden in einem klinischen Stadium I entdeckt und können frühzeitig therapiert werden. In diesen frühen Erkrankungsstadien sind die Heilungsraten exzellent. In ca. 30% der Fälle kann es jedoch aufgrund vorgetäuschter Symptome einer Orchitis oder Epididymitis zu einer verzögerten Therapie des Karzinoms kommen (Ondrusova u. Ondrus 2008).

◻ **Tab. 7.1.** Risikofaktoren für Hodenkrebs mit hohem Evidenzgrad (gesicherte Faktoren)

	Evidenzlevel	Relatives Risiko*
Maldescensus testis	I	3,5–17,1
Kontralateraler Hodentumor	II	24,8–27,6
Familiäre Disposition	II	2,15–12,3
Gonadale Dysgenesie	IV	Hohes Risiko, bis zu 25% kumuliert

* Risiko-Streubreite, niedrigster und höchster Risikowert; aus: Dieckmann u. Pichlmeier 2003

▪ Histologische Klassifikation

Maligne Hodentumoren werden in Tumoren mit einem histologischen Typ (reine Seminome und Nichtseminome) und mit mehr als einem histologischen Typ (Mischtumoren mit seminomatösen und nichtseminomatösen Anteilen) eingeteilt.

▪ Primärdiagnostik/Bildgebung

Das Staging von Hodentumoren unterscheidet sich insofern von dem anderer Tumorentitäten, als eine Trennung von Primärdiagnostik (Palpation, Sonografie, Tumormarker), Primärtherapie (inguinale Orchiektomie) und dann folgendem sekundärem Staging vorgesehen ist.

Das **sonografische Bild** reicht von multiplen echoreichen Arealen (Mikrolithiasis = Schneegestöber-/Sternenhimmel) bis hin zu typisch echoarmen oder gemischt echoarm/echoreichen Läsionen, die nur Teile des Hodens oder das gesamte Organ einnehmen können. Wichtig bei der Sonografie ist die Beurteilung des kontralateralen Hodens, um einen möglichen Zweittumor auszuschließen.

Eine **MRT** des Hodens gehört nicht zur Standarddiagnostik, kann jedoch bei unklarem Sonografiebefund oder auch im Rahmen von Studien ergänzend durchgeführt werden. Studien zeigen eine Differenzierung von seminomatösen und nichtseminomatösen Keimzelltumoren; die seminomatösen Keimzelltumoren weisen hierbei ein hypointenses Signal in den T2-gewichteten Sequenzen mit signalreichen Septen und ein vermehrtes Enhancement der multiplen Septen auf (◻ Abb. 7.9), während nichtseminomatöse Keimzelltumoren sowohl in den nativen als auch Kontrastmittel-verstärkten Sequenzen eher ein homogenes Signal bzw. Enhancement ohne Septen aufweisen (Tsili et al. 2007).

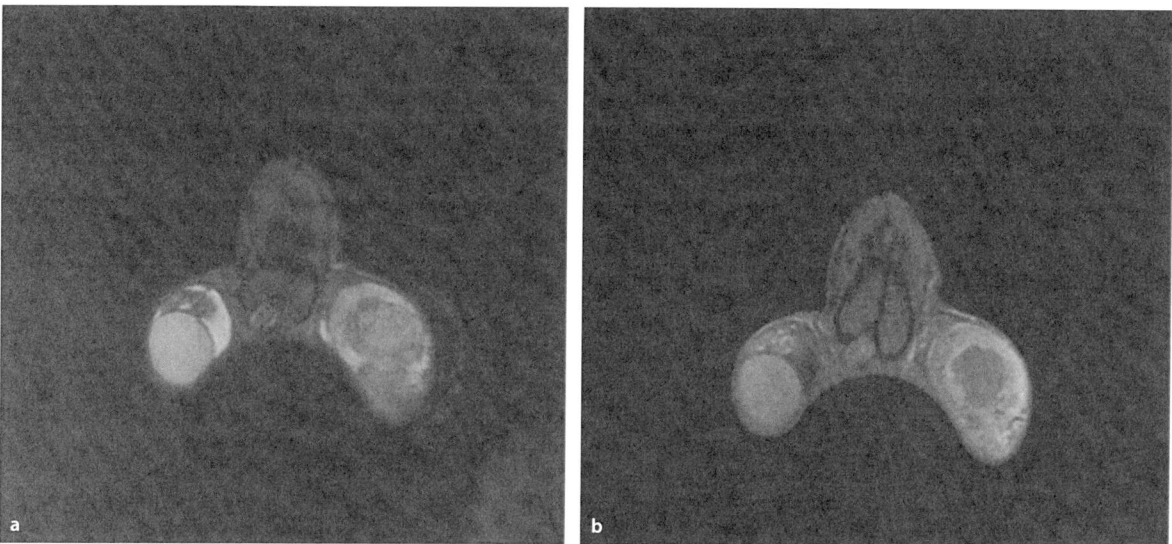

◨ **Abb. 7.9a, b. Seminom** links bei einem 31-jährigen Patienten, histologisch gesichert. **a** T2 cor TSE.
b T1 cor fatsat post KM. (Mit frdl. Genehmigung von PD Dr. med. Oliver Mohrs, Radiologie Darmstadt,
Abt. für Kardiovaskuläre Bildgebung am Alice-Hospital)

■ **Klassifikation**

Hodentumoren werden nach der modifizierten TNM-Klassifikation der UICC (Union International Contre Cancer) eingeteilt, die um die S-Klassifikation (Serumtumormarker) erweitert wurde (■ Tab. 7.2). Aus dieser Klassifikation ergibt sich die heute gebräuchliche klinische Stadieneinteilung (■ Tab. 7.3); für metastasierte Hodentumoren wurde durch die IGCCCG (International Germ Cell Cancer Collaboration Group) zusätzlich ein auf Prognosefaktoren beruhendes System eingeführt (■ Tab. 7.4), welches zusätzlich zur TNM-Klassifikation auf der Histologie, der Lokalisation des Primärtumors/der Metastasen und der prätherapeutischen Tumormarker beruht.

■ **Tab. 7.2.** TNM- und S-Klassifikation des Hodenkarzinoms (UICC 2010)

Stadium	Charakteristika				
T-Kategorie					
Tx	Primärtumor kann nicht beurteilt werden				
Tis	Intratubuläre Keimzellneoplasie (Carcinoma in situ)				
T0	Kein Anhalt für Primärtumor (z. B. histologische Narbe im Hoden)				
T1	Tumor begrenzt auf Hoden und Nebenhoden ohne Blut- oder Lymphgefäßinfiltration. Tumor kann die Tunica albuginea infiltrieren, nicht jedoch die Tunica vaginalis				
T2	Tumor begrenzt Hoden und Nebenhoden mit Blut- oder Lymphgefäßinfiltration oder Tumor mit Ausbreitung durch die Tunica albuginea mit Befall der Tunica vaginalis				
T3	Tumor infiltriert Samenstrang mit oder ohne Blut- oder Lymphgefäßinfiltration				
T4	Tumor infiltriert Skrotum mit oder ohne Blut- oder Lymphgefäßinfiltration				
N-Kategorie					
Nx	Regionäre Lymphknoten können nicht beurteilt werden				
N0	Keine regionären Lymphknotenmetastasen				
N1	Metastasen in Form eines Lymphknotenkonglomerates, 2 cm oder weniger in größter Ausdehnung oder 5 oder weniger positive Lymphknoten, keiner mehr als 2 cm in größter Ausdehnung				
N2	Metastasen in Form eines Lymphknotenkonglomerats, mehr als 2 cm, aber nicht mehr als 5 cm in größter Ausdehnung oder mehr als 5 positive Lymphknoten, keiner mehr als 5 cm in größter Ausdehnung oder extranodale Tumorausbreitung				
N3	Metastasen in Form eines Lymphknotenkonglomerates, mehr als 5 cm in größter Ausdehnung				
M-Kategorie					
Mx	Fernmetastasen nicht beurteilbar				
M0	Keine Fernmetastasen				
M1	Fernmetastasen vorhanden ▬ M1a: Nichtregionäre Lymphknoten- oder Lungenmetastase(n) ▬ M1b: Andere Fernmetastasen				
Serumtumormarker (S) (N: oberer LDH-Normwert)					
Sx	Werte nicht verfügbar/Untersuchung nicht durchgeführt				
S0	Werte innerhalb normaler Grenzen				
	LDH [U/l]		hCG [U/ml]		AFP [ng/ml]
S1	$< 1,5 \times N$	und	< 5000	und	< 1000
S2	$1,5–10 \times N$	oder	5000–50 000	oder	1000–10 000
S3	$> 10 \times N$	oder	> 50 000	oder	> 10 000

◘ Tab. 7.3. Klinische Stadieneinteilung der Hodentumoren

Stadium	Ausdehnung
CS 0	TIN: Präkanzerose des Hodens (pTis N0 M0 S0)
CS I	Der Tumor ist auf den Hoden begrenzt (pT1–4 N0 M0 Sx) IA: pT1 N0 M0 S0 IB: pT2–4 N0 M0 S0 IS: jedes pT N0 M0 S1–3
CS II	Retroperitoneale Lymphknoten (N+) IIA: vergrößerte retroperitoneale Lymphknoten kleiner 2 cm IIB: vergrößerte retroperitoneale Lymphknoten 2–5 cm IIC: vergrößerte retroperitoneale Lymphknoten über 5 cm
CS III	Fernmetastasen Jedes pT jedes N M1 jedes S

◘ Tab. 7.4. Einteilung der Hodentumoren nach IGCCCG (1997)

Gute Prognose

Nichtseminom (56% der Fälle)
- Testis oder primär retroperitonealer Tumor
- außer Lungenmetastasen keine viszeralen Metastasen
- niedrige Tumormarker (AFP <1000 ng/ml; β-HCG <5000 U/l; LDH < 1,5 × N)

Seminom (90% der Fälle)
- jede Primärlokalisation
- außer Lungenmetastasen keine viszeralen Metastasen
- jedes Markerniveau

Intermediäre Prognose

Nichtseminom (28% der Fälle)
- Testis oder primär retroperitonealer Tumor
- außer Lungenmetastasen keine viszeralen Metastasen
- intermediäre Tumormarker

Seminom (10% der Fälle)
- jede Primärlokalisation
- nichtpulmonale viszerale Metastasen
- jedes Markerniveau

Schlechte Prognose

Nichtseminom (16% der Fälle)
- primär mediastinaler Keimzelltumor und Testis/ retroperitonealer Tumor
- nicht pulmonale viszerale Metastasen
- hohe Tumormarker (AFP >10 000 ng/ml; β-HCG >50 000 U/l; LDH >10 × N)

N: oberer LDH-Normwert

◾ Staging

Erst nach der inguinalen Orchiektomie erfolgt das weitere Staging, zu dem als obligater Bestandteil die CT des Thorax und des Abdomen zählen. Einzig bei einem Seminom ohne retroperitoneale Lymphknotenvergrößerung kann auf die CT-Thorax zugunsten einer Thoraxaufnahme in zwei Ebenen verzichtet werden, bei Lymphknotenbefall oder bei einem Nichtseminom ist die CT jedoch erforderlich.

Da bei der CT lediglich das Größenkriterium als Diskriminator zur Verfügung steht, liegt die Sensitivität zur Detektion von Lymphknotenmetastasen zwischen 70 und 80% (bei einem Schwellenwert von >1 cm).

Bezüglich des retroperitonealen Lymphknotenstatus bietet die MRT ähnliche Ergebnisse wie die CT. In der klinischen Routine ersetzt die MRT, trotz höherer Kosten und geringerer Verfügbarkeit, die CT immer mehr nicht zuletzt auch wegen der fehlenden Strahlenexposition der zumeist jungen Patienten.

Im Staging hat die [18]Fluor-2-Desoxyglucose-Positronenemissionstomografie (FDG-PET) keinen Vorteil gegenüber der CT, jedoch besteht ein gesicherter Stellenwert in der Beurteilung von Residualtumoren bei Seminomen, da es sich um eine funktionelle Bildgebung handelt und so stoffwechselaktives Gewebe von Narbengewebe differenziert werden kann.

◾ Therapie

Die hohe inguinale Ablatio testis des betroffenen Hodens ist der erste Therapieschritt. Die Ausnahme bildet das Vorliegen einer fortgeschrittenen Erkrankung mit hoher Metastasenlast und akut vitaler Gefährdung. In diesen seltenen Fällen beginnt die Therapie mit einer initialen Chemotherapie unter interdisziplinärer Therapieleitung durch den Urologen, den internistischen Onkologen sowie ggf. des Intensivmediziners.

Nach stattgehabtem Staging erfolgt das weitere therapeutische Vorgehen Stadien- und Risikoadaptiert nach den internationalen Therapieempfehlungen der European Germ Cell Consensus Group (Krege et al. 2008).

Im Rahmen der bestmöglichen Tumortherapie empfiehlt sich die Teilnahme am Zweitmeinungsprojekt der Deutschen Hodentumor Studiengruppe (GTCSG) zur Verbesserung des Versorgungsprozesses von Hodentumoren (www.zm-Hodentumor.de).

7.3.6 Benigne Tumoren

Nur ca. 2–3% der diagnostizierten Hodentumoren sind nicht maligner Genese. Hierunter fallen insbesondere die Keimstrang-/Stromatumoren. Wichtige Vertreter sind der Leydig-Zell- und der Sertoli-Zell-Tumor.

Leydig-Zell-Tumor

Leydig-Zellen sind die wichtigsten interstitiellen Zellen, die ca. 10–20% der Organmasse des Hodens ausmachen. In ihnen wird durch Stimulation durch das luteinisierende Hormon (LH) Testosteron synthetisiert. Im Sinne einer negativen Rückkopplung führt Testosteron zu einer gehemmten Freisetzung von luteinisierendem Hormon aus dem Hypophysenvorderlappen.

Der Leydig-Zell-Tumor ist der häufigste Stromatumor (◻ Abb. 7.10). Für die (histologische) Identifizierung sind die Reinke-Kristalle typisch. Aufgrund der häufig bestehenden endokrinen Überaktivität, die sowohl aus Östrogen- und Androgen-Produktion bestehen kann, kommt es oft zu Störungen im Sinne einer Gynäkomastie bzw. Pubertas praecox.

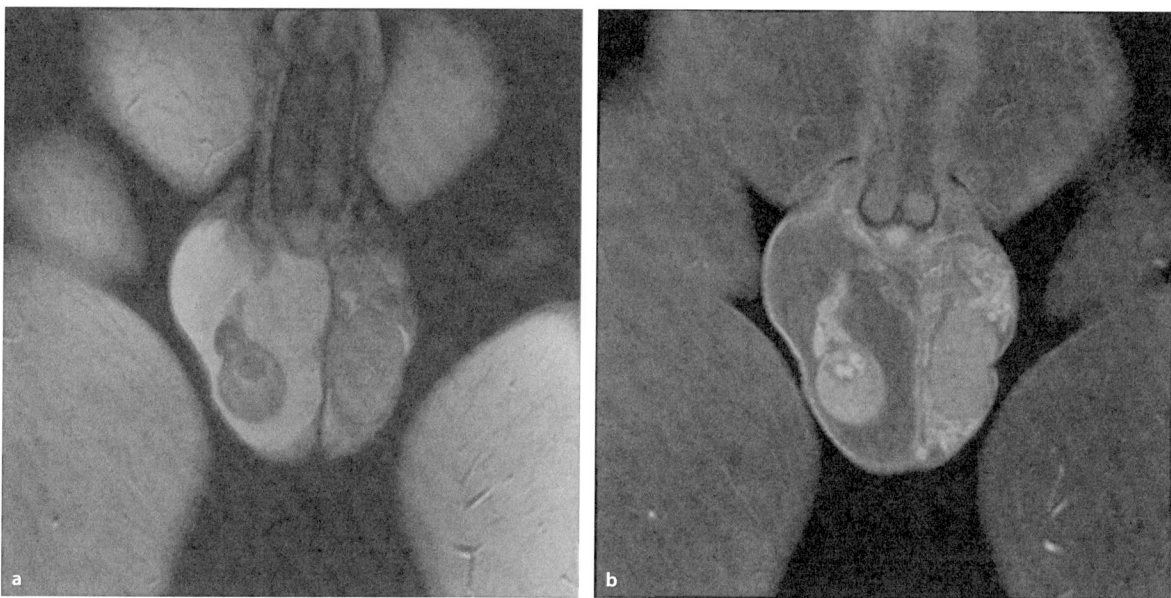

◻ **Abb. 7.10a, b. Multipler Leydig-Zell-Tumor** rechts (histologisch gesichert) und Varikozele bei einem 51-jährigen Patienten. **a** T2 cor TSE. **b** T1 cor fatsat post KM. (Mit frdl. Genehmigung von PD Dr. med. Oliver Mohrs, Radiologie Darmstadt, Abt. für Kardiovaskuläre Bildgebung am Alice-Hospital)

Sertoli-Zell-Tumor

Sertoli-Zellen sind die prismatischen Zellen der Samenkanälchen. Sie bilden durch den nahen Kontakt mit Tight junctions in Höhe der Basalmembran die Blut-Hoden-Schranke, die die entstehenden/reifenden Samenzellen von Schadstoffen und der körpereigenen Immunabwehr schützen.

Der Sertoli-Zell-Tumor ist der zweithäufigste Stromatumor, der Anteil an allen Hodentumoren liegt jedoch unter 1%. Gelegentlich können diese Tumoren auch endokrin aktiv sein und bilden dann, wie die Leydig-Zell-Tumoren, Östro- und Androgene.

▪ Literatur

Baker HW, Straffhon WG. Testicular vein ligation and fertility in men with varicozeles. BMJ (Clin res ed) 1985; 291 (6510): 1678-1680

Bergholz R, Koch B, Spieker T, Lohse K. Polyorchidism: a case report and classification. J Pediatr Surg 2007; 42:1933-1935.

Dieckmann KP, Pichlmeier U. Epidemiologie der testikulären Keimzelltumoren. Der Onkologe 2003

Evers JL, Collins JA. Surgery or embolisation for varicozele in subfertile men. Cochrane Database. Syst Review 2004; 3: SCD 000479

International Germ Cell Consensus Classification: a prognostic factor-based staging system for metastatic germ cell cancers. International Germ Cell Cancer Collaborative Group. J Clin Oncol 1997; 15:594-603

Kanemoto K, Hayashi Y, Kojima Y, Maruyama T, Ito M, Kohri K. Accuracy of ultrasonography and magnetic resonance imaging in the diagnosis of non-palpable testis. Int J Urol 2005; 12:668-672.

Krege S, Beyer J, Souchon R, Albers P, an the EDCCCG-Members. European Consensus Conference On Diagnosis And Treatment of Germ Cell Cancer. Europ Urol 2008a, 2008b; 53(3): 497-513

LH S, C W. UICC. TNM Classification of maligne tumors. 6th edition. Hoboken: Wiley-Liss, 2002.

Agarwal A, Deppinder F, Cocuzza M, Agarwal R, Short RA, Sabanegh E, Marmar JL. Efficacy of varicocelectomy in improving semen parameters: new meta-analytical approach. Urology 2007; 70(3): 532-8

Ondrusova M, Ondrus D. Epidemiology and treatment delay in testicular cancer patients: a retrospective study. Int Urol Nephrol 2008; 40:143-148.

Robert Koch-Institut (Hrsg) und die Gesellschaft der epidemiologischen Krebsregister in Deutschland e.V. (Hrsg). Krebs in Deutschland 2003–2004. Häufigkeiten und Trends. 6. überarbeitete Aufl. Berlin 2008.

Siemer S, Humke U, Uder M, Hildebrandt U, Karadiakos N, Ziegler M. Diagnosis of nonpalpable testes in childhood: comparison of magnetic resonance imaging and laparoscopy in a prospective study. European Journal of pediatric surgery: official Journal of Austrian Association of Pediatric Surgery [et al] = Zeitschrift für Kinderchirurgie 2000;10:114-118.

Stehr M, Boehm R. Critical validation of colour Doppler ultrasound in diagnostics of acute scrotum in children. Eur J Pediatr Surg 2003; 13:386-392.

Toppari J, Kaleva M. Maldescendus testis. Horm Res 1999;51:261-269.

Tsili AC, Tsampoulas C, Giannakopoulos X, et al. MRI in the histologic characterization of testicular neoplasms. AJR Am J Roentgenol 2007; 189:W331-337

Uterus

C. Alt, G. Gebauer

8.1   Methoden zur Diagnostik

Für die Diagnostik von Erkrankungen oder Fehlbildungen des Uterus und der Zervix wird primär die **gynäkologische Untersuchung** eingesetzt. Durch eine transabdominelle, besser eine transvaginale **Sonografie** kann die klinische Untersuchung ergänzt werden. Zur Diagnostik von fortgeschrittenen Tumorerkrankungen oder im Rahmen primär nicht gynäkologischer Fragestellungen kann das kleine Becken mittels **CT** (mit-)beurteilt werden.

Schnittbildgebung der Wahl ist allerdings die **hochaufgelöste MRT**. Durch die Möglichkeit der verschiedenen Sequenzwichtungen und die hohe Detailgenauigkeit ist eine native Bildgebung häufig ausreichend. Auch bei malignen Veränderungen wie beim Zervixkarzinom werden zur Diagnostik lediglich native hochaufgelöste sagittale und transversale T2w-turbo-spin-echo-Sequenzen (tse-Sequenzen) benötigt. Bei einem Verdacht auf ein Endometriumkarzinom ist eine Kontrastmitteldynamik bzw. eine T1w-tse-Sequenz nach Kontrastmittelgabe und **mit Fettsättigung** vorteilhaft. Eine zusätzliche diagnostische Möglichkeit im MRT liefert die Verwendung einer Endorektalspule, die speziell zur Diagnostik der Zervix/des Uterus erprobt und zugelassen ist und in den Enddarm eingeführt wird. Aufgrund der direkten Lage dorsal der Zervix ist die Detailauflösung bei kleinem Field of View (FOV) aufgrund der engen Lagebeziehung zur Spule noch höher.

8.2   Anatomie und Normvarianten/Fehlbildungen

8.2.1   Anatomie

Der Uterus ist unterteilt in Corpus uteri, Isthmus uteri und Cervix uteri. Es gibt verschiedene Lagevarianten der Gebärmutter sowie individuelle Unterschiede in Größe und Gewicht. Auch die Dicke des Endometriums variiert von 1–3 mm in der Proliferationsphase bis zu 5–10 mm in der Sekretionsphase. Zwischen dem 8. und 16. Zyklustag ist das Endometrium am dicksten. Diese Variabilität ergibt sich durch das Lebensalter, den Hormonstatus oder auch durch eine Schwangerschaft (◘ Abb. 8.1, ◘ Abb. 8.2).

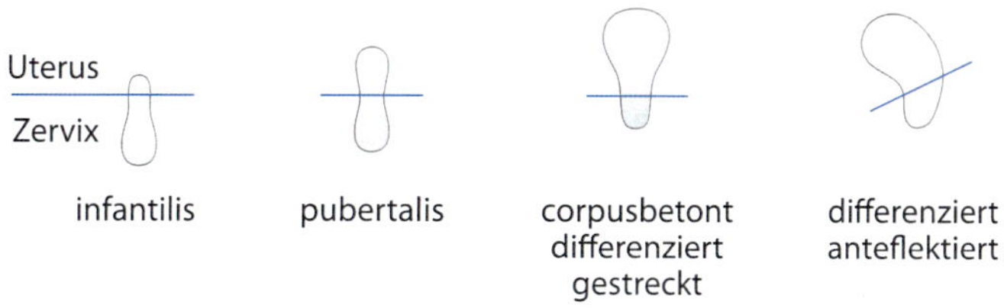

Abb. 8.1. Entwicklung des inneren Genitales, schematische Darstellung mit entwicklungsabhängigen Größenverhältnissen des Uterus zur Zervix

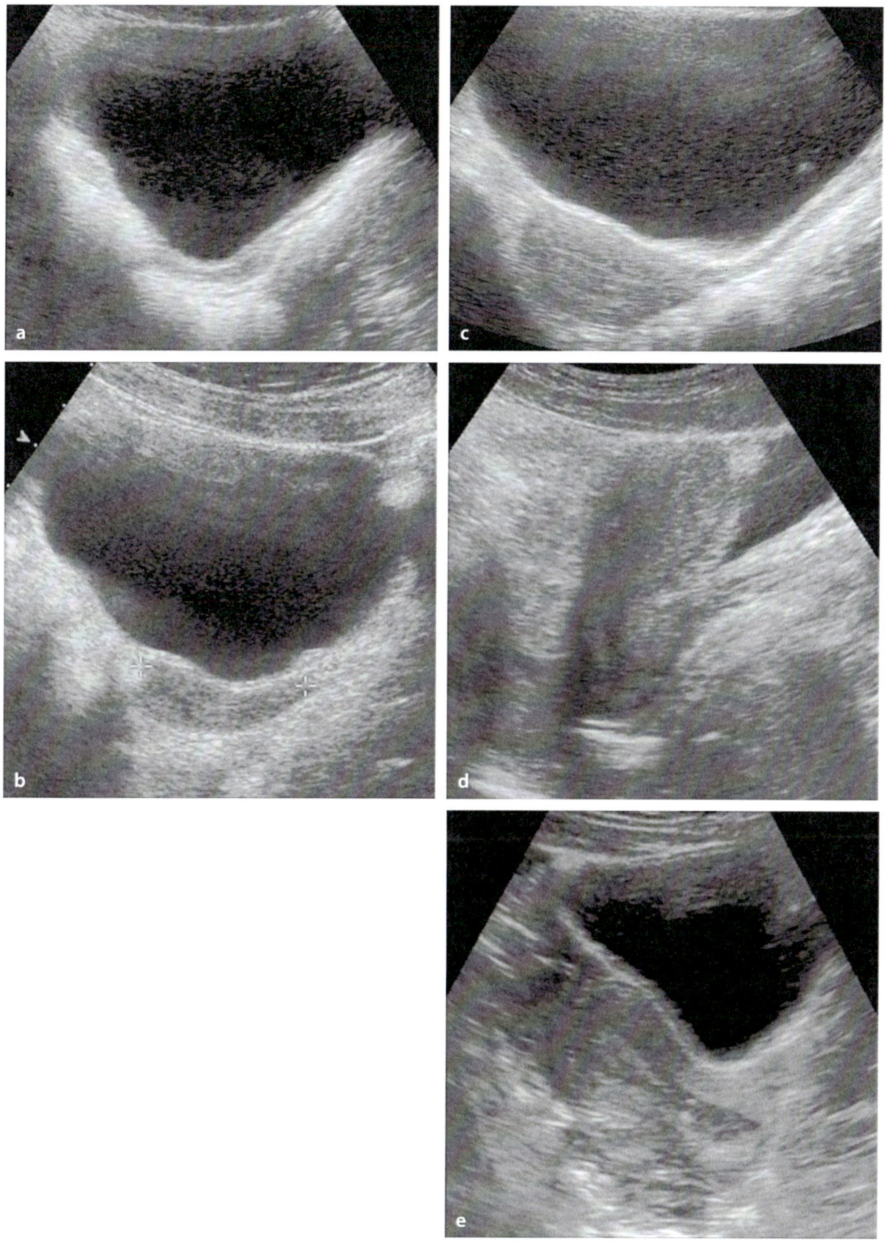

Uterus

Zervix

infantilis   pubertalis   corpusbetont differenziert gestreckt   differenziert anteflektiert

Abb. 8.2a–e. Entwicklungsbedingte Uteruskonfiguration, Bildbeispiele: **a** infantil, **b** intermediär, **c** korpusbetont, **d** differenziert, **e** adult

Die Wand des Uterus besteht aus drei Schichten (von außen nach innen): Perimetrium, Myometrium und Endometrium. Über das Peritoneum, mit dem der Uterus überzogen ist, steht er im Bereich des Isthmus uteri mit der Hinterwand der Blase (Excavatio vesicouterina) und über die Zervix und das hintere Scheidengewölbe mit der Vorderwand des Rektums in Verbindung (Douglas-Raum). Der Uterus hat ebenfalls eine enge Lagebeziehung zum Colon sigmoideum bzw. zu Dünndarmschlingen. Lateral des Uterus befindet sich beidseits das Ligamentum latum, welches den Uterus an der seitlichen Beckenwand fixiert; es enthält u.a. Tube und Ovar. Die am weitesten kranial gelegene Schicht des Beckenbodens besteht aus der endopelvinen Faszie. Der Abschnitt der Faszie, in den die Zervix uteri inseriert, wird als Parametrium bezeichnet. Die Parametrien beinhalten das Ligamentum cardinale und das Ligamentum sacrouterinum, Gefäße und Nerven des Uterus und der Ovarien sowie Lymphgefäße. Die Ureteren ziehen beidseits lateral der Zervix ebenfalls durch die Parametrien (◼ Abb. 8.3, ◼ Abb. 8.4).

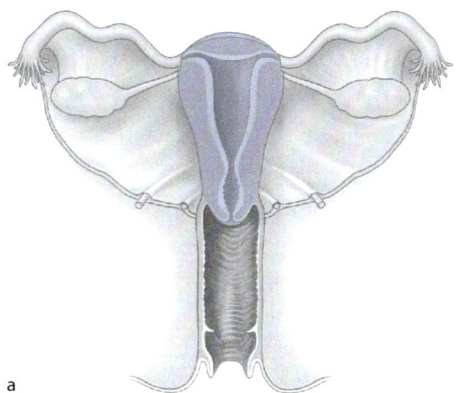

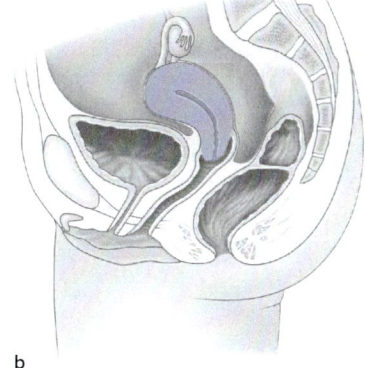

a   b

◨ Abb. 8.3a, b. Organbezie-
hungen im weiblichen Becken,
schematische Darstellung

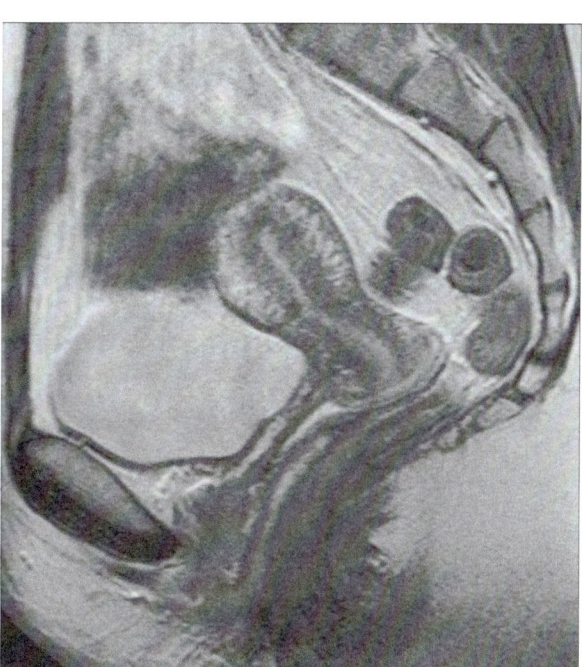

◨ Abb. 8.4. Beckenorgane der
Frau, regelhafte Darstellung in
T2w sagittaler Schichtführung.
Der Uterus stellt sich mit einer
typischen Dreischichtung mit
hyperintensem Endometrium,
hypointenser Junktionalzone
und hyperintensem Myo-/Peri-
metrium dar

Im Rahmen der Organogenese münden um die 7. Entwicklungswoche die beiden Müller-Gänge neben den Wolff-Gängen in den Sinus urogenitalis. Beim weiblichen Embryo verschmelzen die kaudalen, parallel verlaufenden Müller-Gänge etwa zur 12. Entwicklungswoche zum Uterovaginalkanal, welcher zunächst noch medial septiert ist. Mit der Auflösung dieses Septums entstehen aus dem kranialen Anteil das Cavum uteri und aus dem distalen Anteil die oberen zwei Drittel der Vagina (◘ Abb. 8.5). Aus den distalen Anteilen der beiden Müller-Gänge entstehen die Tuben. Das untere Drittel der Vagina entsteht aus der epithelialen Vaginalplatte. Die Wolff-Gänge degenerieren in der weiteren Entwicklung des weiblichen Embryo.

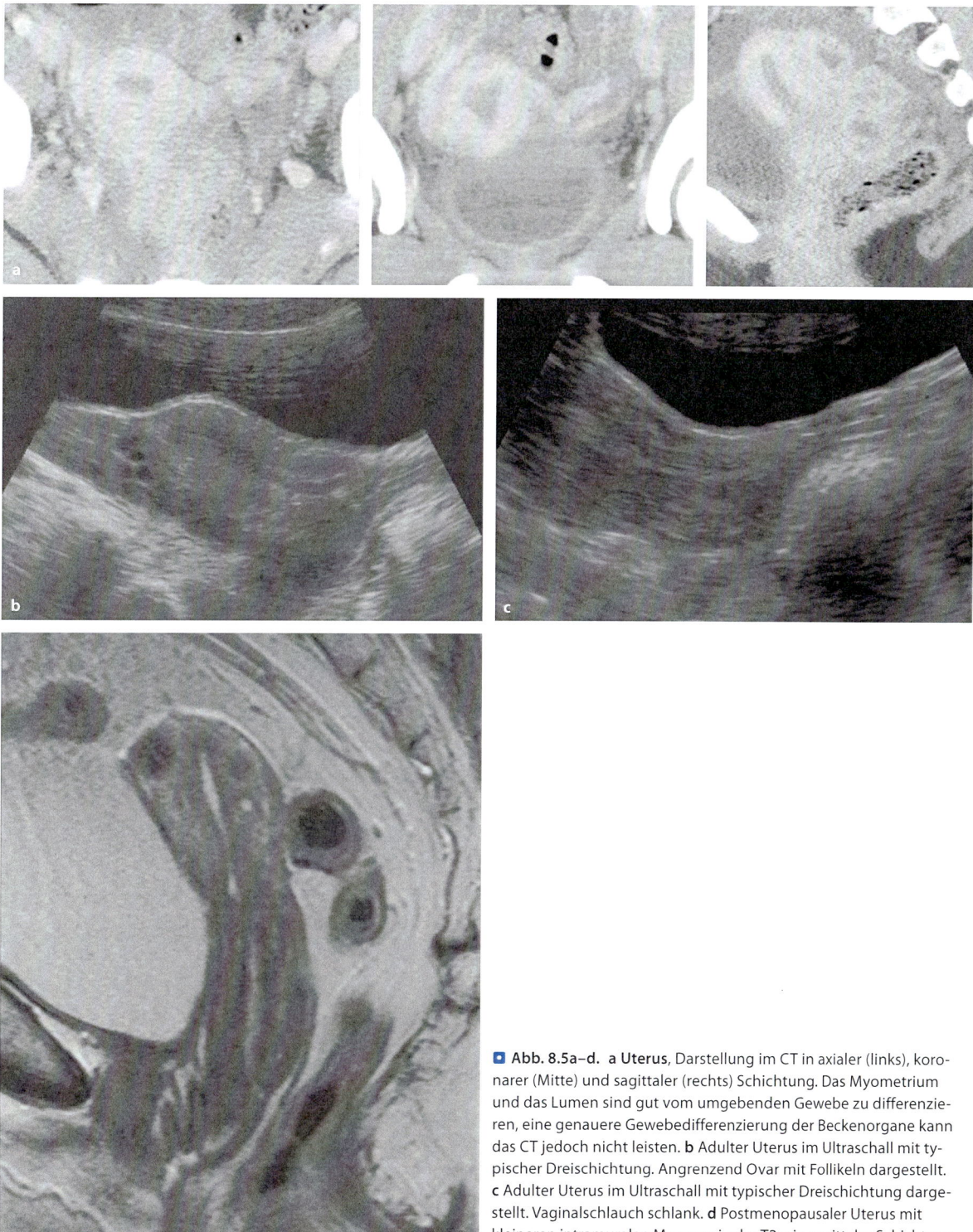

■ **Abb. 8.5a–d.** **a Uterus**, Darstellung im CT in axialer (links), koronarer (Mitte) und sagittaler (rechts) Schichtung. Das Myometrium und das Lumen sind gut vom umgebenden Gewebe zu differenzieren, eine genauere Gewebedifferenzierung der Beckenorgane kann das CT jedoch nicht leisten. **b** Adulter Uterus im Ultraschall mit typischer Dreischichtung. Angrenzend Ovar mit Follikeln dargestellt. **c** Adulter Uterus im Ultraschall mit typischer Dreischichtung dargestellt. Vaginalschlauch schlank. **d** Postmenopausaler Uterus mit kleineren intramuralen Myomen in der T2w in sagittaler Schichtung dargestellt

8.2.2 Angeborene Fehlbildungen

Fehlbildungen des Uterus kommen durch u. a. eine inkomplette oder fehlende Verschmelzung der Müller-Gänge zustande. Vaginale Fehlbildungen oder Anomalien von Harnorganen können zusätzlich vorliegen. Eine Doppelanlage des Uterus kann verschiedene Formen annehmen (■ Abb. 8.6):

- Uterus didelphys
- Uterus bicornis unicollis/duplex
- Uterus arcuatus
- Uterus septus duplex cum vagina septa
- Uterus septus duplex
- Uterus subseptus

Diagnostiziert werden diese Fehlbildungen primär mittels **Ultraschall**. Der transvaginale Ultraschall ist dem transabdominellen Ultraschall überlegen, wobei bei jungen Patientinnen oder bei Patientinnen mit Vaginalaplasie transvaginal nicht geschallt werden kann.

Als weiterführende Diagnostik zur genauen Differenzierung komplexer Formen ist die Schnittbildgebung mittels **MRT** am besten geeignet. Mit hochaufgelösten Sequenzen über das kleine Becken, vornehmlich in koronarer und axialer Schichtführung, kann die Ausprägung der Fehlbildung detailliert dargestellt werden. Mit einer CT-Untersuchung können Fehlbildungen oder Anomalien zwar detektiert, aber nicht ausreichend beurteilt werden. Somit ergibt sich keine Indikation zur primären Durchführung einer CT.

Agenesie

Der Uterus kann in unterschiedlichen Ausprägungen nicht vollständig angelegt sein. Erstes Anzeichen kann ein fehlender Fluor bei Neugeborenen sein, später fällt eine primäre Amenorrhoe auf. 30% der betroffenen Patientinnen weisen zusätzlich Fehlbildungen der ableitenden Harnwege auf (z. B. Nierenagenesie, Doppelanlagen).

Der Uterus ist in der **Bildgebung** nicht zu erkennen und bei der rektalen Untersuchung palpiert man lediglich den meist als Knospe angelegten Uterus sowie eine Verschiebeschicht zwischen Rektum und Blase (Spatium urethrovesicorectale).

Eine kombinierte Fehlbildung mit Uterus- und Vaginalaplasie liegt beim **Mayer-Rokitansky-Küster-Hauser-Syndrom** vor, bei dem zwischen der 6. und der 9. Schwangerschaftswoche die Differenzierung der beiden Müller-Gänge ausbleibt oder gestört ist. Die Ovarien sind normal angelegt (Kap. 9, Ovarien).

Uterusaplasie

Neben der vollständigen Uterusaplasie (keine Ausbildung der Müller-Gänge) zählt auch das Vorliegen von rudimentären Uterushörnern (rudimentäre Ausbildung der Müller-Gänge) zu den Aplasien. Je nach Ausprägung kann die Fehlbildung einseitig mit kontralateralem, intaktem Uterushorn (Uterus einseitig rudimentär oder aplastisch) oder beidseitig (Uterus beidseitig rudimentär oder aplastisch) vorliegen.

In Abhängigkeit von der Ausprägung können zusätzlich zervikale und/oder vaginale Veränderungen auftreten. So weist die beidseitige Aplasie nahezu immer eine Zervix- und Vaginalaplasie auf. Häufig ist diese mit weiteren assoziierten Fehlbildungen behaftet und tritt im Rahmen des **Mayer-Rokitansky-Küster-Hauser-Syndroms** auf (Inzidenz 1:4000 weibliche Neugeborene). Symptome sind gelegentlich zyklische Unterbauchbeschwerden, die mit einer monophasischen Pilleneinnahme gelindert werden können. Gegebenenfalls ist eine laparoskopische Entfernung der rudimentären Hörner möglich.

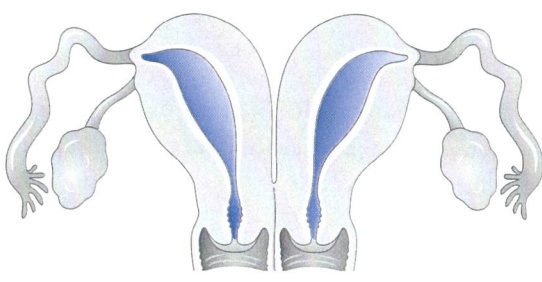

◻ **Abb. 8.6. Fehlbildungen des Uterus**, schematische Darstellung der häufigsten Fehlbildungen

Uterus didelphys

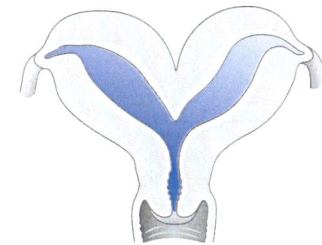

Uterus duplex unicollis
Uterus bicornis unicollis

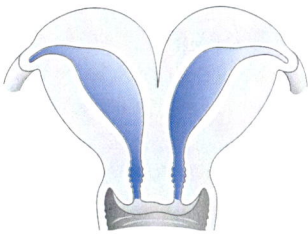

Uterus duplex bicollis
Uterus bicornis bicollis

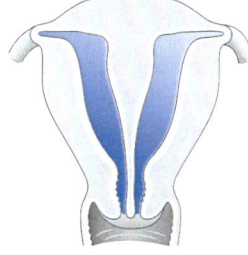

Uterus septus

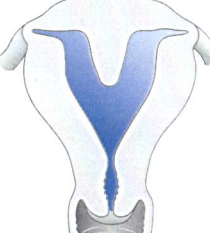

Uterus subseptus

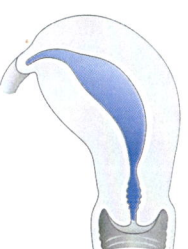

Uterus unicornis

Uterushypoplasie

Bei der Uterushypoplasie lässt sich oft ein langer und verengter Zervikalkanal nachweisen. In der Laparoskopie erscheint der Uterus so, als ob er straff in das kleine Becken eingespannt ist. Abhängig von der Ausprägung klagen die Patientinnen über eine primäre Amenorrhoe oder habituelle Aborte. Durch eine frühzeitige Östrogentherapie kann das Uteruswachstum beeinflusst werden.

Uterus arcuatus

Hierbei ist das Myometrium des Corpus uteri verdickt, gleichzeitig liegt eine nahezu vollständige Resorption des Septum uterinum vor. Es wird eine höhere Abortrate und eine Frühgeburtlichkeit beschrieben.

Uterus (sub-)septus

Bei der Verschmelzung der Müller-Gänge erfolgt beim Uterus subseptus nur eine teilweise oder aber keine Resorption des uterinen Septums (◘ Abb. 8.7). Hier wird wie folgt unterschieden:

- Sind <50% des Cavums betroffen, spricht man von einem **partiellen Uterus subseptus**,
- sind >50% betroffen, von einem **inkompletten Uterus subseptus**.
- Ein **Uterus septus** liegt vor, wenn das Septum bis zur Zervix reicht.

Blutungsstörungen, gehäufte habituelle Aborte oder eine primäre oder sekundäre Sterilität treten auf. Die hysteroskopische Resektion des Septums ist Therapieoption der Wahl.

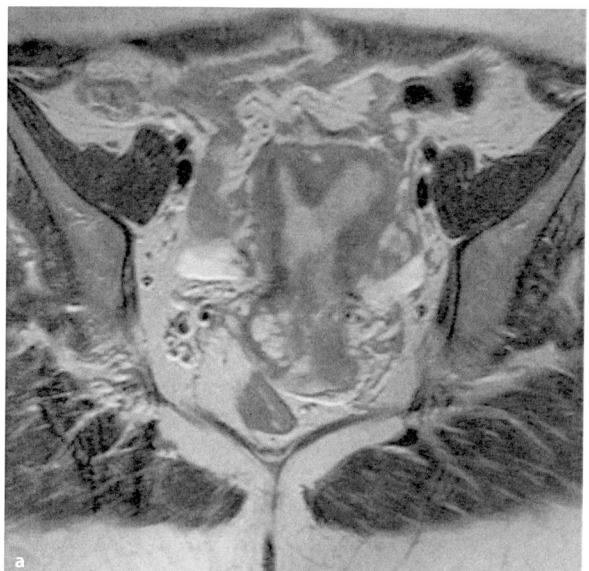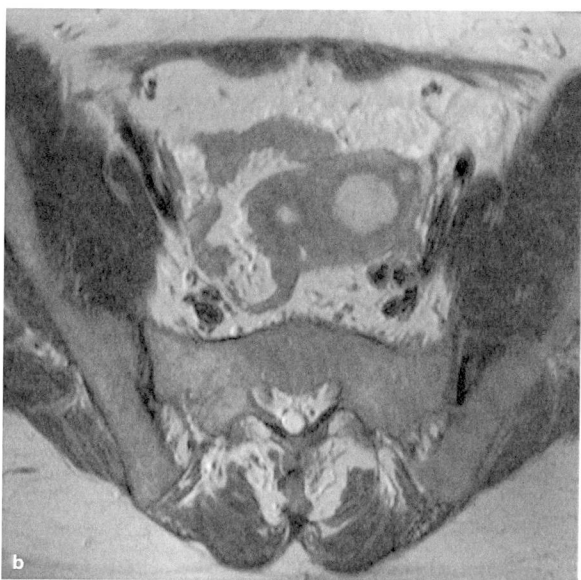

■ **Abb. 8.7. Uterus subseptus.** In der T2w ist das Lumen des Uterus hyperintens und weist ein promi-
nentes, ins Cavum reichendes Septum auf, sodass im kranialen Korpusbereich zwei Anteile in der transversalen Schichtführung imponieren

Uterus bicornis

Verschmelzen die beiden Müller-Gänge nicht miteinander, kommt es zur Entwicklung von zwei separaten Uteri, wobei die Ausbildung der beiden Uterushörner gleichwertig, aber auch unterschiedlich sein kann (◻ Abb. 8.8). Das vorhandene myometrane Septum kann bis zum Isthmus (**Uterus bicornis unicollis**) (◻ Abb. 8.9, ◻ Abb. 8.10) oder bis zur Portio (**Uterus bicornis bicollis**) (◻ Abb. 8.11) reichen. Ist eine Doppelanlage der Zervix vorhanden, bezeichnet man diese Art der Fehlbildung auch als **Uterus didelphys** (◻ Abb. 8.12). Häufig liegt zudem ein Vaginalseptum vor.

Die Patientinnen sind zumeist asymptomatisch. Es wird jedoch ein deutlich erhöhtes Abortrisiko und Frühgeburtlichkeit beschrieben. Primär ist keine Therapie nötig.

> ❗ Bei einem Uterus septus ist der Korpusfundus verdickt (dreieckig konfiguriert), bei einem Uterus bicornis ist der Korpusfundus tief eingekerbt (v-förmig).

Uterus unicornis

Entwickelt sich einer der beiden Müller-Gänge nicht, so bildet sich ein bananenförmiges Cavum uteri mit normaler Endometrium- und Myometriumdicke aus.

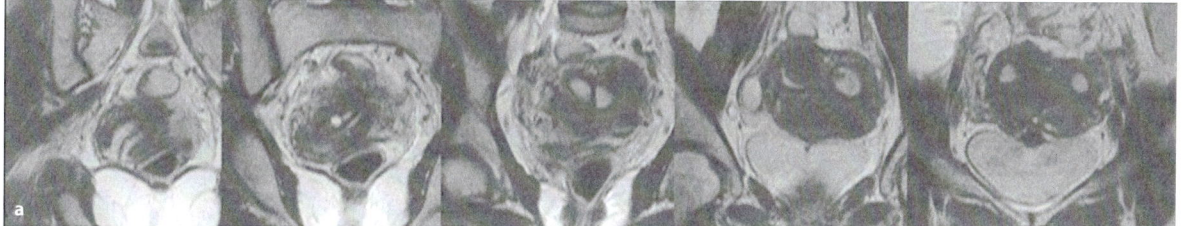

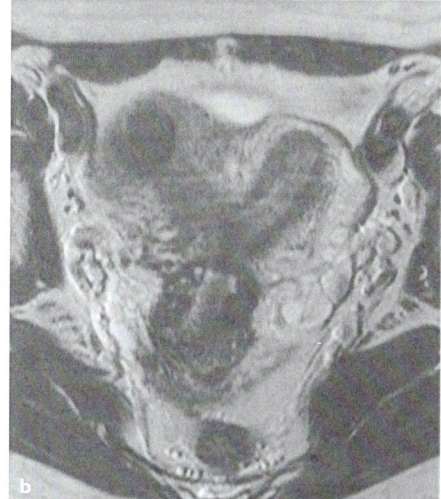

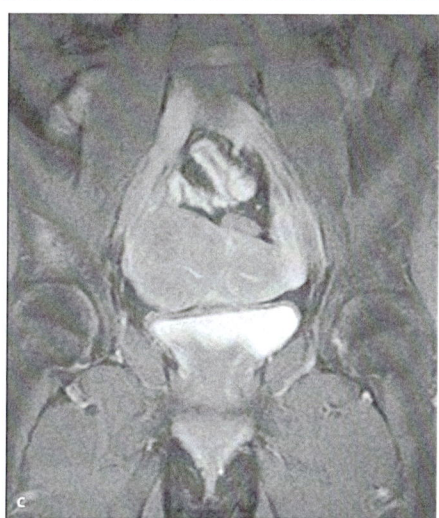

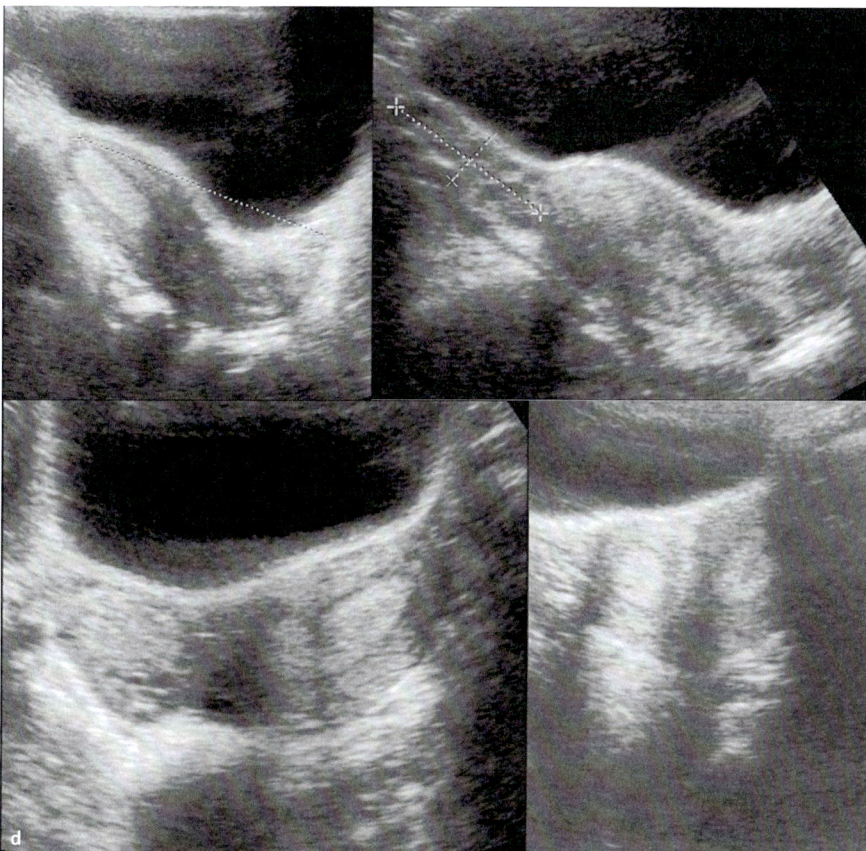

■ **Abb. 8.8a–d. Uterus bicornis. a** Darstellung eines Uterus bicornis duplex mit zwei Cavi uteri und einer gedoppelten Zervix in mehreren koronaren Schichten in der T2w. Im rechten Zervixanteil nachweisbare kleine hyperintense Struktur in der T2w, einer Nabothizyste entsprechend. **b, c** Zwei Cavi uteri mit typischer Dreischichtung und einer gemeinsamen Zervix, einem Uterus bicornis unicollis entsprechend. Im rechten, größeren Cavum nachweisbares intramurales Myom, hypointens in der T2w (**b**); nach i.v. Kontrastmittelgabe ist das Myom nur noch erschwert vom umgebenden Myometrium zu trennen (**c**). **d** Im Ultraschall Nachweis von zwei Cavi uteri mit typischer Dreischichtung und hyperechogenem Lumen (unten). Regelrechte Darstellung des mit abgebildeten Ovars mit mehreren Follikeln (rechts oben). Bild eines Uterus bicornis

■ **Abb. 8.9. Uterus bicornis.**
Im transabdominalen Ultraschall stellt sich der Uterus mit
zwei gut ausgebildeten Uterushörnern dar, die jeweils die
typische Dreischichtung mit
echoarmem Endo- und Perimetrium sowie echoangehobenem
Myometrium aufweisen, einem
Uterus bicornis unicollis entsprechend

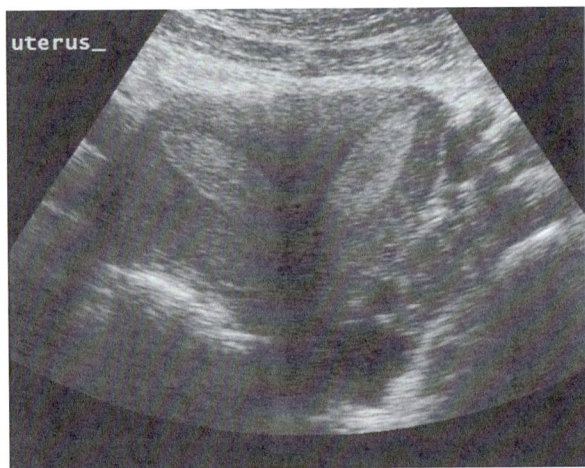

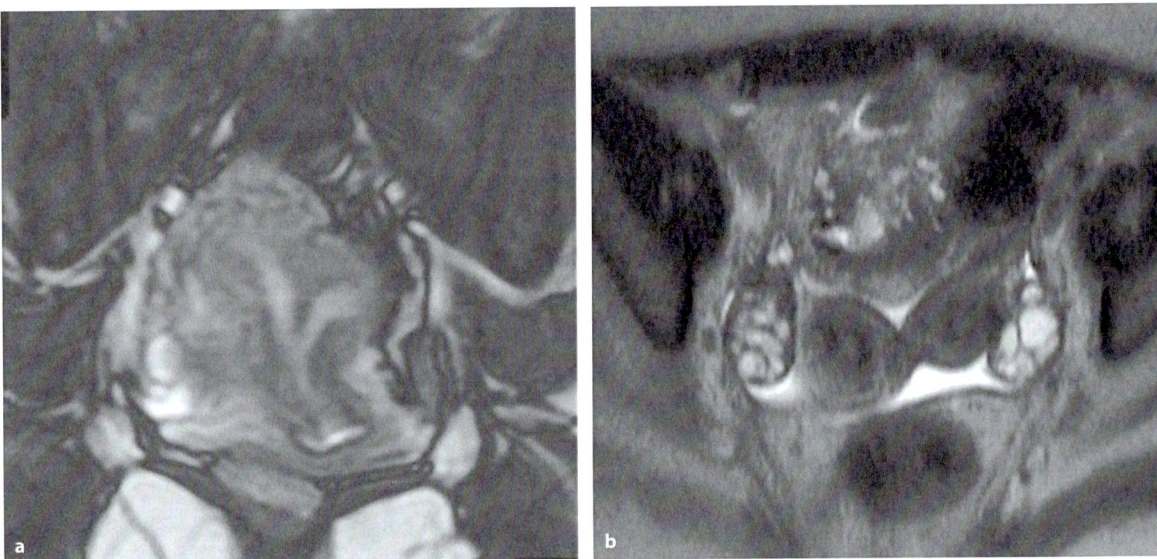

■ **Abb. 8.10a, b. Uterus bicornis unicollis.** Nachweis von zwei Cavi uteri in der transversalen T2w. Das
Septum reicht bis zum Isthmus, daher Uterus bicornis unicollis. Angrenzend stellen sich die beiden Ovari-
en mit mehreren hyperintensen Follikelzysten dar. Minimal freie Flüssigkeit im Douglas-Raum

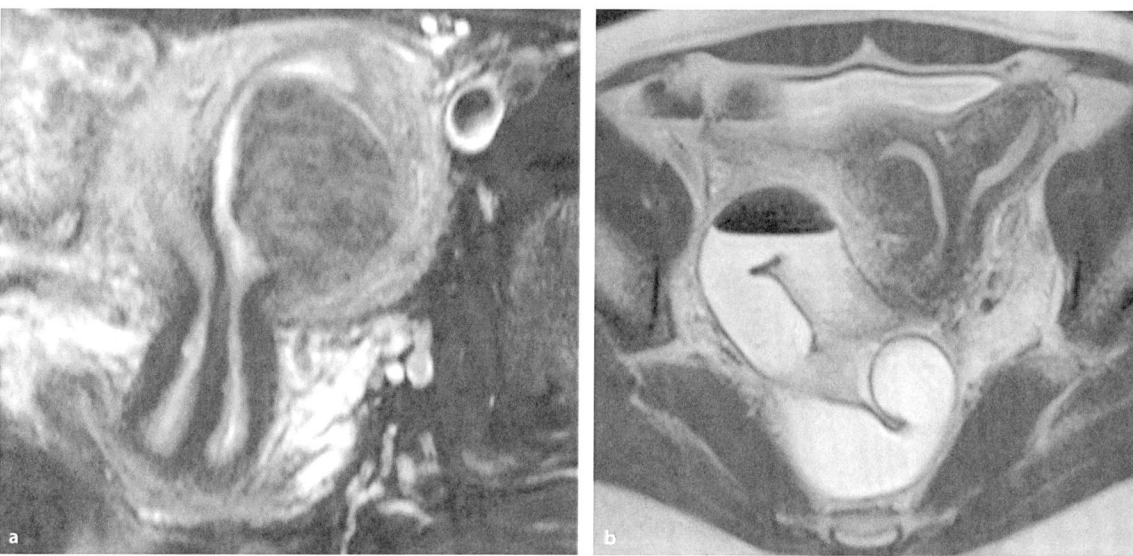

□ **Abb. 8.11a, b. Uterus duplex bicornis** mit Darstellung von zwei Cavi uteri und zwei Zervikalkanälen, hyperintenses Lumen in der T2w. Links im Bild zusätzlich intramural gelegenes Myom im linken Uterusanteil, welches sich in der T2w hypointens zum umgebenden Gewebe abgrenzt

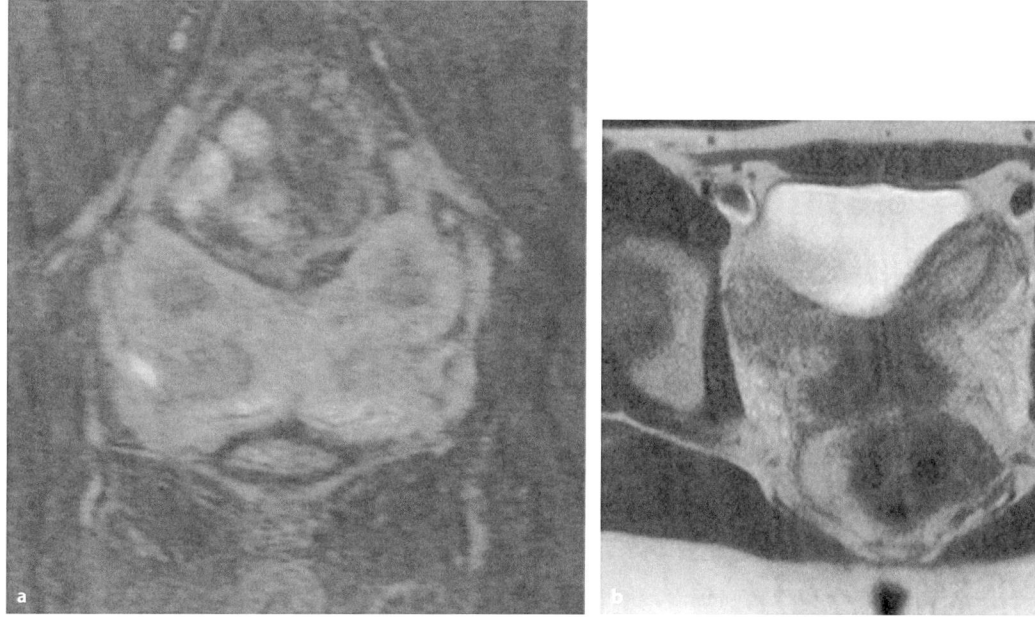

□ **Abb. 8.12a, b. Uterus didelphys.** Zwei etwas getrennt voneinander liegende Corpora uteri mit Nachweis von zwei Zervikalkanälen und zwei Vaginae

8.3   Pathologische Befunde

8.3.1   Entzündliche Veränderungen und Infektionen des Uterus und der Zervix

Entzündliche Veränderungen von Uterus und Zervix werden hauptsächlich klinisch durch Inspektion und einen Abstrich von der Portio diagnostiziert. Mittels transvaginalem Ultraschall können aszendierende entzündliche Veränderungen sowie freie Flüssigkeit oder vergrößerte Lymphknoten verifiziert werden. Sollte eine Schnittbildgebung zur weiteren Diagnostik zum Ausschluss einer Neoplasie nötig sein, empfiehlt sich ein hochaufgelöstes MRT des Beckens mit Kontrastmittelgabe i.v. und Gabe von Buscopan zur medikamentösen Darmatonie (sofern nicht kontraindiziert). Die Instillation von sterilem Ultraschallgel in die Vagina (Endosgel) ermöglicht eine bessere anatomische Differenzierung der Scheidenblätter und der Portio.

Zervizitis
■ **Pathogenese und Klinik**

Eine Zervizitis entsteht meist durch eine Infektion mit Chlamydien oder im Rahmen einer Gonorrhoe. In seltenen Fällen kann eine Zervizitis nach diagnostischen Eingriffen (z. B. Abrasio) auftreten. Die Infektion kann durch Aszendierung auf das Endometrium, die Adnexe, die Parametrien oder auch das Peritoneum übertreten. Klinisch treten eitriger Fluor und Kontaktblutungen auf.

■ **Diagnostik/Bildgebung und Therapie**

Diagnostisch sollte zum Ausschluss einer Neoplasie eine Zytologie abgenommen werden. Im Ultraschall, MRT und CT zeigt sich eine aufgetriebene Wandverdickung der Zervix mit unscharfer Abgrenzung zum umgebenden Gewebe.

Bei einer akuten eitrigen Zervizitis ist eine systemische Antibiotikabehandlung Therapie der Wahl.

Endometritis
■ **Pathogenese und Klinik**

Eine Endometritis entsteht häufig sekundär durch aszendierende (Kolpitis, Zervizitis) oder deszendierende Entzündungen (Adnexitis). Begünstigend wirken gynäkologische Eingriffe, ein einliegendes IUP, Myome, Polypen, die Menstruation und die hormonelle Umstellung unter und nach einer Geburt (Endometritis puerperalis). Das Erregerspektrum fasst Anaerobier, Staphylokokken, Streptokokken und Kolibakterien. Selten kann eine Tuberkulose mit hämatogener Streuung ursächlich sein.

Klinisch auffällig ist die Endometritis häufig durch azyklische Blutungen, einen druckschmerzhaften Uterus und ggf. eitrigen Fluor. Je nach Ausprägung können bereits peritonitische Beschwerden vorliegen.

■ **Bildgebung/Diagnostik und Therapie**

Im **Ultraschall, im MRT und im CT** zeigt sich ein verdickter und unscharf begrenzter Uterus, ggf. flüssigkeitsgefüllt (◘ Abb. 8.13). Nach Kontrastmittelgabe zeigt sich das Entzündungsareal im CT hypodenser im Vergleich zum, besonders postpartal, besser durchbluteten Uterus. Eventuell ist freie Flüssigkeit intraabdominell zu finden.

Diagnostisch sollte ein Zervix- oder Korpuskarzinom sowie eine Genitaltuberkulose primär mittels Zytologie ausgeschlossen werden.

Therapie der Wahl ist eine Behandlung mit Antibiotika (Cephalosporine, Metronidazol) und Östrogenen.

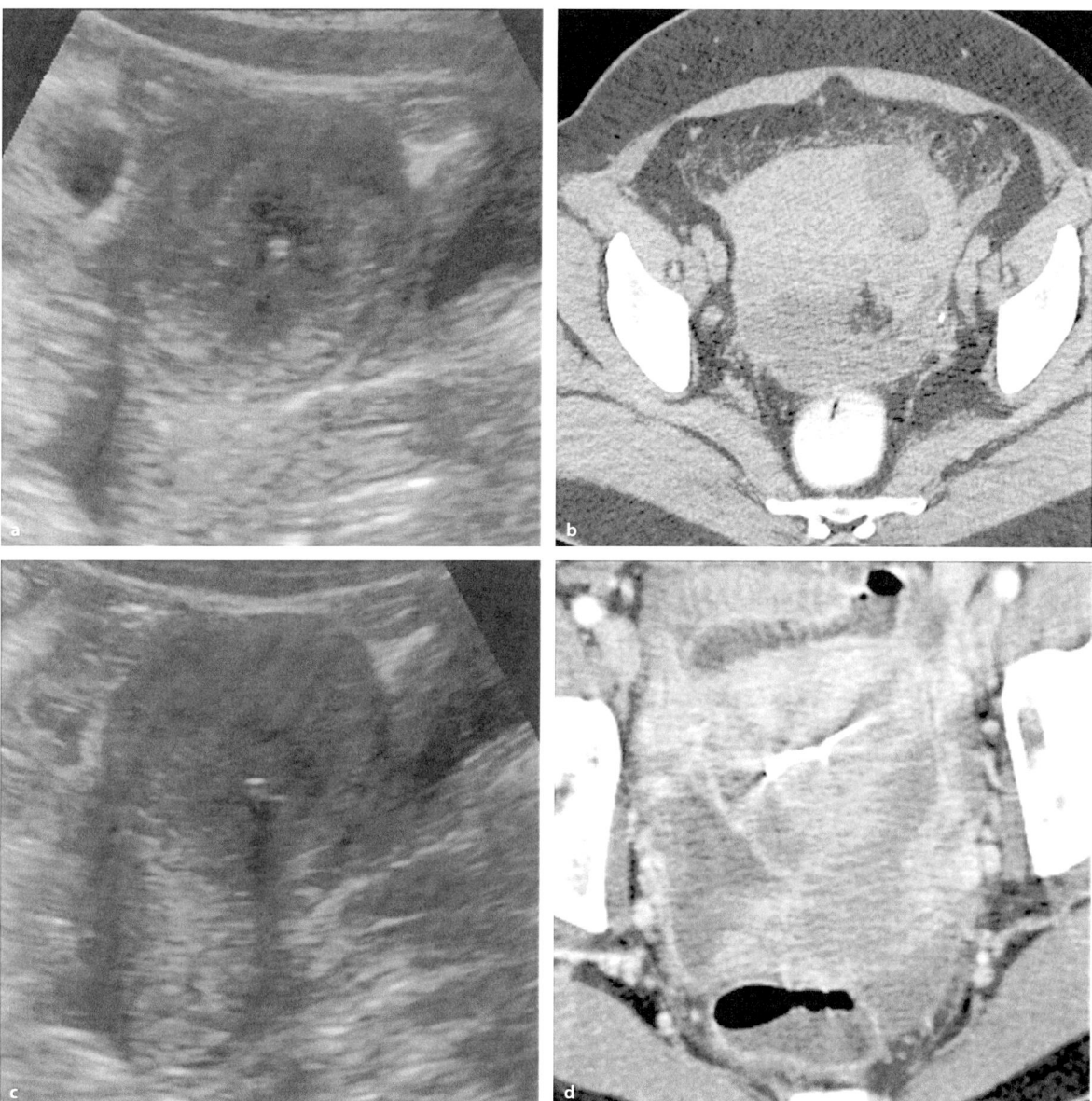

◨ **Abb. 8.13. Endometritis.** Links im Bild sonografischer Befund einer entzündlichen Veränderung des Uterus mit Hyperechogenität und aufgehobener Differenzierung der typischen Dreischichtung. Rechts im Bild Darstellung einer Endometritis im CT mit bereits Ausbildung eines präsakralen Verhalts. Die stark hyperdense Struktur im Lumen entspricht einer Hormonspirale

Genitaltuberkulose
- **Pathogenese und Klinik**

Die Genitaltuberkulose entsteht durch eine hämatogene Streuung aus einem Primär-komplex und kann u. a. das Endometrium befallen (Kap. 1). Es kann zu Sekretstau, Ein-schmelzungen und Narbenbildung kommen. Klinisch treten Unterbauchschmerzen auf. Als Folge der Infektion kann eine Sterilität auftreten.

- **Diagnostik/Bildgebung**

Diagnostisch kommen die bakteriologische Untersuchung von Menstrualblut, eine Endo-metriumbiopsie und eine Urinuntersuchung zum Einsatz. Zusätzlich ist eine konventio-nelle Röntgenuntersuchung zum Nachweis einer Lungen-Tbc indiziert.

Therapiert wird die Genitaltuberkulose mit einer Kombinationstherapie aus Rifampi-cin, Ethambutol und Isoniazid. Bei sekundärer Sterilität kann chirurgisch interveniert werden.

8.3.2 Gutartige Veränderungen und tumorartige Läsionen des Corpus uteri

Polypen
- **Pathogenese und Klinik**

Endometriumpolypen sind breitbasig oder gestielt der Schleimhaut aufsitzende Ausstül-pungen, entstehen im Fundus uteri und werden auch als **Adenoma corpus uteri** bezeich-net. Man unterscheidet hyperplastische (östrogensensitiv), atrophe (postmenopausal, zystisch) und funktionelle (zyklusabhängig) Polypen.

Sie sind zumeist asymptomatisch und stellen häufig einen Zufallsbefund beim Ultra-schall dar. Größenabhängig können sie jedoch eine Hypermenorrhoe, eine Menorrhagie, eine Metrorrhagie oder postmenopausale Blutungen bedingen. Blutig-bräunlicher Aus-fluss bei Ulzerationen oder wehenartige Schmerzen bei Stieldrehung sind mögliche Symptome. Das Risiko für ein Korpuskarzinom bei Vorhandensein von Polypen ist um ein 9-Faches erhöht.

- ■ **Bildgebung und Therapie**

Polypen können mittels transvaginalem Ultraschall diagnostiziert werden. In der **MRT-Bildgebung** imponieren Polypen in der T2w hypointenser als das Endometrium. In der Post-Kontrast-T1w sind sie gegenüber dem Endometrium hyperintenser.

Differenzialdiagnosen sind Zervixpolypen, Uterusmyome, eine glandulär-zystische Hyperplasie oder ein Endometriumkarzinom.

Die Abrasio oder Kürettage während einer diagnostischen Hysteroskopie ist die Therapie der Wahl.

Endometriumhyperplasie

- ■ **Pathogenese und Klinik**

Die exzessive Proliferation von Endometriumdrüsen und Stroma wird durch eine erhöhte Östrogenstimulation hervorgerufen. Es kann zu Blutungsstörungen oder auch Postmenopausalblutungen kommen. Die **atypische Endometriumhyperplasie** stellt ein Risiko für die Entstehung eines Endometriumkarzinoms dar.

- ■ **Diagnostik/Bildgebung und Therapie**

Als weiterführende diagnostische Sicherung nach der Diagnostik mittels **Ultraschall** werden die **fraktionierte Kürettage** und die **Hysteroskopie** eingesetzt. Die Differenzierung der Hyperplasieformen erfolgt mikroskopisch und bedingt je nach Risikoeinstufung die Therapie.

Medikamentös wird eine kombinierte Östrogen/Gestagen-Therapie, bzw. eine Gestagen-Monotherapie angewandt, bei Low-risk-Hyperplasie ist zumeist eine Kürettage mit Entfernung der krankhaft verdickten Uterusschleimhaut ausreichend. Bei postmenopausalen Frauen oder bei High-risk-Hyperplasie ist eine Hysterektomie Therapie der Wahl.

Myome/Leiomyome

■ **Pathogenese und Klinik**

Uterusleiomyome sind benigne Neubildungen der glatten Muskulatur des Uterus, deren Wachstum durch Östrogen stimuliert wird. Sie stellen die häufigste benigne Neoplasie dar, 20–40% der Frauen im gebärfähigen Alter sind betroffen.

Die Myome finden sich zu über 90% im Corpus uteri und können dort intramural, subserös (Wachstum nach außen) oder submukös (Wachstum ins Kavum) liegen (◘ Abb. 8.14). Myome sind glatt begrenzt, haben eine Pseudokapsel und bestehen aus glatter Muskulatur und fibrösem Gewebe. Das Cavum uteri kann deformiert sein. Subseröse oder gestielte Myome können einen Ovarialtumor vortäuschen (◘ Abb. 8.15).

Zumeist sind Myome symptomlos, sie können aber auch zu Hypermenorrhoe (durch die verminderte Kontraktionsfähigkeit des Uterus aufgrund der Myome), Menorrhagie (Blutung >6 Tage) (durch Störungen der lokal ablaufenden Blutstillung) und/oder Metrorrhagie (azyklische Blutungen) führen. Sie können sich infizieren, nekrotisch werden, im Verlauf zu Sterilität führen und in seltenen Fällen zu einem Sarkom entarten. Bei Vorderwand-Myomen können genitourinäre Kompressionssyndrome (Pollakisurie, Stressinkontinenz, Dranginkontinenz), bei Hinterwand-Myomen Defäkationsbeschwerden oder Obstipation auftreten. Ebenso kann es durch eine Ureterkompression zu einem Nierenstau kommen.

❶ Myome können je nach Größe und Lage zu unspezifischen urologischen und intestinalen/proktologischen Beschwerden führen.

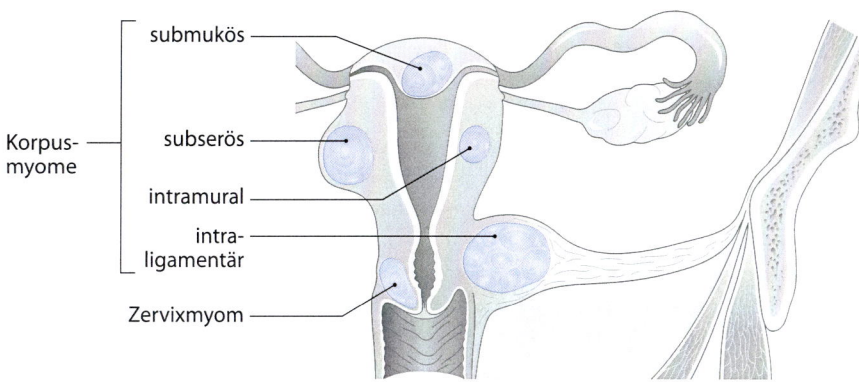

Abb. 8.14. Myome, schematische Darstellung der typischen Lokalisationen

submukös

Korpus-
myome

subserös

intramural

intra-
ligamentär

Zervixmyom

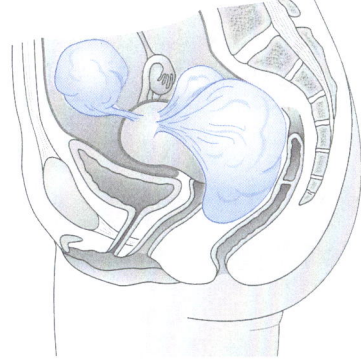

Abb. 8.15. Subseröse Myome, schematische Darstellung möglicher Ausprägungen

■ Diagnostik/Bildgebung

Die **vaginale Untersuchung** und die **Sonografie** werden primär diagnostisch und zur Therapieplanung eingesetzt. Im Ultraschall imponieren die Myome als inhomogene rundliche Raumforderung.

Zu einer weiteren diagnostischen Darstellung ist die hochaufgelöste **MRT des Beckens** Mittel der Wahl (■ Tab. 8.1). In der MR-Bildgebung stellen sich fibrozytenreiche (nicht degenerativ veränderte) Myome als rundliche, scharf begrenzte Raumforderungen dar. In der T1w sind sie gering hypointens, in der T2w stark hypointens (■ Abb. 8.17 bis ■ Abb. 8.19). Damit ergibt sich ein sehr guter Kontrast zum umgebenden Endo- und Myometrium sowie zum Fettgewebe. Degenerativ veränderte Myome können Verkalkungen aufweisen (T1w und T2w hypointens) oder sind hyalin, fetthaltig, myxomatös oder liquide (hohe Signalintensität in der T2w).

Als Nebenbefund bei einer **CT-Untersuchung** stellen sich die Myomherde in der früharteriellen Phase hyperdens dar und imponieren in der Spätphase eher hypodens (■ Abb. 8.20). Je nach Größe der Myome erscheinen sie homogener (kleine Myome) oder inhomogener (große Myome). Ein Zeichen für eine Einblutung sind hyperdense Einschlüsse, wohingegen hypodense Areale ein Zeichen für eine Nekrose oder eine Infektion sein können. Verkalkte Myome zeigen sich in der CT oft als reifförmige Strukturen im kleinen Becken (■ Abb. 8.21).

■ Tab. 8.1. MR-spezifische Sequenzen zur Myomdiagnostik

Sequenz	Wichtung	Ebene	TR (ms)	TE (ms)	FOV (mm)	Schichtdicke (mm)	Flipwinkel	Matrix	Kippung	Fettsättigung
balanced sequence/ true Fisp	T2	Cor	4,58	2,29	400	6	55	384	/	ja
turbo spin echo	T2	Sag	3500	85	350	5	150	512	/	/
turbo spin echo	T2	Tra	3890	92	270	5	150	512	/	/
incoherent gradient echo (gradient spoiled) 2D native	T1	Tra	128	4,76	380	6	70	256	/	/
incoherent gradient echo (gradient spoiled) 2D KM	T1	Tra	189	4,76	400	6	70	256	/	ja
incoherent gradient echo (gradient spoiled) 2D KM	T1	Sag	134	4,76	380	6	70	256	/	ja
Optional (für Interventionsplanung/-verlauf) (Embolisation)										
incoherent gradient echo (gradient spoiled) 3D nativ	T1	Tra	3,41	1,25	380	2,77	25	256	/	ja
incoherent gradient echo (gradient spoiled) 3D KM 25 s–70 s	T1	Tra	3,41	1,25	380	2,77	25	256	/	ja

Die angegebenen Sequenzen und Daten sind Empfehlungen, die geräte- und patientenspezifisch angepasst werden sollten

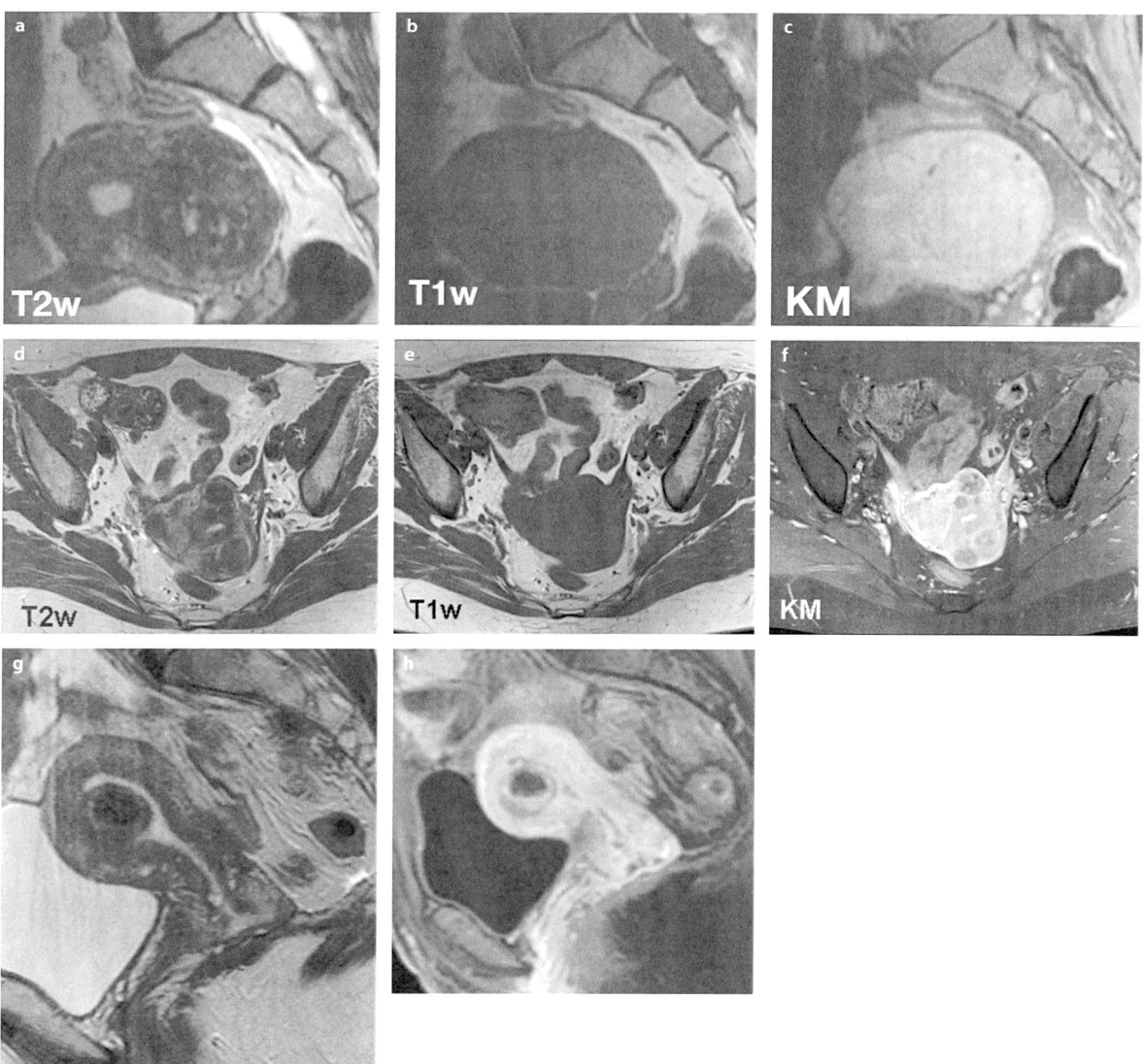

Abb. 8.16a–h. Uterusmyome. a–c Großes subseröses Uterusmyom, inhomogen und relativ hypointens zum Myometrium in der T2w (**a**), homogen hypointens in der T1w, kaum vom Myometrium zu unterscheiden (**b**) und stark Kontrastmittel aufnehmend (**c**). **d–f** Uterus in axialer Schichtung in der T2w, in der
T1w und nach Kontrastmittelgabe. Nachweis zahlreicher Myome, hypo- bis leicht hyperintens in der T2w
zum umgebenden Myometrium (**d**), isointens zum Myometrium und kaum zu differenzieren (**e**) sowie
mäßig bis starke Kontrastmittelaufnahme vergleichend zum umgebenden Myometrium (**f**). **g, h** Submuköses Myom an der Uterusvorderwand. In der T2w zentral hypointens mit isointens zum Myometrium
dargestelltem Saum (**g**), nach i.v. Kontrastmittelgabe bleibt das Myom zentral hypointens, was einer zentralen Nekrose entspricht (**h**)

◘ **Abb. 8.17a, b. Uterusmyom.**
Zwei rundliche, relativ glatt begrenzte Myome des Corpus
uteri, intramural und subserös
gelegen, in der T2w inhomogen
hypointens (**a**) und nach Kontrastmittelaufnahme zentral inhomogen (**b**)

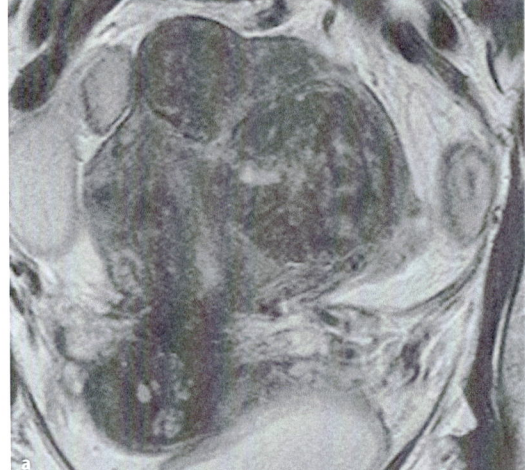
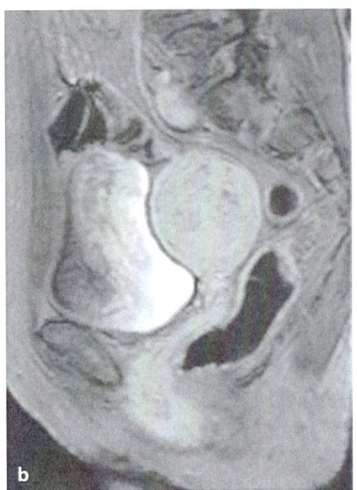

◘ **Abb. 8.18a, b. Uterusmyom.**
Darstellung von zwei glatt be-
randeten intramural/subserös
wachsenden Myomen, stark
hypointens in der transversalen
T2w (**a**) und mit reicher KM-
Aufnahme (hyperintens) in der
koronaren T1w (**b**)

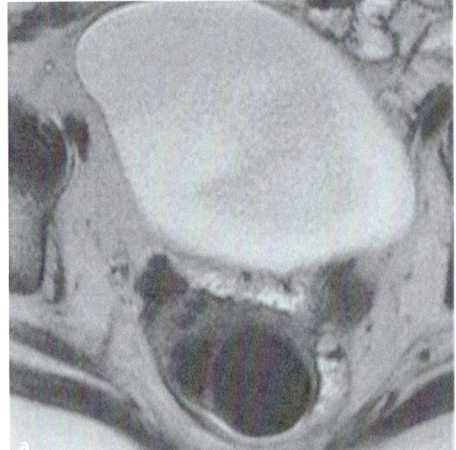
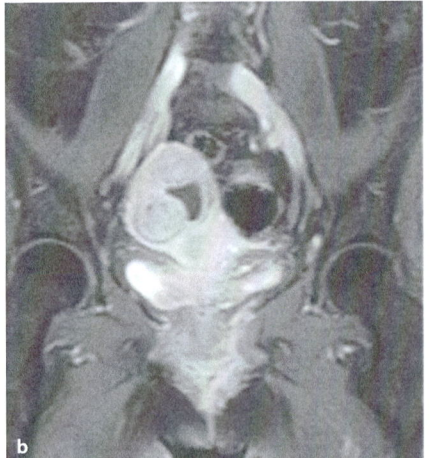

◘ **Abb. 8.19a, b. Uterusmyom.**
Weitgehend glatt berandetes
intramurales Myom, in der was-
sergewichteten T2w-Sequenz
hypointens (**a**), nach KM-Gabe
weiterhin hypointens zum umgebenden Gewebe (**b**). Zustand
nach Myomembolisation

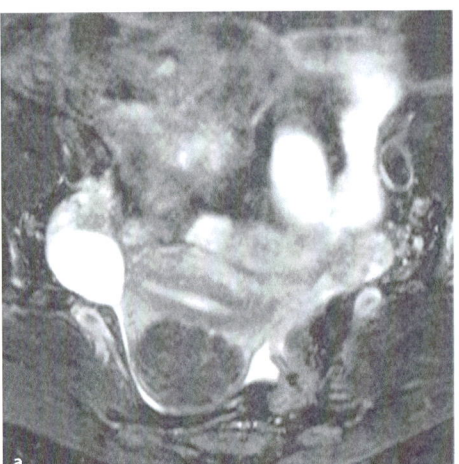
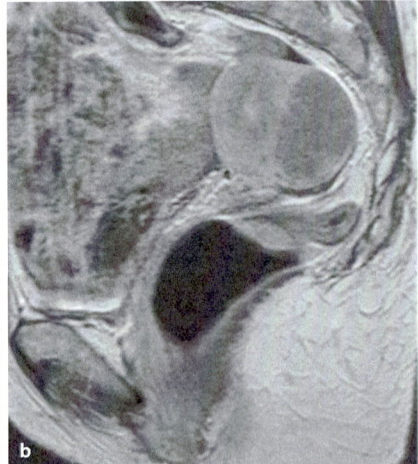

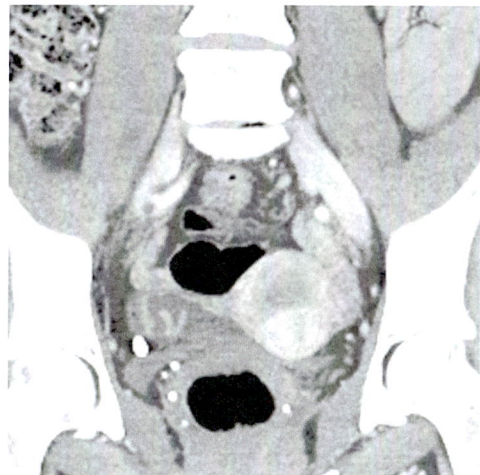

■ **Abb. 8.20. Uterusmyom.** Im CT in der venösen Phase nachweisbare hyperdense Raumforderung des Uterus, die sich nach außen vorwölbt: subseröses Uterusmyom

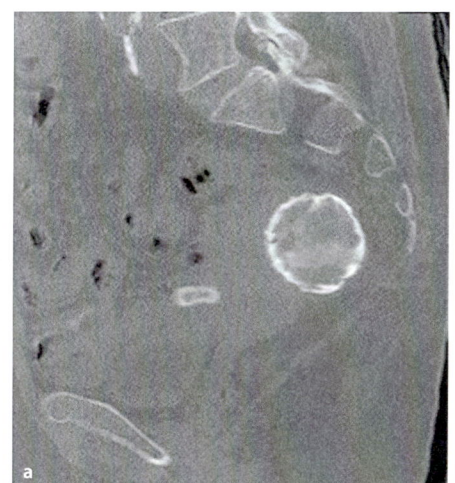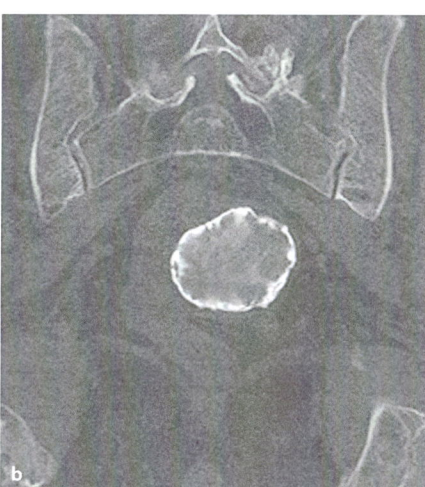

■ **Abb. 8.21. Uterusmyom.** Im CT zeigt sich im Knochenfenster eine stark randverkalkte Struktur präsakral, einem verkalkten Uterusmyom entsprechend

■ **Therapie**

Therapeutisch werden Myome erst bei Beschwerden angegangen. Bei Frauen mit Kinderwunsch und bei großen Myomen kann eine **Myomenukleation** vorgenommen werden (mittels Laparoskopie oder Laparotomie). Bei Frauen ohne Kinderwunsch oder in der Postmenopause wird eine **Hysterektomie** in Erwägung gezogen. Der Versuch, präoperativ eine Größenreduktion mit GnRH-Analoga oder Gestagenen zu erreichen, ist häufig nicht erfolgreich.

Eine weitere Therapieoption stellt in ausgewählten Fällen die **Myomembolisation** dar. Bei diesem interventionellen Therapieverfahren werden die Aa. uterinae unter radiologischer Durchleuchtungskontrolle mit Embolisat verschlossen. Hiermit soll eine Größenregredienz der Myome mit Rückgang der Beschwerden ohne Operation erreicht werden. Zur präoperativen Ausgangslage sowie zur Kontrolle post embolisationem wird eine hochaufgelöste MR-Bildgebung des kleinen Beckens mit i.v.-Kontrastmittelgabe als Untersuchung der Wahl angefertigt (◘ Abb. 8.22).

Ein noch relativ junges Verfahren zur Therapie bei Uterusmyomen stellt die **MRT-kontrollierte ultraschallgesteuerte Thermoablation** dar. Bei diesem Verfahren macht man sich zunutze, dass der Ultraschall beim Durchtritt durch die einzelnen Gewebeschichten Druckwellen erzeugt, die eine Zellerschütterung hervorrufen, wodurch das Gewebe erwärmt wird. Als Nebenwirkungen werden lokale Hautverbrennungen (Grad 1 und 2), Schmerzen bei Irritation der sakralen Nerven, das Gefühl einer lokalen Erhitzung im kleinen Becken, Nausea oder eine Darmperforation beschrieben.

Bei Frauen mit symptomatischen Uterusmyomen und abgeschlossener Familienplanung kann dieses nichtinvasive Verfahren besprochen werden, jedoch können in der Anzahl vermehrte Myome (>5), sehr große Myome (>500 ml) oder ein vermehrtes Unterhautfettgewebe (maximale Eindringtiefe 12 cm) den Therapieerfolg einschränken. In mehreren Studien hat sich gezeigt, dass homogen imponierende faserreiche Myome (hypointens in der T2w) ein besseres Therapieergebnis erzielen als inhomogen imponierende gut durchblutete Myome (hyperintens in der T2w). Insgesamt dauert das Procedere in der Regel 4–6 h, bei dem die Patientinnen in Bauchlage auf einem speziellen Gelkissen liegen. Die Patientinnen werden analgosediert und monitorüberwacht, können aber nach einem komplikationslosen Eingriff nach ca. 2 h nach Hause entlassen werden.

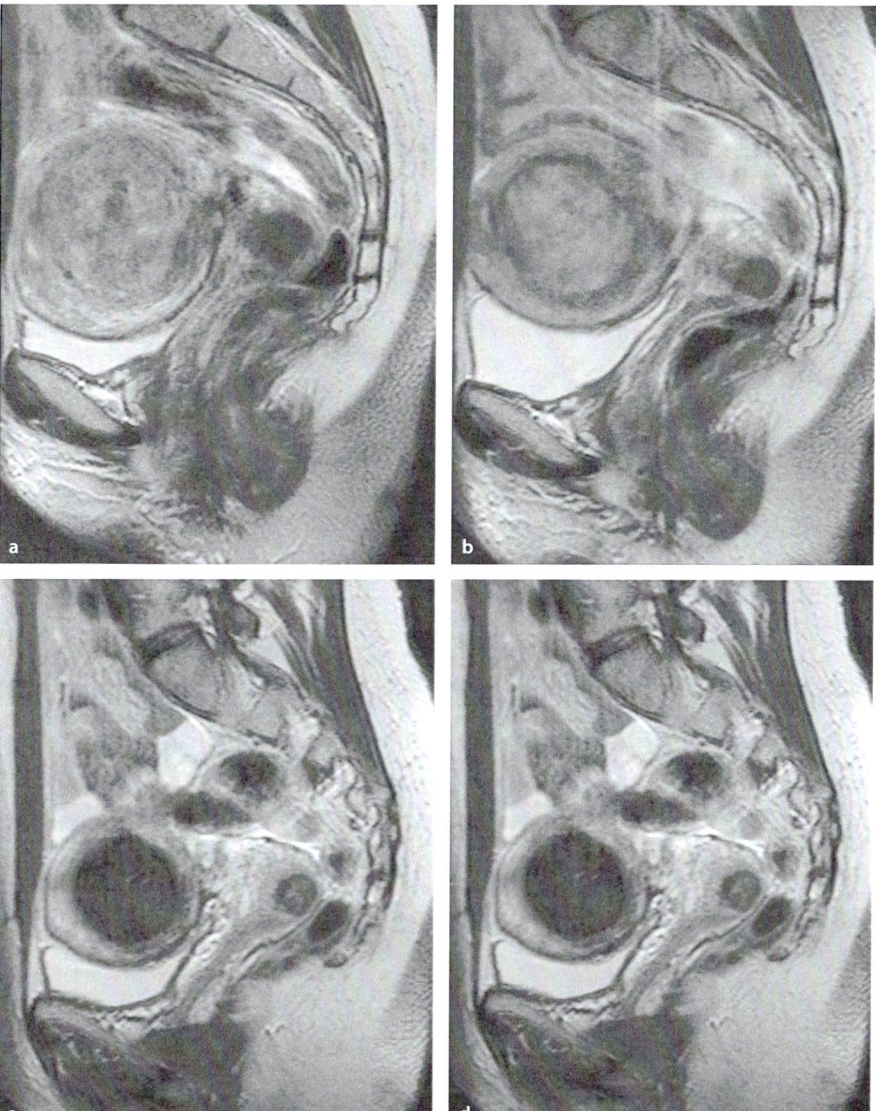

■ **Abb. 8.22a–d.** Embolisation eines Uterusmyoms. **a** Großes Uterusmyom, inhomogen hyperintens in der T2w. **b–d** Nach Embolisation wird das Myom in den Nachkontrollen nach 1 Monat (**b**), nach 4 Monaten (**c**) und nach 1 Jahr (**d**) zunehmend zentral nekrotisch (hypointens in der T2w) und nimmt an Größe ab, da die arterielle Versorgung durch den Eingriff erfolgreich unterbunden wurde

Endometriose

■ Pathogenese und Klinik

Außerhalb des Cavum uteri gelegenene ektope Inseln von endometriumartigen Zellverbänden werden als Endometriose bezeichnet und unterliegen der gleichen hormonellen Stimulation wie die Uterusschleimhaut. Die Endometriose ist eine der häufigsten gynäkologischen Erkrankungen in der Geschlechtsreife (in Deutschland ca. 40 000 Neuerkrankungen/Jahr), wobei die Ätiologie und die Pathogenese bisher nur zum Teil geklärt sind. Am häufigsten sind das Beckenperitoneum und die Ovarien betroffen. Aber auch (in abnehmender Häufigkeit) die Ligamenta sacrouterina, der Uterus (= Adenomyosis uteri, s. unten), das Septum rectovaginale bzw. die Fornix vaginae sowie das Rektosigmoid oder auch die Harnblase (= extragenitale Manifestationen) können befallen sein (◘ Abb. 8.23).

Leitsymptom ist der Unterbauchschmerz und fast jede symptomatische Frau klagt über eine sekundäre (erworbene) Dysmenorrhoe, die bei der Endometriose wohl durch eine vermehrte Prostaglandinsynthese zustande kommt.

Eine Dyspareunie (Schmerzen beim Koitus) (durch Alteration des Plexus pelvicus) oder Sterilität können als weitere Hauptsymptome auftreten. Ein Teil der betroffenen Frauen ist asymptomatisch. Die unterschiedlichen Manifestationen der Endometriose kommen häufig kombiniert vor.

Maligne Entartungen sind insgesamt selten, in bis zu 1% der Fälle ist nach Literaturangaben damit zu rechnen. Ein leicht erhöhtes relatives Erkrankungsrisiko wird für ein Non-Hodgkin-Lymphom und ein Mammakarzinom beschrieben.

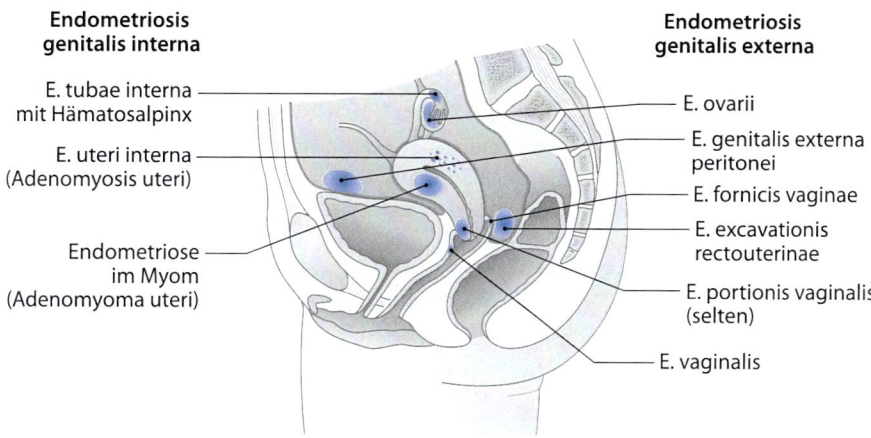

Endometriosis genitalis interna

E. tubae interna mit Hämatosalpinx

E. uteri interna (Adenomyosis uteri)

Endometriose im Myom (Adenomyoma uteri)

Endometriosis genitalis externa

E. ovarii

E. genitalis externa peritonei

E. fornicis vaginae

E. excavationis rectouterinae

E. portionis vaginalis (selten)

E. vaginalis

◨ **Abb. 8.23. Endometriose.** Schematische Darstellung möglicher Lokalisationen der genitalen und extragenitalen Endometriose

■ **Diagnostik/Bildgebung**

Diagnostisch können bildgebend eine Sonografie und/oder eine MRT erfolgen. Eine CT ist nicht indiziert.

Im **Ultraschall** zeigen sich aufgetriebene Weichgewebsvermehrungen mit nodulären Anteilen und zumeist inhomogener echoarmer Textur, teilweise zeigen sich echoarme solide knotige Veränderungen. Zystische Formationen können ebenfalls auftreten.

Im **MRT** (am besten mit fettsupprimierten Sequenzen zur besseren Gewebedifferenzierung) imponieren die nodulären Weichgewebsvermehrungen hyperintens in der T1w- und mäßig hyperintens in der T2-Wichtung (◻ Abb. 8.24). Die Herde können Zysten enthalten, welche z. T eingeblutet sein können (◻ Abb. 8.25, ◻ Abb. 8.26).

Liegt eine CT-Untersuchung vor, zeigen sich die Endometrioseherde als solitäre oder multilokuläre zystische Raumforderungen mit wasseräquivalenten Dichtewerten.

■ **Therapie**

Als natürliche Therapie gilt eine Schwangerschaft, nach der die Symptome aufgrund der Hormoneinwirkungen häufig sistieren. Postmenopausal sind die Patientinnen dann zumeist aufgrund der fehlenden hormonellen Stimulation symptomfrei.

Peritoneale Endometriose

Man unterscheidet bei der peritonealen Endometriose (PE) zwischen roten, weißen und schwarzen bzw. zwischen pigmentierten und nicht pigmentierten Herden. Als besonders aktiv und als frühe Manifestation der PE zählen die roten und nicht pigmentierten Herde.

Die entscheidende diagnostische Maßnahme bei der PE ist die Laparoskopie mit histologischer Sicherung, ein transvaginaler Ultraschall ist hier ohne Bedeutung.

Therapie der Wahl ist die chirurgische Sanierung. Bei der PE scheinen aber auch GnRH-Analoga durch eine Suppression der ovariellen Funktion einen therapeutischen Effekt zu haben, da sich darunter die Endometrioseherde regressiv verändern. Wichtig ist dabei allerdings, dass bei Schmerzpatientinnen die Therapiedauer von 6 Monaten eingehalten wird, da bei einer kürzeren Einnahmedauer das rezidivfreie Intervall verkürzt wird. Zur Beschwerdelinderung können auch Antirheumatika und Antiphlogistika zur Anwendung kommen.

Ovarielle Endometriose

Im Gegensatz zur PE ist bei der ovariellen Endometriose (OE) der transvaginale Ultraschall neben der klinischen Untersuchung sinnvoll. Häufig zeigen sich die Herde mit dem typischen Echomuster des Endometriums, doch auch komplexe Ovarialprozesse mit unterschiedlichem Erscheinungsbild können auftreten. Eine Abgrenzung zu funktionellen Zysten, Dermoiden, Kystomen oder einem Ovarialkarzinom kann dadurch erschwert sein. Auch das bei unklaren Ovarialprozessen häufig bestimmte CA-125 ist bei Endometriosepatientinnen regelmäßig erhöht und hilft daher nicht bei der differenzialdiagnostischen Beurteilung.

Bei endometriosebedingter Sterilität kann eine operative Ablation bzw. eine Exzision der Herde die Fertilität verbessern, da ein kausaler Zusammenhang zwischen mechanischer Alteration der Adnexe durch die Endometriose und der Sterilität besteht.

Die chirurgische Entfernung der OE-Herde mittels Laparoskopie ist daher am effektivsten und Mittel der Wahl. Hierbei sollte der Zystenbalg des Endometrioms nicht nur eröffnet und gespült, sondern dringlich exzidiert werden, um Rezidive zu vermeiden. Eine alleinige medikamentöse Therapie mittels GnRH-Analogon wird nicht empfohlen, eine präoperative Gabe zur Verkleinerung des Endometriums kann angedacht werden. Zur Reduzierung der Rezidivrate kann die kontinuierliche Einnahme eines monophasischen Antikonzeptivums erfolgen.

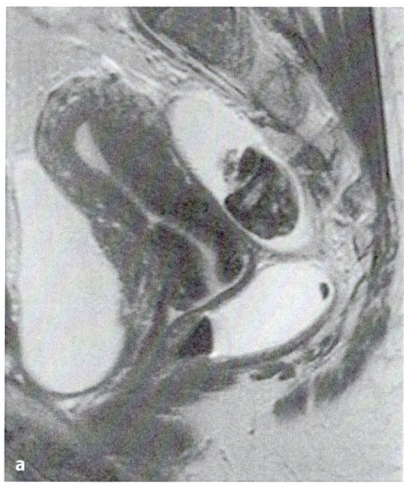
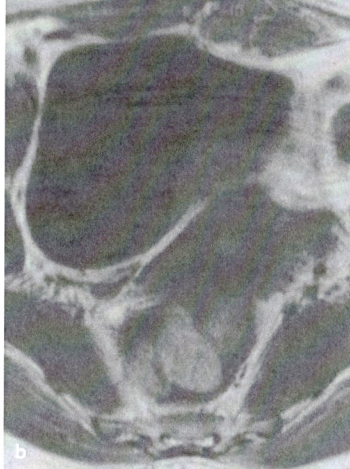
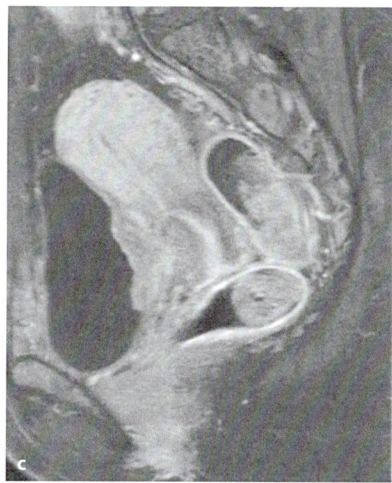

◘ **Abb. 8.24. Endometriose.** In der T2w nachweisbare Verdickung der Blasenhinterwand (links), in der T1w leicht hyperintens (Mitte) und moderat Kontrastmittel aufnehmend im Vergleich zum Myometrium des Uterus (rechts). Histologisch gesichert als Endometriose

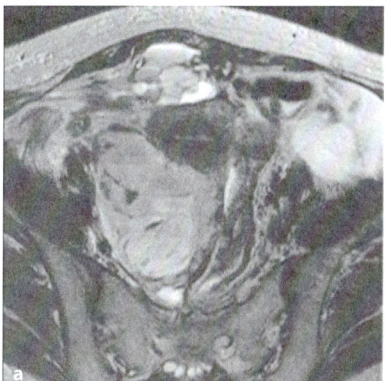
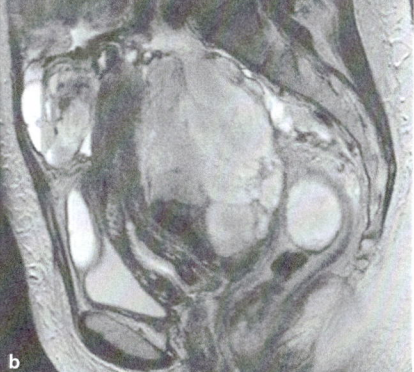
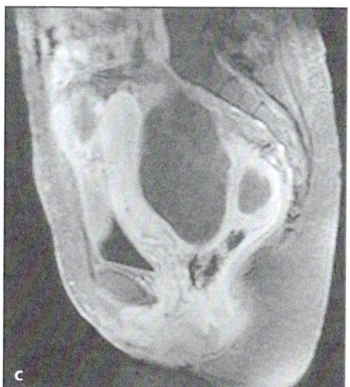

◘ **Abb. 8.25a–c. Endometriose.** Große, verbacken wirkende noduläre Raumforderung dorsal des schlank ausgezogenen Uterus, in der T2w inhomogen und schlecht von Dünndarmschlingen differenzierbar erscheint, sowie inhomogene Gewebsvermehrung an der ventralen Bauchwand und im Sigma (**a, b**). In der T1w zeigt der große Endometrioseherd dorsal des Uterus sowie im Sigma und an der ventralen Bauchwand keine wesentliche Kontrastmittelaufnahme (hypointens) (**c**)

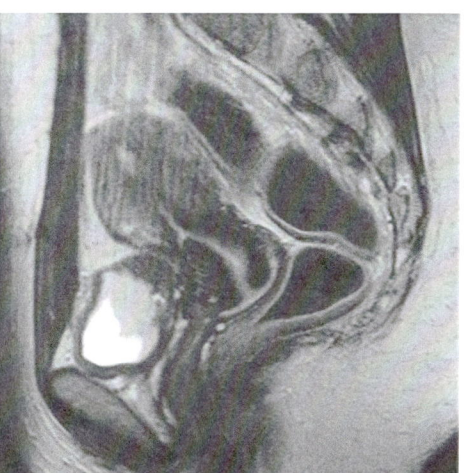
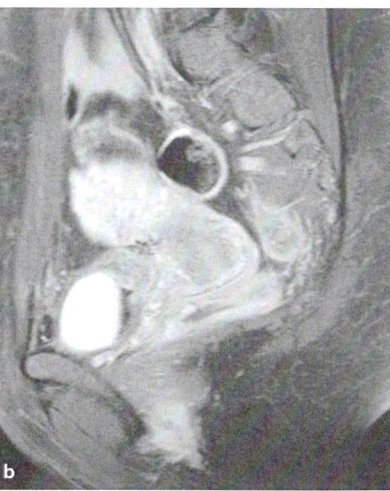

◘ **Abb. 8.26a, b. Endometrioseherd am Blasendach**, hyperintens in der T2w, keine wesentliche Kontrastmittelaufnahme in der T1w

Tiefe infiltrierende Endometriose

■ **Pathogenese und Klinik**

Hierunter fallen alle Manifestationsorte neben dem Peritoneum, des Uterus und des Ovars.

Die Symptomatik hängt stark von der Lokalisation der tiefen infiltrierenden Endometriose (TIE) ab:

— **Symptome bei Darmbefall:** Dyschezie (Form der chronischen Obstipation mit isoliertem Stuhlverhalt im Enddarm), Druckgefühl, Blähungen, Tenesmen, Schleim- und Blutabgang, Wechsel zwischen Diarrhoe und Obstipation bzw. Wechsel der Stuhlgewohnheiten.

— **Symptome bei Blasen-/Ureterbefall:** Dysurie, Hämaturie, Hydronephrose.

■ **Diagnostik/Bildgebung**

Obligate Untersuchungen sind die Inspektion, die Palpation, die vaginale Sonografie und die Nierensonografie. Als zusätzliche Untersuchungen können nach den Empfehlungen der Deutschen Gesellschaft für Gynäkologie und Geburtshilfe zur Abklärung die Kolorektoskopie, die MRT, die rektale Endosonografie, der Kolonkontrasteinlauf, das i. v.-Pyelogramm und die Zystoskopie hilfreich sein.

Die Durchführung der relativ strahlenintensiven Untersuchungen des Kolonkontrasteinlaufs und des i.v.- Pyelogramms wird durch die MRT-Untersuchung mit Hydrokolon-Protokoll und Nierenprotokoll bzw. Ablaufbildern ohne Strahlenbelastung und mit weiteren Informationen über die Abdominal- und Beckenorgane zukünftig wohl in den Hintergrund treten.

■ **Therapie**

Therapie der Wahl ist bei symptomatischen Frauen die Resektion der TIE-Herde. Bei organüberschreitender Manifestation sind die ausführliche präoperative interdisziplinäre Planung und die Beratung der Patientin unabdingbar. Asymptomatische Befunde sollten kontrolliert werden und bedürfen bei Größenpersistenz zunächst keiner Operation.

Eine medikamentöse Therapie mittels GnRH-Analogon bei TIE wird nicht empfohlen, da ein Nutzen sowohl prä- als auch postoperativ nicht belegt ist.

Therapeutisch kann eine Behandlung mit Gestagenen oder Antikonzeptiva zur Induktion einer medikamentösen Amenorrhoe durchgeführt werden, um eine Regression der Endometrioseherde hervorzurufen. Bei abgeschlossener Familienplanung ist die Hysterektomie die effektivste Methode.

❗ Eine Bildgebung ist bei der PE nicht hilfreich. Bei der OE ist ein Ultraschall zur Diagnostik nützlich, bei der TIE sowohl ein Ultraschall als auch eine MRT.

Sonderformen der Endometriose

Sonderformen der Endometriose sind das **Adenomyom** mit einer eher ovalen Form und unscharfer Begrenzung zum umgebenden Corpus uteri sowie die **Adenomyosis uteri**, bei der Endometrioseherde diffus in der Gebärmutterwand angesiedelt sind (◘ Abb. 8.27).

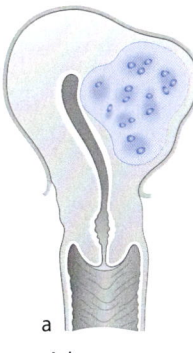
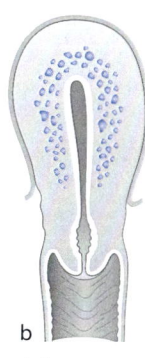

a
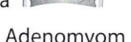
Adenomyom

b
Adenomyose

□ **Abb. 8.27a, b.** **Sonderformen der Endometriose**, schematische Darstellung: umschriebenes Adenomyom (**a**) und diffuse Adenomyose (**b**)

■ **Klinik**

Symptome können ungewöhnlich schmerzhafte Regelblutungen sein, sowie zusätzlich starke Blutungen oder Zwischenblutungen. Auch die Sterilität ist ein häufiges Symptom. Bei klinischem Verdacht haben sich die bimanuelle Palpation, die **Vaginalsonografie und die MRT** bewährt.

Der Uterus ist häufig vergrößert und es fällt eine verdickte Vorder- oder Hinterwand auf, wobei eine Wand zumeist doppelt so dick ist wie die andere.

■ **Diagnostik/Bildgebung**

Im MRT stellt sich die Junktionalzone, die direkt an das Endometrium angrenzt und die unterste Schicht des Myometriums darstellt, zumeist nicht dicker als 5 mm dar. Eine Dicke von 12 mm kann ein Hinweis für eine Adenomyose sein.

Bildgebende Merkmale sind:

- **Adenomyom im Ultraschall**: heterogene ovaläre Raumforderung.
- **Adenomyosis im Ultraschall**: schlecht abgrenzbare heterogene Areale mit z. T. zystischen intramuralen Veränderungen, diffus verteilt.
- **Adenomyom im MRT**: hypointens in der T2w und gleiches Signalverhalten wie das Endometrium und auch Leiomyome (■ Abb. 8.28, ■ Abb. 8.29).
- **Adenomyosis im MRT:** verbreiterte Junktionalzone in der T2w (■ Abb. 8.29, ■ Abb. 8.30).

Liegt eine **CT-Untersuchung** vor, kann sich ein Adenomyom als Nebenbefund als verwaschene unscharfe Raumforderung in der Uteruswand darstellen.

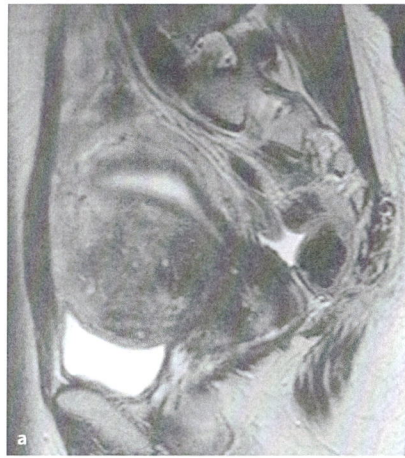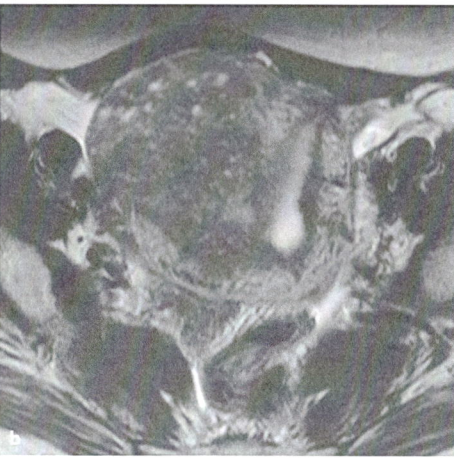

Abb. 8.28. Adenomyosis.
Bei ansonsten unauffälligem
Corpus uteri mit regelrechter
Dreischichtung Nachweis einer
betont unilateral gelegenen
umschriebenen inhomogenen
Wandverdickung, hypointens
in der T2w und isointens zum
Myometrium. Minimal freie
Flüssigkeit dorsal des hinteren
Scheidengewölbes. Die Blase
wird durch den großen an-
teflektierten Uterus kompri-
miert

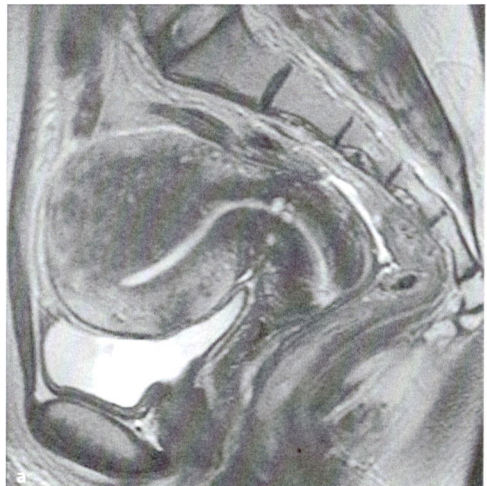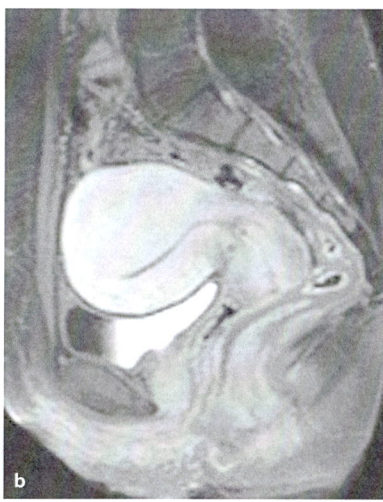

Abb. 8.29a, b. Adenomyom.
Darstellung eines Adenomyoms
mit betont einseitiger Wandverdickung der Hinterwand des
Corpus uteri. In der Vorderwand
diffuse Herdinfiltration bei Adenomyosis. In der T2w hypointens gegenüber dem normalen
Myometrium (**a**). In der fettunterdrückten T1w nimmt das
Corpus uteri bei Vorliegen einer
Adenomyosis vermehrt KM auf
und erscheint somit hyperintens. Die Blase wird durch den
großen anteflektierten Uterus
komprimiert (**b**). Nebenbefundlich kleine Zervixzysten

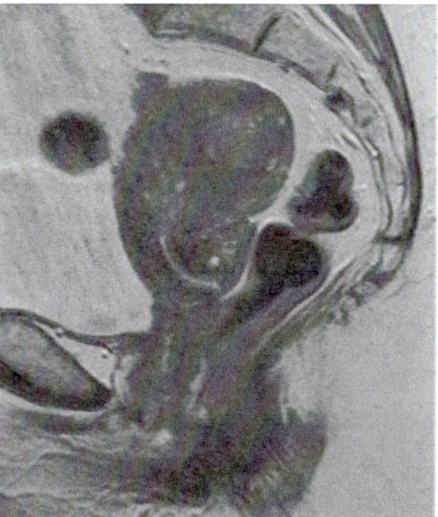

Abb. 8.30. Adenomyosis.
Durch diffuses Einwachsen en-
dometrialer Zellen inhomogene
Verdickung der Junktionalzone
des Corpus uteri

8.3.3 Gutartige Veränderungen und tumorartige Läsionen der Zervix

Zervixpolypen

Zervixpolypen sind hyperplastische Ausstülpungen, welche breitbasig oder gestielt der Schleimhaut aufsitzen. Sie sind oft symptomlos, können aber auch zu schleimigem Fluor oder unregelmäßigen Blutungen führen. Differenzialdiagnostisch kann ein Karzinom vorliegen. Diagnostisch kommt die vaginale Untersuchung, der Ultraschall oder die Hysteroskopie zum Einsatz. Sollte eine Therapie nötig sein, besteht diese im Abtragen der Polypen mittels Kornzange.

Zervixmyome und Zervixzysten

Zervixmyome sind benigne Neubildungen der glatten Muskulatur. Größere Myome können zu wehenartigen Schmerzen führen. Aussehen, Diagnostik und Therapie entsprechen der von Uterusmyomen (Kap. 8.3.2).

Zervixzysten, auch **Ovula-Nabothi** oder **Retentionszysten** genannt, sind meistens asymptomatisch und zumeist ein Zufallsbefund ohne klinische Relevanz. Sie entstehen durch eine muzinöse Distension endozervikaler Drüsen. Die Detektion erfolgt mittels Ultraschall. Liegt eine MR-Bildgebung vor, imponieren die Nabothi-Zysten in den T2w-Sequenzen sehr stark hyperintens und lassen sich daher gut von etwaigen Neoplasien der Zervix abgrenzen (◘ Abb. 8.31). Im CT stellen sich die Zervixzysten glatt begrenzt und ohne Kontrastmittelaufnahme dar. Die Zysten können eingeblutet sein und dann inhomogen in der T2w imponieren (liquide Anteile hyperintens, Blutkoagel hypointens) (◘ Abb. 8.32).

8.3.4 Zervikale intraepitheliale Dysplasie

▪ Pathologie

Die intraepitheliale Neoplasie der Zervix (CIN) entspricht präkanzerösen Epithelveränderungen. Zumeist ist die CIN assoziiert mit einer HPV-Infektion durch High-risk-Subtypen (insbesondere HPV 16 und 18, aber auch 31, 33, 35, 39, 51, 52, 56, 58, 59, 66). Sie werden in drei Grade eingeteilt:

- Grad I: leichte Dysplasie; Atypien auf das basale Epitheldrittel beschränkt.
- Grad II: mäßige Dysplasie; basales und mittleres Epitheldrittel betroffen.
- Grad III: schwere Dysplasie: Atypien im oberflächlichen Epitheldrittel nachweisbar.

▪ Diagnostik und Therapie

Zur Abklärungsdiagnostik zählt die Inspektion der Portio, die durch eine Kolposkopie oder einen Essigsäure-Test sinnvoll ergänzt werden kann. Bei auffälligem zytologischem Befund erfolgt eine kolposkopisch gestützte minimal invasive Gewebeentnahme mittels Knipsbiopsie. Bei histologisch gesicherter CIN richtet sich das therapeutische Vorgehen nach dem Schweregrad der Präkanzerose, dem Typ der Transformationszone (Ektozervix betroffen – Zervikalkanal erreicht – Endozervix betroffen) und dem Wunsch der Patientin. Bei CIN I und II kann bei häufig spontaner Remission ein primär konservatives Vorgehen geplant werden. Eine medikamentöse Therapie existiert bisher nicht. Bei persistierendem Nachweis von High-risk-HPV kann eine operative Therapie sinnvoll sein; bei CIN III ist sie unabdingbar und erfolgt minimal invasiv mittels LEEP (large loop excisional procedure) oder LLETZ (large loop excision of the transformation zone) bzw. Konisation.

Bei Schwangeren kann die operative Therapie nach Empfehlung der DGGG/AWMF bis 2 Monate post partum hinausgezögert werden.

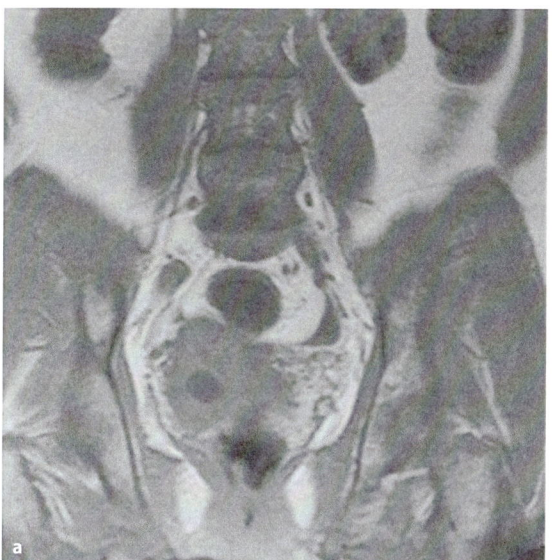
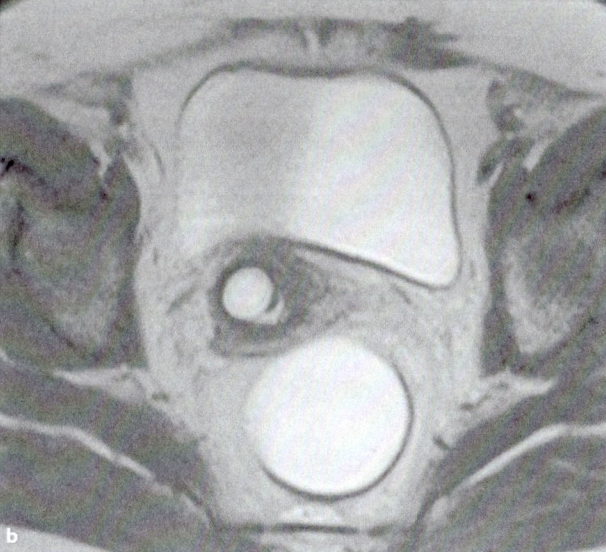

◘ **Abb. 8.31. Zervixzyste.** Zystische glatt berandete Raumforderung der Cervix uteri, in der T1w hypo-intens (oben), in der T2w hyperintens (unten), einer blanden Zervixzyste/Ovula nabothii entsprechend

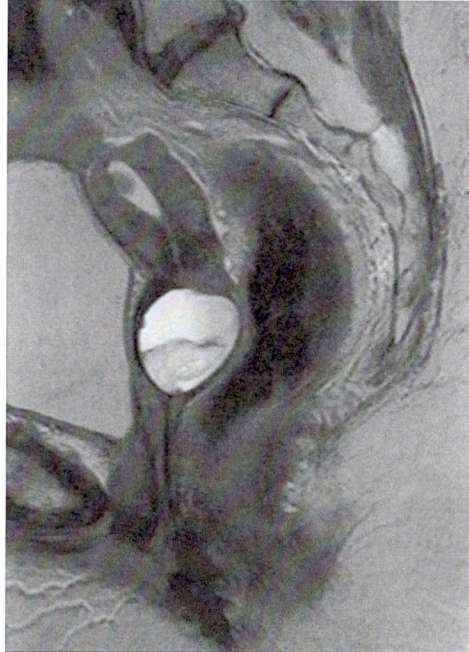

◘ **Abb. 8.32. Retentionszyste.** Bild einer eingebluteten, die Zervix aufspannende Retenti-onszyste: glatt berandete zysti-sche Raumforderung der Zervix mit in der T2w stark hyperinten-sem Lumen (Flüssigkeit) und einliegenden hypointensen An-teilen (Blut)

8.3.5 Bösartige Neubildungen des Uterus und der Zervix

Endometriumkarzinom

■ **Epidemiologie und Pathogenese**

Das Endometriumkarzinom hat eine weltweite Inzidenz von etwa 142 000/Jahr. Die Inzidenz weist regionale Unterschiede auf und nimmt mit steigendem Alter zu, der Gipfel liegt zwischen 75–80 Jahren. In Deutschland erkranken etwa 11300 Frauen jährlich daran.

Gesicherte **Risikofaktoren** sind eine Langzeiteinnahme von Östrogenen (Überstimulation) ohne kompensierenden Gestagenschutz, ein metabolisches Syndrom mit Adipositas, ein Diabetes mellitus, ein PCO-Syndrom (fehlende proliferationshemmende Wirkung der Gestagene aufgrund verminderter Gestagenproduktion des Corpus luteum), Nulliparität, ein Mammakarzinom in der Eigenanamnese, eine Tamoxifenmedikation (häufig im Rahmen einer Mammakarzinom-Therapie) oder eine familiäre Belastung bei HNPCC-Syndrom (hereditary nonpolyposis colorectal cancer, autosomal-dominant).

Es kann das östrogenabhängige Typ-I-Karzinom (ca. 80%) vom östrogenunabhängigen Typ-II-Karzinom (ca. 20%) unterschieden werden. In der ◻ Tab. 8.2 sind die Hauptmerkmale der beiden Karzinomtypen aufgelistet.

■ **Klinik und Prognose**

Klinisch stellen sich perimenopausale Frauen mit atypischen Zwischenblutungen bzw. postmenopausale Frauen mit einer uterinen Blutung vor. Der Nachweis von Hyperplasien in vorangegangenen fraktionierten Abrasiones stellt nur ein minimal erhöhtes Risiko dar. Histologisch finden sich in 80–90% Adenokarzinome.

Die Tumorausbreitung erfolgt direkt in Nachbarstrukturen (◻ Abb. 8.33), aber auch lymphogen, hämatogen oder peritoneal. Die Prognose hängt im Wesentlichen von der Invasionstiefe in das Myometrium sowie vom Lymphknotenstatus ab. Weitere Prognosefaktoren sind das Tumorstadium nach FIGO (International Federation of Gynecologics and Obstetrics), der histologische Tumortyp und der Differenzierungsgrad (Grading). Die 5-Jahres-Überlebensrate variiert bedeutend in Abhängigkeit vom Tumorstadium; liegt sie im Stadium 1 noch um die 85%, sind es im Stadium 2 noch 70% und im Stadium 3 nur noch 49%. Im Stadium 4 liegt die 5 JÜR nur noch bei knapp 19%.

■ **Diagnostik/Bildgebung**

Die Diagnostik erfolgt primär klinisch durch die gynäkologische Untersuchung.

Als bildgebende Diagnostik steht der **transvaginale Ultraschall** zur Verfügung, der eine gute Aussage über den Aufbau des Endometriums und die Infiltrationstiefe der tumorösen Raumforderung treffen kann. Bei sonografischem Verdacht auf ein tumorbedingtes Geschehen erfolgt die Diagnosesicherung mittels **Hysteroskopie und fraktionierter Abrasio**.

Zur Stadieneinteilung des histologisch gesicherten Tumors kann die **MRT** zur Beurteilung der genauen Ausdehnung und einer Umgebungsinfiltration eingesetzt werden. Durch den guten Kontrast und die hohe Weichgewebsdifferenzierung liegt die Genauigkeit des Staging mittels MRT bei 83–92%.

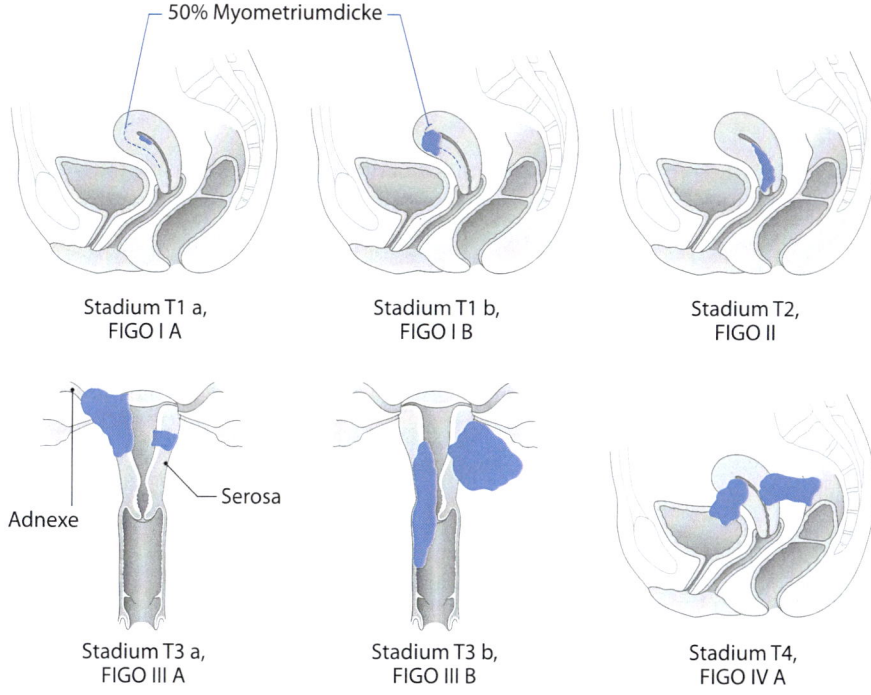

Stadium T1 a,
FIGO I A

Stadium T1 b,
FIGO I B

Stadium T2,
FIGO II

Stadium T3 a,
FIGO III A

Stadium T3 b,
FIGO III B

Stadium T4,
FIGO IV A

◻ **Abb. 8.33. Endometrium-karzinom.** Schematische Darstellung der stadienbestimmenden Tumorausbreitung (◻ Tab. 8.3)

◻ **Tab. 8.2.** Hauptmerkmale des Typ-I- und Typ-II-Karzinoms des Endometriums

Kriterium	Typ I	Typ II
Erkrankungsalter	<50 Jahre	>50 Jahre
Hormonstatus	prä-/perimenopausal	postmenopausal
Risikofaktoren:		
▬ Östrogenstimulation	▬ ja	▬ nein
▬ Adipositas	▬ ja	▬ nein
▬ Diabetes mellitus	▬ ja	▬ nein
▬ Hyperlipidämie	▬ ja	▬ nein
▬ Hypertension	▬ mit Adipositas und/oder Diabetes mellitus assoziiert	▬ meist nicht vorhanden
Dauer der Symptome	lang	kurz
Vorläuferläsion	atypische Hyperplasie	endometriales intra-epitheliales Karzinom
Morphologie des Endometriums	hyperplastisch	atroph
Differenzierungsgrad	vorwiegend G1, G2	vorwiegend G3
Histologischer Typ	endometrioid	serös-papillär, klarzellig, undifferenziert
Myometriuminvasion	oberflächlich	tief
Lymphogene Metastasierung	selten	häufig
Wachstumsverhalten	wenig invasiv	aggressiv
Progesteronsensibilität	hoch	gering
Prognose	gut	schlecht

❗ Im MRT stellt sich das **Endometrium** – unabhängig vom Hormonstatus – in der T2w immer **hyperintens** dar. Die **Junktionalzone**, die direkt an das Endometrium angrenzt und die unterste Schicht des Myometriums bildet, ist in der T2w **hypointens**. Die **äußere Myometriumsschicht** hat in der T2w eine **mittlere Signalintensität**.

Zur Differenzierung der kleinen Tumorstadien ist es wichtig, die Dreischichtung des Uterus genau zu erkennen; daher sollten die transversalen Schichten orthogonal zum Korpuslumen gekippt werden.

Für die Beurteilung von Lymphknoten ist die MRT zur lokoregionären Beurteilung am besten geeignet, die **CT** für die Beurteilung peripherer und paraaortaler Lymphknoten sowie Fernmetastasen. Ansonsten wird die CT-Untersuchung beim Endometriumkarzinom hauptsächlich zur Bestrahlungsplanung eingesetzt. Die Stadieneinteilung richtet sich nach der chirurgisch-pathologischen Klassifikation TNM (🔲 Tab. 8.3, 🔲 Abb. 8.33). Die Klassifikation nach FIGO wurde aktualisiert und hat seit Januar 2009 Gültigkeit (Pecorelli 2009). Die UICC (Union internationale contre le cancer) hat die TNM-Klassifikation im Januar 2010 ebenfalls aktualisiert und an die neue FIGO-Klassifikation angeglichen (UICC, TNM-Klassifikation maligner Tumore, 7. Auflage).

Tumoren im **Stadium T1a bzw. FIGO Ia** infiltrieren weniger als die Hälfte des Endometriums (🔲 Abb. 8.34). Sind die Tumoren auf das Endometrium beschränkt, sind sie im MRT manchmal schlecht zu detektieren, da sie sich in der T2w häufig isointens zum umgebenden Gewebe verhalten. Ein raumfordernder Aspekt kann einen Hinweis auf ein tumoröses Geschehen geben, mittels T1w Kontrastmittel-verstärkten Sequenzen kann zusätzlich eine bessere Tumorerkennung erreicht werden.

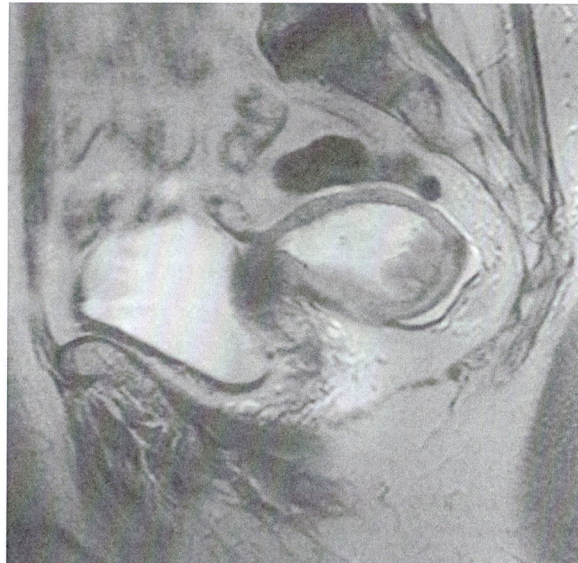

Abb. 8.34. Lokal begrenztes Endometriumkarzinom mit Vorwachsen ins Uteruslumen und mit Übergreifen auf das Myometrium von weniger als 50%. Stadium T1a. Schleimretention (hyperintenses Lumen in der T2w). Dorsal flektiertes Corpus uteri. Etwas freie Flüssigkeit periuterin

Tab. 8.3. Stadieneinteilung des Endometriumkarzinoms (Abb. 8.33)

Endometriumkarzinom	FIGO	TNM
Tumor begrenzt auf das Corpus uteri (einschließlich endozervikale Drüsen)	I	T1
a) Tumor infiltriert weniger als die Hälfte des Myometriums (<50%)	Ia	T1a
b) Tumor infiltriert mindestens die Hälfte des Myometriums (≥50%)	Ib	T1b
Ausbreitung auf die Zervix, keine Ausbreitung jenseits des Uterus	II	T2
Lokale und/oder regionäre Tumorausbreitung		
a) Tumor befällt Serosa des Corpus uteri und/oder die Adnexe	IIIa	T3a
b) Tumor befällt Vagina und/oder Parametrien	IIIb	T3b
c) Befall pelviner und/oder paraaortaler Lymphknoten	IIIc	N1
Positive Beckenlymphknoten	IIIc1	
Positive paraaortale Lymphknoten und/oder positive Beckenlymphknoten	IIIc2	
Tumor infiltriert Harnblasen- und/oder Darmmukosa und/oder Nachweis von Fernmetastasen	IV	
a) Tumor infiltriert Schleimhaut von Harnblase und/oder Darm	IVa	T4
b) Fernmetastasen, einschließlich intraabdominelle Metastasen und/oder positive inguinale Lymphknoten	IVb	M1

In der T2w hypointens imponierende Tumoren können schlecht von Blutkoageln abgegrenzt werden, in Kontrastmittel-gestützten T1w-Sequenzen zeigt der Tumor im Vergleich zum umgebenden Endometrium und zu ggf. vorliegenden Blutkoageln dann ein stärkeres Signal.

Im **Stadium T1b bzw. FIGO Ib** breitet sich der Tumor über zumindest die Hälfte des Myometriums aus, überschreitet aber nicht die Organgrenze. Die Tumoren imponieren im MRT in der T2w hyperintens zum myometralen Gewebe und sind nur schwach hyperintens in der T1w nach Kontrastmittelgabe, da sich das Myometrium nach Kontrastmittelgabe hyperintenser als der Tumor darstellt (◘ Abb. 8.35, ◘ Abb. 8.36).

> ❶ In der neuen TNM-Klassifikation gibt es kein Stadium T1c mehr. Eine myometrane Infiltration von mindestens 50% entspricht dem Stadium T1b.

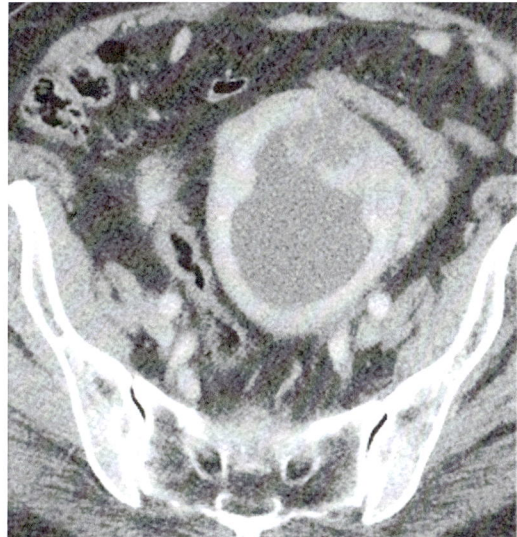

Abb. 8.35. Endometrium-karzinom im CT. Intramural ge-legene, unscharf berandete, in der venösen Phase hypodense Raumforderung des Corpus uteri, die vom Endometrium ausgeht. Mehr als 50% des Myometriums sind infiltriert, jedoch glatte Abgrenzung zu Umgebungsstrukturen. Endo-metriumkarzinom im Tumor-stadium T1b

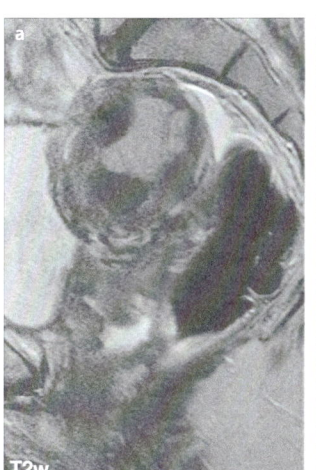
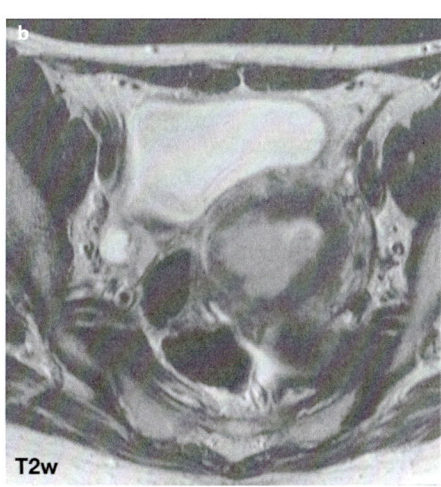
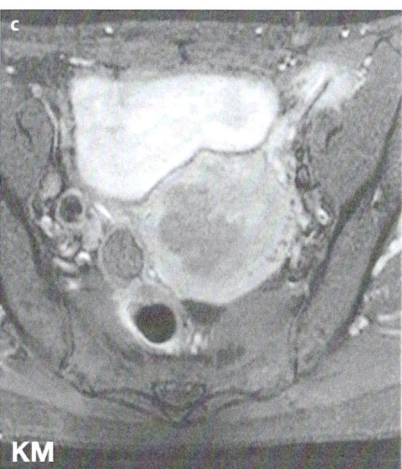

Abb. 8.36a–c. Endometriumkarzinom. In der T2w zeigt sich im Cavum uteri eine hyperintense Struk-turvermehrung (**a, b**). In der axialen Schichtung orthogonal zur Längsachse des Cavum uteri erkennt man eine mehr als 50%ige Infiltration des Myometriums (Mitte). Nach i.v. KM-Gabe nimmt der Tumor we-niger KM als das umgebende Gewebe auf (**c**). Tumorstadium T1b

Im **Stadium T2/FIGO II** liegt eine Infiltration des Zervixstromas vor, kein Tumornachweis jenseits des Uterus (■ Abb. 8.37, ■ Abb. 8.38). Der Tumor ist im MRT in axialer und sagittaler Schichtführung gut zu detektieren. Er imponiert hyperintens in der T2w gegenüber dem hypointensen Zervixstroma.

> ❶ **Die früher verwendete Unterteilung zwischen einer endozervikalen Infiltration (2a) oder einer Infiltration des Zervixstromas (2b) existiert nicht mehr. Ein Befall des endozervikalen Stromas wird dem Stadium 1 zugeordnet.**

Ein Tumor im **Stadium T3 bzw. FIGO III** breitet sich lokal oder regionär über die Organgrenze des Uterus hinaus aus. Ist die Serosa des Corpus uteri infiltriert und/oder sind die Adnexe befallen, liegt ein **Stadium T3a bzw. FIGO IIIa** vor (■ Abb. 8.39), ist die Vagina infiltriert oder sind die Parametrien befallen, liegt ein **Stadium T3b bzw. FIGO IIIb** vor (■ Abb. 8.39, ■ Abb. 8.40). Bei Lymphknotenmetastasen der Beckenwand und/oder paraaortal liegt ein **Stadium N1 bzw. FIGO 3c** vor. Nach FIGO wird das Stadium IIIc noch einmal unterteilt: liegen positive Beckenlymphknoten vor, handelt es sich um ein **Stadium FIGO IIIc1** (■ Abb. 8.41), bei positiven paraaortalen Lymphknoten mit oder ohne positive Beckenlymphknoten handelt es sich um ein **Stadium FIGO IIIc2**.

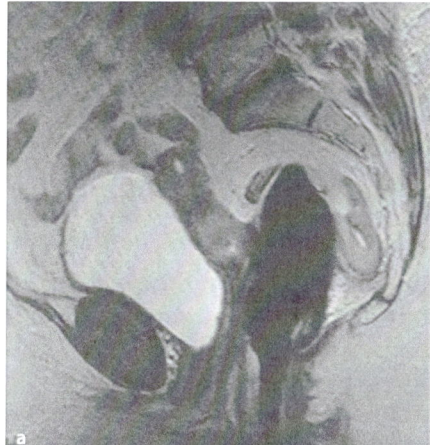
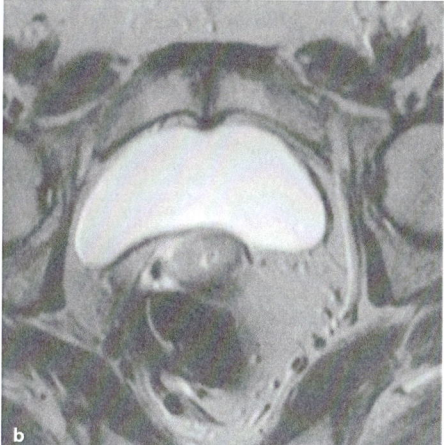

◘ **Abb. 8.37a, b. Endometri-umkarzinom** mit Infiltration des Myometriums von >50% und Übergreifen auf das Zervix-stroma. Der hypointense Rand-saum zu Blase und Rektum ist erhalten. Tumorstadium T2. Untersuchung mit Endorektal-spule

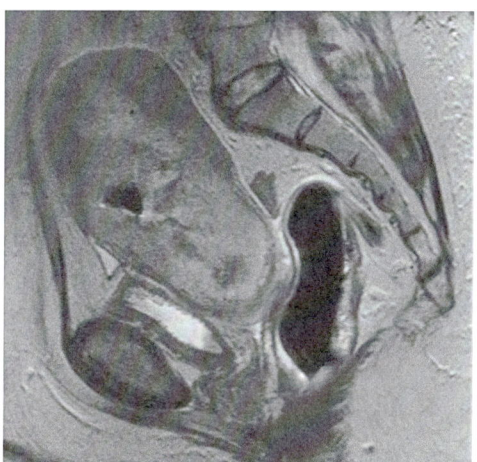
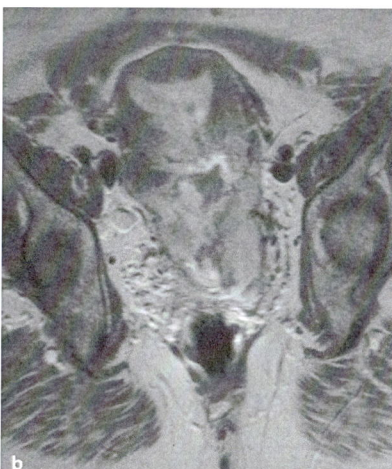

◘ **Abb.8.38a,b. Endometrium-karzinom** mit fast vollständiger Verlegung des Uteruslumens und Infiltration des Zervikal-kanals, keine Organüberschrei-tung; Tumorstadium T2

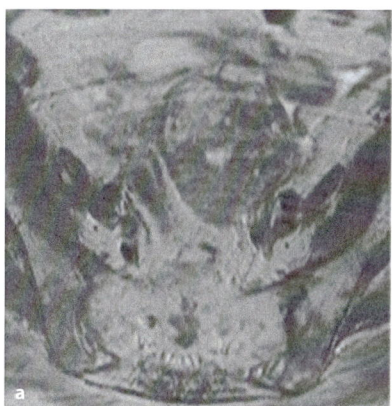
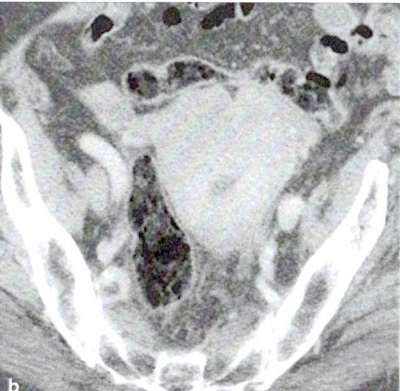
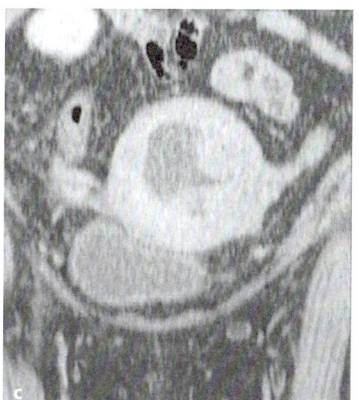

◘ **Abb. 8.39a–c. Endometriumkarzinom T3b.** Inhomogen aufgetriebenes Korpusgewebe in der T2w im MRT mit beginnender Organüberschreitung bei Endometriumkarzinom (**a**). Im CT lediglich nachweis-bares, exophytisch ins Lumen vorwachsendes Gewebe des Corpus uteri (**b, c**)

■ **Abb. 8.40a–d.** Endometriumkarzinom T3b. **a, b** In der
sagittalen Schichtführung zeigt
sich bei derselben Patientin wie
in ■ Abb. 8.39 neben dem inhomogen aufgetriebenen Korpusgewebe zusätzlich ein Übergreifen des Endometriumkarzinoms
auf das Zervixstroma. **c, d** In der
transversalen Schichtführung
ist das linke Parametrium auf-
gelockert, was einer Infiltration
durch das Endometriumkar-
zinom entspricht. Tumorstadium T3

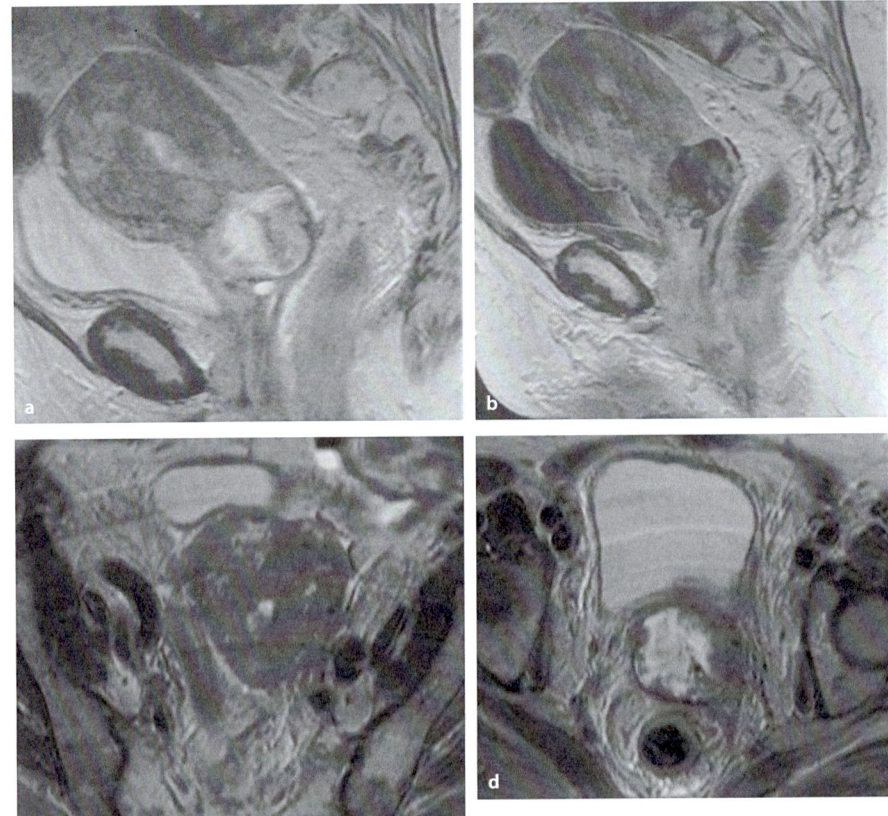

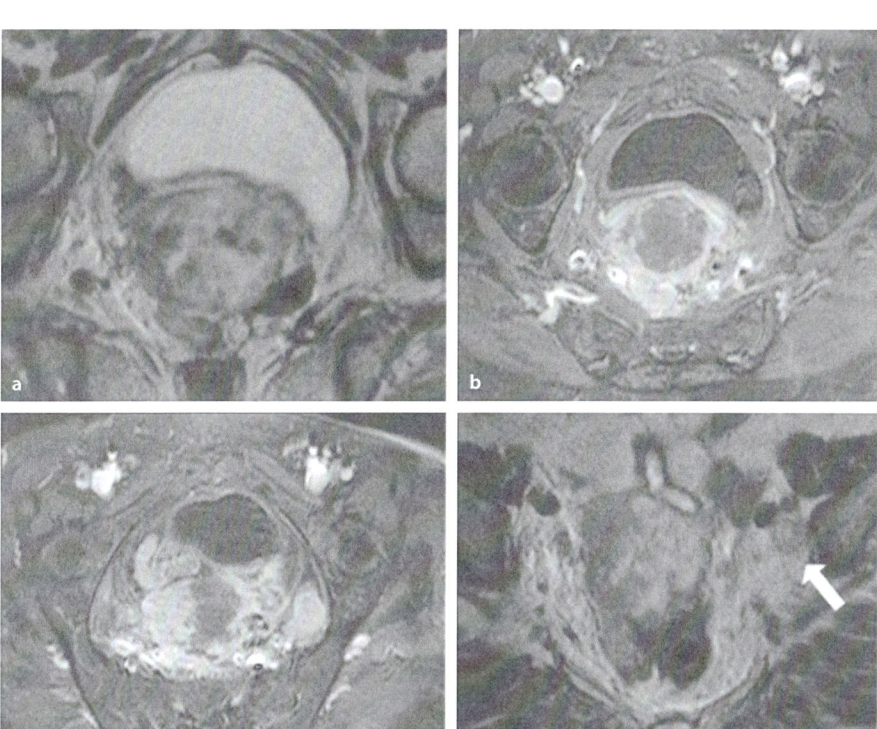

▫ Abb. 8.41. Endometrium-karzinom. Inhomogen aufgelockertes Korpusgewebe in der T2w (links oben), nach Kontrastmittelgabe stark hyperintenses Tumorgewebe (links unten), welches sich bis zur rechten hinteren Beckenwand ausbreitet (rechts oben). Der hypointense Randsaum zu Blase und Rektum ist erhalten. An der linken Beckenwand vergrößerter und Kontrastmittel aufnehmender Lymphknoten (Pfeil), suspekt auf eine Lymphknotenmetastase (rechts unten). Endometriumkarzinom im Stadium FIGO IIIc bzw. T3 N1 bei positivem Beckenlymphknoten

> ❗ Eine positive Zytologie mit Tumorzellen in Aszites oder Peritonealspülflüssigkeit wird fortan gesondert aufgeführt und beeinflusst nicht mehr das Tumorstadium.

Im **Stadium FIGO IV** ist die Schleimhaut der Harnblase und/oder des Darms infiltriert bzw. es sind Fernmetastasen nachweisbar.

Im **Stadium T4 bzw. FIGO IVa** ist die Schleimhaut von Harnblase oder Darm befallen; im MRT liegt eine Infiltration vor, wenn die Fettschicht zwischen den Organen in den T1w-Sequenzen aufgebraucht ist (daher keine Fettsupprimierung verwenden!) und in der T2w die Organwände hyperintens imponieren. Im **Stadium M1 bzw. FIGO IVb** sind Fernmetastasen vorhanden. Hierunter werden sowohl intraabdominelle als auch inguinale Lymphknotenmetastasen gerechnet (alle anderen neben paraaortalen und Beckenlymphknoten, vgl. FIGO IIIc).

> ❗ Die T2w-Sequenzen in mindestens 2 Ebenen (sag und cor/tra oblique) sind diagnoseführend. Eine Kontrastmittelgabe i.v. ist gerade bei kleinen Tumoren zur Stadiendifferenzierung hilfreich.

Im **Kontrastmittel-verstärkten CT** zeigt sich das Endometriumkarzinom in der venösen Phase als hypodense Raumforderung in der Uteruswand oder auch im dilatierten Cavum uteri. Die Beurteilung der Infiltrationstiefe ist CT-morphologisch schwierig. Eine Verbreiterung zervikaler Strukturen auf >3,5 cm mit hypodensem und inhomogenem Erscheinungsbild deutet auf eine Infiltration hin. Verschließt der Tumor das Zervixlumen, resultiert daraus ein flüssigkeitsgefülltes und erweitertes Cavum uteri. Eine extrauterine Ausdehnung zeigt sich mit einer retikulonodulären Infiltration des umgebenden Weichteilgewebes (Parametrien, Ovar) mit unscharfer Abgrenzung zum Uterus. Eine Infiltration von Blase, Rektum und Beckenwand ergibt sich aus einer aufgebrauchten begrenzenden Fettlamelle.

Lymphknotenmetastasen im Becken oder paraaortal finden sich im Wesentlichen in Abhängigkeit von der Tiefe der Gewebsinfiltration. So haben Tumoren mit einer myometrialen Infiltrationstiefe von >50% eine 6- bis 7-mal höhere Prävalenz von Lymphknotenmetastasen im kleinen Becken und lumboaortal. Häufig sind die paraaortalen und parakavalen Lymphknoten vor den Beckenlymphknoten befallen.

▪ Therapie

Die Therapieoptionen variieren je nach Ausprägung und individueller Patientinnensituation. Bei einem Endometriumkarzinom im Frühstadium kann in ausgewählten Einzelfällen bei dringlichem Kinderwunsch fertilitätserhaltend vorgegangen werden. Die Basistherapie bei den meisten Frauen mit Endometriumkarzinom besteht jedoch aus Hysterektomie, Adnexexstirpation sowie pelviner und paraaortaler Lymphonodektomie mit der Option für zusätzliche adjuvante Maßnahmen (z. B. Strahlentherapie).

Die Deutsche Gesellschaft für Gynäkologie und Geburtshilfe empfiehlt in ihren Leitlinien eine stadienabhängige operative Therapie.

Bei inoperablen Patientinnen ist eine primäre Strahlentherapie indiziert.

Eine Chemotherapie wird zumeist in der palliativen Situation als Therapie angewandt, wenn z. B. bei einem Rezidiv oder bei Metastasen eine Operation und/oder eine Radiatio nicht mehr möglich sind und eine endokrine Therapie (z. B. Gestagene, Tamoxifen) fehlgeschlagen ist. Bezüglich der Lebensqualität und hinsichtlich des Gesamtüberlebens konnte beim Endometriumkarzinom jedoch bisher kein Vorteil der palliativen Chemotherapie gegenüber der alleinigen symptomatischen Behandlung nachgewiesen werden.

Rezidive oder Fernmetastasen treten bei etwa 25% der Patientinnen mit Endometriumkarzinom im Verlauf auf, wobei 70–90% der Rezidive in den ersten 2 Jahren nach erfolgter Primärtherapie auftreten. Zumeist finden sich die Rezidive vaginal oder im kleinen Becken.

◻ **Tab. 8.4.** MRT-spezifische Sequenzen zur Tumordetektion beim Endometriumkarzinom

Sequenz	Wich-tung	Ebene	TR (ms)	TE (ms)	FOV (mm)	Schicht-dicke (mm)	Flip-winkel	Matrix	Kippung	Fett-sätti-gung
turbo spin echo	T2	sag	4330	85	250	4	150	512	/	/
turbo spin echo	T2	tra oblique	3950	92	280	4	150	512	orthogonal zur Längs-achse des Uterus	/
incoherent gradient echo (gradient spoiled) 2D	T1	Tra	128	4,76	350	6	70	256	orthogonal zur Längs-achse des Uterus	ja
turbo spin echo KM	T1	tra oblique	470	12	350	4	90	384	orthogonal zur Längs-achse des Uterus	ja
Optional										
turbo spin echo	T2	cor oblique	3950	92	300	4	150	512	parallel zur Längsachse des Uterus	/
incoherent gradient echo (gradient spoiled) 3D native	T1	Sag	3,53	1,33	300	2,2	25	256	/	ja
incoherent gradient echo (gradient spoiled) 3D KM 25 s–60 s	T1	Sag	3,53	1,33	300	2,2	25	256	/	ja

Die angegebenen Sequenzen und Daten sind Empfehlungen, die geräte- und patientenspezifisch angepasst werden sollten

Uterussarkom

Uterussarkome kommen im Corpus oder Isthmus uteri vor und gehen entweder vom Endometrium oder vom Myometrium aus. Insgesamt sind Sarkome der Genitale selten und machen nur etwa 2–3% aller genitaler Malignome aus (◻ Abb. 8.42, ◻ Abb. 8.43).

Zu den vom Endometrium ausgehenden Sarkomen zählen:

- Maligne mesenchymale Tumoren (Stromasarkome, gemischtzellige Sarkome (Chondro-Osteo-Rhabdomyosarkom))
- Maligne mesodermale Tumore (Adenosarkom, Karzinofibrom, malignes papilläres Zystadenofibrom, maligne Müller-Mischtumoren)

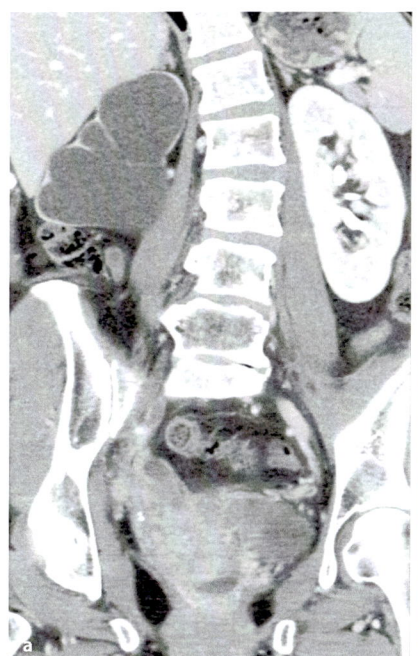

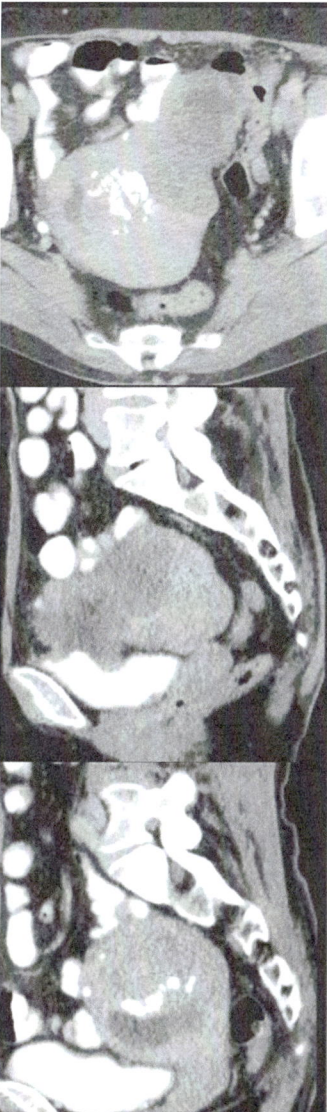

□ **Abb. 8.42a,b. Uterussar-kome. a** Im CT nachweisbare inhomogene Strukturvermeh-rung im kleinen Becken mit Kompression der Blase und des Ureters rechts mit konsekuti-vem Harnaufstau °IV mit deut-lich verschmälertem Paren-chym. Histologisch gesichert als Uterussarkom. **b** Im CT nach-weisbare inhomogene Struk-turvermehrung am Dach des Uterus nach ventral wachsend (links) und das Blasendach in-filtrierend (rechts), inhomogen hypodens in der venösen Pha-se. Histologisch gesichert als Uterussarkom. Angrenzend par-tiell verkalktes intramural/sub-mukös gelegenes Myom

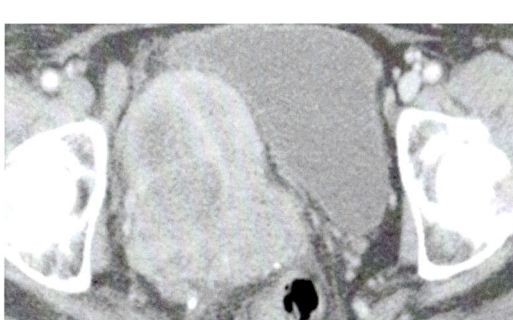

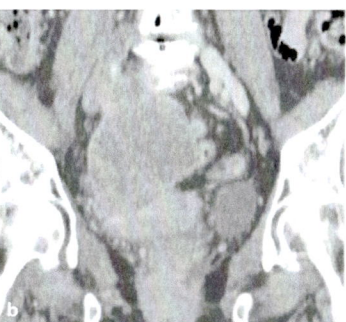

□ **Abb. 8.43. Uterussarkom.** Ödematös aufgetriebener Ute-rus im CT, in der venösen Phase Kontrastmittel aufnehmend; histologisch gesichert als endo-metriales Stromasarkom T2b (Infiltration Parametrium rechts)

Vom Myometrium ausgehende Sarkome sind meist **Leiomyosarkome** (⬛ Abb. 8.44, ⬛ Abb. 8.45). Charakteristisch ist ein schnelles Wachstum, ansonsten zeigen sich keine charakteristischen morphologischen Kriterien. Eine Metastasierung erfolgt beim Leiomyosarkom gehäuft hämorrhagisch. Die genaue Differenzierung erfolgt chirurgisch (Tumor ist gräulich-rot und weicher zu tasten als ein Myom und zeigt häufig Blutungen und Nekrosen) und histologisch (Zelldichte, Nachweis von Kernatypien und Nekrosen, Anzahl der Mitosen). Nicht selten finden sich diese Tumoren in primär als harmlos eingestuften und entfernten Myomen.

Die FIGO-Stadien basieren auf einem chirurgischen Staging, die TNM-Stadien auf klinischer und/oder pathologischer Klassifikation (Prat J 2009, FIGO Committee on Gyn Onc report 2009, UICC TNM Klassifikation 2010, 7. Auflage). Es werden zwei Klassifikationen, abhängig vom histologischen Subtypus, unterschieden (⬛ Tab. 8.5, ⬛ Tab. 8.6).

> ❶ Leiomyosarkome werden im Stadium I nach der Größe differenziert, Adenosarkome nach der myometranen Infiltration. Ansonsten sind die Stadieneinteilungen identisch.

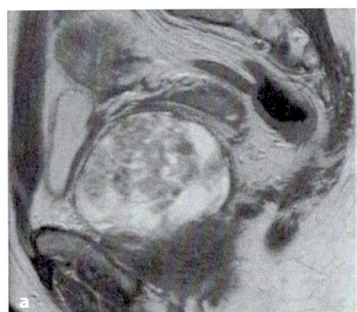
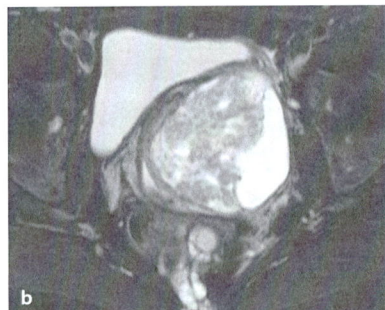
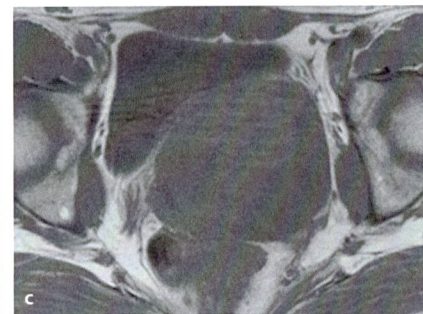

⬛ **Abb. 8.44a–c. Leiomyosarkom T1b.** Große (>5 cm) inhomogene Raumforderung im kleinen Becken mit Nachweis von Septen sowie anteilig hypo- und hyperintensen Anteilen in der T2w (**a**), nach Kontrastmittelgabe hyperintenser Randsaum sowie stark hyperintense Anteile im Tumor (**b**). In der nativen T1w inhomogen hypointens imponierend (**c**)

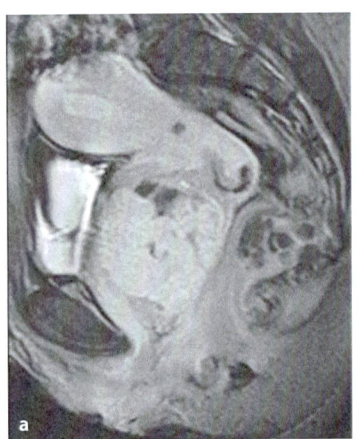
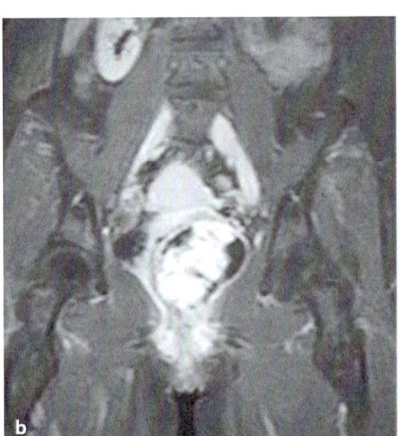
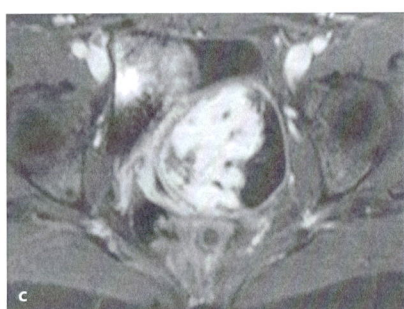

⬛ **Abb. 8.45a–c. Leiomyosarkom** derselben Patientin wie ⬛ Abb. 8.44. In der sagittalen Schichtführung (T1w fs KM) spannt die Raumforderung die Vagina auf (**a**), in der koronaren und transversalen Schichtführung (T1w fs KM) scheint die Raumforderung von einer Kapsel umgeben (**b, c**). Der Tumor wurde histologisch als Leiomyosarkom gesichert

◾ **Tab. 8.5.** Stadieneinteilung des Leiomyosarkoms und endometrialen Stromasarkoms

	FIGO	TNM
Tumor begrenzt auf den Uterus	I	T1
Tumor ≤5 cm in größter Ausdehnung	Ia	T1a
Tumor >5 cm in größter Ausdehnung	Ib	T1b
Ausdehnung jenseits des Uterus innerhalb des Beckens	II	T2
a) Tumor involviert Adnexe	IIa	T2a
b) Tumor involviert andere Strukturen des Beckens	IIb	T2b
Tumor infiltriert Strukturen des Abdomens	III	T3
a) eine Lokalisation	IIIa	T3a
b) mehr als eine Lokalisation	IIIb	T3b
c) Metastase(n) in regionären Lymphknoten	IIIc	N1
Stadium IV		
a) Tumor infiltriert Schleimhaut von Harnblase und/oder Rektum	IVa	T4
b) Fernmetastasen	IVb	M1

◾ **Tab. 8.6.** Stadieneinteilung des Adenosarkoms

	FIGO	TNM
Tumor begrenzt auf den Uterus	I	T1
Tumor begrenzt auf das Endometrium/Endozervix	Ia	T1a
Tumor infiltriert ≤**50%** des Myometriums	Ib	T1b
Tumor infiltriert >**50%** des Myometriums	Ic	T1c
Ausdehnung jenseits des Uterus, aber innerhalb des Beckens	II	T2
a) Tumor involviert Adnexe	IIa	T2a
b) Tumor involviert andere Strukturen des Beckens	IIb	T2b
Tumor infiltriert Strukturen des Abdomens	III	T3
a) eine Lokalisation	IIIa	T3a
b) mehr als eine Lokalisation	IIIb	T3b
c) Metastase(n) in regionären Lymphknoten	IIIc	N1
Stadium IV		
a) Tumor infiltriert Schleimhaut von Harnblase und/oder Rektum	IVa	T4
b) Fernmetastasen	IVb	M1

Kurzfassung der Stadieneinteilung der Uterussarkome

T1: begrenzt auf Uterus

T2: innerhalb des Beckens

T3: abdominelle Strukturen

T4: Schleimhaut von Blase/Rektum

N1: regionär

M1: Fernmetastasen

Klarzelltumor

Klarzelltumoren haben ihren Ursprung entweder im Corpus uteri oder in der Zervix. Eine Infiltration der Parametrien ist möglich. Die Sicherung erfolgt histologisch.

Zervixkarzinom

▪ Epidemiologie und Pathogenese

Die Inzidenz des Zervixkarzinoms variiert weltweit zwischen 3,6–45/100 000 Frauen jährlich. Die Inzidenz der zervikalen Präkanzerosen liegt um ca. das 100-Fache höher. In Deutschland erkrankten 2002 nach Angaben des Robert-Koch-Instituts ca. 6500 Frauen am Zervixkarzinom, mehr als 1700 Frauen starben daran, die Mortalität lag somit bei 30%. Das mittlere Erkrankungsalter lag bei 52,2 Jahren mit einem Gipfel zwischen 35–54 Jahren und einem weiteren ab 65 Jahren.

Sowohl die Inzidenz des invasiven Zervixkarzinoms als auch die Gesamtmortalität sank in den letzten Jahren bei besserer Therapierbarkeit und durch eine häufigere Tumordetektion in frühen Stadien durch Vorsorgeuntersuchungen und dem Erkennen von Präneoplasien. Das mittlere Erkrankungsalter hat sich in den letzten Jahren jedoch spürbar verringert. Ursächlich ist in >99% eine Infektion mit Humanen Papillomaviren (HPV), hauptsächlich der High-risk-Subtypen 16 und 18. Die Genese des Zervixkarzinoms von der HPV-Infektion zum invasiven Tumor dauert minimal 8 Jahre.

Das Zervixkarzinom breitet sich direkt in die Vagina, den Uterus und in Beckenlymphknoten aus. Ist das untere Drittel der Vagina oder die Beckenwand infiltriert, finden sich häufig auch befallene paraaortale oder inguinale Lymphknoten. In fortgeschrittenen Tumorstadien können Leber- und Lungenmetastasen auftreten.

In ca. 80% der Fälle liegt ein Plattenepithelkarzinom vor. Ca. 20% der Karzinome sind Adenokarzinome. Eine Sonderform stellt das kleinzellige Karzinom dar, welches schnell fernmetastasiert und eine schlechte Prognose hat.

Die 5-Jahres-Überlebensrate variiert bedeutend in Abhängigkeit vom Tumorstadium; liegt sie im Stadium T1a noch bei ca. 97% und im Stadium T1b zwischen 85-92%, sind es im Stadium T2 zwischen 80% (T2a) und 68% (T2b) und im Stadium 3 zwischen 41% (T3a) und 49% (T3b). Im Stadium 4 liegt die 5-Jahres-Überlebensrate im Stadium T4a bei 30% und im Stadium T4b nur noch bei knapp 10%.

■ Diagnostik/Bildgebung und Staging

Das Staging erfolgt nach FIGO (International Federation of Gynecologics and Obstetrics) mittels klinischer Untersuchung (Spekulumeinstellung, bimanuelle vaginale und rektale Untersuchung).

Bei einem endozervikalen Prozess ist eine Kürettage des Uterus erforderlich. Eine sofortige Konisation bei PAP IIID (leichte bzw. mäßige Dysplasie) und CIN I-Läsionen (= geringgradige Dysplasie), gerade bei jungen Frauen, ist obsolet.

Ab dem FIGO-Stadium Ib sollte die **MRT** zur weiteren Diagnostik herangezogen werden (Beurteilung der Tumorgröße, der Infiltrationstiefe und der möglichen Umgebungsinfiltration).

Der **transvaginale Ultraschall** ist häufig nicht aussagekräftig genug. Ein Ultraschall der Nieren zum Ausschluss einer Hydronephrose und der Leber zum Ausschluss einer hepatischen Metastasierung kann durchgeführt werden, diese Informationen können auch durch die MRT geliefert werden.

Die MRT ist aufgrund der hohen Auflösung der Beckenorgane der CT überlegen. Die CT bietet einen zu geringen Weichteilkontrast und hat seinen Stellenwert eher in der postoperativen Verlaufskontrolle, in der Detektion von peripheren/paraaortalen Lymphknoten oder einer Fernmetastasierung sowie in der Bestrahlungsplanung.

❶ Der Aufbau der Zervix ist in der T2w im MRT gut zu differenzieren: die **endozervikale Mukosa** ist **hyperintens**, das **Zervixstroma** ist **hypointens**, die angrenzende Gewebeschicht weist eine dem Myometrium ähnliche Signalintensität auf und kann manchmal erschwert vom umgebenden Gewebe unterschieden werden. Die Differenzierung des Parametriums zur Zervix sollte in der T2w daher im Vergleich zur nativen und Kontrastmittel-gestützten T1w erfolgen.

Die Stadieneinteilung richtet sich nach der chirurgisch-pathologischen Klassifikation TNM (◘ Tab. 8.7, ◘ Abb. 8.46). Die Klassifikation nach FIGO wurde aktualisiert und hat seit Januar 2009 Gültigkeit (Pecorelli 2009). Die UICC hat die TNM-Klassifikation im Januar 2010 ebenfalls aktualisiert und an die neue FIGO-Klassifikation angeglichen (UICC, TNM Klassifikation maligner Tumore, 7. Auflage).

◘ **Tab. 8.7.** Staging des Zervixkarzinoms (◘ Abb. 8.46)

Zervixkarzinom	FIGO	TNM
Karzinom auf die Zervix beschränkt (die Ausdehnung auf das Corpus uteri bleibt unberücksichtigt)	I	T1
a) Tumor nur mikroskopisch sichtbar	Ia	T1a
▬ aa) Stromainvasion ≤3 mm und horizontale Ausdehnung ≤7 mm	Ia1	T1a1
▬ ab) Stromainvasion 3–5 mm und horizontale Ausdehnung ≤7 mm	Ia2	T1a2
Tumor klinisch (makroskopisch) sichtbar, auf die Zervix begrenzt	Ib	T1b
a) größte Ausdehnung ≤4 cm	Ib1	T1b1
b) größte Ausdehnung >4 cm	Ib2	T1b2
Karzinom mit Infiltration jenseits des Uterus, aber nicht bis zur Beckenwand und nicht bis zum unteren Drittel der Vagina	II	T2
a) keine Infiltration des Parametriums	IIa	T2a
▬ aa) größte Ausdehnung ≤ 4 cm	IIa1	T2a1
▬ ab) größte Ausdehnung > 4 cm	IIa2	T2a2
b) Infiltration des Parametriums	IIb	T2b
Karzinom breitet sich bis zur Beckenwand aus und/oder befällt das untere Vaginaldrittel und/oder verursacht Hydronephrose oder funktionslose Niere.	III	T3
a) Tumor befällt unteres Vaginaldrittel, keine Ausbreitung zur Beckenwand	IIIa	T3a
b) Tumor breitet sich bis zur Beckenwand aus und/oder verursacht Hydronephrose oder funktionslose Niere	IIIb	T3b
Tumor infiltriert Schleimhaut von Harnblase oder Rektum und/oder überschreitet die Grenzen des kleinen Beckens	Iva	T4
Fernmetastasen	IVb	M1

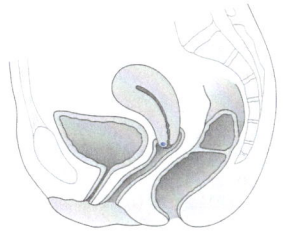

Stadium T1 b1,
FIGO I B1

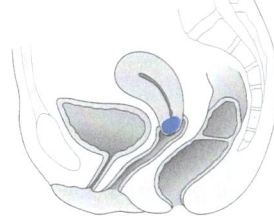

Stadium T1 b2,
FIGO I B2

◻ **Abb. 8.46. Zervixkarzinom.**
Schematische Darstellung der
Stadien des Zervixkarzinoms
(◻ Tab. 8.7)

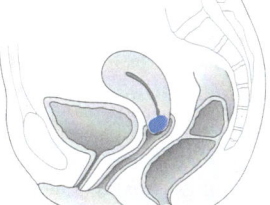

Stadium T2 a1,
FIGO II A1

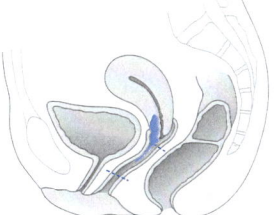

Stadium T2 a2,
FIGO II A2

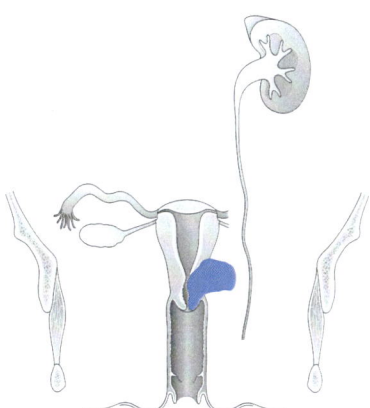

Stadium T2 b,
FIGO II B

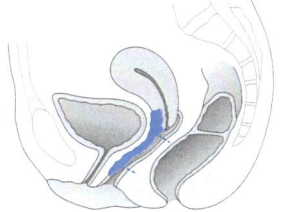

Stadium T3 a,
FIGO III A

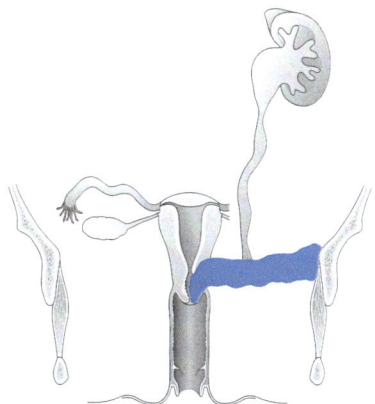

Stadium T3 b,
FIGO III B

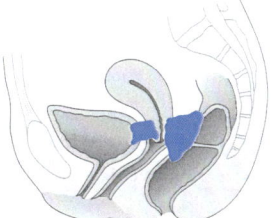

Stadium T4,
FIGO IV A

In der **MRT-Bildgebung** imponieren Tumoren der Zervix in der T2w hyperintens gegenüber dem umgebenden hypointensen Stromagewebe und sind daher in den meisten Fällen leicht zu detektieren (◘ Tab. 8.8). Schwierigkeiten treten auf, wenn der Tumor von der Muskulatur ausgeht und sich dann nur schlecht abgrenzen lässt, da er sich isointens zum Ursprungsgewebe verhält. Ausschlaggebend ist dann ein raumfordernder Aspekt.

Intravenös gegebenes Kontrastmittel differenziert innerhalb des Tumors vitale von nekrotischen Anteilen. In der post-Kontrast-fettunterdrückten Sequenz (T1w fs KM) ist der Tumor hyperintens im Vergleich zum umgebenden Stromagewebe. Dies ist besonders bei kleinen Tumoren (**Stadium I a**) hilfreich.

Ein makroinvasives Karzinom der Zervix im **Stadium I b** wird diagnostisch noch einmal unterteilt in eine Tumorgröße ≤4 cm (**Stadium I b1**) oder >4 cm (**Stadium I b2**) im maximalen Durchmesser (◘ Abb. 8.47, ◘ Abb. 8.48).

Im **Stadium II a** ist das Corpus uteri bzw. das obere/mittlere Drittel der Vagina infiltriert, die Parametrien sind frei. Nach der neuen Klassifikation wird auch hier zwischen einem maximalen Tumordurchmesser ≥4 cm (**Stadium II a1**) und <4 cm (**Stadium II a2**) differenziert.

◘ **Tab. 8.8.** MRT-spezifische Sequenzen zur Tumordetektion beim Zervixkarzinom

Sequenz	Wich-tung	Ebene	TR (ms)	TE (ms)	FOV (mm)	Schicht-dicke (mm)	Flip-winkel	Ma-trix	Kippung	Fett-sätti-gung
turbo spin echo	T2	Sag	4330	85	250	4	150	512	/	/
turbo spin echo	T2	tra oblique	3950	92	280	4	150	512	orthogonal zur Längsachse des Zervikalkanals	/
incoherent gradient echo (gradient spoiled) 2D	T1	Tra	128	4,76	350	6	70	256	orthogonal zur Längsachse des Zervikalkanals	ja
Optional										
turbo spin echo	T2	cor oblique	3950	92	300	4	150	512	parallel zur Längsachse des Zervikal-kanals	/
incoherent gradient echo (gradient spoiled) 3D native	T1	sag	3,53	1,33	300	2,2	25	256	/	ja
incoherent gradient echo (gradient spoiled) 3D KM 25 s–60 s	T1		3,53	1,33	300	2,2	25	256	/	ja
turbo spin echo KM	T1	tra oblique	470	12	350	4	90	384	orthogonal zur Längsachse des Zervikalkanals	ja

Die angegebenen Sequenzen und Daten sind Empfehlungen, die geräte- und patientenspezifisch angepasst werden sollten.

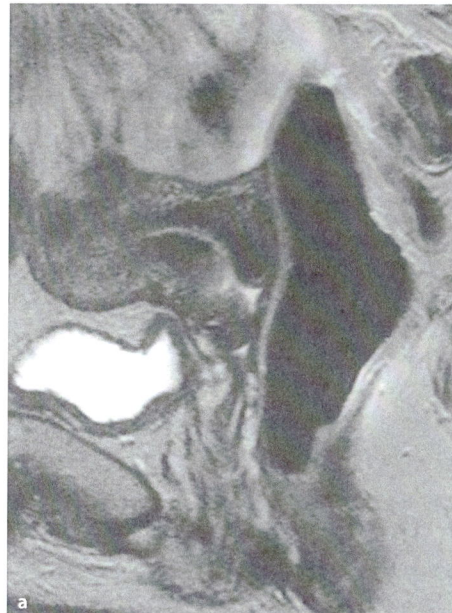
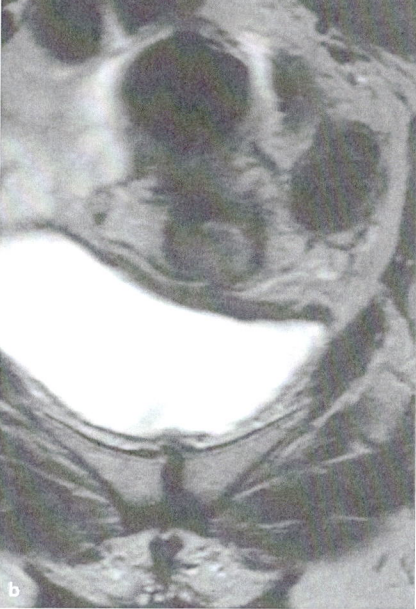

Abb. 8.47a, b. Zervixkarzinom. a Makroskopisch sichtbares Zervixkarzinom in der vorderen Zervixwand mit einer Ausdehnung von <4 cm und lokal auf die Zervix begrenzt. **b** Der hypointense Stromaring der Zervix ist nach rechts dorsal weitgehend aufgebraucht (rechts). Noch lokales T1b1-Stadium. Untersuchung mit Endorektalspule

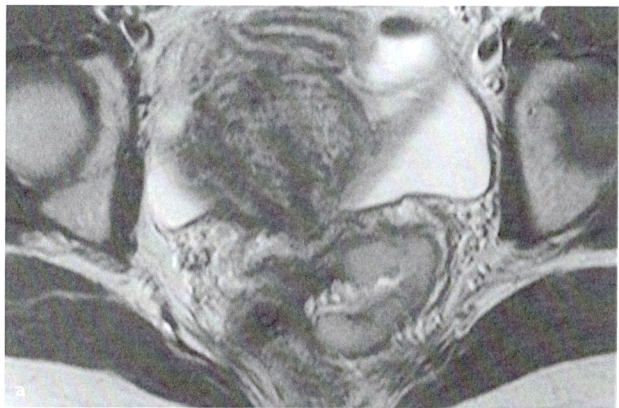
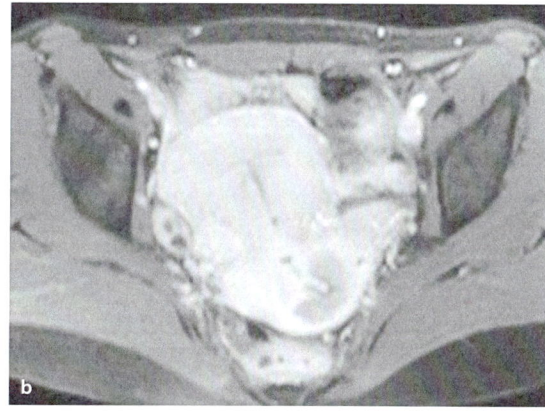

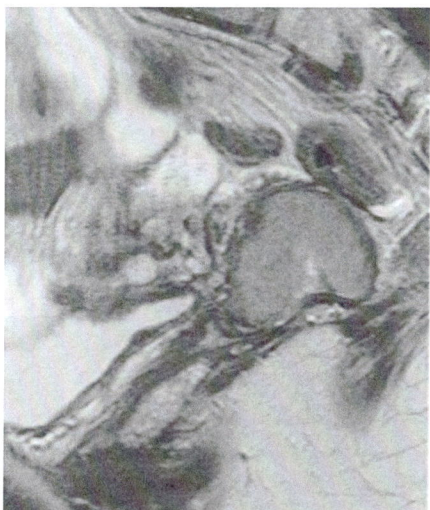
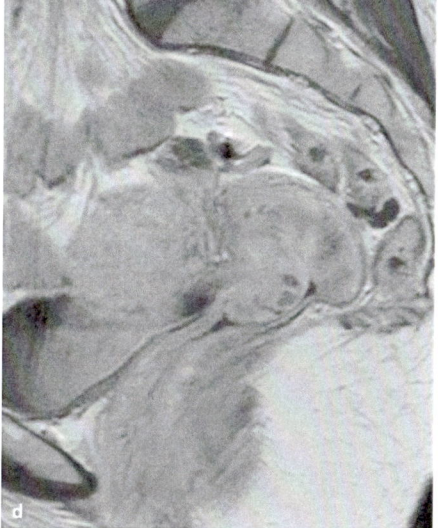

Abb. 8.48. Zervixkarzinom. Glatt begrenzte, hufeisenförmige Raumforderung der Zervix, die das hintere Scheidengewölbe ausspannt (links oben und unten). Der hypointense Randsaum ist erhalten, keine Infiltration von Umgebungsstrukturen (rechts unten). Nach Kontrastmittelgabe stellt sich der Tumor isointens zum umgebenden Gewebe dar (rechts oben). Makroskopisch sichtbarer Tumor >4 cm, lokal begrenzt, somit Stadium T1b2

Beim Vorliegen einer parametranen Infiltration (per definitionem **Stadium II b**) sind eine Radiochemotherapie oder eine operative Therapie als Alternativen anzusprechen. Je nach Ausdehnung der parametranen Infiltration kann einer primär operativen Therapie der Vorzug gegeben werden, besonders dann, wenn die Ausdehnung nicht bis zur Beckenwand heranreicht. Daher ist eine sichere Diagnostik evident, um den Patientinnen die bestmögliche Therapie anzubieten. Die endgültige Festlegung erfolgt jedoch zumeist durch ein invasives Staging (◘ Abb. 8.49, ◘ Abb. 8.50). Am besten können die Parametrien in der T2w in axialer Schichtung in Kombination mit nativen T1w-Sequenzen beurteilt werden. Von einer parametranen Infiltration ist auszugehen, wenn

— der Tumor entlang der Gefäßbänder nachweisbar ist,
— das in der T2w hypointense Stroma der Zervix aufgebraucht ist oder
— eine Asymmetrie der Parametrien zu verzeichnen ist.

Eine Kontrastmittelgabe liefert für die Beantwortung der parametralen Infiltration keinen wesentlichen Mehrgewinn (◘ Abb. 8.49, ◘ Abb. 8.50, ◘ Abb. 8.51 bis ◘ Abb. 8.54).

> ❶ Um eine Infiltration des hypointensen Stromarings der Zervix valide beurteilen zu können, sollten die transversalen Schichten **orthogonal zum Zervikalkanal** gekippt werden. Der **hypointense Stromaring** imponiert dann wie ein **Donut**, zentral liegt der hyperintense Zervikalkanal.

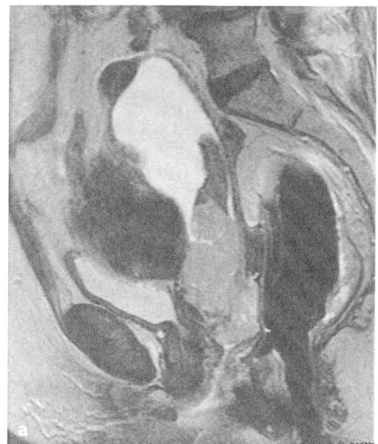 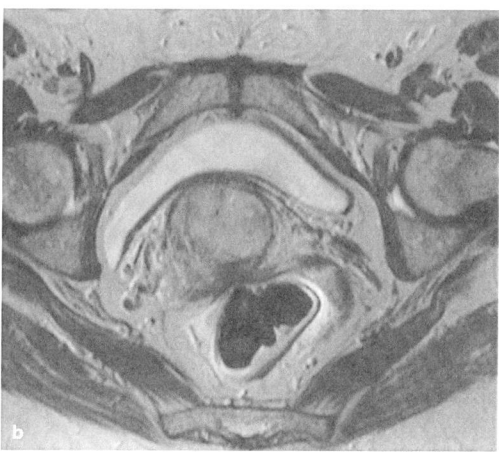

■ **Abb. 8.49a, b. Zervixkarzinom.** In der sagittalen T2w zeigt sich ein blumenkohlartiger Tumor der Zervix mit Einwachsen in das Lumen des Corpus uteri und konsekutiver Abflussbehinderung, das obere Vaginaldrittel wird erreicht (**a**). Erhaltener hypointenser Randsaum zu Blase und Rektum, somit keine Infiltration. In der transversalen Schichtebene ist der hypointense zervikale Stromaring in Richtung des rechten Parametriums unscharf ausgezogen, was einer Infiltration entspricht (**b**). Die Beckenwand wird nicht erreicht. Zervixkarzinom im Stadium T2b. In der ventralen Uteruswand findet sich zusätzlich ein großes subseröses verkalktes Uterusmyom, welches in der T2w hypointens imponiert. Die Untersuchung wurde mit einer Endorektalspule durchgeführt

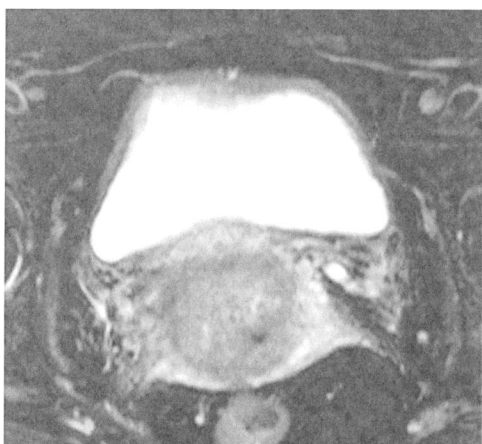 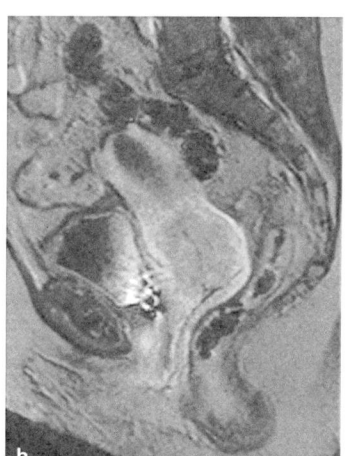 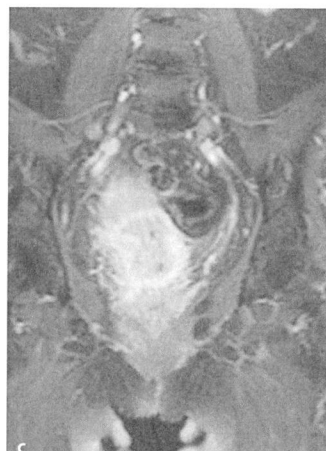

■ **Abb. 8.50. Zervixkarzinom** mit Infiltration des unteren Korpusdrittels (rechts) sowie aufgebrauchtem hypointensem zervikalem Stromaring nach rechts (links). Die Vagina ist frei, ebenso sind Blase und Rektum tumorfrei. Zervixkarzinom im Stadium T2b

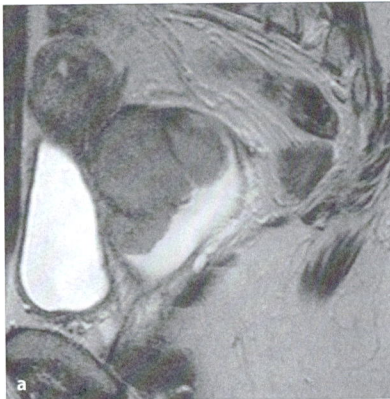
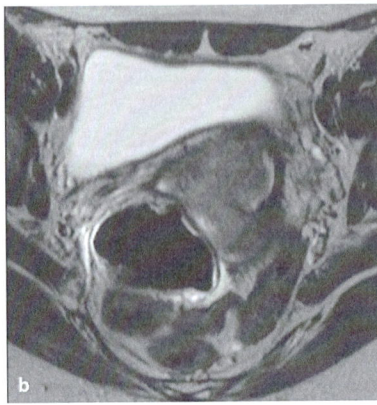
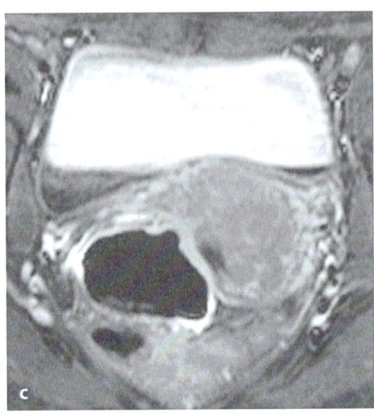

Abb. 8.51a–c. Zervixkarzinom. Histologisch gesichertes Zervixkarzinom im Stadium T2b N1 mit Aufspannen der Zervix uteri (**a**) und Einwachsen in das linke Parametrium (**b**). Iliakal links lymphogene Metastasierung. Eine Fettlamelle zu Blase und Rektum ist erhalten. Untersuchung mit Endorektalspule

Abb. 8.52a, b. Zervixkarzinom. Histologisch gesichertes Zervixkarzinom im Stadium T2b mit Infiltration der Portio und Übergreifen auf die ventrale Vaginalwand (**a**). Infiltration in das linke Parametrium (**b**). Eine Fettlamelle zu Blase und Rektum ist erhalten. Untersuchung mit Endorektalspule

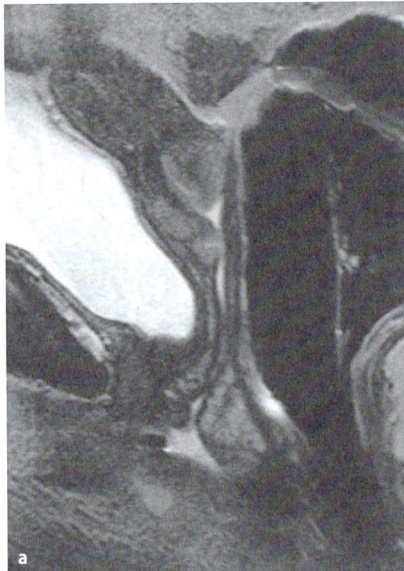
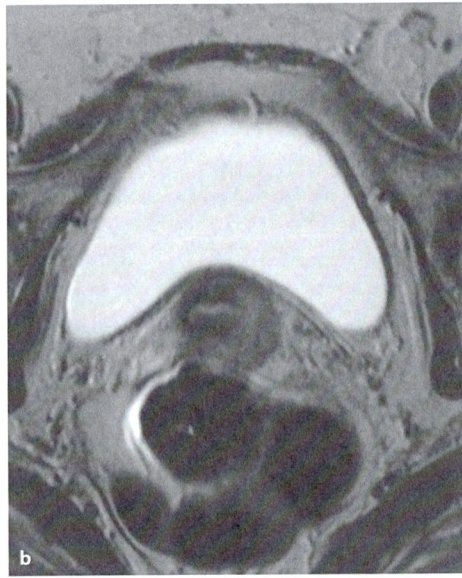

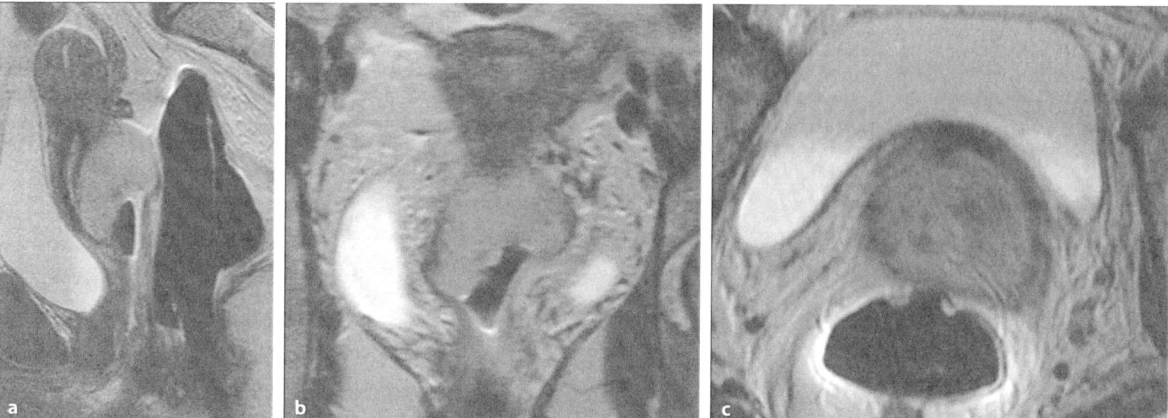

◻ **Abb. 8.53. Zervixkarzinom.** Histologisch gesichertes Zervixkarzinom. Der in der t2w hyperintense Tumor spannt die Zervix auf (links, oben rechts). Der hypointense Stromaring der Zervix ist v. a. nach links aufgebraucht (rechts unten), somit Stadium T2b. Untersuchung mit Endorektalspule

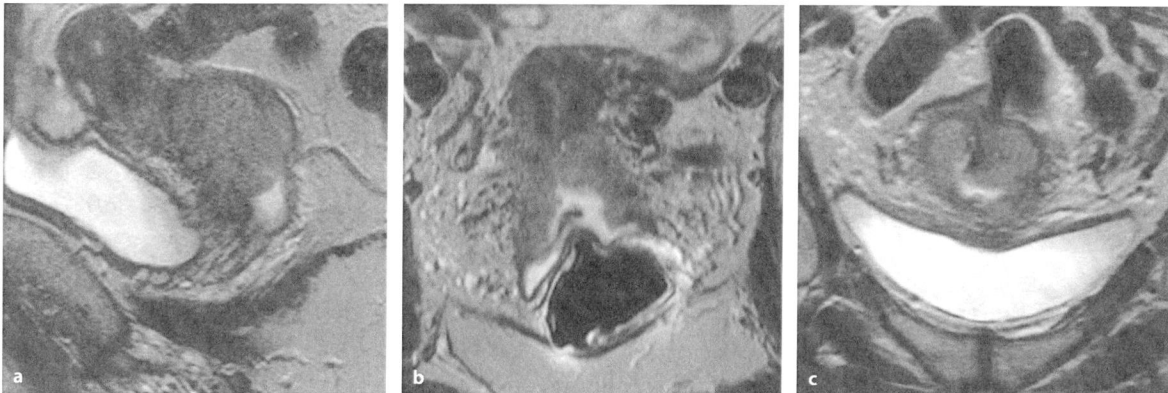

◻ **Abb. 8.54a–c. Zervixkarzinom.** Histologisch gesichertes Zervixkarzinom im Stadium T2b mit Infiltration beider Parametrien (**b**) und Erreichen des oberen Drittels der Vagina (**a, b**). Eine Fettlamelle zu Blase und Rektum ist erhalten. Untersuchung mit Endorektalspule

Im **Stadium III a** ist das untere Vaginaldrittel infiltriert (◼ Abb. 8.55). Eine Ausbreitung bis zur Beckenwand liegt nicht vor.

Im **Stadium III b** liegt eine Beckenwandinfiltration und/oder eine Hydronephrose bzw. eine funktionslose Niere durch eine Ureterinfiltration vor. In den nativen T1w-Sequenzen (ohne Fettsättigung!) und in T2w-Sequenzen in axialer Schichtführung ist die mediale Fettschicht der muskulären Beckenwand bzw. die Beurteilung der umgebenden Fettlamelle des Ureters am besten zu bewerten.

Bei einer grenzüberschreitenden Ausbreitung des Tumors in Umgebungsstrukturen liegt ein **Stadium IVa/T4** vor (◼ Abb. 8.56); eine Infiltration der Schleimhaut von Blase oder Rektum muss histologisch gesichert sein, um ein Stadium IV zu implizieren. Das Vorliegen von Fernmetastasen entspricht dem **Stadium IVb/M1**.

Die Frage nach vorhandenen Lymphknoten lässt sich am besten korrelierend in den T1w- und den T2w-Sequenzen beantworten. Schwierigkeiten bereitet mittels MRT die sichere Diagnostik kleinster Mikrometastasen, die eine primäre Radiochemotherapie indizieren würde. Leitsymptom kann hier vermehrt freie Flüssigkeit im kleinen Becken sein.

Zervixtumoren stellen sich im **CT** nach Kontrastmittelgabe in der venösen Phase relativ hypovaskularisiert dar und imponieren als hypodense Raumforderung oder exzentrische Verdickung der Zervix. Verlegt der Tumor das Ostium, kann das Corpus uteri vergrößert und flüssigkeitsgefüllt sein. Eine Infiltration der Vagina zeigt sich in einer fokalen Wandverdickung. Eine Infiltration der Parametrien kann sich in einer unscharfen und unregelmäßigen Begrenzung der lateralen Zervixgrenze oder einer exzentrischen Strukturvermehrung äußern. Die Parametrien können sich in dieser Art aber auch nach invasiver Diagnostik darstellen, als entzündlich-ödematöse Reaktion auf den erfolgten Eingriff. Eine Infiltration der Blase, des Rektums oder der Beckenwand ist gegeben, sobald die begrenzende Fettlamelle nicht mehr nachweisbar ist. Sind lokoregionäre Lymphknoten von mindestens 1 cm im Querdurchmesser nachweisbar, sind diese als hochsuspekt einzustufen.

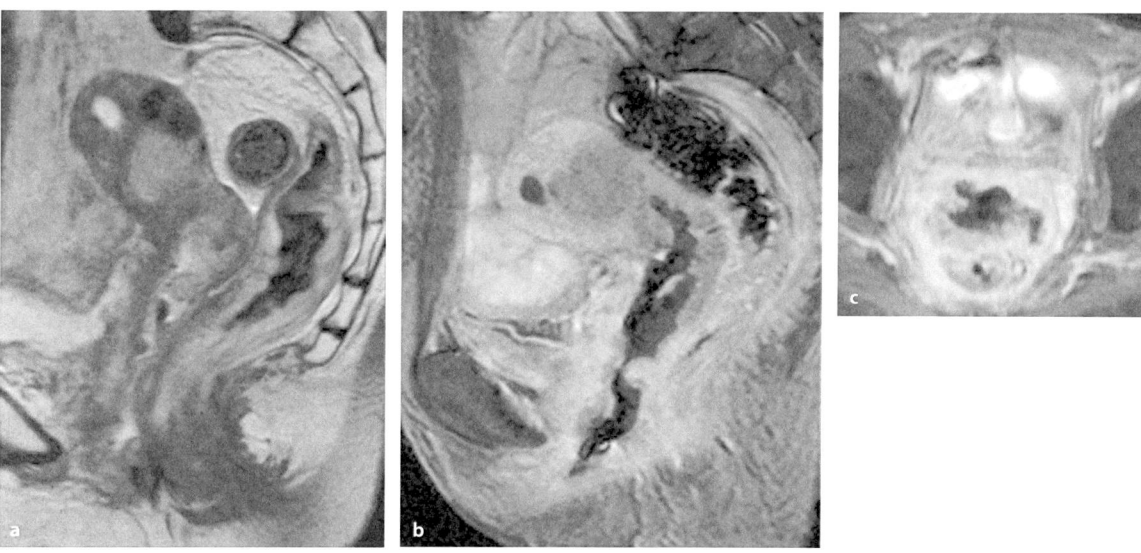

◘ **Abb. 8.55. Zervixkarzinom im Stadium T3a.** Tumorös ins Corpus uteri wachsende und entlang der Vaginalwand bis ins untere Vaginaldrittel sich ausbreitende Raumforderung der Zervix

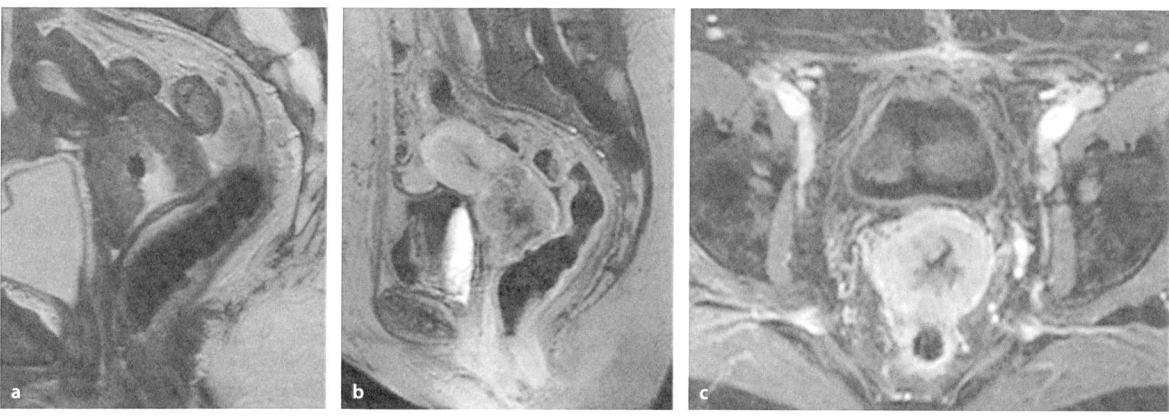

◘ **Abb. 8.56a–c. Zervixkarzinom** mit blumenkohlartigem und verdrängendem Wachstum und Infiltration des Isthmus und dem oberen Drittel der Vagina. Typische hyperintense Darstellung zum umgebenden Gewebe in der T2w (**a**). Mäßige KM-Aufnahme des Tumors (**b**). In der transversalen Schichtung ist die Rektumvorderwand infiltriert (**c**). Tumorstadium T4

■ **Therapie**

Therapie der Wahl ist in Frühstadien und besonders bei prämenopausalen Frauen die Operation. Eine gleichzeitige Radiochemotherapie zeigte bisher keinen Mehrgewinn. Die operative Vorgehensweise ist stadienabhängig und kann bei FIGO I zumeist individuell mit der Patientin besprochen werden. Gerade bei bestehendem Kinderwunsch kann im Frühstadium eine fertilitätserhaltende Konisation durchgeführt werden. Ansonsten ist bis zum Stadium IIb eine radikale Hysterektomie mit begleitender Lymphonodektomie zwingend. Ab einem FIGO-Stadium III ist eine gleichzeitige Radiochemotherapie und im FIGO-Stadium IV bei einer Infiltration von Blase oder Rektum (bei freier Beckenwand) die Exenteration in Einzelfällen indiziert.

Die einzelnen Empfehlungen sind den Leitlinien der Deutschen Gesellschaft für Gynäkologie und Geburtshilfe zu entnehmen.

Rezidive und Metastasen eines Zervixkarzinoms sollten, sofern möglich, operativ angegangen werden. Bei Inoperabilität und bisher nicht erfolgter Strahlentherapie wird die Indikation zur Radio(-chemo)therapie gestellt.

Ein Beispiel für eine Patientin mit Zervixkarzinom und kurzfristigem Rezidiv postoperativ zeigen ◨ Abb. 8.57 und ◨ Abb. 8.58.

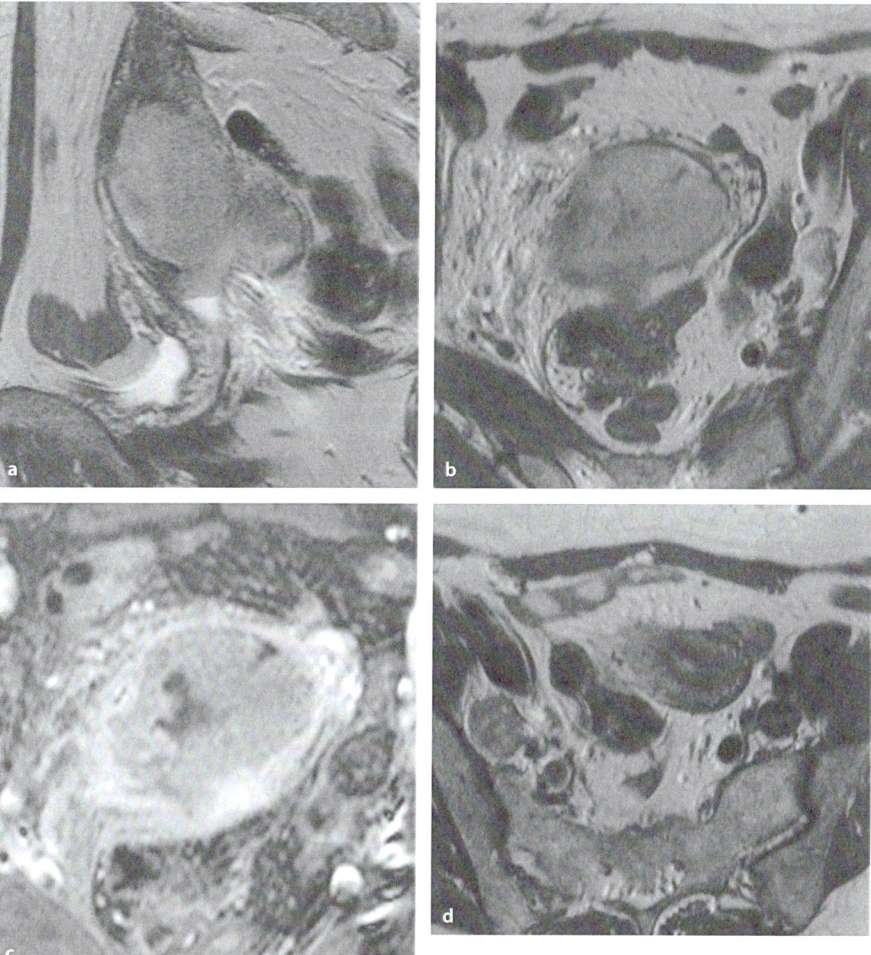

◨ **Abb. 8.57a-d. Zervixkarzinom.** Histologisch gesichertes Zervixkarzinom im Stadium T2b N1 mit Ausdehnung auf das Corpus uteri, die proximale Vagina (**a**) und Infiltration des rechten Parametriums und beginnend auch links (**b**). Nach Kontrastmittelgabe i.v. Nachweis zentral nekrotischer Anteile (**c**) sowie einer großen Lymphknotenmetastase rechts iliakal (**d**). Untersuchung mit Endorektalspule

▪ **Prävention**

Inwieweit der zugelassene bivalente Impfstoff Cervarix (gegen HPV-Subtypen 16/18) und der zugelassene tetravalente Impfstoff Gardasil (gegen HPV-Subtypen 16/18 sowie 6/11) die Inzidenz senken und ob und in welchem Maße es zu Nebenwirkungen kommen kann, bleibt abzuwarten. Langzeitstudien liegen bisher nicht vor, doch soll eine Impfung gegen die Subtypen HPV 16/18 potenziell mindestens 70% der Zervixkarzinome verhindern. Empfohlen wird der Impfstoff vom Robert-Koch-Institut für alle Mädchen zwischen 12 und 17 Jahren. Die Impfung ist ab dem 9. Lebensjahr durchführbar. Dass (junge) Frauen von einer Impfung über die empfohlene Altersspanne hinaus profitieren, hält die STIKO für möglich. Bei bereits erfolgter Infektion mit einem HPV-Subtypen kann eine Impfung möglicherweise vor den anderen HPV-Subtypen schützen. Regelmäßige Krebsfrüherkennungsuntersuchungen sind auch nach einer Vakzinierung erforderlich, da durch eine Impfung nicht alle HPV-Subtypen erfasst werden.

Maligne Lymphome

▪ **Epidemiologie, Pathogenese und Klinik**

Eine seltene Entität von Raumforderungen der Zervix (<1% zervikaler Malignome) oder auch des Uterus stellen maligne Lymphome dar. Frauen zwischen 20 und 80 Jahren können betroffen sein. Das häufigste Symptom ist die unregelmäßige vaginale Blutung, aber auch eine symptomatische Raumforderung im Becken oder Probleme beim Wasserlassen können die Frauen zum Arzt führen.

▪ **Diagnostik/Bildgebung**

Die Differenzierung zu einem Karzinom ist klinisch erschwert, die Zytologie des Zervixabstrichs ist häufig normal. Auch die Bildgebung (Ultraschall, MRT) lässt häufig keine eindeutige Diagnose zu, da eine zervikale/uterine Raumforderung leicht als Karzinom fehlgedeutet werden kann.

Im MRT lässt sich die zervikale Raumforderung am besten in der T2w oder in der KM-gestützten T1w detektieren.

Uterine Lymphome zeigen im MRT häufig ein homogenes Signal ohne glatte Abgrenzung zum umgebenden Gewebe und können daher erschwert von degenerativen Leiomyomen, einem Endometriumkarzinom oder großen Zervixtumoren differenziert werden.

Zur Diagnosefindung ist daher eine **tiefe Biopsie** sehr wichtig. Ebenso ist eine immunophänotypische und molekulare Aufarbeitung zur Diagnosestellung unabdingbar.

Histologisch liegt zumeist ein diffus großzelliges B-Zell-Lymphom vor. Therapie der Wahl ist die Radiatio, die auch mit einer chirurgischen Intervention kombiniert werden kann. Die zytotoxische Chemotherapie (Vorteil gegenüber der Radiatio: Erhaltung der Fertilität bei reproduktiven Frauen) wird in einigen Fällen alleine oder auch in Kombination mit der Radiatio durchgeführt.

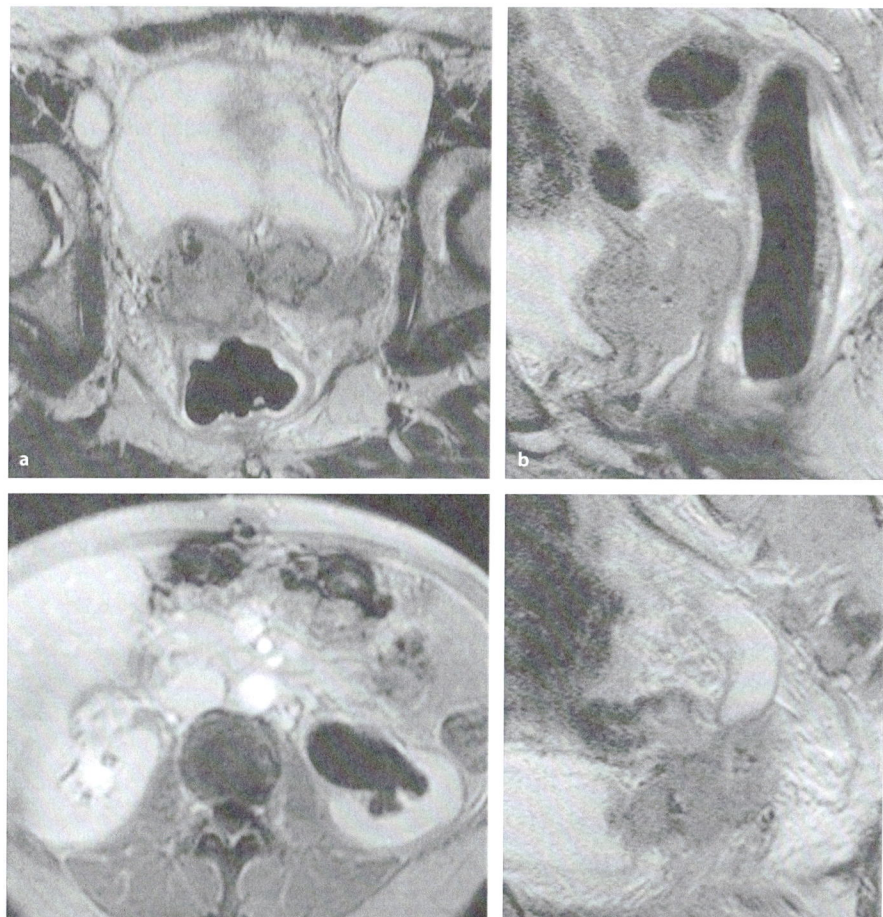

- **Literatur**

Abrao MS et al. Comparison between clinical examination, transvaginal sonography and magnetic resonance imaging for the diagnosis of deep endometriosis; Human Reproduction 2007;22(12):3092-3097

Akbayir Ö et al. Successful treatment of primary vaginal diffuse large b-cell lymphoma using chemotherapy. Taiwan J Obstet Gynecol 2008;47(3):334-337

Anthuber S et al. Fehlbildungen des äußeren und inneren Genitales; Gynäkol Geburtshilfe Rundsch 2003;43:136-145

AWMF-Leitlinien-Register 2008: Prävention, Diagnostik und Therapie der HPV-Infektion und präinvasiver Läsionen des weiblichen Genitale; Nr. 015/027

AWMF-Leitlinien-Register 2008: Diagnostik und Therapie der Endometriose; Nr. 015/045

AWMF-Leitlinien-Register 2008: Diagnostik und Therapie des Zervixkarzinoms; Nr. 032/033

AWMF-Leitlinien-Register 2008: Diagnostik und Therapie des Endometriumkarzinoms; Nr. 032/034

AWMF-Leitlinien-Register 2008: Condylomata acuminata und andere HPV-assoziierte Krankheitsbilder von Genitale, Anus und Harnröhre; Nr. 59/001

Boehm D. Klinik des Uterus myomatosus; Intensivkurs DGGG, Allgemeine Gynäkologie und Gynäkologische Onkologie 2006

Bokhman JV. Two pathogenetic types of endometrial carcinoma. Gynecologic Oncology 1983;15(1):10-17

Diedrich K et al. Gynäkologie und Geburtshilfe. Heidelberg, New York. Springer Medizin Verlag 2000:590-591

FIGO Committee on Gyn Onc report. FIGO staging for uterine sarcomas. Int J Gynaecol Obstet 2009;104:179

Fleisch MC, Bender HG. Epidemiologie des Endometriumkarzinoms. Der Onkologe 2003;11:1195-1201

Frei K, Kinkel K. Endometrial Carcinoma. In: Hamm B, Forstner R. MRI and CT of the female pelvis. Heidelberg, New York: Springer Verlag 2007

Griffin N et al. Magnetic imaging of vaginal and vulval pathology. Eur Radiol 2008;18:1269-1280

Hesley G et al. A clinical review of focused ultrasound ablation with magnetic resonance guidance: an option for treating uterine fibroids. Ultrasound quarterly 2008;24(2):131-139

Heuck A, Lukas P. Gynäkologie. In: Reiser M, Semmler W. Magnetresonanztomographie, 3. Aufl. Berlin, Heidelberg: Springer Verlag 2002

Hornemann A, et al. Operative Therapie des Endometriumkarzinoms. Gynäkologe 2007;40:21-26

Hricak H, et al. Endometrial cancer of the uterus. American College of Radiology. ACR appropriateness criteria. Radiology 2000;215 (supply):947-953

Humphries PD, et al. MRI in the assessment of congenital vaginal anomalies; Clinical Radiology 2008;63:442-448

Imesch P, Fink D. Das Endometriumkarzinom. Epidemiologie, Präkanzerosen, Diagnostik, Therapie und Nachsorge. Onkologie 2008;5:6-10

Jemal A, et al. Cancer statistics. CA Cancer J Clin 2007;57:43-66

Kinkel K, et al. Staging of endometrial cancer with MRI: Guidelines of the European Society of Urogenital Imaging. Eur Radiol 2009;19:1565-1574

Klüner C, Hamm B. Normal imaging findings of the uterus. In: Hamm B, Forstner R. MRI and CT of the female pelvis. Heidelberg, New York, Springer Verlag 2007

Kosari F, et al. Lymphomas of the female genital tract. Am J Surg Pathol 2005;29(11):1512-1520

Kröncke TJ, Scheurig C. Diagnostik der Endometriose – Möglichkeiten und Grenzen der Magnetresonanztomographie; Geburtsh Frauenheilk 2007;67 DOI: 10.1055/s-2007-989164

Kubrik-Huch RA, et al. Uterus and Cervix. In: Semelka RC. Abdominal-Pelvic MRI. New York: Wiley-Liss, Inc. 2002:1049-1122

Manfredi R, et al. Endometrial cancer: magnetic resonance imaging. Abdom Imaging 2005;30:626-636

Mikami K, et al. Magnetic resonance imaging-guided focused ultrasound ablation of uterine fibroids: early clinical experience; Radiation Medicine 2008;26:198-205

Mueller GC, et al.: Müllerian Duct Anomalies: Comparison of MRI Diagnosis and Clinical Diagnosis; American Journal of Radiology 2007;189:1294-1302

Oppelt P, et al. Vaginale und uterine Fehlbildungen. Teil 1; Geburtsh Frauenheilk 2005;65:R201-R220

Park TW, et al. Histopathologische und molekulare Prognosefaktoren des Zervixkarzinoms. Onkologe 2006;12:869-878

Pecorelli S. FIGO Committee on Gynecologic Oncology: Revised FIGO staging for carcinoma of the vulva, cervix and endometrium. International Journal of Gynecology and Obstetrics 2009;105:103-104

Pfleiderer A, et al. Tumorartige Veränderungen und gutartige Tumore. In: Gynäkologie und Geburtshilfe, 3. Aufl. Stuttgart, New York: Georg Thieme Verlag 2000:153-184

Pfleiderer A, et al. Maligne Tumoren. In: Gynäkologie und Geburtshilfe,3. Aufl. Stuttgart. New York: Georg Thieme Verlag 2000:185-208

Prat J. FIGO staging for uterine sarcomas. Int J Gynaecol Obstet 2009;104:177-178

Rabinovici J, et al. Clinical improvement and shrinkge of uterine fibroids after thermal ablation by magnetic resonance-guided focused ultrasound surgery. Ultrasound Obstet Gynecol 2007;30:771-777

Rockall AG, et al.: Diagnostic performance of nanoparticle-enhanced magnetic resonance imaging in the diagnosis of lymph node metastasis in patients with endometrial and cervical cancer. J Clin Oncol 2005;23:2813-2821

Schmidt D. Histopathologie und Stadieneinteilung des Endometriumkarzinoms und seiner Präkanzerosen. Der Onkologe 2003;11:1211-1218

Schneider A und Köhler Ch. Zervixkarzinom; aus: Chirurgische Onkologie: Strategie und Standards für die Praxis. Heidelberg, New York: Springer Verlag 2008:409-419

Stewart EA, et al. Clinical outcomes of focused ultrasound surgery for the treatment of uterine fibroids; Fertil Steril 2006;85:22-29

Thyagarajan MS, et al. Appearance of uterine cervical lymphoma on MRI: a case report and review of the literature. BJR 2004;77:512-515

Wittekind C, Meyer HJ TNM Klassifikation maligner Tumore, 7. Auflage 2010

Ovarien

B. Radeleff

9.1   Methoden zur Diagnostik

9.1.1   Einleitung

Raumfordernde Veränderungen der Ovarien stellen ein häufiges Problem in der täglichen Routine dar, da eine große Anzahl von unterschiedlichen Erkrankungen als dafür ursächlich infrage kommen. Die Schnittbildgebung (endovaginaler Ultraschall, CT und im Besonderen die MRT) sind dabei wichtige Werkzeuge bei der Differenzialdiagnose dieser Veränderungen. Der Ultraschall, inklusive des endovaginalen Ultraschalls und der Farbdopplersonografie, stellt in der Regel die initiale Bildgebung bei Untersuchungen des Ovars dar. Zwar wird als weitere Schnittbildgebung oftmals die CT verwendet, jedoch ist ihre Rolle aufgrund der schlechteren Gewebedifferenzierung als im Ultraschall und in der MRT limitiert.

9.1.2   Ultraschall

Der Ultraschall stellt die Basisdiagnostik in der initialen Abklärung einer ovarialen Raumforderung dar, weil er relativ preisgünstig und nichtinvasiv ist sowie in praktisch allen Kliniken und gynäkologischen Praxen zur Verfügung steht. Ein transabdomineller (transvesikaler) Ultraschall und/oder endovaginaler Ultraschall sollte bei jeder initialen Abklärung einer ovarialen Raumforderung durchgeführt werden.

Die Einführung der endovaginalen Hochfrequenz-Schallköpfe erlaubt eine hochauflösende Bildgebung der Beckenorgane im Allgemeinen und der Ovarien im Speziellen. So hat sich der endovaginale Ultraschall kontinuierlich verbessert und seine Ergebnisse bezüglich von Tumoren des Ovars sind mittels des transvesikalen Ultraschall meist nicht in identischer Qualität zu reproduzieren.

Die morphologischen Charakteristika, welche eine relativ sichere Unterscheidung einer benignen von einer malignen Raumforderung ermöglichen, umfassen die Dicke und Regularität von Zystenwänden, das Vorhandensein und die Darstellung von Zystensepten, den möglichen Nachweis eines papillären Wachstums in den Zysten und den Nachweis und die Beschreibung von soliden Anteilen. Die Bedeutung dieser Charakteristika trifft ebenso wie auf den Ultraschall auch auf das MRT zu.

Unter Verwendung sonografischer Checklisten in der Beschreibung dieser Charakteristika ergibt sich beim Nachweis von ovarialen Tumoren mittels Ultraschall eine Sensitivität bis 100% und eine Spezifität bis 95% (Kurtz et al. 1999). Der Einsatz des Dopplers hilft bei der Identifizierung von solidem Gewebe in der Raumforderung und liefert damit zusätzliche Informationen bei der Differenzierung zwischen einem benignen und einem malignen Tumor. So requirieren benigne ovariale Tumoren in der Regel neu geschaffene Tumorgefäße aus der Peripherie von präexistierenden Gefäßen, während maligne Tumoren dagegen Tumorfeedergefäße mit einem mehr zentralen Perfusionsmuster aufweisen.

Die so genannte **Dopplerwaveform-Analyse** basiert darauf, dass maligne Tumorgefäße einen anderen Wandaufbau als normale Gefäße aufweisen, was zu Unterschieden in der Widerstandsmessung sowie unterschiedlichen Flussmustern führt. Probleme beim Einsatz des Dopplers liegen, wie natürlich auch beim Einsatz des Ultraschalls allgemein, in der ausgeprägten Untersucherabhängigkeit und damit erschwerten Reproduzierbarkeit von Untersuchungen und Messungen. Speziell beim Einsatz des Dopplers in überwiegend zystischen Tumoren ist es schwierig, eine Waveform-Analyse von Gefäßen in den dünnen Zystenwänden durchzuführen. Bei prämenopausalen Frauen kommt es zusätzlich noch durch die Veränderungen im Menstruationszyklus zu Veränderungen des Perfusionsmusters.

Auch akute entzündliche Veränderungen (z. B. bei der Endometriose) führen zu ausgeprägten Veränderungen sowohl des B-Bildes als auch der Dopplerergebnisse mit möglichen Fehlbefunden. In der größten bisher publizierten Multicenterstudie von Kurtz et al. war der Dopplerultraschall hinsichtlich der Identifikation von malignen ovarialen Tumoren dem MRT unterlegen (Kurtz et al. 1999).

9.1.3 Computertomografie

Die Rolle der CT beim ovarialen Tumor ist limitiert. Zwar bietet das CT technisch gegen-über dem Ultraschall und dem MRT einige Vorteile – wie seine breite Verfügbarkeit, die gegenüber dem MRT kürzeren Untersuchungszeiten, seine überlegene geometrische Auf-lösung – jedoch steht dem eine schlechtere Gewebedifferenzierung entgegen. Das CT er-laubt eine komplette Darstellung des Abdomens und Beckens und damit aller potenziellen Lokalisationen einer möglichen peritonealen Tumoraussaat (■ Abb. 9.1), von Lymphkno-tenmetastasen sowie der Abgrenzung des Primärtumors im kleinen Becken. Die Beurtei-lung von peritonealen Tumorknoten im CT kann durch die Verwendung von oralem Kontrastmittel verbessert werden, jedoch gilt zunehmend die hochauflösende MRT als die bessere Modalität bei der Beurteilung einer möglichen Peritonealkarzinose.

Bei der initialen Beurteilung eines Ovarialtumors bietet das MRT mit seiner besseren Gewebediffenzierung mehr Möglichkeiten, während die Rolle der CT in der Beurteilung des Ausmaßes des Tumorvolumens sowie dem möglichen Nachweis von Lymphknoten-metastasen und einer Peritonealkarzinose zu sehen ist. So ist die Beurteilung der Möglich-keit bzw. des wahrscheinlichen Erfolgs für ein operatives Tumordebulking mit einer guten Genauigkeit im CT möglich (Meyer et al.1995). Bei postoperativen Verlaufskontrollen zum Ausschluss eines Lokalrezidivs mittels CT zeigten jedoch mehrere Studien, dass weder die Sensitivität noch die Spezifität im postoperativen Kontroll-CT mit einer Secondlook-Laparotomie vergleichbar sind.

Ovariale Raumforderungen im CT
Die Bildgebung ovarialer Raumforderungen im CT bietet (Meyer et al. 1995, Hauth et a. 2004, Szklaruk et al. 2003, Forstner et al. 1995):
- Eine eingeschränkte Aussagekraft bzgl. der Charakterisierung von Ovarialtumoren.
- Den Nachweis hämatogener, peritonealer und lymphogener Metastasen.
- Eine sichere und einfache Möglichkeit die Ovarien abzugrenzen und festzustellen, ob eine Raumforderung im kleinen Becken von ihnen ausgeht.
- Eine geeignete Methode, das Tumorvolumen und die Tumorausbreitung im Be-cken und Abdomen darzustellen.
- Eine ausreichende Genauigkeit in der Planung bzw. Beurteilung eines möglichen Tumor-Debulking.

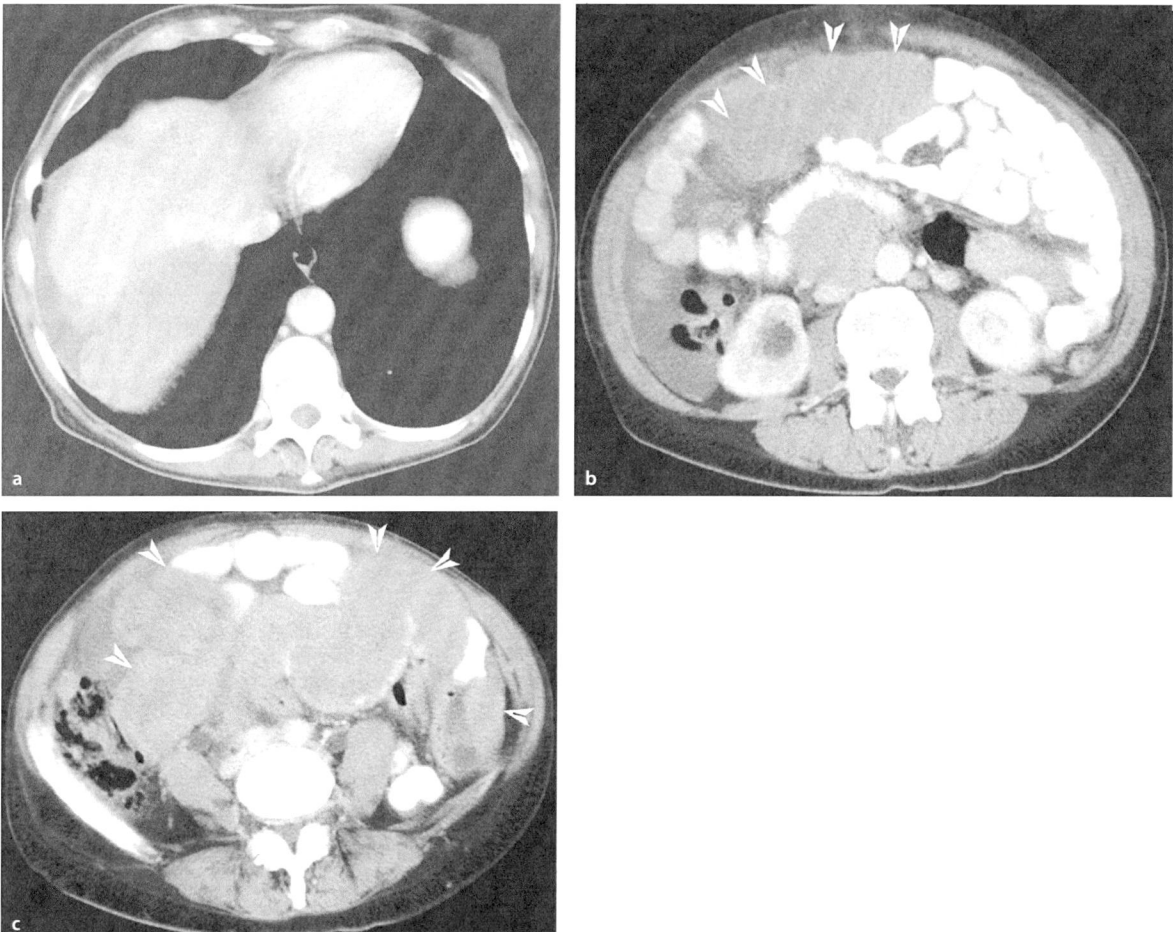

◘ **Abb. 9.1a–c. Ovarialkarzinom.** Bilaterales epitheliales Ovarialkarzinom mit einer sehr ausgeprägten Peritonealkarzinose (Pfeilspitzen auf dem so genannten »omental cake«), Darstellung im Kontrastmittel-verstärkten CT in der portalvenösen Phase

9.1.4 Magnetresonanztomografie

Grundlagen

Die MRT kombiniert die Vorteile aus Ultraschall und CT. Aufgrund ihrer hervorragenden Gewebedifferenzierung ist ihre Bedeutung bei der Diagnose des reifen Teratoms, der Endometriose des Ovars, der Adenomyosis uteri sowie der Beurteilung von Leiomyomen etabliert.

Die Identifikation von ovarialen Tumoren basiert auf der Charakterisierung des Tumorgewebes durch die unterschiedlichen Gewebe-gewichteten Sequenzen im MRT (◘ Tab. 9.1). Der Nachweis einer ovarialen Raumforderung gelingt im MRT mit einer Sensitivität von 93–95% und einer Spezifität von 90–92% (Kurtz et al. 1999, Hauth et al. 2004, Hricak et al. 2000).

Im Allgemeinen weisen benigne epitheliale ovariale Tumoren überwiegend zystische Anteile auf, während maligne epitheliale ovariale Tumoren sowohl zystische als auch solide Anteile aufweisen. Während die zystischen Anteile, welche Flüssigkeit enthalten, ein niedriges Signal in T1-gewichteten Aufnahmen zeigen, erscheinen sie meist sehr signalreich in den T2-gewichteten Aufnahmen. Die soliden Tumoranteile dagegen enthalten große Mengen an intra- und extrazellulärer Flüssigkeit mit einem im Vergleich zu den Zysten deutlich weniger signalreichen Signal in der T2-Sequenz. Vereinfacht zeigen die zystischen und soliden Läsionen ein niedriges Signal auf den T1-gewichteten Aufnahmen und ein unterschiedlich hohes Signal in den T2-gewichteten Aufnahmen. Fett, Hämatome und hochvisköses Muzin enthaltende Läsionen weisen dagegen ein höheres T1-Signal auf.

Eine typische, Fett enthaltende Raumforderung ist das reife Teratom. Eingeblutete Läsionen umfassen die Endometriose, eingeblutete Funktionszysten, eingeblutete Foci der Adenomyosis uteri (◘ Abb. 9.2) und die Hämatosalpinx.

Der Nachweis von papillärem Wachstum in den zystischen Anteilen der ovarialen Raumforderungen ist das MRT-Charakteristikum mit dem höchsten prädiktiven Wert für die Einschätzung einer ovarialen Raumforderung als maligne. Die Unterscheidung im MRT zwischen benigne und maligne gelingt insgesamt mit einer Sensitivität von 85–96% und einer Spezifität von 87–96% (Kurtz et al. 1999, Hauth et al. 2004, Hricak et al. 2000).

Während im Ultraschall papilläres Wachstum oftmals wegen der fehlenden Unterscheidbarkeit gegenüber fibrinösen Belegen nach Einblutung bzw. bei wandadhärenten Blutkoageln der Zystenwand nicht möglich ist (oftmals nicht ausreichendes Signal im Doppler), stellt sich dieses Problem im MRT besonders unter Verwendung von Gadolinium-verstärkten fettsuprimierten T1-Sequenzen nicht.

> **!** Dennoch ist festzustellen, dass es kein Signalcharakteristikum im MRT gibt, welches ausschließlich spezifisch ist für maligne ovariale Tumoren.

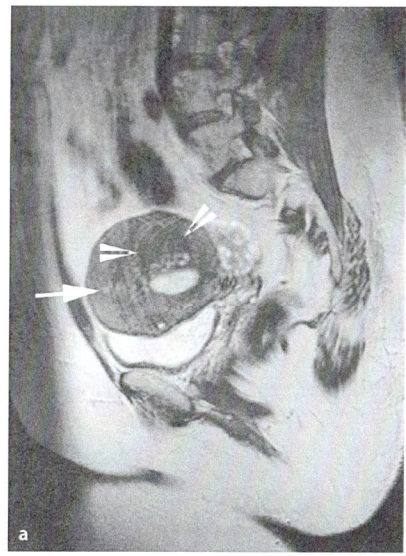
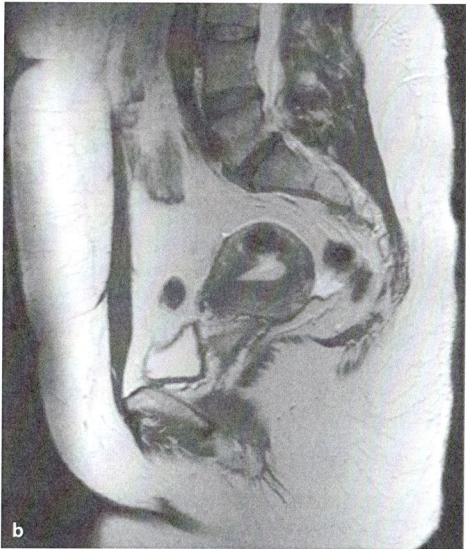

Abb. 9.2a, b. Adenomyosis.
a Sagittal angefertigte T2w MRT-Aufnahme mit einer 512 Matrix mit der Darstellung einer fokal-infiltrativen Adenomyosis; weiße Pfeilspitzen im Bereich der Infiltration durch die Junktionalzone ins Myometrium, weißer Pfeil auf versprengten Endometriumsanteilen im Myometrium. **b** Zum Vergleich rechts ein kleines submuköses Myom ebenfalls in einer T2w-Aufnahme

Tab. 9.1. Spezifische MRT-Sequenzen

Sequenz	Ausrichtung	Sequenz besonders geeignet für:
STIR	Koronar	Eingeblutete Zysten, Endometrioseherde
T1w TSE	Transversal	Parametrien, Lymphknoten
T1w TSE FS	Transversal	Teratom, Differenzierung Hämatom/Fett
T2w TSE	Sagittal	Uterusanatomie, Leiomyom, Adenomyosis uteri, Fibrom
T2w TSE FS	Transversal	Ovarien, Adnexen, Entzündungsgewebe
T2*	Transversal	Eingeblutete Läsion, Luft/Gasbläschen
T1w TSE nach i.v. KM	Transversal/ sagittal	Zervixtumor
T1w TSE FS nach i.v. KM	Transversal	Solide Tumoranteile/Nekrose ovarialer Tumor
T1w GRE FS (Dynamik)	Sagittal	Endometriumkarzinom

Die Gabe von Gadolinium-Kontrastmittel erlaubt eine bessere Darstellung der internen Architektur des Tumors und erleichtert die Differenzierung von soliden Raumforderungen und damit von benignen und malignen Tumoren. Die Kontrastmittelgabe ist besonders hilfreich bei der Beurteilung des Ausmaßes von Nekrosen in den soliden Tumoranteilen, der Beurteilung der Septen in zystischen Raumforderungen und dem Nachweis peritonealer und omentaler Tumorabsiedlungen.

Ovariale Raumforderungen im MRT

Die Bildgebung ovarialer Raumforderungen im MRT dient der Tumor-Lokalisationsdiagnostik, der Gewebecharakterisierung und dem Staging.

Die MRT-Bildgebung ist dem Doppler/US und dem CT bei der Diagnosestellung von ovarialen Raumforderungen überlegen. Bzgl. des Staging finden sich in den Studien nur geringe Unterschiede zwischen US, CT und MRT (Kurtz et al. 1999).

Das Kontrastmittel-verstärkte MRT ist sehr effektiv in der Detektion und Charakterisierung komplexer ovarialer Raumforderungen mit einer exzellenten inter- und intraobserver Korrelation (Hricak et al. 2000).

MRT-Technik

Die Kombination aus Phased-Array-Spulen und schnellen Sequenzen spielt die entscheidende Rolle bei der MRT-Bildgebung der ovarialen Tumoren. Phased-Array-Spulen sollten gegenüber der Body-Coil-Bildgebung bevorzugt werden, weil Phased-Array-Spulen ein 2- bis 3-mal besseres Signal-zu-Rausch-Verhältnis aufweisen. Darüber hinaus erlauben Phased-Array-Spulen eine hochauflösende Bildgebung mit einem kleineren »Field of view« und einer hochauflösenden Matrix. Moderne MRT-Scanner bieten eine hochauflösende Matrix (512×512) und ein »Field of view« zwischen 20 und 40 cm, mit der Möglichkeit dünne Schnitte (2–5 mm) anzufertigen, um auch kleinste, jedoch entscheidende Strukturen nachweisen zu können, z. B. ein papilläres Wachstum in einem zystischen Tumor.

Um Bewegungsartefakte durch den Darm zu reduzieren, sollten Patientinnen mit Verdacht auf eine Raumforderung im Becken nüchtern zu einer MRT-Untersuchung einbestellt werden (4–6 h Karenzzeit zum MRT). Analog zum CT verbessert die intravenöse Gabe von Buscopan (40 mg) oder Glukagon (1 mg) durch die Unterdrückung von Darmbewegungen die Darstellung im kleinen Becken. Die Blase sollte bei Beginn der Untersuchung halbvoll sein, was eine optimale Abgrenzung der Blase gegenüber einem möglichen angrenzenden Tumor vereinfacht, während hingegen eine maximal gefüllte Blase aufgrund des Druckgefühls zu unwillkürlichen Bewegungen der Patientin und damit zu einer Verschlechterung der Aufnahmequalität führen würde.

Die Gabe eines negativen rektalen Kontrastmittels (Lumirem, Guerbet, Aulnay-Sous-Bois, Frankreich) kann die Differenzierung von ovarialen Raumforderungen und Darmanteilen verbessern und erhöht die Nachweisrate von peritonealer und omentaler Tumoraussaat.

Ovar-spezifische MRT-Sequenzen

T1-Wichtung

Native T1-gewichtete Sequenzen bieten den besten Kontrastunterschied zwischen dem Uterus, dem umgebenden Fettgewebe und den Ovarien (■ Tab. 9.2). Axiale T1-gewichtete Sequenzen dienen der Beurteilung der Parametrien und Lymphknoten.

T1-gewichtete Aufnahmen sind hilfreich bei der Diagnose von fibrösem Bindegewebe, welches ein niedriges bis intermediäres Signal auf T1-gewichteten Aufnahmen und ein niedriges Signal in T2-gewichteten Aufnahmen im Vergleich zum umgebenden Gewebe aufweist. Fibröses Bindegewebe enthalten z. B. Fibrome, Fibrothekome, Zystadenofibrome, der Brennertumor und die Membranen von chronischen Abszessen.

■ **Tab. 9.2.** MRT-Basis-Sequenzen bei ovarialen Raumforderungen

Sequenz	TR	TE	Ebenen	Fett-sättigung	Schichtdicke in mm	Messzeit in min	FOV in mm	Matrix
TrueFisp	4,3	2,15	Koronar	Nein	6	0:21	450	256
STIR	6700	70	Koronar	Ja	6–8	5-6	350–400	512
T1w TSE	593	13	Transversal	Nein	5	5:45	250	448
T2w TSE	4270	115	Transversal	Ja	5	3:56	300	512
T2w TSE	3460	85	Sagittal	Nein	5	4:49	280	512
T1w TSE nach i.v. KM	500	1-2	Transversal	Nein	5–6	5-6	280	512
T1w GRE (Dynamik) Nativ 25 s nach KM 70 s nach KM	3,41	1,25	Transversal	Ja	2,77	0:20 pro Mess.	380	256

FOV: Field of View, STIR: Short-TI-Inversion-Recovery, TSE: Turbo-Spin-Echo, SE: Spin Echo, GRE: Gradienten-Echo

T2-Wichtung

T2-gewichtete axiale Sequenzen dienen z. B. dem Nachweis von Zysten bzw. zystischen Tumoren oder von Aszites im Abdomen und Becken, welches ein mögliches Zeichen für eine Peritonealkarzinose bzw. für eine maligne Tumorerkrankung im Abdomen/Becken darstellt.

T2-gewichtete Turbospinecho-Sequenzen, besonders wenn sagittal gefahren, bieten die beste anatomische Darstellung und damit höchsten Informationsgewinn bei der Beurteilung des Uterus (■ Abb. 9.3).

T1- und T2-Wichtung mit Fettsupprimierung

Axiale T1-gewichtete Aufnahmen mit Fettunterdrückung sind notwendig bei der Verdachtsdiagnose Teratom (zusätzlich sollte man beim Verdacht auf ein Teratom auch immer T1-gewichtete Aufnahmen ohne Fettunterdrückung anfertigen). Eine fettunterdrückte T1-gewichtete Aufnahme kann die Unterscheidung zwischen einem fetthaltigen Teratom und einer eingebluteten Raumforderung (z. B. Endometrioseherd) ermöglichen. Hinsichtlich einer parametralen Infiltration zeigen fettsupprimierte native T1-Sequenzen in Studien eine gute, nach Kontrastverstärkung die beste Nachweisrate.

Der Einsatz fettsupprimierter T2-Sequenzen hilft bei der Unterscheidung von fetthaltigen Massen (z. B. Teratomen) von Hämatomen. Axiale fettsupprimierte T2-Sequenzen bieten eine optimale Abgrenzung der Ovarien und der Adnexe.

Koronare STIR-Sequenzen dienen ebenfalls der Beurteilung von eingebluteten Zysten (z. B. von Endometrioseherden).

Kontrastmittel-verstärkte T1-Wichtung

Gadolinium-verstärkte T1-Sequenzen sind wichtig bei der Charakterisierung der inneren Architektur von ovarialen Tumoren und für den Nachweis solider Tumoranteile und sie verbessern die Detektion von peritonealen und omentalen Tumoranteilen sowie von Lymphknotenmetastasen. Während die Verwendung dynamischer Gradientenecho-Sequenzen bei der Beurteilung des Endometriumkarzinoms etabliert ist, spielen diese Sequenzen bei der Beurteilung des Ovarialkarzinoms in der breiten klinischen Anwendung noch keine Rolle (■ Tab. 9.2).

Kontrastmittel-verstärkte T1-gewichtete Sequenzen (mit und ohne Fettsupprimierung) sind beim Nachweis von papillärem Wachstum in zystischen Tumoren am hilfreichsten und dienen ebenfalls dem Nachweis von Nekrosen in soliden Tumoranteilen.

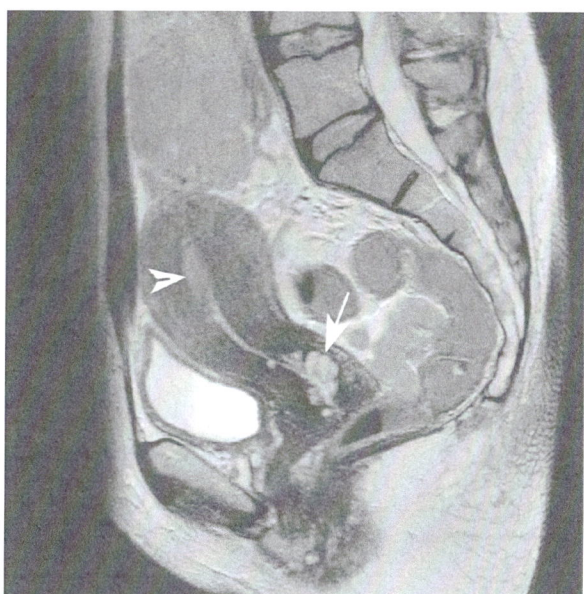

Abb. 9.3. Sagittal angefertigte T2w MRT-Aufnahme mit einer 512 Matrix: regelrechter Aufbau des Uterus mit einem signalreichen Endometrium, signalarmer Junktionalzone (Pfeilspitze) und signalarmen Myometrium; weißer Pfeil in Projektion auf Nabothi-Zysten in der Zervix

9.2   Anatomie/Normalbefund des Ovars im MRT

Histologisch bestehen die Ovarien aus einer äußeren Rinde und einem inneren Mark. Eine dritte, im MRT schlecht definierte Zone ist das Hilum, welches durch die dort verlaufenden Gefäße charakterisiert wird. Die Größe und die interne Struktur der Ovarien variieren mit Alter und hormonaler Stimulation. In der reproduktiven Phase messen die Ovarien zwischen 2,5 und 5 cm Länge und 1,5–3 cm in der Breite sowie 0,6–1,5 cm in der Höhe. Das postmenopausale Ovar misst meist <2 cm an Durchschnitt, mit einem Volumen von 1,7×1,8×1,3 cm.

In der T1-Sequenz zeigen Ovarien ein intermediäres Signal ähnlich dem Myometrium des Uterus. In T2-gewichteten Aufnahmen weisen die meisten Ovarien (ca. 85%) eine zonale Anatomie mit einer niedrigeren Signalintensität in der äußeren Rinde und einer höheren Signalintensität des Marks auf. Das Marksignal erscheint ähnlich zu dem des Myometriums (zu 20% signalreicher als das Myometrium). Meist zeigen sich in den T2-gewichteten Aufnahmen multiple signalreiche zystische Läsionen, welche Follikel in unterschiedlichen Stadien in der Entwicklung und Regression entsprechen. Normale reife Follikel messen zwischen 1,7–3 cm und unreife Follikel zwischen 0,3 und 1 cm. In T1-gewichteten Sequenzen erscheinen Follikel im Vergleich zum Ovar als isointens bis leicht hyperintens. Auf Kontrastmittel-verstärkten T1-gewichteten Aufnahmen können Follikel meist als dünnwandige zystische Läsionen unterschiedlicher Größe abgegrenzt werden. Postmenopausale Ovarien weisen intermediäre Signale in der T1-gewichteten Sequenz und ein niedriges Signal in der T2-gewichteten Sequenz auf. Im Vergleich zu Frauen im reproduktiven Alter kann die zonale Anatomie bei postmenopausalen Frauen lediglich noch bei einem Drittel abgegrenzt werden (außer bei Patientinnen unter Hormonersatztherapie).

9.3 Pathologische Befunde

9.3.1 Gutartige Veränderungen

Funktionszysten

- **Pathogenese**

Die meisten im MRT nachweisbaren kleinen zystischen ovarialen Raumforderungen entsprechen Funktionszysten (funktionelle Zysten), die durch einen fehlenden Follikelsprung oder eine fehlenden Follikelrückbildung entstehen oder aber einer Corpus-luteum-Zyste entsprechen, welche durch eine Einblutung in ein Corpus luteum entsteht. Solche »simplen« Funktionszysten weisen grundsätzlich eine dünne Wand auf und messen <3 cm im Durchmesser, wenn sie sich als unilokuläre Zysten darstellen. Im Vergleich zu diesen kleinen Funktionszysten können sich Corpus-luteum-Zysten sekundär durch Einblutung und zystische Transformation vergrößern und messen meistens >3 cm.

Eine einfache unilokuläre Zyste ohne eine Wandverdickung, -septierung oder eine solide Komponente ist mit einer hohen Sicherheit als ein nichtmaligner Befund anzusehen. Auch bei postmenopausalen Patientinnen sind solche einfachen kleinen Zysten häufig nachweisbar.

- **Bildgebung**

Im **Ultraschall** erscheinen die funktionalen ovarialen Zysten als typische Zysten mit einem echofreien Binnenecho, einer scharf begrenzten Zystenwand und einer dorsalen Schallverstärkung. Diese Ultraschallcharakteristika einer funktionalen Zyste erscheinen sehr ähnlich denen eines serösen Zystadenoms (einem benignen epithelialen ovarialen Tumor).

Speziell nach Einblutung in eine Corpus-luteum-Zyste kann eine solche größere Zyste sehr komplex erscheinen und schwierig gegenüber einem malignen Zystadenokarzinom abzugrenzen sein. Diese eingebluteten Zysten zeigen ein sehr heterogenes Erscheinungsbild abhängig vom Organisationsgrad, Alter und Menge der Blutkoagel, sodass Binnenechos, solide erscheinende Anteile (Koagel) typisch sind.

> ❶ Eine solche komplex erscheinende ovariale Raumforderung mit der Verdachtsdiagnose eingeblutete Zyste sollte mittels Ultraschall verlaufskontrolliert (nach 6 Wochen) werden oder bei Bedarf für eine weitere Bildgebung frühzeitig mittels MRT untersucht werden.

Das Charakteristikum mit dem höchsten prädiktiven Wert, um funktionale Zysten von zystischen Ovarialtumoren abzugrenzen, ist der Nachweis von papillärem Wachstum und knotig erscheinenden (und möglicherweise auch verdickten) Septen in der zystischen Raumforderung. Durch die breite Verfügbarkeit und Wiederholbarkeit erscheint die Ultraschalluntersuchung als die beste Modalität, um die Funktionszysten in den Follow-up-Untersuchungen verfolgen zu können, der Einsatz des Dopplers spielt bei den komplexen Zysten eine limitierte Rolle.

Im **MRT** weisen die meisten funktionellen ovariellen Zysten ein niedriges bis mittleres Signal auf T1-gewichteten Aufnahmen und ein sehr hohes T2-Signal auf, als Hinweis für das Vorliegen von Flüssigkeit. Die Zystenwände erscheinen dünn ohne verdickte oder knotige Anteile in den T1-gewichteten Aufnahmen und können in der Regel sehr gut auf T2-gewichteten Aufnahmen abgegrenzt werden. Sie zeigen nach Gabe von Gadolinium eine Kontrastmittelaufnahme (analog auch im CT nach intravenöser Kontrastmittelgabe) (◘ Abb. 9.4, ◘ Abb. 9.5, ◘ Abb. 9.6, ◘ Abb. 9.7, ◘ Abb. 9.8).

Eine hämorrhagische Corpus-luteum-Zyste zeigt ein relativ hohes T1-Signal und ein intermediäres bis hohes T2-Signal (im Gegensatz zu den Endometrioseherden mit einem auch relativ hohen T1-Signal, aber einem meist niedrigen T2-Signal). Ein kräftiges Kontrastmittelenhancement der oftmals irregulär begrenzten Wand wird meist bei Corpus-luteum-Zyste beobachtet.

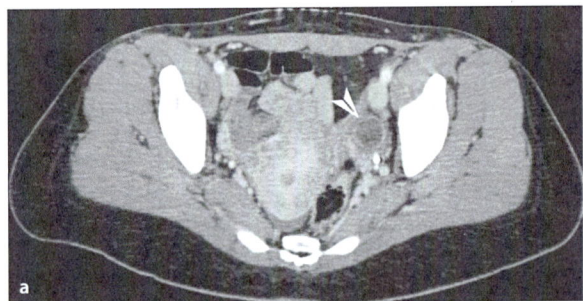
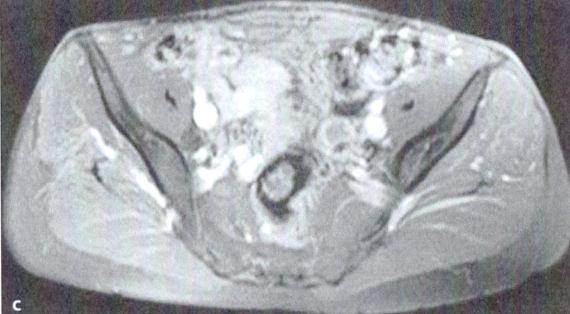
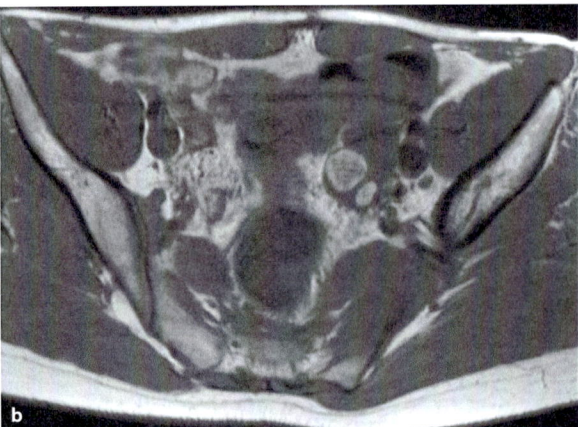

◘ **Abb. 9.4a–c. Funktionszyste. a** Kontrastmittel-verstärktes CT, portalvenöse Phase: Pfeilspitze markiert Funktionszyste im linken Ovar (Dichte 8 HE). **b, c** Zum Vergleich Darstellung einer eingebluteten Funktionszyste im MRT, die im T1 signalreich erscheint (**b**) und in T1-Wichtung nach Kontrastmittelgabe (**c**) analog zur Darstellung im CT nach Kontrastmittelgabe ein Enhancement der Zystenwand aufweist

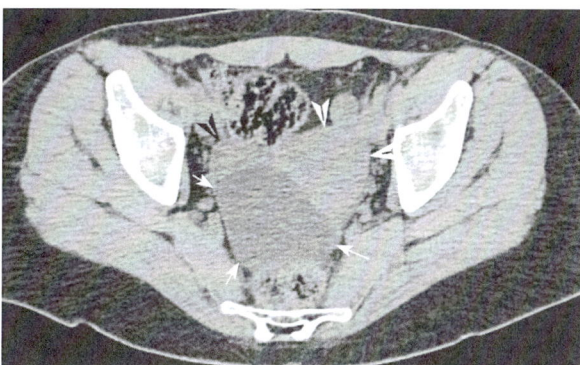

Abb. 9.5. Funktionszyste. Natives CT: Pfeilspitzen markieren Uterus, Pfeile eine 8×5 cm große Funktionszyste im rechten Ovar (Dichte 11 HE)

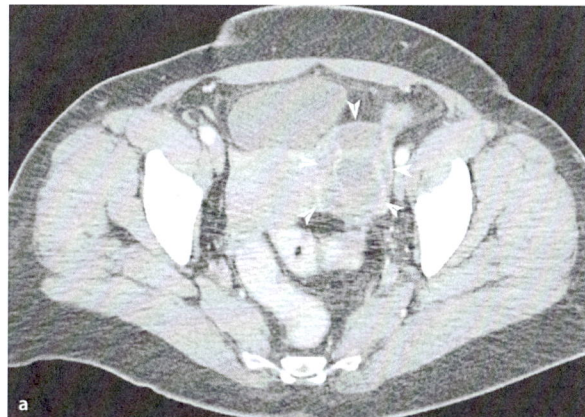

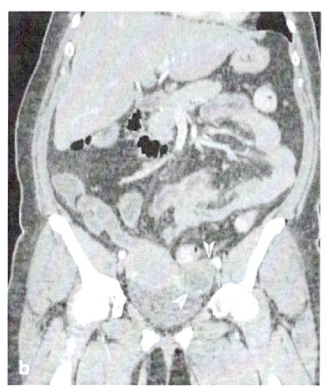 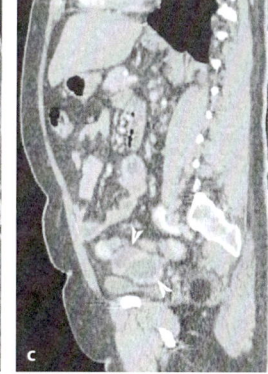

Abb. 9.6a–c. Funktionszyste. Kontrastmittel-verstärktes CT, portalvenöse Phase (**a** axialer Schnitt, **b** koronare und **c** sagittale Rekonstruktion): Pfeilspitzen markieren multiple kleine Funktionszysten im linken Ovar

■ **Abb. 9.7a–e. Funktionszys-**
ten. a, b Kontrastmittel-verstärktes CT, portalvenöse Phase
(**a** axiale Schicht und **b** koronare
Rekonstruktion). **c–e** MRT:
c Axial angefertigte T2-TSE gewichtete MRT-Aufnahme in 512
Matrix. **d** Koronare T2-Haste
Sequenz. **e** Koronare TrueFisp-
Sequenz. Pfeilspitzen markieren
Funktionszysten beidseits

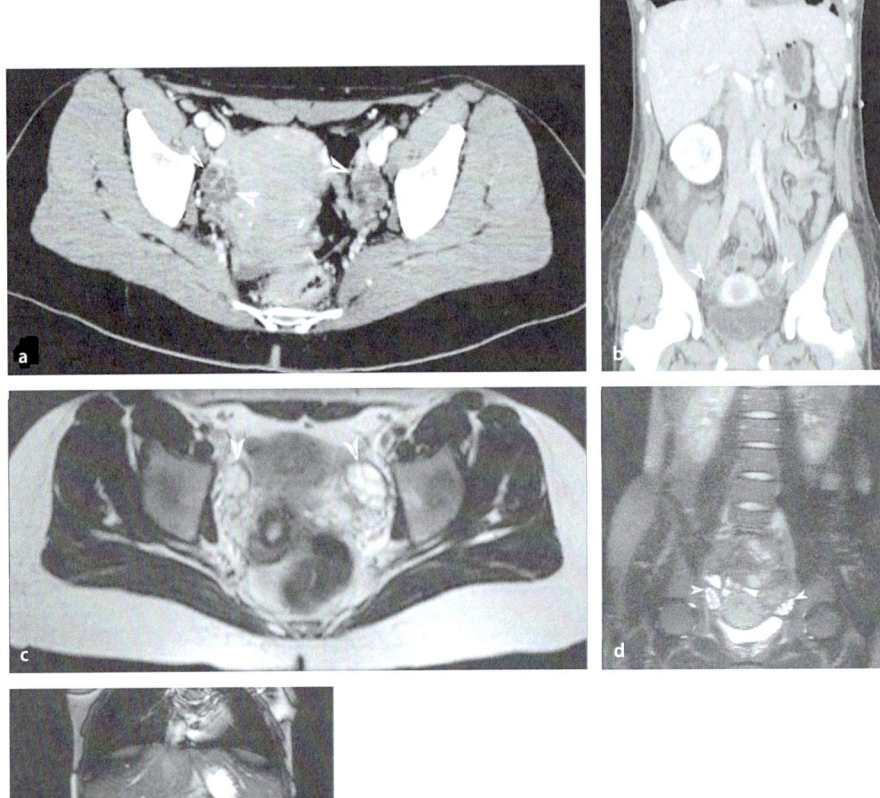

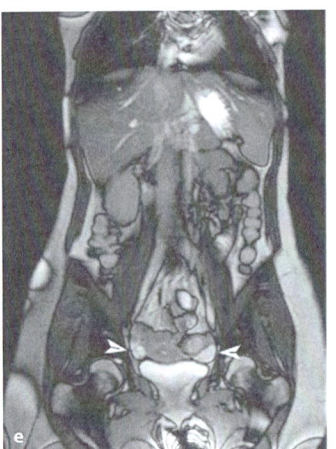

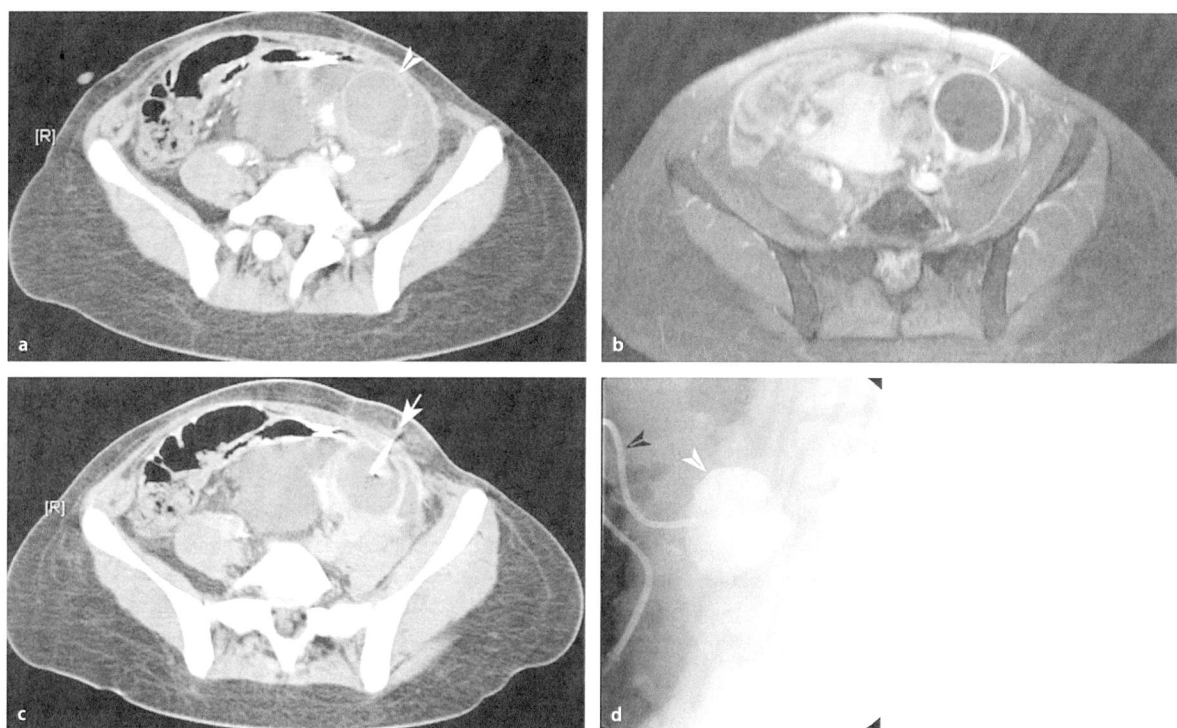

◻ **Abb. 9.8a–d. Funktionszyste. a, c** Kontrastmittel-verstärktes CT, portalvenöse Phase (**a** axiale Schicht und **c** Kontrolle nach CT-gesteuerter Punktion). **b** MRT: axial angefertigte Kontrastmittel-verstärkte T1 gewichtete MRT-Aufnahme. **d** Durchleuchtungskontrolle nach Drainageneinlage: Pfeilspitzen markieren eine eingeblutete Funktionszyste links, die mittels CT-gesteuerter Drainage behandelt wurde

Endometriose

■ Epidemiologie und Pathogenese

Die Endometriose ist eine häufig vorkommende Erkrankung von Frauen im reproduktiven Alter (ca. 10% aller Frauen sind betroffen) und beschreibt das Vorhandensein von endometrialem Drüsen- und Stromagewebe (Gebärmutterschleimhaut, Endometrium) außerhalb des Uterus (Endometriosis pelvis) bzw. in der Verbindungsschicht zwischen Endo- und Myometrium (die so genannte Junktional- oder Transitionalzone) als so genannte Adenomyosis uteri. Diese versprengten Drüsenzellen werden synonym als Endometriose-Implantate, -Läsionen, -Herde oder Endometriome bezeichnet.

80% aller Lokalisationen der Endometriose des Beckens betreffen die Ovarien. Dort finden sich auch größere zystische Endometrioseherde (bis zu 15–20 cm im Durchmesser), die aufgrund ihres dunklen, dicken, bräunlichen Inhalts (alte Blutbestandteile) als Schokoladenzysten bezeichnet werden.

> ❶ Aufgrund der meist uncharakteristischen Symptome wird die Diagnose oft spät gestellt, dabei ist die Endometriose jedoch ein bedeutender Grund für die ungewünschte Infertilität. So geht Friedman et al. davon aus, dass 30–40% aller Patientinnen mit unerfülltem Kinderwunsch eine dafür ursächliche Endometriose aufweisen (Friedman et al. 1985).

■ Bildgebung

Die Darstellung von Endometrioseherden in der Bildgebung kann sehr mannigfaltig sein und differieren zwischen rein zystischen bis hin zu komplexen Raumforderungen mit z. T. solidem Charakter. Endometrioseherde enthalten vernarbtes, endometriales Drüsengewebe. Die Wände der Endometriosezysten sind in der Regel dünn, können jedoch im Verlauf durch narbigen Umbau verdicken und eine irreguläre äußere Grenze aufweisen. Eine Verdickung der inneren Septen wurde nicht häufig beschrieben und in den Zysten können Flüssigkeit/Schwebeteilchen-Spiegel nachgewiesen werden.

Im **Ultraschall** erscheinen Endometriosezysten als große zystische Massen mit diffusen echoarmen Echos.

Das **CT** bietet keine besonderen Vorteile in der Untersuchung von Endometrioseherden. Aufgrund der unscharfen, z. T. fibrotischen Wand werden sie im CT öfters als maligne Ovarialtumoren fehlinterpretiert. Ein Nachweis von Einblutungen und Koagel in den Endometriosezysten kann jedoch in einigen Fällen gelingen (❒ Abb. 9.9).

In der **MRT** ist das Erscheinungsbild von Endometrioseherden abhängig vom Alter der Einblutung in die Zysten (Hauth et al. 2004). So kommt es durch die Einblutungen mit der Zeit zu einer höheren Eisenkonzentration in den Zysten, was ihnen die charakteristische hohe Signalintensität auf T1-gewichteten Sequenzen (ähnlich zu Fett) gibt und ein niedriges T2-Signal.

Das häufigste MRT-Erscheinungsbild der Endometriose (bei länger bestehenden, hämorrhagischen Läsionen) sind daher multiple zystische Massen mit einer hohen Signalintensität in den T1-gewichteten Aufnahmen und einem niedrigen T2-Signal (so genanntes »shadowing«). Dies gilt in der Regel als wichtigstes Kriterium für die Diagnosestellung eines Endometrioseherdes. Der Nachweis von Endometrioseherden in den Ovarien wird unter Verwendung dieser beiden Kriterien mit einer Sensitivität und Spezifität von >90% angegeben (Gougoutas 2000).

Durch ihren veränderten Anteil an Desoxyhämoglobin und Methämoglobin können ältere hämorrhagische Läsionen zwar in T1-gewichteten Sequenzen signalreich bleiben, das T2-Verhalten kann sich jedoch ändern (Anstieg der Signalintensität auch im T2). Solche dann unspezifischen Befunde sind nur schwer gegenüber eingebluteten funktionalen Zysten sowie gegenüber malignen epithelialen Raumforderungen des Ovars abzugrenzen.

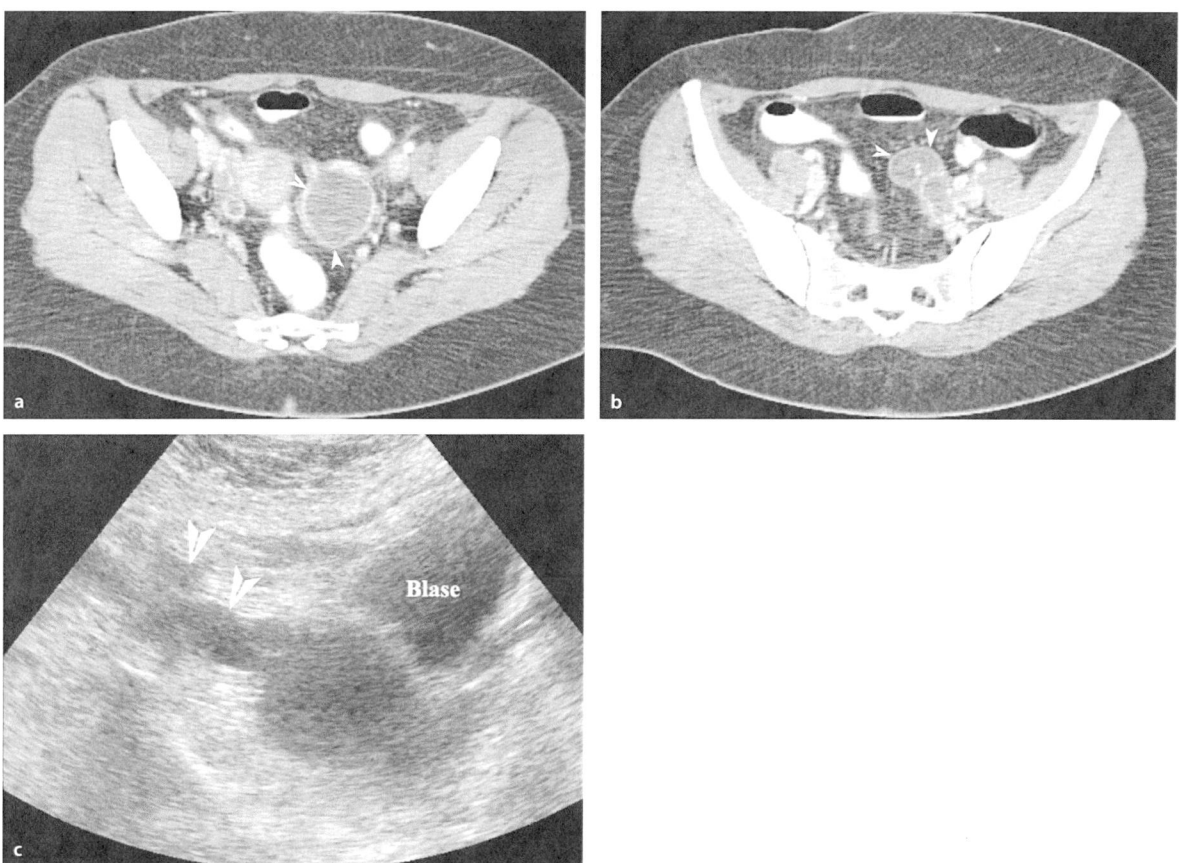

■ **Abb. 9.9a–c. Endometriosezyste. a, b** Kontrastmittel-verstärktes CT, portalvenöse Phase. **c** transvesikale Sonografie: Pfeilspitzen markieren eine Endometriosezyste links, zusätzlich Saktosalpinx (**b, c**) bei einer akuten Salpingitis und Oophoritis

Nichtzystische endometriale Herde sind im MRT aufgrund ihrer nur kleinen Größe, möglichen Bewertungsartefakten des Darms sowie der fehlenden Abgrenzbarkeit gegenüber umgebendem Fett nur schwer abgrenzbar. Solche kleinen eingebluteten endometrialen Herde können durch axial angefertigte fettsupprimierte T1-Sequenzen besser abgrenzt werden.

Die Endometriose des Beckens ist in einem hohen Prozentsatz (>90%) mit einer Adenomyosis uteri vergesellschaftet. Neben einem fokal infiltrativen Befall des Myometriums stellt sich die Adenomyosis uteri in der Regel als Verbreiterung der signalarm erscheinenden Junktionalzone auf >12 mm dar (Bazot 2003). Zur Diagnostik der Adenomyosis uteri sollten sagittal angefertigte T2-gewichtete TSE-Sequenzen (512 Matrix) verwendet werden.

> ❶ **Das MRT des weiblichen Beckens und die Laparoskopie stellen ergänzende diagnostische Verfahren dar, die erst gemeinsam das tatsächliche Ausmaß einer Endometriose dokumentieren können, daher empfiehlt es sich, das MRT als Wegweiser in die Operationsplanung einzubeziehen.**

Die **Laparoskopie** ist der MRT in der Diagnostik von Endometrioseherden des Harnblasendachs, der uterinen Ligamente und des Douglas-Raums überlegen (Zanardi et al. 2003).

9.3.2   Tumoren des Ovars

Ovariale Tumoren werden aufgrund ihrer Herkunft in verschiedene Gruppen unterteilt (◻ Tab. 9.3):

- Epitheliale Tumoren: seröse und muzinöse Tumoren, endometroide Karzinome, Klarzelltumoren, Brennertumoren, undifferenzierte Karzinome
- Keimzelltumoren: reifes und unreifes Teratom, Dysgerminome, embryonales Karzinom, Chorionkarzinom, Dottersacktumoren
- Keimstrangtumoren: Dysgerminome, Granulosa-Stromatumoren, Androblastome, Sertoli-Leydig-Tumoren
- Sekundäre (metastatische) Tumoren

◼ **Tab. 9.3.** Verteilung der ovarialen Tumoren

Tumorgruppe	Tumorentität	Anteil in % an allen ovarialen Tumoren	Anteil in % an allen malignen ovarialen Tumoren
Epitheliale Tumoren		60%	80–90%
	Seröses Adenom, Zystadenom, Zystadenokarzinom		15% Borderline, 25% maligne, 60% benigne
	Muzinöses Adenom, Zystadenom, Zystadenokarzinom		10–15% Borderline, 5–10% maligne, 80% benigne
	Endometroides Karzinom		10–20%
	Klarzelliger Tumor		4–10%
	Brennertumor	2–3%	
	Undifferenziertes Karzinom		
Keimzell-tumoren	Bei 95% aller Keimzelltumoren handelt es sich um reife Teratome	15–20%	
	Dysgerminom		
	Embryonales Karzinom		
	Chorionkarzinom		
	Teratome: reif und unreif		<1% aller Teratome sind unreife Teratome
	Dottersacktumor		
Keimstrang-tumoren		3-8%	
	Granulosa-Stroma-Zelltumor		
	Androblastom	0,5%	
	Fibrom, Thekom, Fibrothekom		
	Sertoli-Leydig-Zelltumor	0,5%	
Sekundäre Tumoren (Metastasen)	Kolon- und Magenkarzinome, Karzinome der weiblichen Brust, Lunge und des gegenseitigen Ovars	3-16%	

Aus: Hauth et al. 2004, Hricak et al. 2000, Dohke et al. 2000, Siegelman u. Outwater 1999

Epitheliale Tumoren des Ovars

Allgemeines

Epitheliale ovariale Tumoren repräsentieren 60% aller ovarialen Tumoren und 85% aller malignen ovarialen Tumoren (Jeong et al. 2000, Jung et al. 2002) (Tab. 9.3). Die beiden am häufigsten vorkommenden epithelialen Tumoren sind das seröse und muzinöse Adenom bzw. Zystadenom. Weitere epitheliale Tumoren sind der Klarzelltumor, der endometroide Tumor, der Brennertumor und undifferenzierte Tumoren.

Alle epithelialen Tumoren können histologisch als benigne, Borderline (niedrigmaligne Verlaufsform) oder maligne (Karzinom) eingestuft werden. Während seröse und muzinöse Tumoren in der Regel benigne Tumorne sind, handelt es sich bei Endometrioid- und Klarzelltumoren fast immer um Karzinome.

Analog zum Ultraschall sind die für eine benigne Verlaufsform charakteristischen morphologischen Kriterien das Erscheinungsbild einer unilokulären Zyste mit dünnen Zystenwänden, wenige und feine Septierungen, und das Fehlen eines papillären Wachstums. **Borderline-Verlaufsformen** weisen dagegen im Vergleich zu den Zystadenomen mehr Gewebewachstum in den Zysten auf (meist papilläres Wachstum) und metastasieren auch. Borderlinetumoren treten öfters bei jungen Patientinnen auf (entgegen dem Altersgipfel der epithelialen Zystadenokarzinome im 6. Lebensjahrzehnt) und unterscheiden sich histologisch von den Karzinomen durch das Fehlen einer stromalen Infiltration. Auch wenn von allen epithelialen Tumoren Borderlineformen beschrieben wurden, handelt es sich fast immer um seröse oder muzinöse epitheliale Tumoren.

Im Vergleich zu den malignen Verlaufsformen haben die Borderlinetumoren eine deutlich bessere 5-Jahres-Überlebensrate zwischen 90 und 94%. Das pathognomonische morphologische Kriterium von epithelialen Tumoren ist der zystische unilokuläre oder multilokuläre Charakter sowie in den malignen Verlaufsformen der Nachweis einer soliden Komponente mit einer möglichen Einschmelzung.

Malignitätskriterien für ovariale Raumforderungen

Im Ultraschall, CT und MRT zeigen sich folgende Kriterien:

- Durchmesser zystischer RF >4 cm
- Zystenwanddicke >3 mm (zystische RF)
- Knotige Zystenwandveränderungen (zystische RF)
- Solide oder vorwiegend solide Tumoranteile
- Nekrosen in soliden Tumoranteilen
- Weitere Kriterien: Aszites, Infiltration anderer Organe, Lymphadenopathie

Epitheliale Tumoren des Ovars: seröse und muzinöse Adenome, Zystadenome und Karzinome

■ **Bildgebung**

Der vorliegende epitheliale Tumortyp (z. B. seröse oder muzinöse Form) kann durch die Bildgebung (Ultraschall, CT, MRT) nicht sicher differenziert werden, wenn es auch im MRT wegweisende Befunde gibt.

Der beste prädiktive Faktor für die **Malignität** eines epithelialen Ovartumors ist der Nachweis von papillärem Tumorgewebe im zystischen Anteil des Tumors, welches in der Regel nach intravenöser Kontrastmittelgabe durch sein Kontrastmittelenhancement gut (besser als auf den nativen Sequenzen) abgegrenzt werden kann und zumindest für eine Borderline- oder sogar eine maligne Verlaufsform spricht. So finden sich im CT und MRT ein papilläres Gewebewachstum in zystischen Ovartumoren nur in knapp 10% der benignen Tumoren, in bis zu 70% der Borderlinetumoren und in bis 40% der malignen Raumforderungen (Jeong et al. 2000, Jung et al. 2002).

Der zweite wichtige prädiktive Faktor ist der Nachweis von solidem, nicht Fett enthaltendem, nicht fibrotischem Gewebe in der zystischen Raumforderung. Weitere Indizien für Malignität sind natürlich der Nachweis einer Infiltration von umgebenden Beckenorganen, der Beckenwand, der Nachweis von peritonealen, omentalen oder mesenterialen Implantationsmetastasen, von Aszites und von pathologisch vergrößerten Lymphknoten.

Benigne epitheliale Tumoren erscheinen im Vergleich zu den Borderline und malignen Formen eher kleiner und ein papilläres Wachstum von Gewebe ist seltener nachweisbar. Die Dicke der Wand der zystischen Raumforderung und die mögliche Darstellung von Septen (möglicherweise verdickt, knotig, Kontrastmittelenhancement) sind weniger verlässliche Indikatoren für Malignität, da sie auch bei anderen Entitäten zur Darstellung kommen, wie Endometrioseherde, Abszesse, peritoneale Zysten und gutartigen Tumoren, wie Zystadenofibromen und muzinösen Zystadenomen.

■ ■ Seröse epitheliale Tumoren des Ovars

Seröse epitheliale Tumoren sind die häufigsten epithelialen Tumoren sowohl hinsichtlich der benignen als auch der malignen Verlaufsformen (■ Abb. 9.10, ■ Abb. 9.11, ■ Abb. 9.12). Da seröse epitheliale Tumoren in erster Linie zystisch imponieren, werden die Begriffe seröses Zystadenom und seröses Zystadenokarzinom verwendet, um sie zu beschreiben. Zystadenome treten häufiger unilokulär zystisch auf, während die malignen Zystadenokarzinome öfters multilokulär auftreten mit soliden Anteilen. Die Signalintensität des Zysteninhalts dieser Tumoren variiert, aber erscheint in der Regel intermediär bis niedrig auf T1-gewichteten Aufnahmen und signalreich auf den T2-gewichteten Aufnahmen. In serösen epithelialen Tumoren werden im Vergleich mit den muzinösen Tumoren öfter Psammonkörper-förmige Verkalkungen nachgewiesen, die im CT wesentlich leichter zu erkennen sind als im MRT.

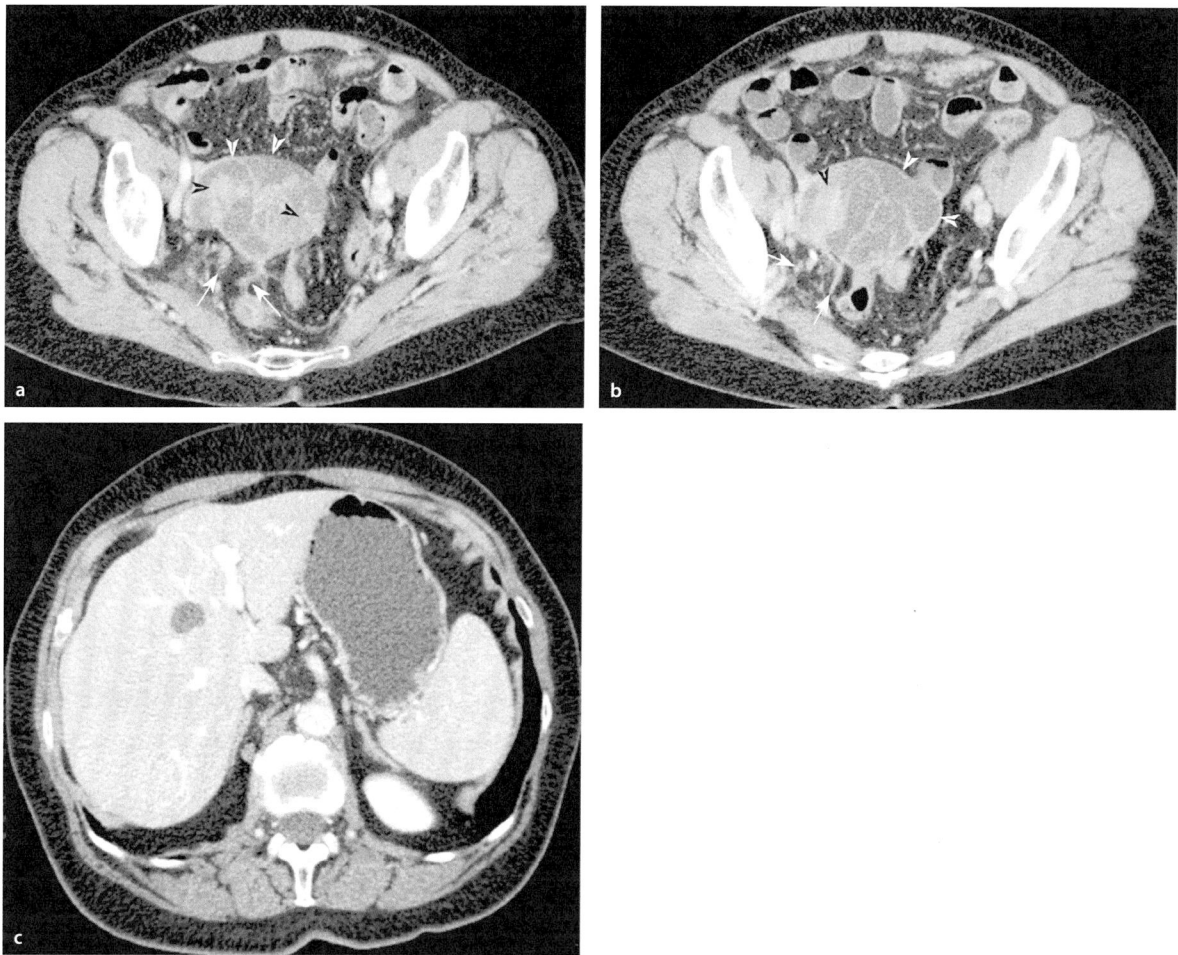

◨ **Abb. 9.10a–c. Rechtsseitiges epitheliales Ovarialkarzinom** (Pfeilspitzen). **a, b** Seröses Zystadenokarzinom, mit einer schon im CT nachweisbaren Peritonealkarzinose (Pfeile), Darstellung im Kontrastmittelverstärkten CT in der portalvenösen Phase. Nebenbefundlich Leberzyste (**c**)

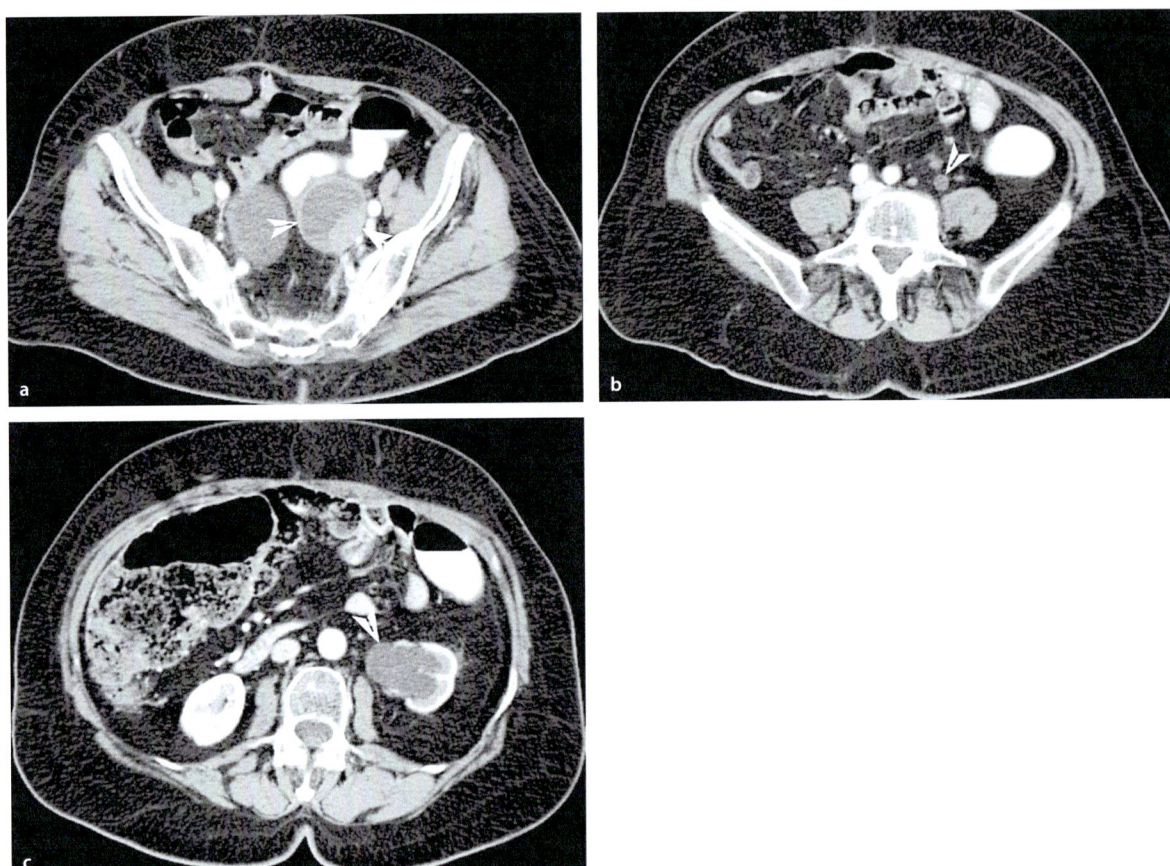

Abb. 9.11a–c. Zystadenokarzinom. Mittelgradig differenziertes seröses Zystadenokarzinom (weiße Pfeilspitze) mit einer im CT noch nicht nachweisbaren Peritonealkarzinose, Darstellung im Kontrastmittel-verstärkten CT in der portalvenösen Phase. Pfeilspitzen in **b** und **c** zeigen den Harnaufstau links

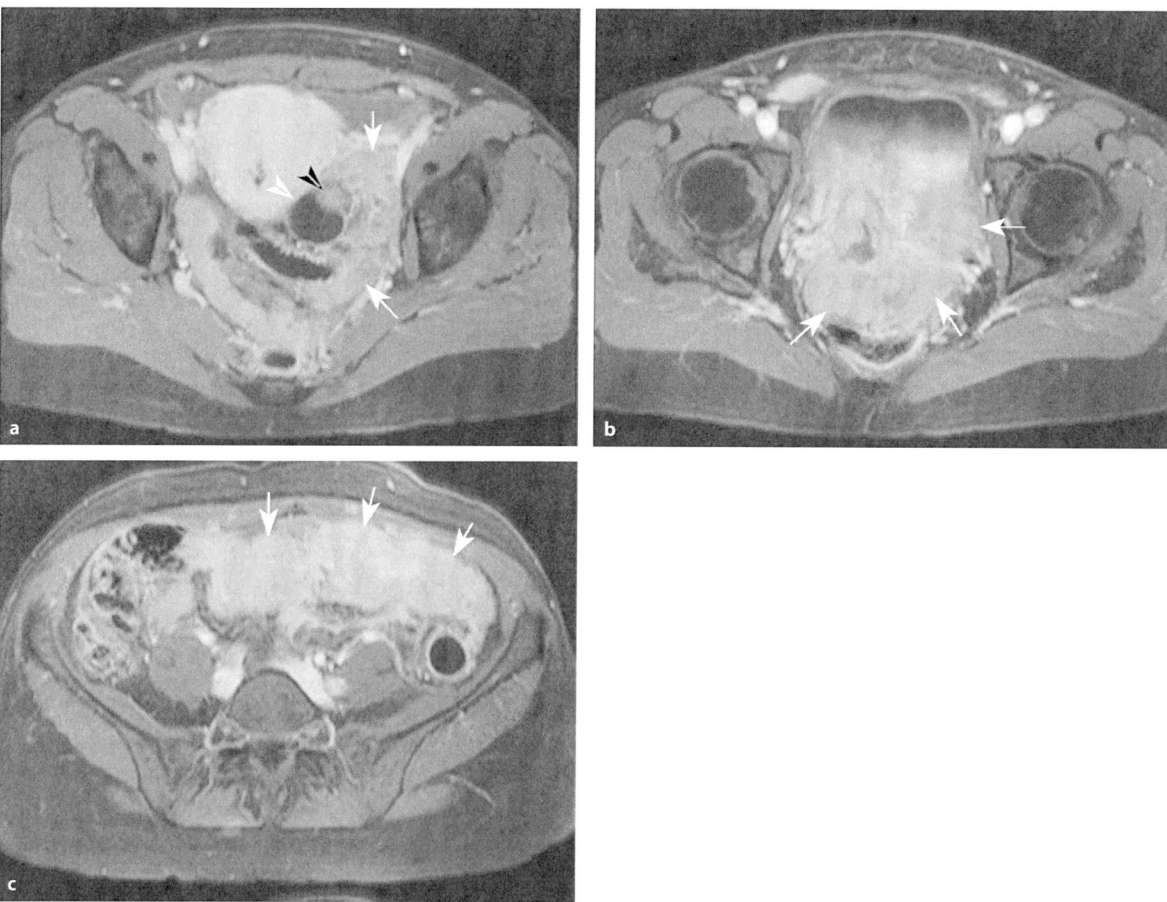

◘ **Abb. 9.12a–c. Zystadenokarzinom.** Gering differenziertes seröses Zystadenokarzinom (schwarze und weiße Pfeilspitze) mit einer sehr ausgeprägten Peritonealkarzinose mesenterial, peritoneal und omental (Pfeilspitzen). Darstellung mittels MRT, axial angefertigte Kontrastmittel-verstärkte T1-gewichtete MRT-Aufnahme

■■ Muzinöse epitheliale Tumoren des Ovars

Muzinöse epitheliale ovariale Tumoren sind weniger häufig als die serösen epithelialen Tumoren (■ Abb. 9.13, ■ Abb. 9.14, ■ Abb. 9.15) und repräsentieren 20% aller ovarialen Tumoren und 10% der malignen ovarialen Tumoren (Jeong et al. 2000, Jung et al. 2002). Auch muzinöse Tumoren erscheinen in der Regel zystisch, sind jedoch im Vergleich zu serösen Tumoren größer und wesentlich häufiger multilokulär aufgebaut (■ Tab. 9.4). Abhängig vom Proteingehalt in den Zysten sowie einer möglichen Einblutung variiert die Signalintensität in den einzelnen zystischen Anteilen muzinöser epithelialer ovarialer Tumoren oftmals. Die Signalintensität dieser zystischen Tumoren ist abhängig vom Muzingehalt. So werden Zysten bzw. tumoröse Raumforderungen mit einem eher wenig viskösen Muzin (viel Wasseranteil) ein niedriges T1-Signal aufweisen als Zysten mit einem visköserem Muzin. In den T2-gewichteten Aufnahmen werden Zysten mit einem wässrigen Muzin eine höhere Signalintensität aufweisen als Zysten mit einem hochviskösem Muzin.

Epitheliale Tumoren des Ovars: Pseudomyxoma peritonei

■ Pathologie und Klinik

Das Pseuomyxoma peritonei entspricht einer intraperitonealen Aussaat (meist nach spontaner Ruptur oder iatrogen induziert durch Punktion oder operativer Eröffnung des primären muzinösen Tumors) eines muzinösen epithelialen Tumors, dessen Ursprung meist die Ovarien (benigner oder maligner muzinöser epithelialer Tumor), des Pankreas (selten) oder des Appendix (Adenom oder Adenokarzinom) sind. Durch seine mögliche räumliche Ausdehnung in der Abdominalhöhle kann es zu abdominalen Beschwerden bis hin zu einem Harnaufstau durch die Obstruktion der Harnleiter bzw. einer unteren venösen Einflussstauung kommen.

■ Bildgebung

Das Pseuomyxoma peritonei zeigt ein typisches Erscheinungsbild als multizystische Masse, charakterisiert durch die Ansammlung von muzinöser Flüssigkeit der peritoneal und retroperitoneal liegenden Raumforderung (■ Abb. 9.16). Analog zu epithelialen muzinösen Tumoren zeigt das Pseuomyxoma peritonei im MRT meist eine hohe Signalintensität auf T2-gewichteten Sequenzen und eine niedrige Signalintensität auf T1-gewichteten Sequenzen.

■ **Tab. 9.4.** Unterschiede seröser und muzinöser epithelialer Ovarialtumoren

Merkmal	Seröse Tumoren	Muzinöse Tumoren
Anteil benigner/ maligner Tumoren	60% benigne 15% Borderline 25% maligne	80% benigne 10–15% Borderline 5–10% maligne
Ausbreitung	Peritonealkarzinomatose	Pseudomyxoma peritonei
Lokalisation	In 20% bilateral	2–5% bilateral
Durchmesser maximal	5–15 cm	15–30 cm
Bildgebende Merkmale	Unilokuläre, dünnwandige, glatt begrenzte Raumforderungen, Psammonkörper-förmige Verkalkungen	Größere, komplexere, multipel septierte, multizystische Raumforderung

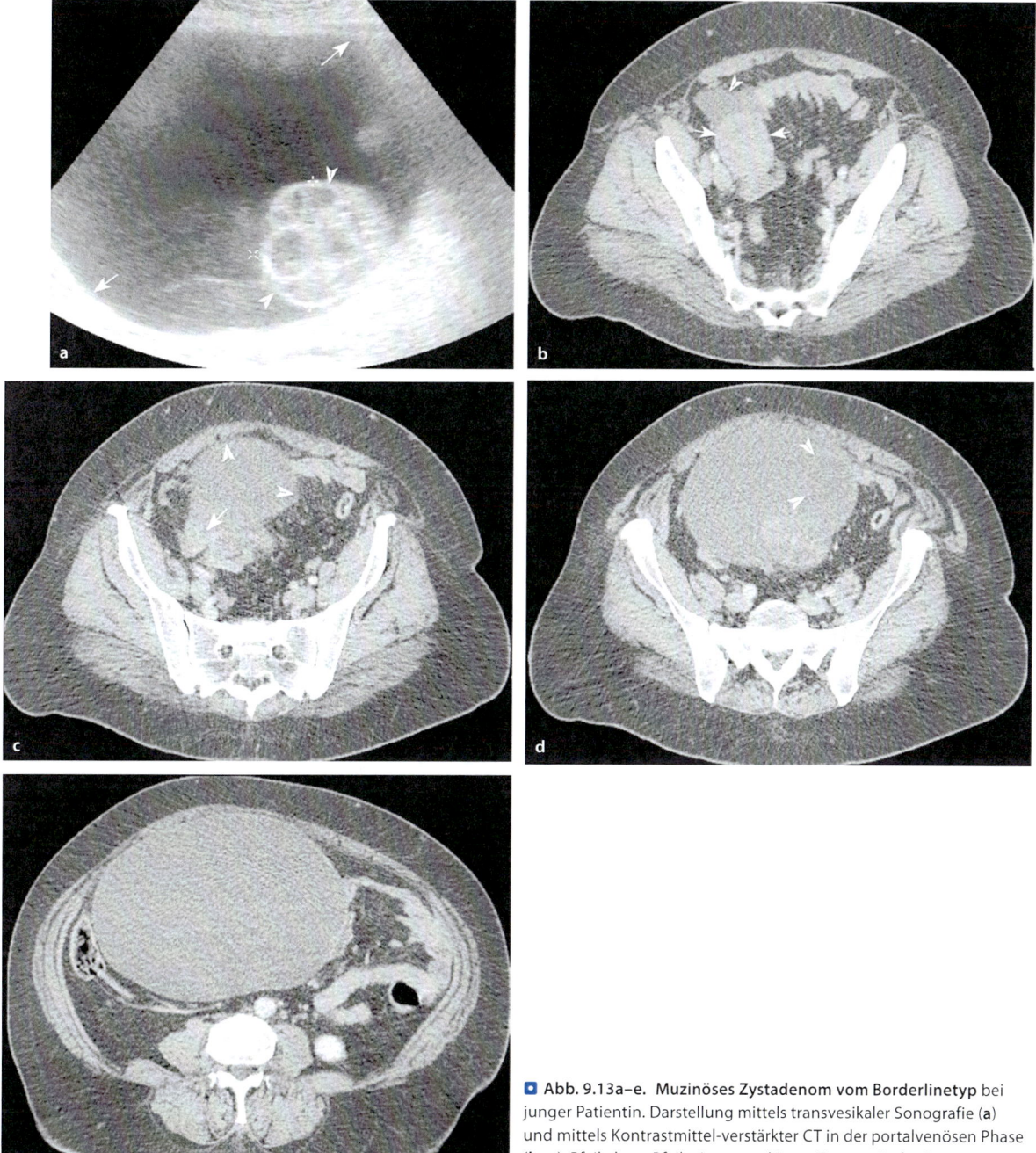

◘ **Abb. 9.13a–e. Muzinöses Zystadenom vom Borderlinetyp** bei junger Patientin. Darstellung mittels transvesikaler Sonografie (**a**) und mittels Kontrastmittel-verstärkter CT in der portalvenösen Phase (**b–e**). Pfeile bzw. Pfeilspitzen markieren Zystenwände, Septen sowie solide erscheinende Anteile

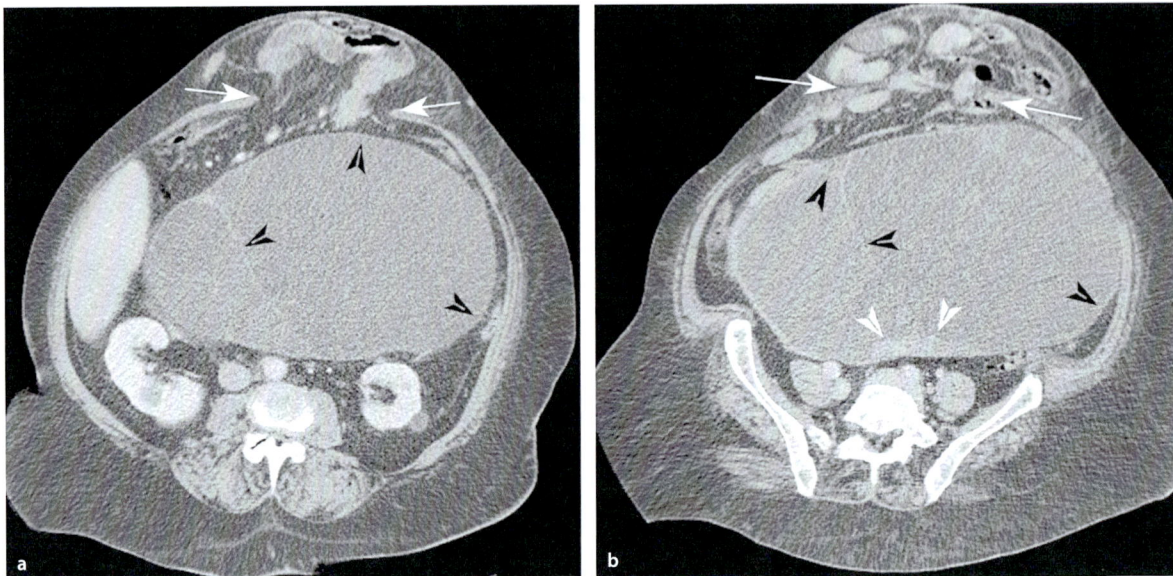

◻ **Abb. 9.14a, b. Muzinöses Zystadenom.** Riesiger, sich bis ins Abdomen erstreckender epithelialer Ovarialtumor: muzinöses Zystadenom, Darstellung der multiplen, nicht verdickten Zystensepten (schwarze Pfeilspitzen) mittels Kontrastmittel-verstärktem CT in der portalvenösen Phase. Weiße Pfeilspitzen markieren nur diskretes Kontrastmittel aufnehmendes Gewebe im Randbereich, nebenbefundlich breite Bauchwandhernie (weiße Pfeile)

◻ **Abb. 9.15. Muzinöses Zystadenokarzinom,** Darstellung mittels transvesikaler Sonografie

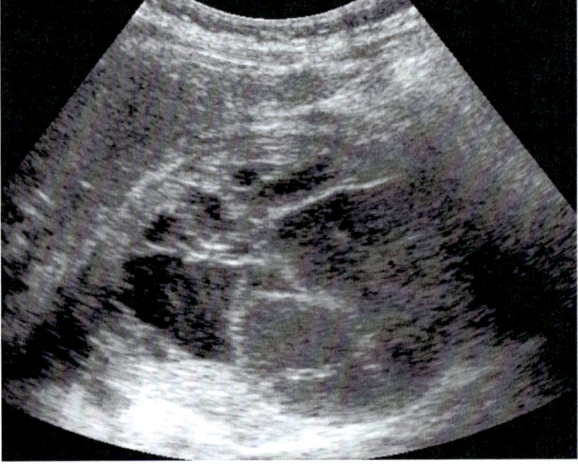

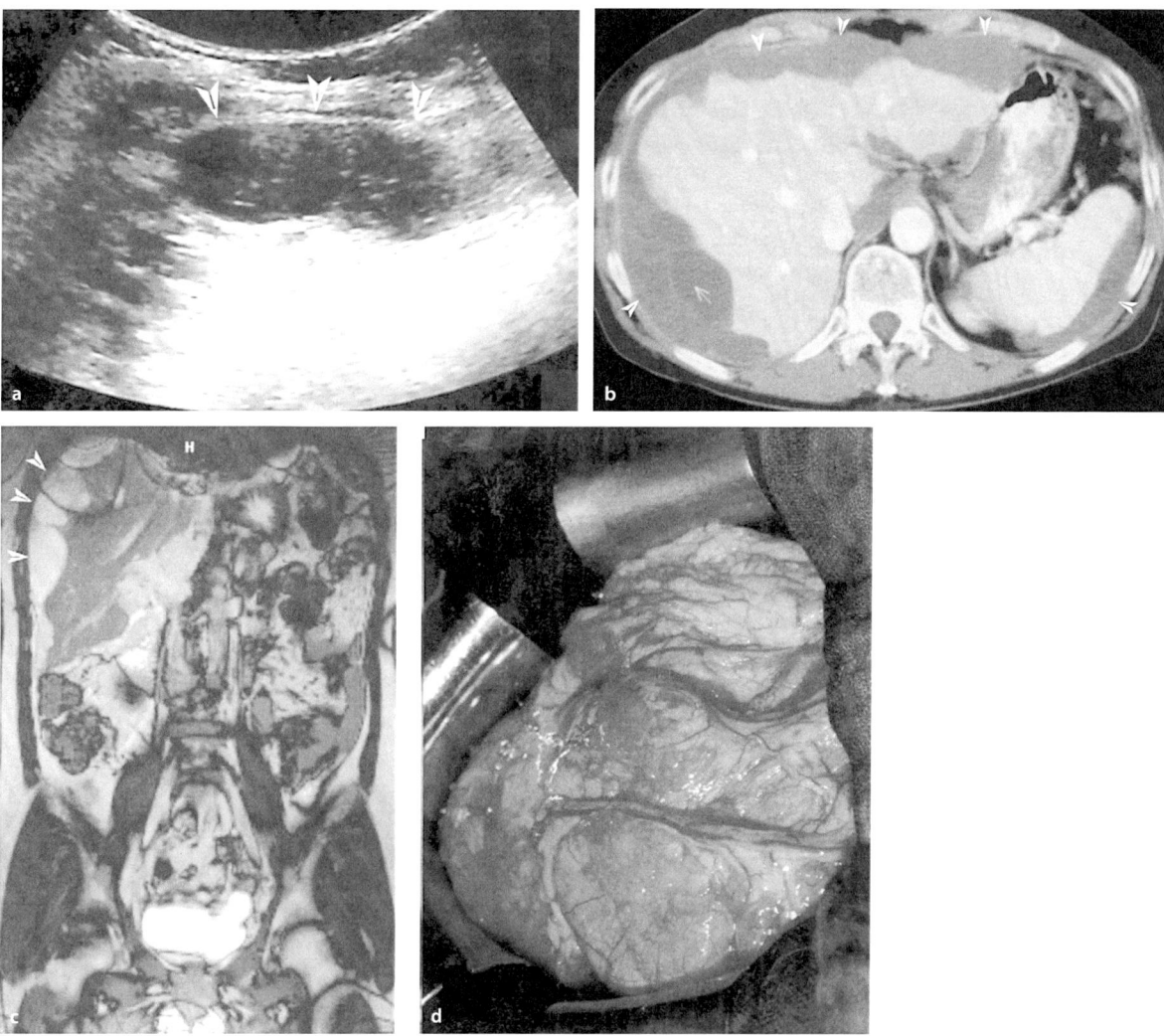

◨ **Abb. 9.16a–d. Pseudomyxoma peritonei. a** Transvesikale Sonografie; **b** Kontrastmittel-verstärktes CT; **c** koronare TrueFisp-Sequenz im MRT; **d** intraoperativer Situs: Pfeilspitzen markieren ein ausgeprägtes Pseudomyxoma peritonei (ursächlich: muzinöses Zystadenokarzinom)

Epitheliale Tumoren des Ovars: Endometroides Karzinom

- ■ **Pathologie**

Beim endometroiden Karzinom handelt es sich um einen fast immer malignen Tumor, der ca. 10–20% aller ovarialen Karzinome repräsentiert (Jeong et al. 2000, Jung et al. 2002). In 15–30% sind endometroide Karzinome (aufgrund ihrer Hormonproduktion) mit einem gleichzeitig bestehenden Endometriumkarzinom oder einer endometrialen Hyperplasie assoziiert. Obwohl es an sich ein seltener Tumor ist, handelt es sich um den häufigsten malignen Tumor, der auf Basis einer Endometriose entsteht (gefolgt vom Klarzelltumor). Ein beidseitiges Auftreten wird beim endometroiden Karzinom in ca. 30–50% der Fälle beobachtet.

- ■ **Bildgebung**

Die Darstellung des endometroiden Karzinoms in der Bildgebung mittels CT oder MRT ist unspezifisch und zeigt meist eine große, überwiegend zystische Masse mit einigen soliden Komponenten.

Epitheliale Tumoren des Ovars: Klarzelltumor

- ■ **Pathologie**

Bei den Klarzelltumoren handelt es sich obligat um maligne Tumoren. Sie umfassen 4–10% aller ovarialen Karzinome. Der Altersgipfel der Patientinnen liegt bei ca. 52 Jahren (Jeong et al. 2000, Jung et al. 2002). Der Klarzelltumor ist häufig assoziiert mit Ausbleiben einer Schwangerschaft, dem Vorliegen einer Endometriose mit Endometrioseherden in den Ovarien (dies ist ein Grund, warum Endometrioseherde mit soliden Komponenten möglichst immer operativ abgeklärt werden sollten).

- ■ **Bildgebung**

In der MRT-Bildgebung stellen sich Klarzelltumoren meist als unilokuläre, große Zysten mit soliden Anteilen dar. Die Zystenwand erscheint gut abgrenzbar, die Signalintensität in T1 variiert von signalarm bis sehr signalreich und signalreich auf den T2-Sequenzen. Die soliden Anteile erscheinen öfter rundlich und sind zahlreich. Der solide Tumoranteil hat in typischer Weise ein intermediäres, signalreiches Erscheinungsbild auf T2-gewichteten Sequenzen und zeigt ein Kontrastmittel-Enhancement.

❶ Diese verschiedenen Bildgebungscharakteristika sind jedoch nicht spezifisch für den Klarzelltumor, sprechen jedoch in Verbindung einer zystischer Raumforderung mit soliden Anteilen zumindest für einen malignen Tumor. Insgesamt ist ein solches Erscheinungsbild aber sehr schwierig gegenüber einem epithelialen Tumor mit einem niedrigen malignen Potenzial (Borderline-Form) oder einem serösen Zystadenokarzinom abzugrenzen, sodass der Klarzelltumor eine wichtige Differenzialdiagnose zu den serösen epithelialen Tumoren darstellt.

- ■ **Therapie**

Klarzelltumoren werden mittels Operation und Chemotherapie behandelt, das 5-Jahres-Überleben der Patienten mit Stadium-1-Erkrankung (in diesem Stadium werden die meisten Patienten diagnostiziert) liegt bei 80–90% (Szklaruk 2003).

Epitheliale Tumoren des Ovars: Brennertumor

■ Pathologie und Klinik

Brennertumoren entsprechen 2–3% aller ovarialen Tumoren und sind nur selten maligne (Jeong et al. 2000, Jung et al. 2002). Alle Brennertumoren bestehen aus Transitionalzellen mit einer dichten Stroma. Meistens handelt es sich um Tumoren <2 cm, die zufällig entdeckt werden, seltener werden sie als palpable Masse oder durch Druckbeschwerden klinisch auffällig. In 30% der Fälle sind Brennertumoren assoziiert mit anderen ovarialen Tumoren.

■ Bildgebung

In der Bildgebung erscheinen Brennertumoren als multilokuläre zystische Masse mit einer soliden Komponente oder als kleine, fast ausschließlich solide Masse, die im CT und MRT mild bis moderat Kontrastmittel aufnimmt. Analog zu den Fibromen erscheint der solide Tumoranteil in T2-gewichteten MRT-Sequenzen (aufgrund des dichten fibrösen Stromagewebes) als signalarm. Brennertumoren weisen in der soliden Komponente oftmals amorphe Kalzifikationen auf, die im CT gut abgegrenzt werden können.

Keimzelltumoren des Ovars

Die Gruppe der Keimzelltumoren ist nach den epithelialen Tumoren die zweithäufigste Gruppe der Ovarialtumoren und umfasst insgesamt 15–20% aller ovarialer Tumoren (Jeong et al. 2000, Jung et al. 2002). Die Keimzelltumoren umfassen die reifen und unreifen Teratome, die Dysgerminome, das Embryonalkarzinom und das Chorionkarzinom. Unter den Keimzelltumoren ist das reife Teratom der einzige benigne Tumor, jedoch stellt das reife Teratom die mit Abstand am häufigsten auftretende Tumorentität in dieser Gruppe dar (>95%). Alle anderen Tumoren unter den Keimzelltumoren sind maligne, repräsentieren aber <5% aller maligner ovarialer Tumoren (Jeong et al. 2000, Jung et al. 2002).

Keimzelltumoren: Teratome

Teratome machen ca. 95% der Keimzelltumoren aus. Teratome treten in mehr als 80% während der reproduktiven Phase auf, dabei kommen 15% der Teratome bilateral vor ((Jeong et al. 2000, Jung et al. 2002). Nur 2% aller Teratome entarten und werden als unreife Teratome bezeichnet. Reife Teratome werden mittels chirurgischer Resektion, unreife Teratome werden zusätzlich chemotherapeutisch behandelt.

Reifes zystisches Teratom

■ Pathologie

Das reife zystische Teratom ist der häufigste Keimzelltumor. Obwohl alle drei Keimblätter in ihm vorkommen, erscheinen die ektodermalen Anteile als dominant, sodass reife zystische Teratome auch als Dermoidzysten bezeichnet werden. Da reife zystische Teratome in der Regel asymptomatisch sind, werden sie oftmals als Zufallsbefunde im Rahmen einer klinischen Untersuchung oder Schnittbilddiagnostik entdeckt.

Makroskopisch sind reife Teratome leicht erkennbar und entsprechen einem zystischen Hohlraum mit einer hautartigen Zystenauskleidung, welcher mit einem gelben, teigartigen, fettreichen Material durchmischt mit Haaren gefüllt ist. Eine einzelne (seltener mehrere) nachweisbare polypoide Formationen (Rokitansky-Knoten; Synonym: Protuberanz) innerhalb des Zystenlumens enthalten Fettanteile. Histologisch dominiert in fast allen Fällen ektodermales Gewebe einschließlich verhornter Epidermis, Talg- und Schweißdrüsen, Haarfollikel und neuroektodermale Elemente. Mesodermale Anteile umfassen die seltener nachweisbare glatte Muskulatur, Knochen, Zähne, Knorpel und Fettgewebe, die meist in der Nähe des Rokitansky-Knoten vorkommen.

■   Bildgebung

Im **Ultraschall** stellt sich das reife Teratom oftmals als eine durch die Verkalkungen schattengebende Raumforderung mit einer teilweisen diffusen bis hohen Echogenität, multiplen Binnenechos und einem möglichen Fettflüssigkeitsspiegel dar. Auch diese Ultraschallcharakteristika überlappen sich mit denen anderer ovarialer Raumforderungen wie bei der Endometriose oder epithelialen Karzinomen.

Das **CT** spielt bei der Diagnose des reifen zystischen Teratoms eine große Rolle, da es die Anwesenheit von Fettgewebe und möglichen Verkalkungen, Knochen oder Zähnen hervorragend darstellt. Insgesamt kann man feststellen, dass die Diagnose eines reifen zystischen Teratoms im CT und MRT gleichrangig gestellt werden kann, wobei die Verkalkungen, Knochen oder Zähne im MRT schlechter erkennbar sind. Das Fettgewebe eines Rokitansky-Knotens wie auch die fettreiche Flüssigkeit in der Zystenhöhle lassen sich gut im CT und MRT darstellen (◧ Abb. 9.17, ◧ Abb. 9.18). Verkalkungen der Zystenwand sind möglich, unruhige Strukturen mit Haar- oder Fettflüssigkeitsanteilen können in einigen zystischen Teratomen identifiziert werden.

> ❶ Ein wichtiger Pitfall bei der Diagnosestellung von Teratomen im CT kann das sehr seltene Fehlen von fettigen Anteilen sein (so genanntes atypisches Teratom) sowie als Differenzialdiagnose das Vorliegen eines Lipoleiomyom des Uterus (eine seltene Variante der Leiomyome).

Die **MRT-Bildgebung** basiert auf den MRT-Charakteristika der drei Anteile des Teratoms. Die fettreiche zystische Flüssigkeit im Teratom stellt sich mit einer hohen Signalintensität auf den T1-gewichteten Aufnahmen und einem intermediären Signal in den T2-gewichteten Aufnahmen dar. Im Teratom finden sich analog zum CT oftmals palmblattartige unruhige Veränderungen (der Rokitanskyknoten, Synonym: Protuberanz), deren solide Anteile ein Kontrastmittelenhancement aufweisen. Die meist an den Rokitansky-Knoten assoziierten Fettgewebeanteile weisen ein hohes Signal in T1- und T2-gewichteten Aufnahmen auf.

Weil Endometriome und reife zystische Teratome beide ein hohes Signal in der T1-Sequenz zeigen, ist die Differenzialdiagnose gegenüber diesen beiden spezifischen Befunden wichtig. So erlaubt die Verwendung von fettsuprimierten Sequenzen den Unterschied von eingebluteten Läsionen (Endometriose) und fettenthaltenden Raumforderungen, die auf einer fettsuprimierten T1-Sequenz dann signalarm erscheinen würden.

Unreifes Teratom

■   Pathologie

Unreife Teratome repräsentieren <1% aller Teratome und enthalten unreifes Gewebe aller drei Keimzellblätter. Es handelt sich um einen Tumor in den ersten beiden Lebensdekaden, welcher sich von den reifen Teratomen durch ausgeprägte solide Tumorkomponenten (oftmals mit Nekrose oder Einblutung) unterscheidet. Das unreife Teratom (im Gegensatz zum reifen Teratom ein maligner Tumor) ist typischerweise größer und zeigt eine »chaotischere« Verteilung an kleinen Einsprengungen von Fett und Verkalkungen.

■   Bildgebung

In der **CT- und MRT-Bildgebung** stellen sich unreife Teratome als eine große, komplexe Masse mit zystischen und soliden Fettanteilen sowie diffus verteilten Verkalkungen dar (so genannte »scattered calcifications«), während dagegen Verkalkungen in reifen Teratome meist gruppiert angeordnet sind. Unreife Teratome können schnell wachsen und im Gegensatz zu den reifen Teratomen weisen sie häufiger die Gefahr einer Kapselruptur auf. Neben dem reifen Teratom enthält lediglich das unreife Teratom als zweite ovariale Raumforderung Fettgewebe, was im CT und MRT die Differenzialdiagnose erlauben kann.

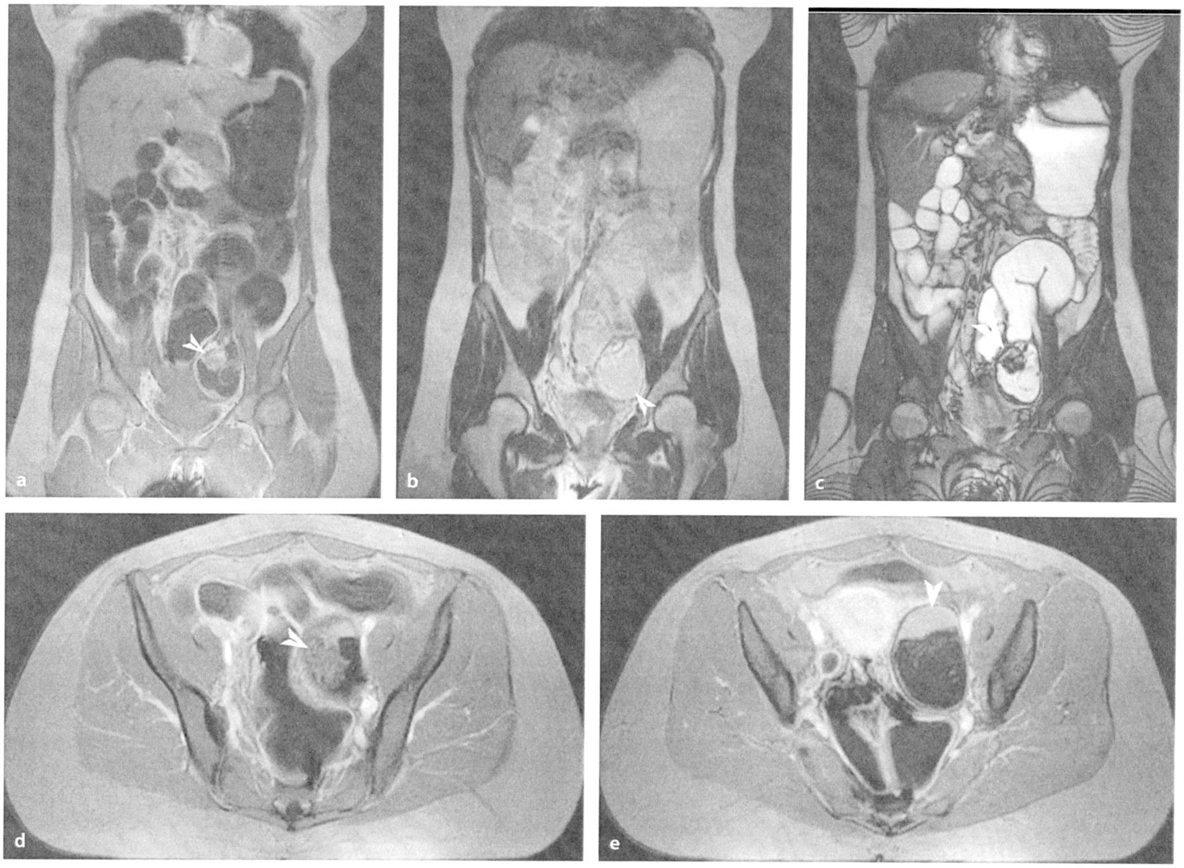

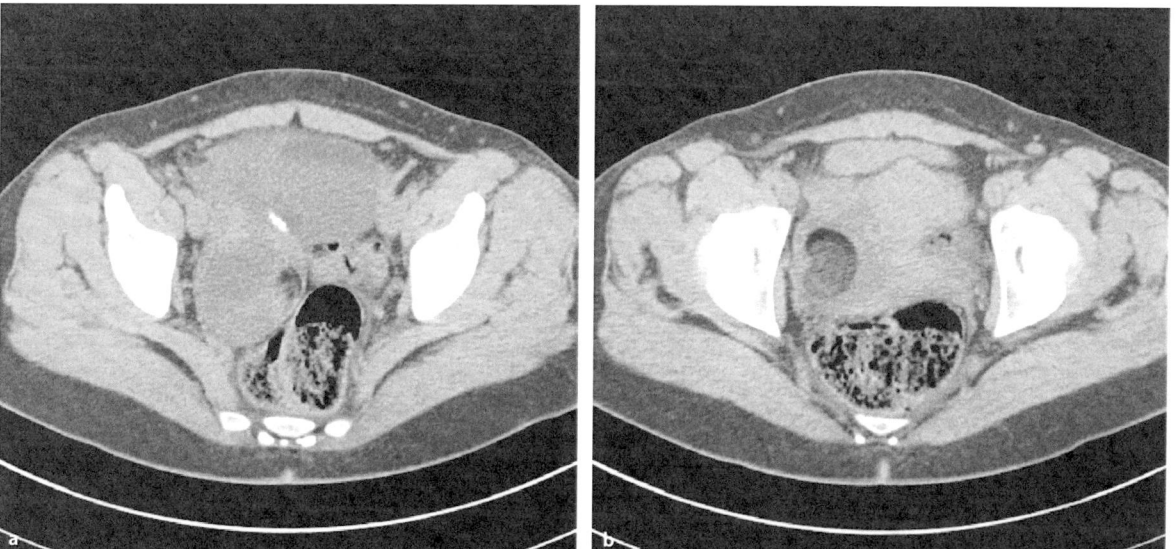

◻ Abb. 9.17a–e. Reifes Teratom. MRT-Wichtungen. **a** Koronare T1-Flash2D-Sequenz, **b** koronare T2-TSE-Sequenz; **c** koronare TrueFisp-Sequenz; **d, e** axiale T1-Wichtung post Kontrastmittelgabe. Pfeilspitzen markieren den Rokitansky-Knoten in einem reifen Teratom (**a, c, d**)

◻ Abb. 9.18a, b. Reifes Teratom. Natives CT bei einer jungen Patientin mit einem akuten Abdomen zeigt zystische Raumforderungen beider Ovarien mit angedeuten Spiegeln (negative HE-Werte in den Zysten). Nachweis von Verkalkungen und von Fettgewebe in beiden Abbildungen. Intraoperativ fanden sich reife Teratome beidseits, rechts nach Stieldrehung

Keimzelltumoren: Dysgerminome

- **Pathologie**

Das Dysgerminom ist ein seltener, ovarialer Tumor, der bei meist jungen Patientinnen auftritt. Er gilt als das weibliche Gegenstück des Seminoms des Hodens beim Mann und ist meist nicht mit einer endokrinen Hormonsekretion assoziert. So kommt es lediglich in 5% der Dysgerminome zu einer Anhebung des Serum-HCG-Levels. Dysgerminome können bilateral auftreten, so findet sich in ca. 10% ein zumindestens mikroskopisch nachweisbarer Tumor im kontralateralen Ovar.

- **Bildgebung**

In der Schnittbildgebung erscheinen die Dysgerminome als multilobulierte, solide Massen mit prominenten fibrovaskulären Septen. Als Resultat einer zentralen Nekrose und Einblutung nimmt ein im CT und MRT oft nachweisbares Zentrum wenig Kontrastmittel auf. Diffus verteilte Verkalkungen kommen in den großen Dysgerminomen öfter vor.

Keimstrangtumoren

Allgemeines

Die Gruppe der Keimstrangtumoren umfasst die Granulosazelltumoren, Fibrome/Theka-Zell-Tumoren, androblastische Tumoren, Leydig-Zell- und Sertoli-Zelltumoren. Die Keimstrangtumoren repräsentieren insgesamt 3–8% aller Tumoren des Ovars und können alle Altersgruppen betreffen (Jeong et al. 2000, Jung et al. 2002). Die häufigsten Tumoren dieser Gruppe sind die Fibrome/Thekome, die Granulosazelltumoren und die Sertoli-Leydig-Zelltumoren. Es handelt sich in der Regel um benigne Tumoren (Fibrothekome, sklerosierende stromale Tumoren), die in der Regel bei der Diagnosestellung auf das Ovar begrenzt sind.

Fibrome, Thekome, Fibrothekome und fibrotische Tumoren

■ Pathologie

Fibrome, Thekome, fibrosierte Thekome und Fibrothekome sind ovariale Tumoren der Keimstrangtumor-Gruppe und stellen wahrscheinlich eine einzige Entität in unterschiedlichen Ausführungen und Verläufen dar. Sie bestehen aus fibrösem Bindegewebe und Thekazellen mit Fetteinschlüssen im Zytoplasma. Die lipidreichen Thekazellen sind verantwortlich für die Östrogenproduktion dieser Tumoren. Reine Fibrome entstehen aus Bündeln von Spindelzellen ohne Thekazellen und unterhalten damit keine Östrogenproduktion. Fibrome und die ähnlich erscheinenden Zystadenofibrome sind nicht miteinander verwandt, denn die Fibrome enthalten keine epitheliale Zellkomponente. Im Gegensatz dazu ist bei den Zystadenofibromen die fibröse Bindegewebskomponente Teil des Tumors, warum sie zur epithelialen Tumorgruppe zu zählen sind.

Fibrome und Thekome kommen sowohl bei prä- als auch bei postmenopausalen Frauen vor. Das Fibrom ist der häufigste Keimstrangtumor (Fibrome umfassen ca. 8% aller ovarialen Raumforderungen) und besteht aus Bündeln spindelförmiger Fibroblasten und Kollagenen.

Fibrome sind in der Regel asymptomatisch und werden meist bei Frauen mittleren Alters z. B. bei einer gynäkologischen Routineuntersuchung entdeckt. Fibrome sind in 40% der Fälle (meist handelt es sich dabei um größere Fibrome) mit Aszites vergesellschaftet und in einem kleineren Prozentsatz der Fälle auch mit Pleuraergüssen (so genanntes Meig's-Syndrom).

■   **Bildgebung**

Fibrome des Ovars sind vom radiologischen Standpunkt aus sehr interessante Tumoren, da sie in der Bildgebung als solide erscheinen und daher gegenüber den meist malignen soliden Tumoren abgegrenzt werden müssen.

Die Darstellung im **Ultraschall** ist variabel, so stellen sich Fibrome meist als homogene echoarme Masse und können sogar eine dorsale Schallabschwächung aufweisen.

Im **CT** erscheinen die Fibrome als diffuse, eher hypodense Raumforderungen mit einem verzögerten Enhancement nach intravenöser Kontrastmittelgabe. Fibrome weisen oftmals Kalzifikationen auf.

Im **MRT** zeigt sich aufgrund des zellulären Aufbaus (Kollagenanteile) eine charakteristische homogen niedrige Signalintensität auf T1-gewichteten Aufnahmen. Die Fibrome erscheinen auf T2-gewichteten Aufnahmen als gut abgrenzbare umschriebene Raumforderungen mit einer ebenfalls niedrigen Signalintensität. Signalreiche Areale auf T2-gewichteten Aufnahmen innerhalb des meist signalarm erscheinenden Fibroms finden sich eher in größeren Fibromen. Diese Signalanhebungen erkären sich durch ödematöse Anteile bzw. aufgrund einer z. B. zystischen Degeneration des Fibroms.

Die fibrotischen soliden Anteile der Fibrothekome, Zystadenofibrome und Leiomyome (◘ Abb. 9.19) stellen sich mit ihrer niedrigen Signalintensität in den T2-gewichteten Aufnahmen analog den Fibromen dar (wie auch differenzialdiagnostisch der solide Brennertumor in die Überlegung miteinbezogen werden sollte).

Die Darstellung von Thekomen ohne eine ausgeprägte Fibrosierung ist ebenfalls sehr ähnlich der von soliden malignen Tumoren. Ein möglicherweise vorhandener Fettanteil in den Thekomen kann jedoch mittels Chemical-Shift-Bildgebung diagnostiziert werden, welche in ähnlicher Weise bei der Beurteilung von Nebennierentumoren verwendet wird.

Zystadenofibrome stellen sich üblicherweise als multilokuläre zystische Massen mit einem soliden fibrotischen Anteil dar. Im Gegensatz zu den serösen und muzinösen Adenokarzinomen treten Zystadenofibrome wesentlich seltener als Borderline oder als maligne Verlaufsform auf.

Differenzialdiagnostisch können auch gestielte subseröse Uterusleiomyome bzw. ligamentäre Leiomyome (im Mutterband) als solide adnexale oder ovariale Raumforderungen erscheinen (besonders im Ultraschall). Leiomyome können jedoch auf T2-gewichteten Aufnahmen (in axialer und sagittaler Schichtführung; eine Sequenz in Fettsuprimierung) im MRT aufgrund ihrer niedrigen Signalintensität gut gegenüber den Ovarien abgegrenzt werden.

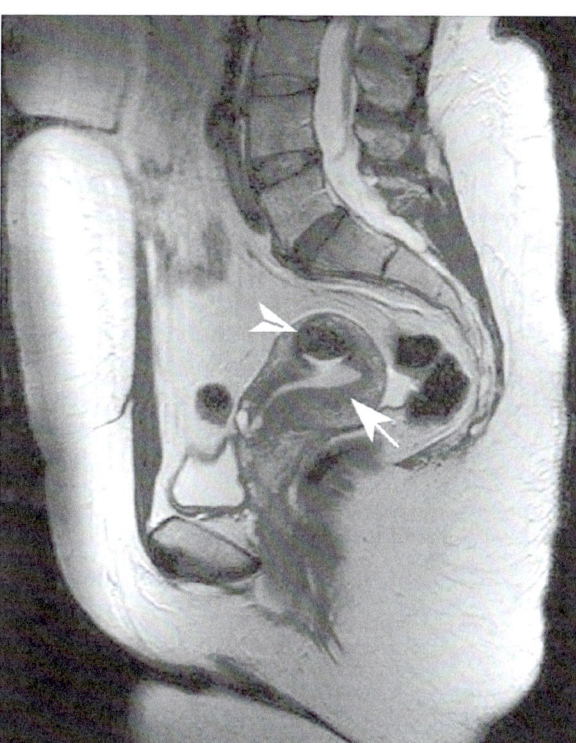

Granulosazelltumor

- ### Pathologie

Der Granulosazelltumor ist der häufigste maligne Keimstrangtumor und auch der häufigste Östrogen produzierende ovariale Tumor überhaupt. Er tritt in der Regel peri- oder postmenopausal auf. Dagegen wird er nur in 5% bei jungen Frauen beobachtet (9, 10). Durch seine Östrogenproduktion kann er zu einer begleitenden endometrialen Hyperplasie mit einer möglichen Verstärkung der Monatsblutungen, einer Entstehung von endometrialen Polypen oder in 3-25% zu einem Endometriumskarzinom führen.

- ### Bildgebung

In der Bildgebung im **CT und MRT** variiert die Darstellung von Granulosazelltumoren weit und reicht von soliden Raumforderungen bis hin zu multilokulären zystischen Raumforderungen. Durch intratumorale Einblutungen, Infarkte oder fibröse Degenerationen der möglichen soliden Anteile entsteht ein besonders im MRT sehr heterogenes Bild. Im Gegensatz zu den serösen und muzinösen epithelialen Tumoren wurde kein papilläres Wachstum in den zystischen Tumoranteilen beschrieben. Zusätzlich kommt eine peritoneale Aussaat wesentlich seltener vor. Die Östrogeneffekte auf den Uterus können zu einer Vergrößerung des Uterus oder einer endometrialen Hyperplasie führen, die im MRT gut erkannt werden können.

Sertoli-Leydig-Zelltumoren

- ### Pathologie

Sertoli-Leydig-Zelltumoren treten häufiger bei jungen Frauen auf (<30 Jahre) und entsprechen einer eher niedrig malignen Tumorentität. Sie repräsentieren ca. 5% aller ovarialer Tumoren und gelten als der häufigste Tumor mit einem virilisierenden Effekt. Dennoch sind lediglich 30% der Sertoli-Leydig-Zelltumoren überhaupt hormonaktiv (Jeong et al. 2000, Jung et al. 2002).

- ### Bildgebung

In der Bildgebung handelt es sich meist um Kontrastmittel aufnehmende solide Massen mit intratumoralen Zysten. Im MRT weist ein mögliches niedriges Signal in der T2-Sequenz auf den Anteil von fibrösem Stromagewebe hin.

Sekundäre (metastatische) Tumoren

Der Dickdarm und der Magen sind die häufigsten Primärtumoren von ovarialen Metastasen, gefolgt von der weiblichen Brust, Lunge und dem gegenseitigen Ovar. Sekundäre (metastatische) Tumoren repräsentieren mit 3–16% aller ovarialer Tumoren einen bedeutenden Teil aller ovarialen Tumoren (Szklaruk 2003). Ovariale Metastasen anderer primärer Tumoren, z. B. des Nierenzellkarzinoms, sind dagegen sehr selten.

Die Unterscheidung zwischen einem primären und einem metastatischen ovarialen Tumor hat große Bedeutung hinsichtlich Behandlung und Prognose für die Patientin. Jedoch ist aufgrund der uncharakteristischen Darstellung der unterschiedlichen Metastasen im Ovar und dem sehr heterogenen Entscheidungsbild primärer ovarialer Tumoren eine Unterscheidung zwischen primären und sekundären Tumoren nur selten möglich.

Einige morphologische Charakteristika finden sich bei den **Kruckenberg-Tumoren**. Dies sind metastatische Tumoren des Ovars, welche muzin-retinierende Siegelringzellen enthalten und meist ihren Ursprung im Gastrointestinaltrakt (primäres Siegelringzellkarzinom des Magens, seltener der weiblichen Brust) haben.

Der meist bilateral auftretende Kruckenberg-Tumor zeigt im MRT ein typisches Erscheinungsbild mit komplexen Massen mit signalarmen soliden Anteilen (stromales Gewebe) sowie intratumorale Hyperintensitäten auf T1- und T2-gewichteten Aufnahmen durch das enthaltene Muzin.

9.4   Zusammenfassung

Durch die morphologische Analyse ovarialer Raumforderungen (Beurteilung: zystisch/ solide, unverdächtige Septen und Zystenwände, solide Anteile mit Nekrose, Kontrastmittelenhancement) kann die Bildgebung die Dignität einzuschätzen helfen. Der Ultraschall stellt weiterhin die primäre Untersuchungsmodalität dar, während das CT aufgrund seiner eingeschränkten Aussagekraft bezüglich der Charakterisierung von Ovarialtumoren v. a. der Ausdehnung der Erkrankung und dem Nachweis einer hämatogenen, peritonealen und lymphogenen Metastasierung dient.

Die Beurteilung von ovarialen Raumforderungen im MRT basiert auf dem Vorhandensein von z. B. Fettgewebe, Septen, zystischen Anteilen mit papillärem Wachstum. Merkmale wie Größe, der Nachweis von Aszites, bilaterales Vorliegen und ein multizystisches Erscheinungsbild werden häufig auch bei benignen Prozessen gesehen. Ovariale Raumforderungen, z. B. reife zystische Teratome, Funktionszysten, Endometriome, Leiomyome und Fibrome, können insbesondere unter Verwendung spezifischer, dafür geeigneter Sequenzen aufgrund ihres Signal- und Dichteverhaltens im MRT oftmals gut voneinander differenziert werden. So erlaubt die Kenntnis der »Key Imaging Features« im MRT oftmals eine spezifische Diagnosestellung, bzw. eine Einengung der Differenzialdiagnosen.

Die genaue Kenntnis des MRT-Erscheinungsbildes der epithelialen Zystadenokarzinome verhindert aber nicht, auf seltene ebenfalls maligne Pitfalls im kleinen Becken hineinzufallen; bei dem in ◻ Abb. 9.20 dargestellten sehr seltenen Tumor ergab dann erst die Histologie die korrekte Diagnose.

»Key Imaging Features«
(Hauth et al. 2004, Hricak et al. 2000, Jeong et al. 2000, Jung et al. 2002, Sklaruk 2003)

1. Nachweis einer überwiegend **zystischen Raumforderung**: Seröse Zystadenome sind sehr häufig unter den epithelialen ovarialen Tumoren und erscheinen uni- oder multizystisch ohne solide Tumoranteile. Differenzialdiagnosen: Physiologische Funktionszysten, atypische Teratome.
2. Differenzialdiagnose **muzinöser und seröser epithelialer Tumoren**: Muzinöse Zystadenome sind im Vergleich zu den serösen Zystadenomen wesentlich seltener, im Vergleich dazu meist größer und multizystischer.
3. Unterscheidung **Benignität und Malignität bei zystischen epithelialen Tumoren**: Für Malignität sprechen Zysten mit einer verdickten irregulären Wand, verdickte Septen, papilläres Wachstum in den Zysten, solide Anteile in den Zysten mit einer möglichen Nekrose der soliden Anteile.
4. Solide ovariale Tumoren mit einem **niedrigen T2-Signal** umfassen v. a.: Fibrome, Zystadenofibrome, Brennertumor und z. T. Fibrothekome.
5. Ovariale Tumoren mit **soliden Tumoranteilen, die stark Kontrastmittel aufnehmen**, umfassen: die seltenen Stromatumoren, Sertoli-Leydig-Tumor und Zystadenofibrome.
6. Große, überwiegend solide Tumoren mit oftmals auffälligen prominenten **fibrovaskulären Septen** bei jüngeren Patientinnen (2. und 3. Lebensjahrzehnt): Dysgerminome.
7. **Fettnachweis** in Tumoren ist hochspezifisch für reife Teratome.
8. **Verkalkungen** in ovarialen Tumoren sprechen für: seröse epitheliale Tumoren, Fibrothekome, Teratome und Brennertumor.
9. Treten **ovariale Tumoren beidseits** auf, spricht dies für: sekundäre (metastatische) Tumoren, seröse epitheliale Tumoren, endometrioide Karzinome.
10. Die häufigsten malignen Tumoren auf Basis einer Endometriose sind die endometroiden Karzinome.

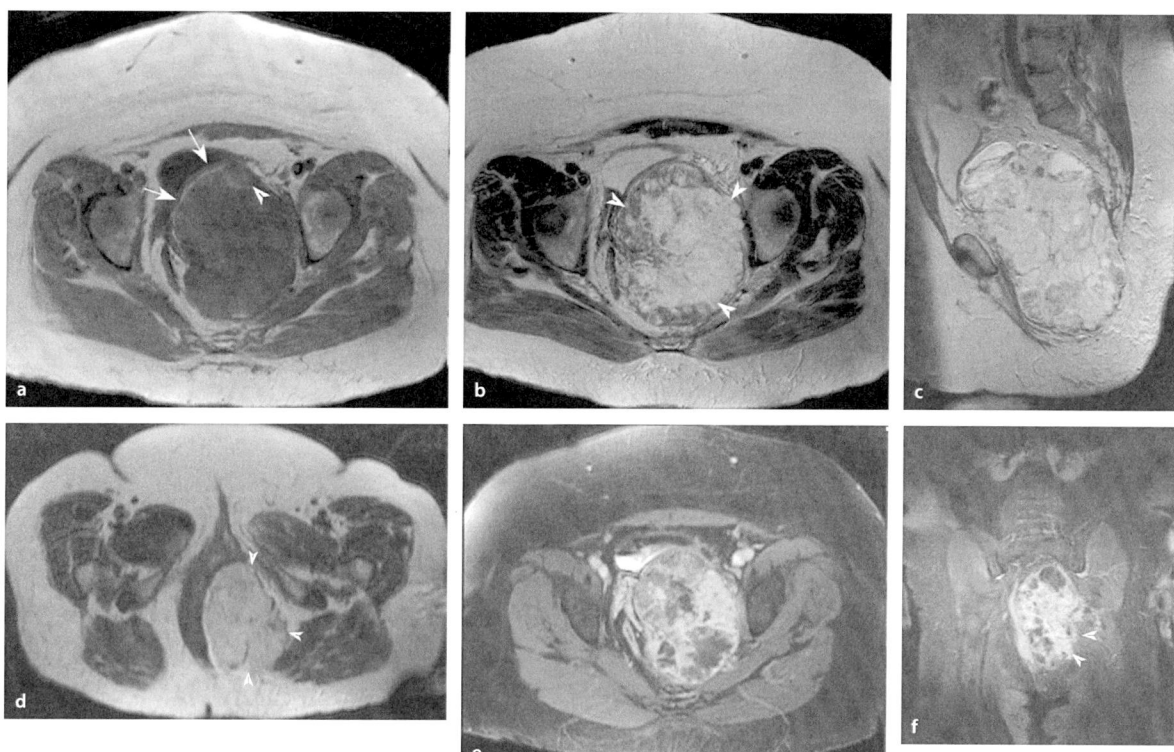

☐ **Abb. 9.20a–f.** Kriterien für Malignität, handelt es sich um einen Ovartumor? MRT-Sequenzen: **a, b** Axiale T1-, axiale T2-512 Matrix. **c** Sagittale T2-Wichtung 512 Matrix. **d** Axiale T2-TSE-Sequenz. **e, f** Axiale und koronare T1-Wichtung nach Kontrastmittelgabe. Inhomogen Kontrastmittel aufnehmende große Raumforderung (Pfeilspitzen) linksbetont im kleinen Becken mit Verdrängung der Harnblase und Rektum ohne sicheren Infiltrationsnachweis, das linke Ovar ist nicht abgrenzbar. Infiltration des M. obturatorius internus und M. glutaeus maximus links sowie Verdacht auf Infiltration des linksseitigen knöchernen Beckens: Histopathologisch zwar ein maligner Tumor, aber nicht vom linken Ovar ausgehend, sondern ein extraskelettales myxoides Chondrosarkom

■ **Literatur**

Bazot M, Darai E, Clement de Givry S, et al. Fast breath-hold T2-weighted MR imaging reduces interobserver variability in the diagnosis of adenomyosis. AJR Am J Roentgenol 2003;180(5):1291-1296

Dohke M, Watanabe Y, Okumura A, et al. Comprehensive MR imaging of acute gynecologic diseases. Radiographics 2000;20(6):1551-1566

Forstner R, Hricak H, Occhipinti KA, et al. Ovarian cancer: staging with CT and MR imaging. Radiology 1995;197(3):619-626

Friedman H, Vogelzang RL, Mendelson EB, et al. Endometriosis detection by US with laparoscopic correlation. Radiology 1985;157(1):217-220

Gougoutas CA, Siegelman ES, Hunt J, et al. Pelvic endometriosis: various manifestations and MR imaging findings. AJR Am J Roentgenol 2000;175(2):353-358

Hauth EA, Stattaus J, Debatin JF, et al. Magnetic resonance imaging in the diagnosis of benign and malignant pelvic tumors. Rofo 2004;176(6):817-828

Hricak H, Chen M, Coakley FV, et al. Complex adnexal masses: detection and characterization with MR imaging – multivariate analysis. Radiology 2000;214(1):39-46

Jeong YY, Outwater EK and Kang HK. Imaging evaluation of ovarian masses. Radiographics 2000;20(5):1445-1470

Jung SE, Lee JM, Rha SE, et al. CT and MR imaging of ovarian tumors with emphasis on differential diagnosis. Radiographics 2002;22(6):1305-1325

Kurtz AB, Tsimikas JV, Tempany CM, et al. Diagnosis and staging of ovarian cancer: comparative values of Doppler and conventional US, CT, and MR imaging correlated with surgery and histopathologic analysis--report of the Radiology Diagnostic Oncology Group. Radiology 1999;212(1):19-27

Meyer JI, Kennedy AW, Friedman R, et al. Ovarian carcinoma: value of CT in predicting success of debulking surgery. AJR Am J Roentgenol 1995;165(4):875-878

Siegelman ES and Outwater EK. Tissue characterization in the female pelvis by means of MR imaging. Radiology 1999;212(1):5-18

Szklaruk J, Tamm EP, Choi H, et al. MR imaging of common and uncommon large pelvic masses. Radiographics 2003;23(2):403-424

Zanardi R, Del Frate C, Zuiani C, et al. Staging of pelvic endometriosis based on MRI findings versus laparoscopic classification according to the American Fertility Society. Abdom Imaging 2003;28(5):733-742

Vagina, Vulva

C. Alt, G. Gebauer

10.1   Methoden zur Diagnostik

Tumoren der Vulva und der Vagina sind insgesamt selten. Neben der **Sonografie** kann die radiologische Diagnostik mittels **MRT** bei einem Tumorleiden wichtige Zusatzinformationen liefern (Umgebungsinfiltration, Aszites, Lymphknotenmetastasen iliakal und retroperitoneal, Fernmetastasen) und die gynäkologische Inspektion und Palpation sinnvoll ergänzen.

In der **MRT** sind die Strukturen im kleinen Becken in der T1w besonders gut vom umgebenden Fettgewebe differenzieren, der strukturelle Aufbau der Beckenorgane und die Differenzierung zu umgebendem Gewebe sind am besten in der T2w zu erkennen. Physiologischerweise ist die Vagina kollabiert, daher empfiehlt sich zur besseren Differenzierbarkeit des vorderen und hinteren Scheidenblatts die Instillation von sterilem Ultraschallgel.

Dünnschichtige hochaufgelöste (hohe Matrix) T2w-Sequenzen mit kleinem Field of view (FOV) werden zur Diagnostik von Pathologien der Vulva und der Vagina herangezogen, bevorzugt in sagittaler und transversaler Schichtführung. Kontrastmittel-gestützte dynamische Sequenzen in sagittaler Schichtführung sowie eine transversale post-KM-Sequenz erweitern das diagnostische Spektrum.

Besonders zur Differenzierung eines Rezidivs gegenüber narbigen Veränderungen ist die Kontrastmittelgabe hilfreich.

Kongenitale Anomalien von Vulva und Vagina werden häufig schon in den U-Untersuchungen im Kindesalter detektiert und können mittels radiologischer Diagnostik (**Ultraschall, Miktionszysturethrografie, MRT**) verifiziert und veranschaulicht werden.

10.2   Anatomie und Normvarianten

10.2.1 Anatomie

Vagina

Die Vagina ist schlauchartig und liegt zwischen Harnblase bzw. Harnröhre und Rektum. Der Vaginaleingang (Introitus vaginae) wird vom Hymen umrandet. Die Portio vaginalis cervicis des Uterus bildet das vordere, das hintere sowie das seitliche Scheidengewölbe. Das paravaginale Gewebe wird als Parakolpium bezeichnet. In enger Nachbarschaft zur Vagina liegen: oberhalb des seitlichen Scheidengewölbes die Parametrien und im unteren Drittel der M. levator ani und das Diaphragma urogenitale.

Die Vagina wird deskriptiv in drei Bereiche eingeteilt:
- Das obere Drittel grenzt direkt an die Portio an.
- Das mittlere Drittel befindet sich in Höhe der Blasenhinterwand.
- Das untere Drittel hat nach ventral eine enge Lagebeziehung zur ringförmigen Urethra und nach dorsal zur rektovaginalen Faszie.

Vulva

Die Vulva bezeichnet das äußere Genitale und erstreckt sich vom Mons pubis über den Scheidenvorhof (Mündung von Urethra und Vagina) und die großen und kleinen Schamlippen bis zum Damm (◘ Abb. 10.1).

In der **Organogenese** bilden sich beim weiblichen Embryo ab der 12. Entwicklungswoche aus den distalen Anteilen der Müller-Gänge die Tuben, aus dem kaudalen Anteil der beiden verschmolzenen Müller-Gänge der Uterus und die oberen zwei Drittel der Vagina. Das untere Drittel der Vagina entsteht aus der Vaginalplatte, die distal an den Sinus urogenitalis angrenzt. Aus dem Sinus urogenitalis entwickeln sich die paraurethralen Drüsen (Bartholin-Drüsen), die Klitoris und die großen und kleinen Schamlippen. Die Grenze zwischen Vaginalplatte und Sinus urogenitalis bildet das epitheliale Hymen.

10.2.2 Normvarianten

Synechie der kleinen Labien

Eine Synechie der kleinen Labien bezeichnet eine Verklebung bzw. Verwachsung der kleinen Schamlippen. Wird diese Verklebung im Kleinkindesalter (häufig bei der U4/U5) entdeckt, kann sie als Vaginalaplasie oder als Vaginalverschluss fehlgedeutet werden. Die Miktion ist fast immer möglich. Ist die Harnröhrenöffnung verlegt, können Miktionsstörungen bis zum Harnverhalt und ein urethrovaginaler Reflux resultieren.

Die **Therapie** besteht in der Applikation einer östriolhaltigen Creme über mehrere Wochen, worauf sich die Synechie häufig von selbst löst. Ein vorsichtiges Auseinanderziehen der Labien oder eine mechanische Lösung mittels einer Sonde ist je nach Ausprägung unterstützend möglich. Die regelmäßige Entfernung des übel riechenden Smegmas zur Rezidivprophylaxe ist von großer Bedeutung. Gegebenenfalls ist eine operative Korrektur erforderlich.

Wird die Labiensynechie erst in der Pubertät entdeckt, ist üblicherweise eine operative Eröffnung nötig, die als Therapie im Kleinkindesalter obsolet wäre.

Labienhyperplasie

Bei dieser Normvariante sind die kleinen und/oder großen Schamlippen vergrößert. Die Hyperplasie manifestiert sich in der Pubertät. Eine chirurgische Resektion mittels Laser wird erst nach Eintritt der Menarche bei einer ausgeprägten Hyperplasie in Erwägung gezogen.

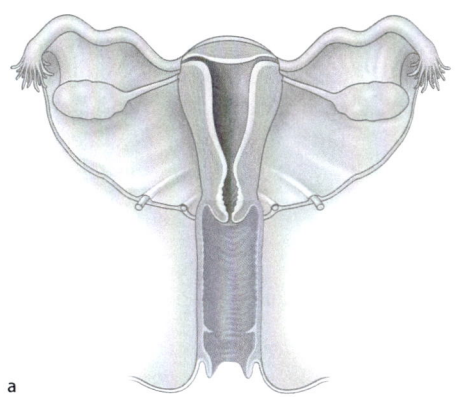

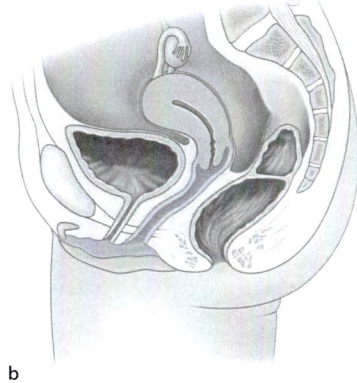

a

b

■ **Abb. 10.1. Beckenorgane.**
Schematische Darstellung
Lagebeziehung von Vulva und
Vagina zu den angrenzenden
Beckenorganen

Pseudohymenalatresie

Das Hymen kann in unterschiedlicher Weise konfiguriert sein und eine Hymenalatresie vortäuschen. Es kann ringförmig, halbmondförmig, gezahnt oder septiert sein und dadurch den Abfluss von Scheidensekret oder Menstrualblut behindern. Sollte eine operative Korrektur nötig sein, sollte diese erst in der Pubertät unter ausreichender Östrogenisierung erfolgen.

Pseudoklitorishypertrophie

Bei dieser Normvariante ist nicht die Klitoris selbst vergrößert, sondern imponiert nur größer aufgrund des fehlenden Unterhautfettgewebes der angrenzenden großen Labien.

❗ Die echte Klitorishypertrophie weist einen vergrößerten Klitorisschaft auf und kann Ausdruck einer Hyperandrogenämie sein, wie sie beim adrenogenitalen Syndrom (AGS) zu finden ist.

10.3   Angeborene Fehlbildungen und weitere pathologische Befunde

10.3.1 Angeborene Fehlbildungen

Allgemeines

Kongenitale Anomalien der Vagina entstehen durch Entwicklungsstörungen der beiden Müller-Gänge, bedingt durch Gendefekte oder exogene Noxen. Durch die Lagebeziehung und die enge embryologische Entwicklung zwischen Genitaltrakt und Harntrakt betreffen diese Genitalfehlbildungen häufig beide Systeme. Diagnostiziert werden sie häufig schon in den U-Untersuchungen. Nach einer auffälligen klinischen Inspektion kann mittels transabdominellem Ultraschall, unter Durchleuchtung nach retrograder Kontrastmittelfüllung oder im MRT die Fehlbildung detektiert werden. Die CT-Untersuchung ist nicht indiziert.

Hymenalatresie

- **Pathogenese und Klinik**

Das Hymen trennt den Sinus urogenitalis von der Vaginalanlage aus den Müller-Gängen. Normalerweise wird das Epithel des Hymens in der Entwicklung perforiert. Wenn dies ausbleibt, wandelt sich das Hymenalepithel in Bindegewebe um und führt dann zur Hymenalatresie. Sie stellt die häufigste angeborene Fehlbildung bei normaler Anlage von Uterus und Vagina dar (Inzidenz 1:1000 weibliche Neugeborene). Im Säuglingsalter kommt es zu Schleimretention (Mukokolpos), nach der ersten Regelblutung resultieren mit der Zeit ein Hämatokolpos (Blutansammlung in der Scheide), eine Hämatometra (Blutansammlung im Uterus) und ggf. auch eine Hämatosalpinx (Blutansammlung in der Tube), da die Blutung nicht nach außen abfließen kann (◘ Abb. 10.2, ◘ Abb. 10.3, ◘ Abb. 10.4). Bei größeren Blutansammlungen ist das Hymen gespannt und nach außen gewölbt und das dahinter gestaute Blut schimmert bläulich durch. Neben monatlich auftretenden kolikartigen Beschwerden kann das Beschwerdebild dem eines akuten Abdomens gleichen.

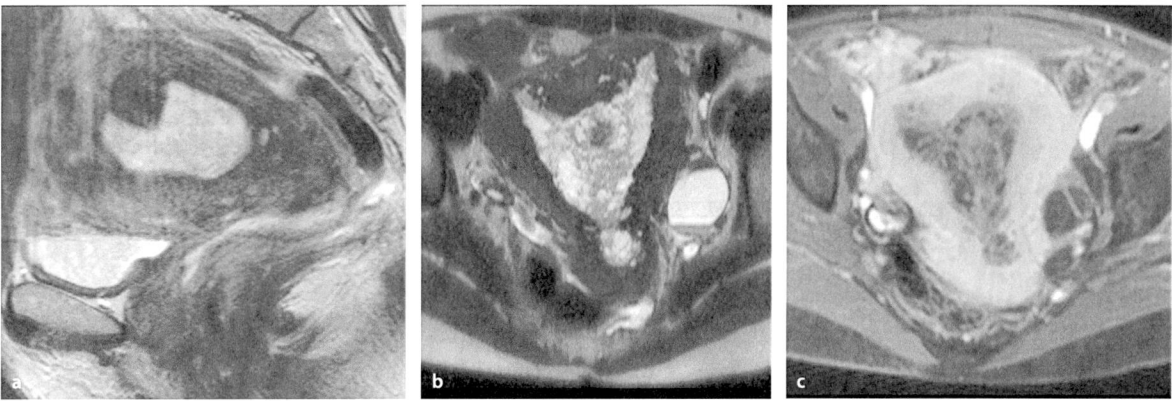

◘ **Abb. 10.2. Patientin mit Hymenalatresie.** Das Cavum uteri ist flüssigkeitsgefüllt mit eingebluteten Anteilen (Mitte, rechts). Links nachweisbare Ovarialzyste mit Blut-Flüssigkeitsspiegel (Mitte). Submuköses in der T2w hypointenses Myom am Dach des Cavum uteri (links)

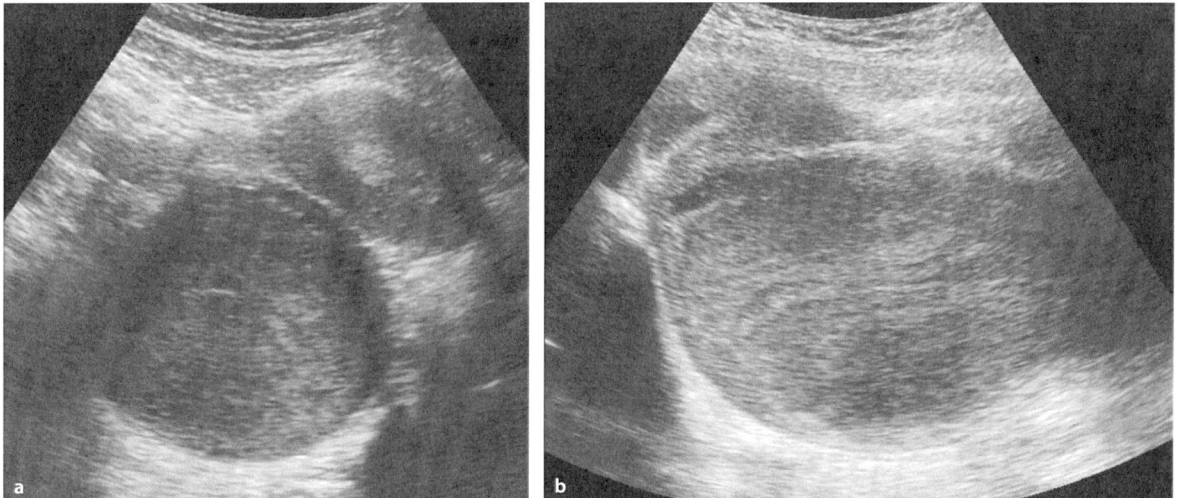

◘ **Abb. 10.3a, b. Hämatokolpos bei Hymenalatresie.** im Ultraschall Nachweis einer inhomogenen Raumforderung mit einer soliden Echogenität in Lagebeziehung zur Blase und zum Uterus, entsprechend einer Blutansammlung in der Vagina bei unauffälliger Darstellung des Uterus (**a**: transversal, **b**: longitudinal)

■ **Bildgebung**

Die Ausdehnung des Hämatoms kann ausreichend im Ultraschall bestimmt werden, eine Schnittbildgebung ist für die Diagnostik nicht nötig.

■ **Therapie**

Die operative Eröffnung der Hymenalplatte mit x-förmiger Inzision ist Therapiemethode der Wahl. Um einer möglichen darauffolgenden Introitusstenose vorzubeugen, wird die Mukosa der Vagina mit resorbierbaren Fäden an die Introitushaut fixiert.

Vaginalaplasie

Bei der **kompletten Vaginalaplasie** verschmelzen die beiden Müller-Gänge nicht miteinander. Es kann sich keine Vagina ausbilden, ein Uterus ist meist nur rudimentär angelegt. Klinisch fallen die Patientinnen mit einer primären Amenorrhoe auf, häufig jedoch ohne begleitende zyklische Unterbauchbeschwerden, da die Vaginalaplasie häufig mit einer Uterusaplasie vergesellschaftet ist (s. Mayer-Rokitansky-Küster-Hauser-Syndrom). Es besteht eine lebenslange Infertilität und die Unfähigkeit der vaginalen Kohabitation.

Es stehen mehrere Therapiemöglichkeiten zur Verfügung, eine operative Methode besteht in der laparoskopisch-assistierten Anlage einer Neovagina durch Dehnung des Vaginalgrübchens mittels Steckgliedphantom, an dessen Ende zwei Fäden nach intraabdominell und dann zur Bauchdecke geführt und befestigt werden, um eine Zugspannung aufzubauen (Methode nach Vecchietti). Nach der primären Dehnung muss im Anschluss für einige Monate ein mit östrogenhaltiger Salbe beschichtetes Scheidenphantom getragen werden.

Bei der **partiellen Vaginalaplasie** unterbleibt nach der Verschmelzung der beiden Müller-Gänge die Kanalisierung. Es ist nur das kraniale Drittel der Vagina vorhanden, der Uterus ist meist regelrecht ausgebildet. Die Therapieoption ist die gleiche wie bei der kompletten Vaginalaplasie (s. oben).

Uterovaginale Agenesie (Mayer-Rokitansky-Küster-Hauser-Syndrom)

■ **Pathogenese und Klinik**

Die uterovaginale Agenesie entsteht durch eine ausbleibende oder gestörte Differenzierung der beiden Müller-Gänge. Es resultieren rudimentäre Tuben, ein rudimentär ausgebildeter Uterus und eine Vaginalaplasie. Die Ovarien sind beidseits normal angelegt und haben eine regelrechte Funktion, das äußere Genitale entwickelt sich somit regelrecht weiblich. Die Inzidenz dieser autosomal vererbten Hemmungsfehlbildung liegt bei 1:4000 der weiblichen Neugeborenen.

Symptomatisch werden die betroffenen Mädchen/Frauen mit einer primären Amenorrhoe und Problemen/Beschwerden bei der Kohabitation.

■ **Bildgebung**

Mittels **Ultraschall** des Beckens und der Nieren (gehäuft Hufeisenniere) kann die Diagnose gesichert werden, eine Schnittbildgebung kann weiteren Aufschluss über die genaue Ausprägung geben. Zusätzlich werden häufig Skelettfehlbildungen beobachtet (HWS-Wirbelkörperverschmelzung, rudimentäre Wirbelkörperanlage). Das **MRT** ist dem CT vorzuziehen. Eine diagnostische Laparoskopie sollte nur erfolgen, wenn alle nichtinvasiven Methoden keine sichere Aussage treffen können.

Therapeutisch kann durch konsequente Dehnung des Recessus vaginalis die Anlage einer Neovagina erreicht werden.

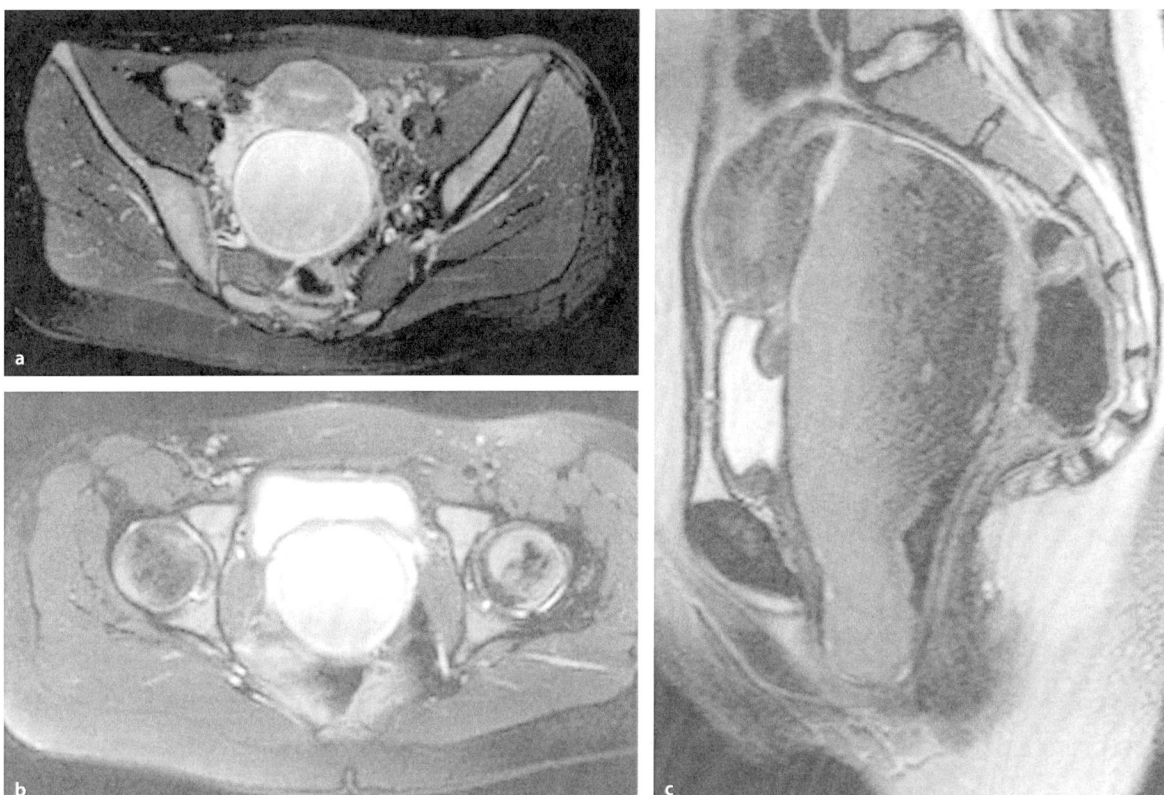

■ **Abb. 10.4a–c. Hämatokolpos bei Hymenalatresie.** Im MRT zeigt sich in der sagittalen Schichtführung eine durch aufgestautes Blut aufgespannte Vagina, der Uterus ist anteflektiert mit regelrechtem Lumen, die Harnblase und das Rektum sind verdrängt (**c**). In der transversalen Schichtebene imponiert die Vagina als rundliche Raumforderung zwischen Uterus bzw. Blase und Rektum (**a, b**)

Vaginalseptum (inkomplett <50% oder komplett)

Die Vagina kann durch ein persistierendes medianes Septum, welches in der Organogenese primär durch die Verschmelzung der beiden Müller-Gänge entstanden ist, partiell oder in der ganzen Länge geteilt sein. Das Septum verläuft zumeist längs oder quer, kann aber auch ringförmig oder spangenförmig ausgebildet sein. Häufig ist das obere Drittel der Vagina betroffen. Zunächst meist asymptomatisch, kann das Einführen eines Tampons oder der Geschlechtsverkehr v. a. bei einem längs verlaufenden Septum problematisch sein. Ein quer verlaufendes obstruierendes oder ein tief sitzendes längs verlaufendes Septum können mit Symptomen eines Hämatokolpos, einer Hämatometra oder auch eines Hydromukokolpos einhergehen.

Die Diagnostik erfolgt klinisch, meist schon in den U-Untersuchungen im Kindesalter. Therapie der Wahl ist die Resektion des Septums.

Introitusstenose

Eine Introitusstenose ist häufig Folge von geburtshilflichen Verletzungen oder vaginalen Operationen mit Narbenbildung, Entzündungen oder Verätzungen. Auch durch strahlentherapeutisch oder operativ bedingte Gewebeschrumpfungen kann eine Stenose entstehen. In seltenen Fällen ist sie angeboren. Auch ein kräftig entwickeltes Hymen bzw. eine Hymenalatresie kann eine Stenose des Introitus vaginae bedingen.

Die Diagnostik erfolgt klinisch. Therapie der Wahl ist die Bougierung. Ist sie nicht erfolgreich, wird operativ mittels Inzision und Lappenplastik oder Z-Plastik korrigiert.

Sinus urogenitalis

■ Pathogenese und Klinik

Embryologisch entwickeln sich die Harnröhre und die Vagina getrennt voneinander und weisen einer separate Öffnung nach außen auf; sie verlaufen jedoch in enger anatomischer Lagebeziehung.

Im Rahmen gonadaler Fehlbildungen, z. B. eines Pseudohermaphroditismus infolge einer kongenitalen Nebennierenhyperplasie, eines Adrenogenitalen Syndroms (AGS) oder bei einer mütterlichen Einnahme von Androgenen in der frühen Schwangerschaft kann es zu einer Störung der sexuellen Differenzierung beim weiblichen Fetus kommen und es kann sich ein Sinus urogenitalis ausbilden. Hierbei ist die Harnröhre mit der Vagina zu einem gemeinsamen Kanal verbunden, welcher nach außen mündet und unterschiedlich lang sein. Häufig weisen diese Mädchen ein vermännlichtes äußeres Genitale auf (■ Abb. 10.5). Ein Sinus urogenitalis kann sich auch bei einem männlichen Pseudohermaphroditismus ausbilden, wobei sich die Vagina als blind endende Struktur mit Mündung in die Urethra darstellt (bei separater Mündung nach außen spricht man von einer Pseudovagina).

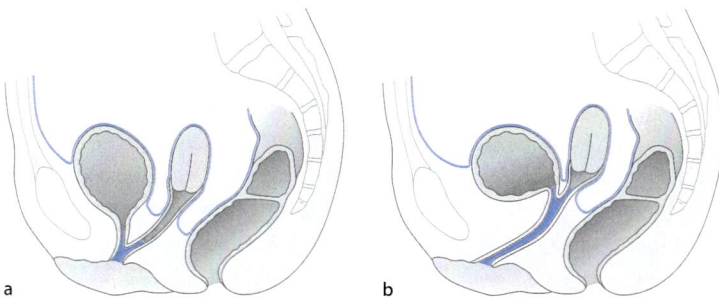

□ Abb. 10.5. Verschiedene Ausprägungen eines Sinus urogenitalis, schematische Darstellung. **a Tiefe Konfluenz** bei Sinus urogenitalis: der **gemeinsame Kanal** von Harnröhre und Vagina ist **kurz**. Daher liegen die Öffnung der Harnröhre und der Vagina nahe ihrer Normalposition. **b Hohe Konfluenz** bei Sinus urogenitalis: der **gemeinsame Kanal** von Harnröhre und Vagina ist **lang**. Daher liegt die Harnröhrenöffnung tief im kleinen Becken. Die Vagina ist zumeist sehr kurz. Die chirurgische Therapie ist bei dieser Form des Sinus urogenitalis aufwendiger. In manchen Fällen kann zusätzlich eine Missbildung des Anus vorliegen

■ **Bildgebung**

Diagnostiziert werden kann ein Sinus urogenitalis durch die Sonografie, eine retrograde Kontrastmittelfüllung (Zystourethrografie mittels Blasenpunktion oder transurethraler Katheterisierung) oder mittels MR-Bildgebung.

Bei der **tiefen Konfluenz** des **Sinus urogenitalis** liegen die Harnröhre und die Vagina nahe ihrer Normalposition und weisen dabei im distalen Abschnitt einen kurzen gemeinsamen Kanal auf. Die Vagina ist zumeist regelrecht ausgebildet (◘ Abb. 10.6).

Bei der **hohen Konfluenz** des **Sinus urogenitalis** ist der gemeinsame Kanal von Harnröhre und Vagina lang (◘ Abb. 10.7).

■ **Therapie**

Einzige Therapieoption stellt die chirurgische Trennung von Vagina und Harnröhre dar. Bei der tiefen Konfluenz erfolgt mittels Flap-Vaginoplastik eine Trennung der Vaginal- und Harnröhrenöffnung. Bei der hohen Konfluenz wird häufig eine Durchzugs-Vaginoplastik durchgeführt. Dabei verbleibt der ehemals gemeinsame Kanal als Harnröhre, die Vagina wird zur Bauchoberfläche in ihre normale anatomische Lage gezogen.

Weitere vaginale Fehlbildungen

Bei einer **Vagina duplex** verschmelzen die beiden Müller-Gänge nicht komplett miteinander, Es entwickeln sich unabhängig voneinander diese Gänge zu zwei separaten Vaginalstrukturen.

Die **Vaginalatresie** stellt eine angeborene Fehlbildung dar, bei der das obere Scheidendrittel kein Lumen aufweist.

Bei der **Vaginalhypoplasie** ist die Vaginalanlage zu klein.

■ **Bildgebung**

Die Diagnostik erfolgt durch die klinische Inspektion, den transabdominellen Ultraschall und ggf. durch ein MRT. Die CT ist nicht indiziert.

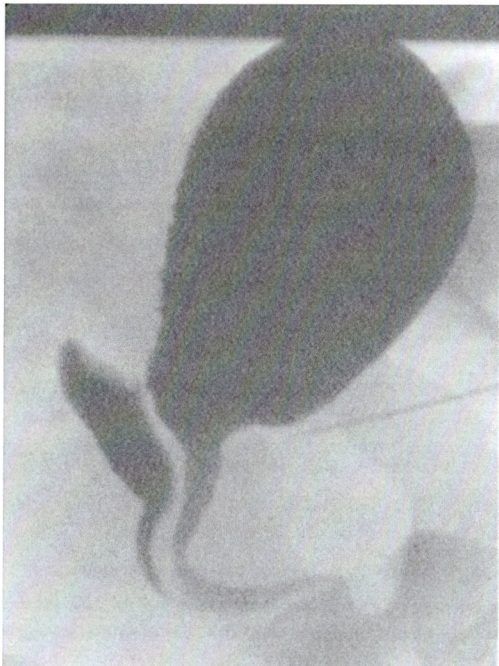

■ **Abb. 10.6. Tiefe Konfluenz bei Sinus urogenitalis.** Miktionszysturethrografie mit Punktion: Kontrastierung der Harnblase, unter Miktion kontrastiert sich eine lange Urethra und bei gemeinsamem Kanal retrograd die Vagina (am Dach nachweisbare Portioimpression)

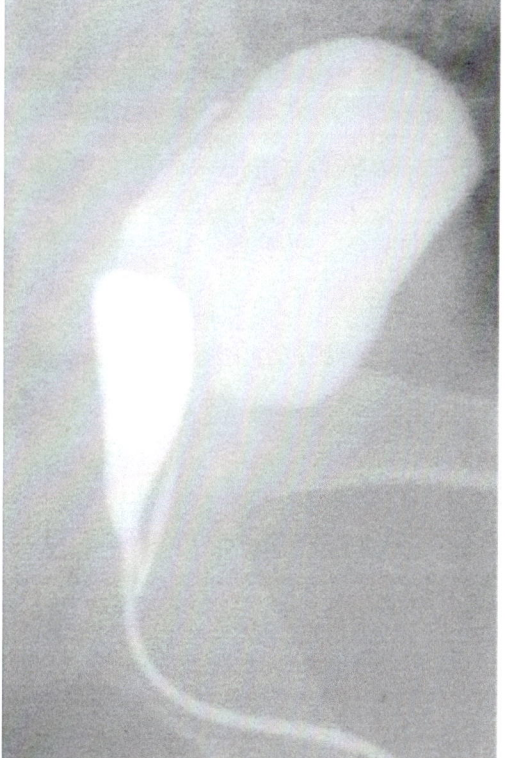

■ **Abb. 10.7. Hohe Konfluenz bei Sinus urogenitalis.** Miktionszysturethrografie mit Katheter. Es kontrastieren sich über einen gemeinsamen Kanal die Urethra und die Vagina mit Portioimpression. Konsekutive Darstellung sowohl der Harnblase als auch filigran des Uterus

10.3.2   Hauterkrankungen der Vulva

Lichen sclerosus et atrophicus vulvae

Als **Lichen sclerosus et atrophicus vulvae** wird eine Atrophie der Haut des äußeren Genitales bezeichnet, die mit Rötung, Hyperkeratose, pergamentartiger Oberfläche und mattem Glanz einhergeht. Die typische Anatomie der Vulva kann aufgehoben sein, eine Beteiligung der Vagina kommt nicht vor. Manifestation häufig bei Mädchen um das 6. Lebensjahr, aber auch bei jungen Frauen und in der Menopause.

Therapieziel ist die Linderung des Juckreizes, im Laufe der Pubertät tritt häufig eine Besserung oder sogar eine Heilung ein.

Der postmenopausal auftretende **Lichen sclerosus (atrophische Dystrophie)** geht mit regressiven Veränderungen des äußeren Genitales einher. Eine Einstufung als Präkanzerose des Vulvakarzinoms (Vergesellschaftung in ca. 30%) kann nur nach erfolgtem Nachweis von Epitheldysplasien erfolgen.

Differenzialdiagnostisch sollte die **Bowen-Krankheit** und die **Erythroplasie Queyrat** abgeklärt werden, welche als **vulväre intraepitheliale Neoplasien (VIN)** zusammengefasst werden (s. unten).

> ❗ Vom Lichen sclerosus zu unterscheiden sind der **Lichen (ruber) planus** (typisches weißliches Craquelé-Muster, sowie erosives Erythem der kleinen Labien innen und des Introitus vaginae mit Erreichen der Vagina) und der **Lichen simplex chronicus** (umschriebene, scharf begrenzte und gering erhabene Hautveränderung mit vergröberter und rötlich-weißer Struktur).

Melanosis vulvae

Als Melanosis vulvae werden bräunliche Flecken im Hautniveau der Vulva zusammengefasst, die Ausdruck einer primär harmlosen Hyperpigmentierung sind. Eine klinische Beobachtung ist ausreichend, solange die Flecken nicht erhaben sind oder sich blaubräunlich verfärben; dann ist eine histologische Abklärung indiziert. Zu differenzieren ist die Melanosis vom Melanom (Kap. 10.3.5).

10.3.3 Entzündliche Veränderungen und Infektionen der Vagina und der Vulva

Bartholinitis

Bei einer Bartholinitis ist eine Bartholinzyste superinfiziert und es imponiert eine schmerzhafte Schwellung vulvär. Haupterreger sind Anaerobier, E.coli, Streptokokken, Staphylokokken, Enterokokken und Gonokokken.

Sollte die klinische Diagnostik nicht eindeutig sein (cave Bartholindrüsenkarzinom, s. unten, ◘ Abb. 10.25, ◘ Abb. 10.26) oder müssen Komplikationen der Entzündung ausgeschlossen werden, kann eine MRT hilfreich sein. Dort stellt sich die Bartholinitis als wandverdickte zystische Läsion mit inhomogenem Signalverhalten in der T1w und hyperintensem Signalverhalten in der T2w dar. Das umgebende Fettgewebe stellt sich ödematös entzündlich verändert in der T2w ebenfalls hyperintens dar.

Vulvitis/Vulvovaginitis

Eine Vulvitis oder Vulvovaginitis geht mit Rötung und Schwellung der Vulva, evtl. Kratzspuren und Vaginalfluor einher. Brennen und Schmerzen bei der Miktion sind klinische Symptome, bei länger bestehenden Entzündungen kommt verstärkt Juckreiz hinzu. Die Diagnostik erfolgt klinisch unter Zuhilfenahme mikrobiologischer Untersuchungen.

Im **MRT** stellt sich eine Vulvovaginitis mit einer Wandverdickung, einer Signalsteigerung der Wandstrukturen und einem flüssigkeitsgefüllten Vaginallumen dar. Bei einem chronischen Infektionszustand kann es zu Septierungen und Verwachsungen bzw. Verklebungen kommen. Eine Vaginoskopie mit Sekretentnahme sollte bei therapieresistentem oder rezidivierendem Fluor vorgenommen werden.

Die **Therapie** richtet sich nach dem Beschwerdebild, dem Erregerspektrum (Candida albicans, Gardnerella vaginalis, Neisseria gonorrhoea, Trichomonaden, Chlamydien, Fäkalkeime) und der Symptomatik. Bei einer unspezifischen Vulvovaginitis können hygienische Maßnahmen, eine lokale Therapie mit Antimykotika oder eine antibiotische und/oder östrogenhaltige Salbenbehandlung sowie eine systemische Antibiotikabehandlung greifen. Die Therapie der spezifischen Vulvovaginitis erfolgt systemisch in Abhängigkeit zum bestimmten Erregerspektrum.

Kolpitis

Eine Kolpitis kann durch eine Störung des normalen Vaginalmilieus, welches im Mittel bei pH 4 liegt, entstehen. Ursachen können Schwangerschaft, Östrogenmangel oder Diabetes mellitus sein.

Man unterscheidet eine **primäre Kolpitis** (Erreger gelangen auf direktem Weg in die Scheide) und eine **sekundäre Kolpitis** (Bakterienansiedlung bei gestörter Vaginalflora).

Eine Mischinfektion mit dem Haupterreger Gardnerella vaginalis führt zur **bakteriellen Vaginose/Aminkolpitis**. Sie geht mit einem dünnflüssigen, übelriechenden Fluor einher. Therapie der Wahl ist hier Metronidazol, bei anderen primären Kolpitiden erfolgt eine systemische antiinfektive Therapie und eine Wiederherstellung des normalen Vaginalmilieus.

Herpes genitalis

Der Herpes genitalis geht typischerweise mit einer schmerzhaften Schwellung der Vulva einher und weist stecknadelkopfgroße Bläschen auf, die zum Teil ulzerieren können. Die Primärinfektion erfolgt fast immer durch Geschlechtsverkehr. Rezidive entstehen durch eine endogene Reaktivierung des Virus. Eine lokale Salbenbehandlung bei Genitalherpes ist unwirksam, eine orale Therapie mit Aciclovir muss erfolgen.

10.3.4 Gutartige Veränderungen und tumorartige Läsionen

Bartholini-Zysten

Zystische Veränderungen der schleimsezernierenden Bartholindrüsen kommen häufig vor und entstehen infolge einer Abflussbehinderung des Drüsengangs in die Vagina.

Aufgrund des unterschiedlichen Proteingehalts imponieren die Zysten im **MRT** in der T1w schwach hyperintens, in der T2w stark hyperintens. Sie stellen zumeist einen Zufallsbefund dar (■ Abb. 10.8).

Gartner-Zysten

Zysten der Gartner-Gänge sind gutartige Veränderungen der Vagina und finden sich häufig bei Mädchen. Sie können mehrere Zentimeter groß werden.

Die Zysten imponieren im **MRT** in der T1w hypointens und in der T2w stark hyperintens.

Vaginalfisteln

Vaginale Fistelgänge entstehen zumeist nach chirurgischen Eingriffen, am häufigsten nach Hysterektomien (75%). Andere Ursachen für die Entstehung von vaginalen Fistelgängen können kongenitale Fehlbildungen, Tumorerkrankungen, entzündliche Darmerkrankungen oder radiogene Veränderungen sein. Zumeist treten vesikovaginale und rektovaginale Fisteln auf, aber auch enterovaginale und kolovaginale Fisteln werden beschrieben.

Die **MRT** liefert Aussagen über den Fistelverlauf, die Ausdehnung und die Verbindung zu anderen Strukturen sowie über Komplikationen wie Abszesse (■ Tab. 10.1).

Stark T2w-Sequenzen mit Fettsättigung stellen den hyperintensen Fistelgang am besten dar. Auch in T1w-post-KM-Sequenzen mit Fettunterdrückung kann ein Fistelgang gut detektiert werden. Eine sagittale und eine transversale Schichtführung sind ratsam.

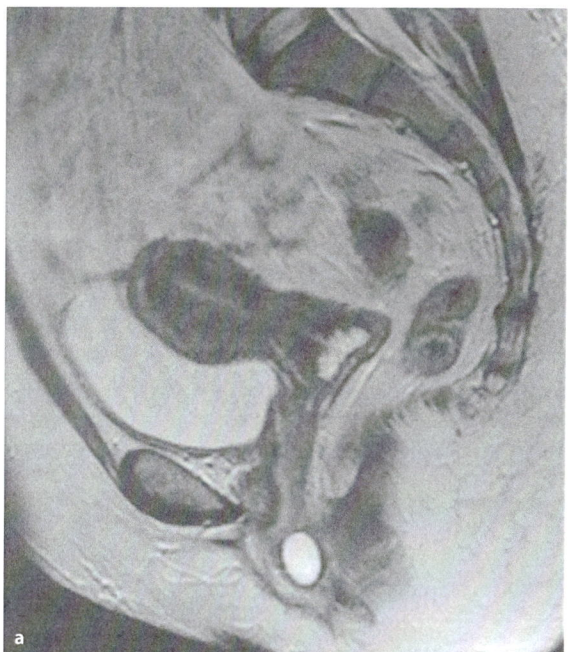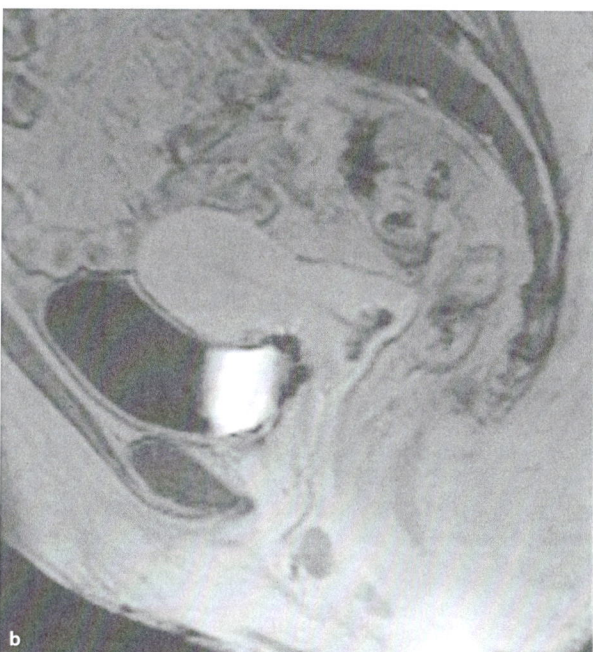

◻ **Abb. 10.8a, b. Bartholinzyste.** Glatt berandete, ovaläre Struktur vulvär, in der T2w homogen hyperintens (**a**), in der T1w homogen hypointens (**b**), einer blanden Bartholinzyste entsprechend. Zervikal zusätzlich Nachweis von Nabothizysten

◻ **Tab. 10.1.** MRT-spezifische Sequenzen zur Detektion von Fisteln

Sequenz	Wich-tung	Ebene	TR (ms)	TE (ms)	FOV (mm)	Schicht-dicke (mm)	Flip-winkel	Matrix	Kippung	Fett-sätti-gung
single shot technique	T2	tra	1400	104	440	6	125	512	parallel zum Beckenboden	/
turbo spin echo	T2	sag	3460	85	280	5	150	512	/	/
incoherent gradient echo (gradient spoiled) 2D nativ	T1	tra	173	4,76	380	6	70	256	parallel zum Beckenboden	/
turbo spin echo	T2	tra	5500	92	300	5	150	512	parallel zum Beckenboden	ja
spin echo KM	T1	cor	457	9,8	300	5	90	256	/	ja
incoherent gradient echo (gradient spoiled) 2D KM	T1	tra	143	4,76	380	6	70	256	parallel zum Beckenboden	ja
incoherent gradient echo (gradient spoiled) 2D KM	T1	sag	127	6	280	5,5	70	256	/	ja

Die angegebenen Sequenzen und Daten sind Empfehlungen, die geräte- und patientenspezifisch angepasst werden sollten

Fibromyome der Vagina

Leiomyome und Rhabdomyome der Vagina sind insgesamt selten. Sie können aufgrund der Lagebeziehung zur Urethra diese verlegen und zu Blasenentleerungsstörungen führen oder auch mit einem vaginalen Druckgefühl oder Kohabitationsbeschwerden symptomatisch werden. Palpatorisch imponieren Vaginalmyome häufig glatt begrenzt, rundlich und sind gut verschieblich.

Der **transvaginale Ultraschall** (sofern aufgrund der Myomlage- und größe durchführbar) und die **MRT** können zur Diagnosesicherung beitragen. Leiomyome stellen sich im MRT nativ häufig wirbelartig inhomogen in der T1w und T2w dar, nehmen aber homogen Kontrastmittel auf. Degenerativ veränderte Myome stellen sich je nach Zusammensetzung mit unterschiedlichem Signal dar (hyalin: hypointens in T2w; myxoid oder zystisch: stark hyperintens in T2w; hämorrhagisch: stark hyperintens in T1w und T2w).

Zu differenzieren ist das Leiomyom vom Leiomyosarkom (Kap. 10.3.6).

Hämangiome

Kavernöse Hämangiome im Bereich der Vulva sind selten. Sie wachsen zumeist sehr langsam und sind häufig symptomlos.

Eine **Farbduplexsonografie** kann bei vulvären Hämangiomen, die erhaben sind und eine gewisse Größe erreicht haben (ansonsten Schallauslöschung durch die Symphyse), Aufschluss über die Aktivität geben. Bei schneller Größenzunahme sollte ein malignes Geschehen ausgeschlossen werden. Eine **MRT** des kleinen Beckens mit Kontrastmittelgabe i.v. bietet sich zur Diagnostik an (◘ Abb. 10.9). Auf Wunsch der Patientin kann das Hämangiom chirurgisch exzidiert werden.

Hidradenom

Dieses gutartige Adenom geht von den apokrinen Schweißdrüsen aus und bildet primär interlabiale kutane Knötchen aus, die sich mit der Zeit aus dem Hautniveau herauswölben und schließlich ulzerieren können. Häufig werden Hidradenome als Vulvakarzinome fehlgedeutet. Eine Stanzbiopsie sichert die Diagnose. Therapie der Wahl ist die Exzision im Gesunden.

Pseudotumoren

Hymenalpolypen entstehen aus einem persistierenden Hymenalseptum und haben zum Meatus urethrae externus keine Verbindung. Eine therapeutische Abtragung ist aus ästhetischen Gründen indiziert, hat aber ansonsten keinen Handlungsbedarf.

Als **Harnröhrenkarunkel** bezeichnet man vom Meatus urethrae externus ausgestülpte Urethralschleimhaut, die völlig harmlos ist und therapeutisch durch Laserung gut zu behandeln ist.

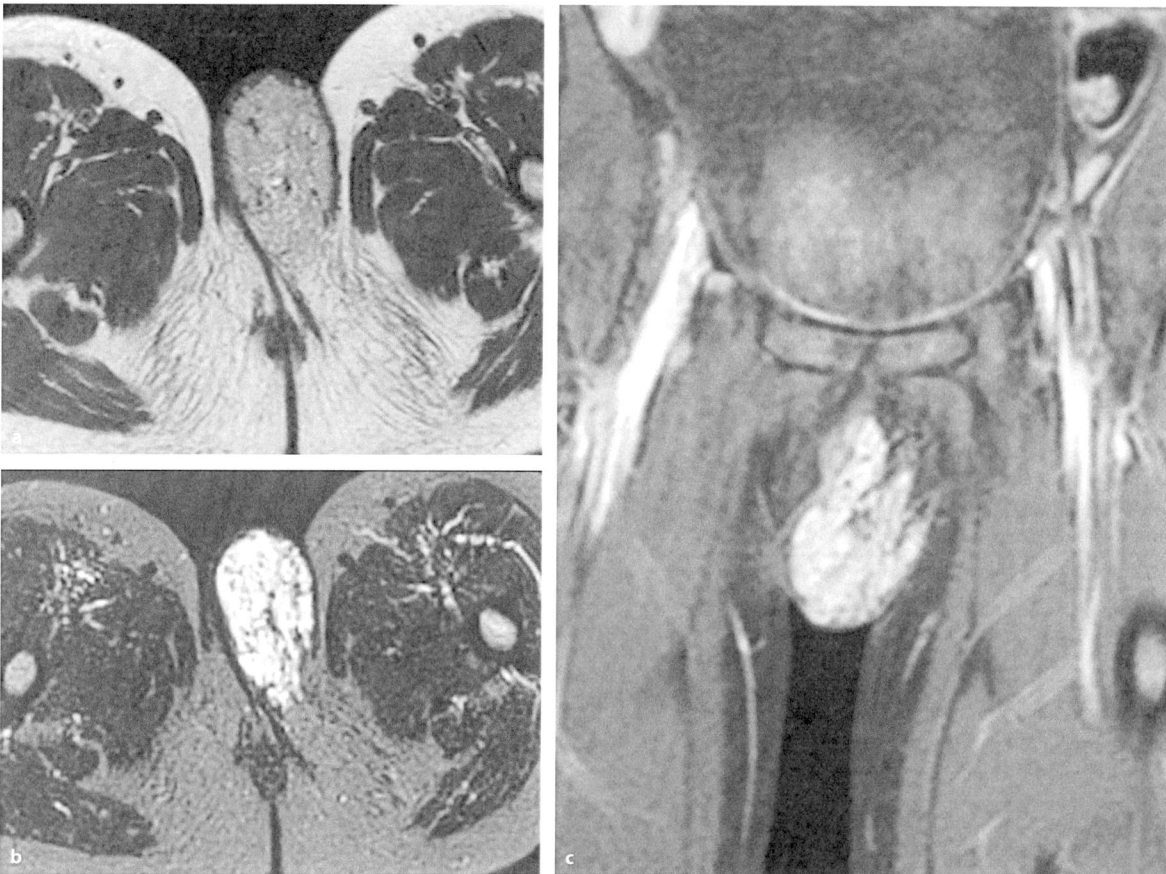

■ **Abb. 10.9. Großes Hämangiom** der linken Labie bei einem 4 Jahre alten Mädchen. In der T2w hyperintens (links), in der STIR stark hyperintens (links unten) und nach Kontrastmittelgabe stark hyperintens (rechts)

Kondylome

Sie stellen die häufigsten epithelialen Tumoren im äußeren Genitalbereich dar und entstehen durch eine Infektion mit dem humanen Papillomavirus (HPV). Es werden durch HPV (>90 Genotypen bekannt) ausschließlich Epithelzellen infiziert. Neben einer Übertragung durch Geschlechtsverkehr kann das Virus auch durch eine Schmierinfektion, bei Körperkontakt beim gemeinsamen Baden und möglicherweise auch beim Kontakt mit kontaminierten Gegenständen übertragen werden. Die Inkubationszeit beträgt mindestens 4 Wochen bis zu mehreren Monaten. Die latente HPV-Infektion (lediglich HPV-DNA-Nachweis) findet sich bei jungen Frauen zwischen 20–25 Jahren mit einer Prävalenz von 15–20%, mit zunehmendem Alter abnehmend.

Man unterscheidet Low-risk-Subtypen, die v. a. die sichtbaren benignen Genitalwarzen hervorrufen (insbesondere HPV 6, 11,) und High-risk-Subtypen (insbesondere HPV 16, 18), die regelmäßig in Vorstadien (CIN, Kap. 8) und in invasiven Karzinomen (Kap. 8) der Zervix nachgewiesen werden.

Zumeist sind Genitalwarzen völlig asymptomatisch. Mögliche Begleitsymptome können Juckreiz, Brennen, (Kontakt-) Blutungen und Fluor sein.

Es gibt verschiedene Erscheinungsformen, die voneinander unterschieden werden, u. a. Condylomata acuminata, Condylomata gigantea, keratotische Genitalwarzen, papulöse und warzenähnliche Effloreszenzen sowie Condylomata plana.

> ❶ Zu unterscheiden sind von diesen Formen die **Condylomata lata**, welche breit aufsitzende und nässende, hoch infektiöse (treponemenreich) Papeln im späten Stadium der Frühsyphilis darstellen und gehäuft an Orten mit hoher Schweißbildung vorkommen, u. a. an der Vulva und der Analregion.

Genitalwarzen neigen zur Dissemination und Multifokalität, wobei hauptsächlich die genito-anale Region befallen ist.

Condylomata acuminata (= spitze Kondylome, Feigwarzen)

- **Pathogenese und Klinik**

Sie werden v. a. durch das humane Papillomavirus (HPV) vom Typ 6 und 11, seltener durch HPV 40, 42, 44, 54, 61 (Low-risk-Typen) hervorgerufen.

Klinisch zeigen sich stecknadelkopfgroße weißliche, rötliche oder auch graubraune Knötchen, die sich im Verlauf zu papillomatösen/blumenkohlartigen Konglomeraten ausbilden können.

■ **Diagnostik**

Die Diagnose wird zumeist im Rahmen der Inspektion gestellt. Eine histologische Aufarbeitung nach Exzision bzw. Abtragung kann bei unsicherer klinischer Diagnose, Therapieresistenz, Frührezidiven oder einer Größenzunahme unter Therapie erfolgen, sollte aber bei betroffenen immunsupprimierten Patienten oder bei ausgedehnten Effloreszenzen durchgeführt werden.

Diagnostische Verfahren zum Ausschluss einer Mitbeteiligung der Zervix und der Vagina sind die Kolposkopie und der Essigsäure-Test. Sie sind wichtig, da bei ca. 25% der betroffenen Frauen neben Warzen der Genitalregion auch gleichzeitig warzige Veränderungen der Portio bzw. der Vagina vorkommen und bei jeder zweiten dieser Frauen eine vaginale oder zervikale Dysplasie vorliegt (VIN bzw. CIN, s. u.).

■ **Therapie**

Therapiemöglichkeiten sind u. a. je nach Ausprägung die lokale Salbenbehandlung (Imiquimod, Aldara) und die Laservaporisation in Allgemeinanästhesie. Lokale Hautreaktionen unter Therapie (Entzündung, Erosionen, Ödembildung, Brennen, Juckreiz, Schmerzen) können in unterschiedlicher Ausprägung vorkommen. Spontanremissionen sind möglich, aber auch Rezidive, da die HPV-DNA latent im Gewebe verbleiben kann.

10.3.5 Intraepitheliale Neoplasien

Intraepitheliale Neoplasien sind nichtinvasive präkanzeröse Epithelveränderungen mit einem erhöhten Krebsrisiko und können durch Onkogene oder High-risk-HPV-Typen (in ca. 70–90% der Fälle, besonders Subtypen 16/18) verursacht werden.

Man unterteilt sie in Grad I–III (leicht/geringgradig – mäßig/mittelgradig – schwer/hochgradig) und nach entsprechender Lokalisation (VIN = vulväre intraepitheliale Neoplasie):

- VIN I: geringgradig
- VIN II: mittelgradig
- VIN III: Carcinoma in situ, Läsion nimmt die gesamte Epithelschicht ein (Progressionsrate der VIN III zum invasiven Vulvakarzinom bei älteren Frauen bei 30%, bei Frauen <45 Jahre selten)

VAIN steht für vaginale intraepitheliale Neoplasie.

Altersabhängig können klinisch histologische Unterformen der intraepithelialen Neoplasie unterschieden werden (◘ Tab. 10.2).

◘ **Tab. 10.2.** Histologische Unterformen der intraepithelialen Neoplasien

Junge Frauen	Ältere Frauen
Multiforme und multifokale Effloreszenzen: - teilweise konfluierendes Wachstum - pigmentierte Papeln - leukoplakieähnliche Areale - flache rote Makulae - gemischte polychrome Formen	Solitäre Effloreszenz: - zentrifugales Wachstum - samtartiges rötliches Areal oder weiße Plaque - selten braun pigmentierte Plaque
Bowenoide Papulose (prämaligne): - papulöse Form der VIN III - HPV-16 assoziiert - zahlreich und makulopapulös - rosa, gräulich, weißlich oder bräunlich	Morbus Bowen (prämaligne): - in situ Stachelzellkarzinom der verhornten Haut der Vulva (Unterform VIN III) - HPV-16 assoziiert
	Erythroplasia Queyrat (prämaligne): - in situ Karziom der kleinen Schamlippen und des Vestibulum vaginae (Unterform VIN III) - HPV-16 assoziiert

10.3.6 Bösartige Veränderungen

Bildgebende Befunde: Grundlagen

In der MRT stellt sich die Vagina in ihrer typischen Dreischichtung normalerweise wie folgt dar (von innen nach außen): **Mukosa** (T1w hypointens, T2w hyperintens), **Submukosa und Muskularis** (T1w und T2w hypointens) und **Adventitia** (T1w und T2w hyperintens).

Da die Vagina physiologischerweise kollabiert ist, empfiehlt sich zur besseren Differenzierbarkeit des vorderen und hinteren Scheidenblatts die Instillation von sterilem Ultraschallgel.

Wie bereits einleitend erwähnt, werden dünnschichtige hochaufgelöste (hohe Matrix) T2w-Sequenzen mit kleinem Field of view (FOV) zur Diagnostik von Pathologien der Vulva und der Vagina herangezogen, bevorzugt in sagittaler und transversaler Schichtführung.

Zur Beurteilung einer Wandinfiltration bei Vaginalkarzinom bzw. zur Beurteilung einer urethralen Infiltration bei Vulvakarzinom empfiehlt es sich, die transversalen Schichten orthogonal zu Vagina bzw. zur Urethra zu kippen.

Kontrastmittel-gestützte dynamische Sequenzen in sagittaler Schichtführung sowie eine transversale post-KM-Sequenz sind ebenfalls diagnostisch hilfreich. Besonders zur Differenzierung eines Rezidivs gegenüber narbigen Veränderungen ist die Kontrastmittelgabe hilfreich (s. unten).

Vaginalkarzinom

- **Epidemiologie, Pathogenese und Klinik**

Primäre Vaginalkarzinome haben eine niedrige Inzidenz (0,7/100 000, somit <2% aller gynäkologischen Tumoren) und treten gehäuft bei postmenopausalen Frauen auf (6.–8. Lebensdekade). Eine Infektion mit HPV (besonders High-risk-Typ 16) stellt einen bedeutenden Risikofaktor dar, auch die VAIN (s. oben) wird als prädisponierender Faktor gewertet.

Die meisten vaginalen Tumoren wachsen per continuitatem aus der Zervix, der Vulva, der Ovarien, der Harnblase, der Urethra, dem Kolon oder dem Rektum ein und sind in mehr als der Hälfte der Fälle im oberen Vaginaldrittel lokalisiert (20% im mittleren Drittel, 30% im unteren Drittel). Etwa ein Drittel der Vaginalkarzinome entstehen aus einem invasiven Zervixkarzinom oder einer zervikalen intraepithelialen Neoplasie (CIN).

Beim primären Vaginalkarzinom (in ca. 15% der Fälle) ist zumeist das obere Vaginaldrittel befallen, insbesondere die hintere Wand.

In frühen Stadien ist das Vaginalkarzinom häufig symptomlos, in fortgeschrittenen Stadien kann es durch eine parakolpische Ausbreitung zu Unterbauchschmerzen, Miktions- und/oder Defäkationsbeschwerden kommen. Es kann auch zu blutigem Fluor und irregulären Blutungen führen.

■   Bildgebung/Diagnostik

Da Tumoren der Vagina häufig Metastasen eines anderen genitalen Tumors sind, ist die Inspektion der angrenzenden Beckenorgane durch Kolposkopie, Urethrozystoskopie und Proktorektoskopie angeraten. Eine Sonografie und eine Schnittbildgebung (vorrangig MRT, ggf. CT) sind zur diagnostischen Übersicht (Umgebungsinfiltration, Lymphknotenmetastasen) ebenfalls hilfreich. Fernmetastasen finden sich meistens in der Lunge, weniger häufig in Leber und Knochen.

Die **diagnostische Sicherung** erfolgt bei auffälliger Zytologie durch eine Biopsie im Rahmen einer Kolposkopie nach erfolgter Iod-Probe (Demaskierung suspekter Areale). Das primäre Vaginalkarzinom ist zumeist ein Plattenepithelkarzinom (ca. 90%). Sollte das histologische Ergebnis einem Adenokarzinom entsprechen, besteht der Verdacht auf ein Zervix- oder Endometriumkarzinom und eine fraktionierte Abrasio ist empfohlen (Kap. 8).

Die FIGO-Stadien basieren auf einem chirurgischen Staging, die TNM-Stadien auf einem klinischen und/oder pathologischen Staging.

Die überarbeitete Klassifikation nach FIGO hat seit Januar 2009 Gültigkeit (Pecorelli 2009), die überarbeitete TNM-Klassifikation gilt seit Januar 2010 (UICC, TNM-Klassifikation maligner Tumore, 7. Auflage). (◘ Tab. 10.3, ◘ Abb. 10.10).

> ❶ Ein Tumor, der sich auf die Portio ausdehnt und den äußeren Muttermund erreicht hat, wird als Zervixkarzinom klassifiziert.
> Ein Tumor, der die Vulva mitbefällt, wird als Karzinom der Vulva klassifiziert.
> Ein Vaginalkarzinom, das 5 Jahre nach einer erfolgreichen Behandlung eines Zervixkarzinoms auftritt, wird als primäres Vaginalkarzinom angesehen.

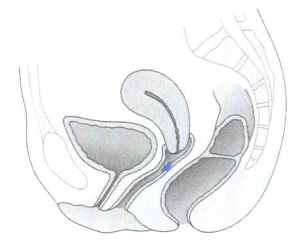

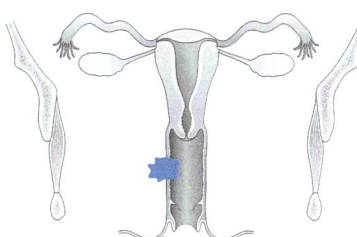

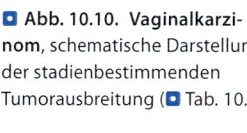

Abb. 10.10. Vaginalkarzinom, schematische Darstellung der stadienbestimmenden Tumorausbreitung (■ Tab. 10.3)

Stadium T1,
FIGO I

a

Stadium T2,
FIGO II

b

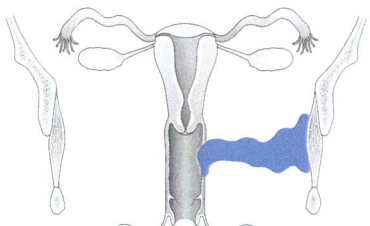

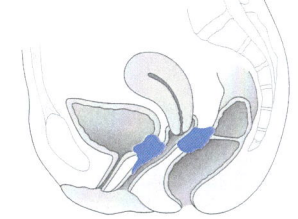

Stadium T3,
FIGO III

c

Stadium T4,
FIGO IV A

d

■ **Tab. 10.3.** Staging des Vaginalkarzinoms (■ Abb. 10.10)

Vaginalkarzinom	FIGO	TNM
Karzinom beschränkt auf die Vagina	I	T1
Infiltration des paravaginalen Gewebes, aber nicht bis zur Beckenwand	II	T2
Tumor erreicht die Beckenwand	III	T3
Tumor infiltriert die **Mukosa** der Harnblase und/oder des Rektums **und/oder** überschreitet die Grenzen des kleinen Beckens	IVa	T4
Fernmetastasen	IVb	M1
Regionäre Lymphknotenmetastasen		N1

Mittels **MRT** können **Vaginalkarzinome** häufig nur bei entsprechender Größe und dadurch bedingten morphologischen Auffälligkeiten der Umgebungsstrukturen erkannt werden. In der **T2w** imponieren sie stark **hyperintens**, sodass zur Verifizierung der Tumorgröße axiale und sagittale Sequenzen in der T2w hilfreich sind.

Bei kleinen Tumoren im **Stadium I** liefert die MRT bei klinisch gut einsehbarem Tumor keine wesentliche Mehrinformation (■ Abb. 10.11). Zur Diagnostik pelviner Lymphknotenmetastasen ist die MRT wertvoll.

Der Befall des paravaginalen Gewebes (Parakolpium) ohne Erreichen der Beckenwand bei Tumoren im **Stadium II** lässt sich im MRT in transversaler und sagittaler Schichtführung gut darstellen.

Bei Erreichen der Beckenwand liegt ein **Stadium III** vor. Ist die Beckenbodenmuskulatur (M. levator ani, M. obturatorius, M. piriformis) infiltriert, zeigt sich dies in einer Signalsteigerung der Muskulatur in der T2w und einer starken Kontrastmittelaufnahme in der T1w.

Im **Stadium FIGO IVa/T4** wird die Harnblasen- oder Rektumschleimhaut infiltriert, im Stadium FIGO **IVb/M1** liegen Fernmetastasen vor. Sagittale dynamische Sequenzen und transversale T1w-Sequenzen nach Kontrastmittelgabe sind zur Diagnostik zusätzlich hilfreich (■ Abb. 10.12).

> **❶ Befall der Becken-Lymphknoten: Tumor zumeist in den oberen zwei Dritteln der Vagina lokalisiert.**
>
> **Befall inguinaler Lymphknoten: Tumor zumeist im unteren Drittel der Vagina lokalisiert.**

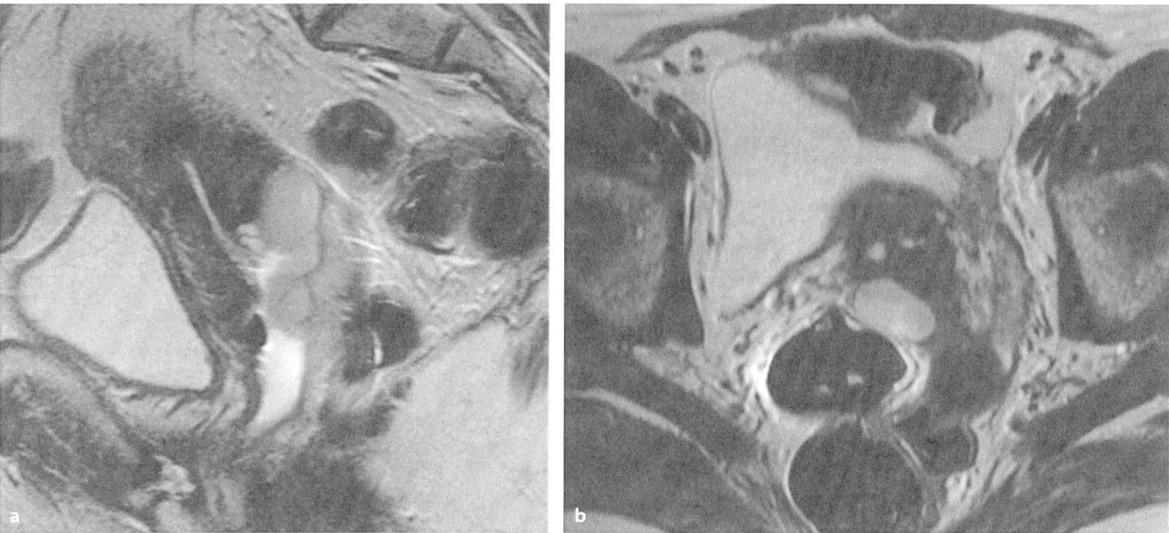

◘ Abb. 10.11. Vaginalkarzinom im Stadium T1. Glatt begrenzter Tumor an der Vaginalhinterwand ohne Übergreifen auf Nachbarstrukturen, hypointenses Stroma erhalten, die Portio der Zervix wird verdrängt

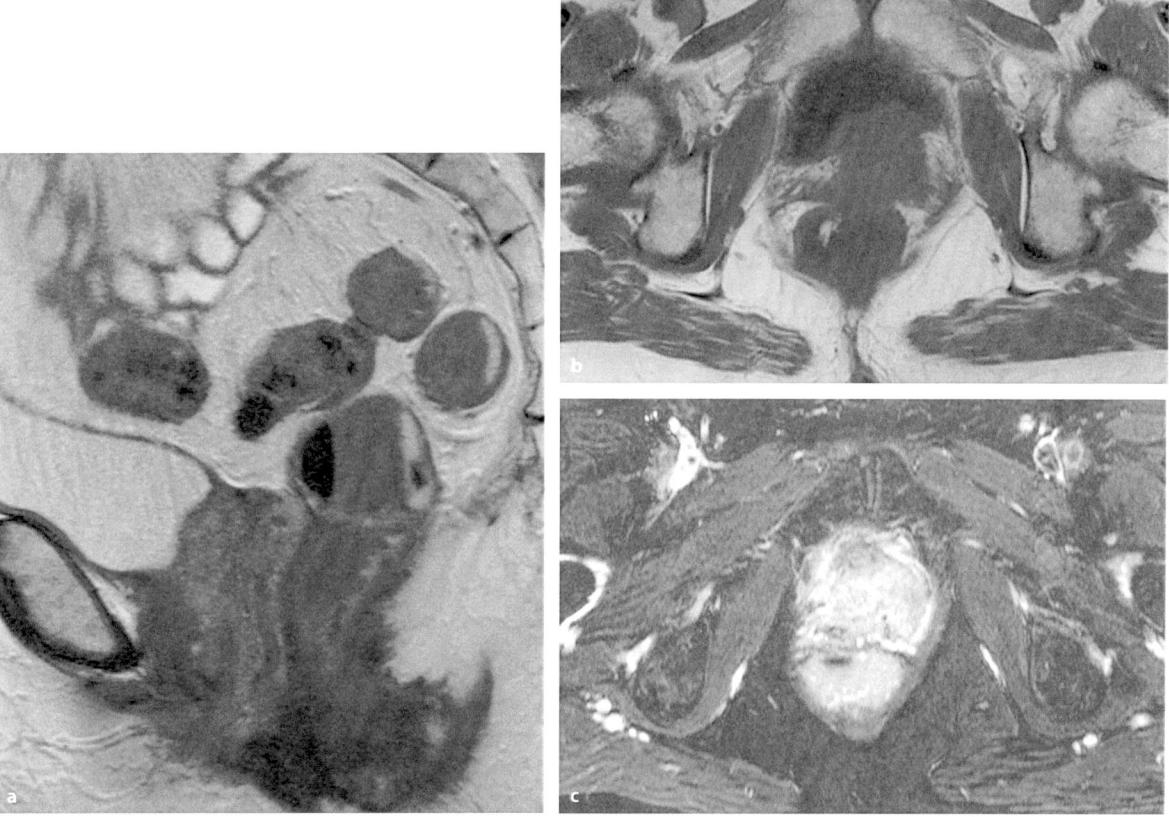

◘ Abb. 10.12. Vaginalkarzinom, T4. Stadium T4 mit Befall der gesamten Vagina und unscharfer Berandung zur Urethra sowie Infiltration der Blasenhinterwand und der Rektumvorderwand bzw. des Sphinkter ani. Zustand nach Hysterektomie

Besteht der Verdacht auf einen Tumor am Scheidenstumpf nach Hysterektomie, ist die
Bildgebung mittels MRT nützlich, da hier zwischen narbigen Veränderungen (keine Kontrastmittelaufnahme, somit: T2w hyperintens, T1w post KM hypointens) und entzünd-
lichen/tumorösen Veränderungen (Kontrastmittelaufnahme aufgrund der vermehrten
Durchblutung, somit: T2w hyperintens, T1w post KM hyperintens) differenziert werden
kann (>6 Monate postoperativ) (◘ Abb. 10.13, ◘ Abb. 10.14).

Die **CT** ist primär nicht indiziert, wird jedoch zur Bestrahlungsplanung oder zur Verlaufskontrolle eingesetzt.

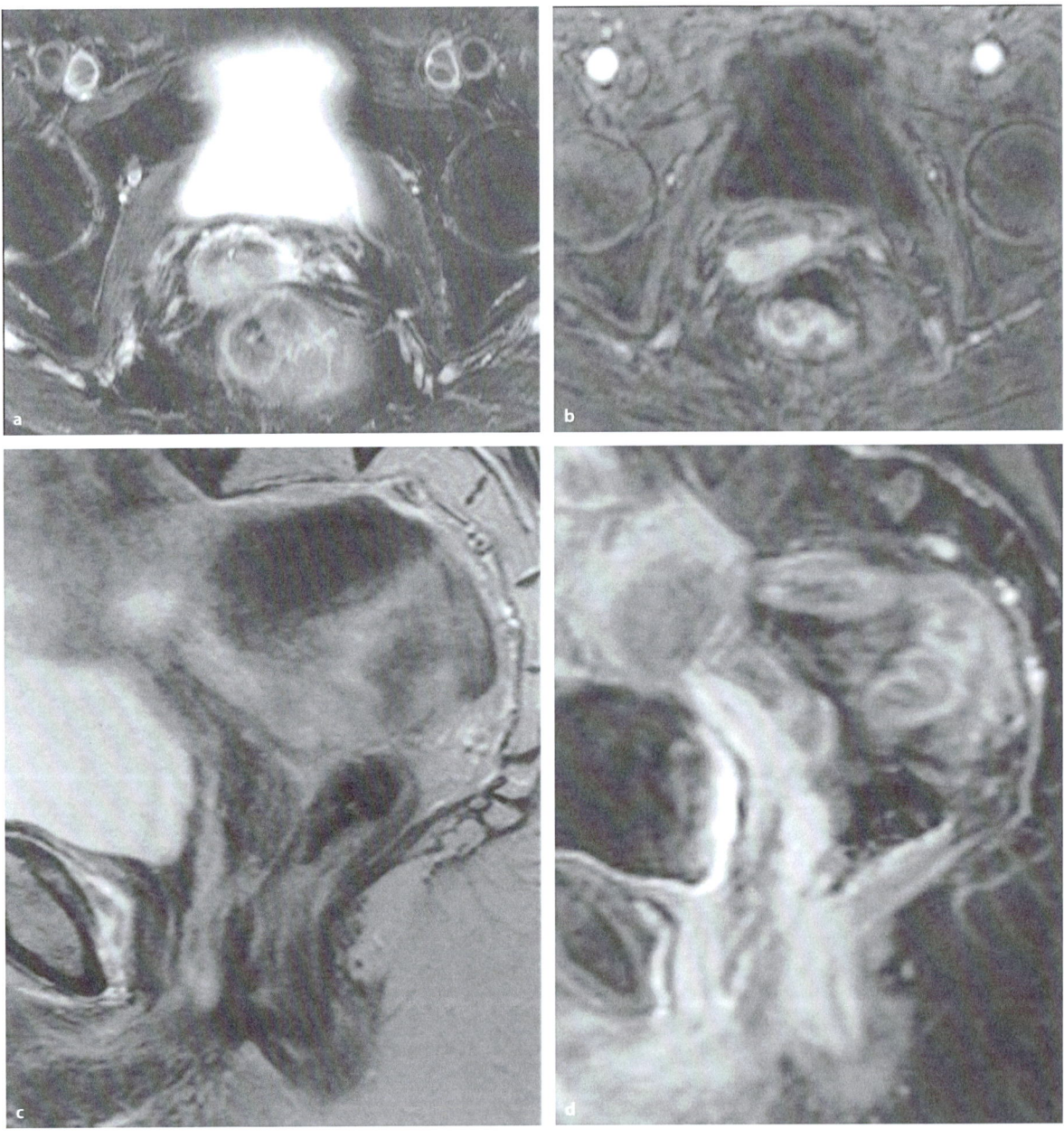

◘ **Abb. 10.13. Rezidiv eines Vaginalkarzinoms.** Bei Zustand nach Vaginalkarzinom Nachweis eines
umschriebenen Tumorrezidivs an der Vaginalwand 3 Jahre nach Entfernung des Primärtumors. Gewebsvermehrung an der Vaginalwand in der T2w hyperintens (linke Bilder). Deutliche Signalsteigerung nach
KM-Gabe (rechte Bilder), somit Differenzierung zu Narbengewebe möglich (keine KM-Aufnahme in diesem Zeitraum postoperativ)

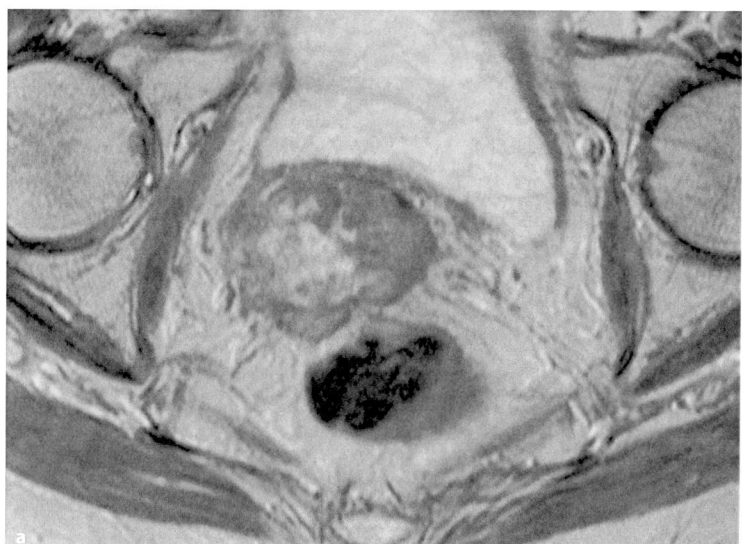
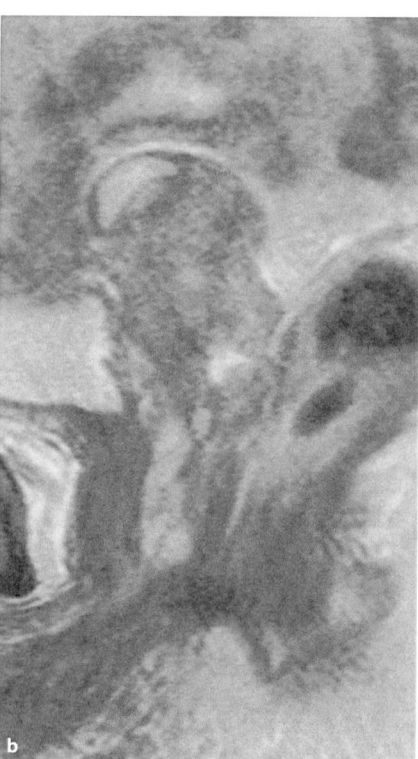

◻ **Abb. 10.14. Ausgedehntes Tumorrezidiv.** Zustand nach Vaginalkarzinom derselben Patientin wie Abb. 10.13: Bei unterlassener Therapie Nachweis des bekannten vaginalen Tumorrezidivs 5 Jahre nach Entfernung des Primärtumors mit weiterer Größenprogression

□ Tab. 10.4. MRT-spezifische Sequenzen zur Tumordetektion beim Vaginalkarzinom

Sequenz	Wich-tung	Ebene	TR (ms)	TE (ms)	FOV (mm)	Schicht-dicke (mm)	Flip-winkel	Ma-trix	Kippung	Fett-sätti-gung
turbo spin echo	T2	Sag	4330	85	250	4	150	512	/	/
turbo spin echo	T2	tra oblique	3950	92	280	4	150	512	orthogonal zur Längsachse der Vagina	/
incoherent gradient echo (gradient spoiled) 2D	T1	Tra	128	4,76	350	6	70	256	orthogonal zur Längsachse der Vagina	ja
turbo spin echo KM	T1	tra oblique	470	12	350	4	90	384	orthogonal zur Längsachse der Vagina	ja
Optional										
turbo spin echo	T2	cor oblique	3950	92	300	4	150	512	parallel zur Längsachse der Vagina	/
incoherent gradient echo (gradient spoiled) 3D native	T1	Sag	3,53	1,33	300	2,2	25	256	/	ja
incoherent gradient echo (gradient spoiled) 3D KM 25 s–60 s	T1	sag	3,53	1,33	300	2,2	25	256	/	ja

Die angegebenen Sequenzen und Daten sind Empfehlungen, die geräte- und patientenspezifisch angepasst werden sollten

■ **Therapie**

Abhängig von der Ausdehnung und der Lokalisation des Tumors, dem Allgemeinzustand der Patientin, und den spezifischen Nebenwirkungen wird nach ausführlicher stadienab-hängiger Therapieplanung der Tumor entweder operativ angegangen oder die Patientin erhält eine Strahlentherapie. Hier sind folgende Nebenwirkungen zu beachten:

— Operation: großer Eingriff, Verlust der Vagina, ggf. Anlage einer Neovagina nötig, lokoregionäre Rezidive häufig.
— Radiatio: radiogene Veränderungen an Vagina, Blase und Darm, trockene, verklebte Vagina, selten Fistelbildungen.

Die Kombination von beiden Therapieoptionen geht mit mehr Komplikationen einher und weist bisher keine gesicherten Vorteile auf; diese Vorgehensweise ist daher aktuell nicht zu empfehlen. Eine primäre (neoadjuvante) Radiochemotherapie kann in hohen Tumorstadien vor einer radikalen Operation hilfreich sein.

Vulvakarzinom

- ### Epidemiologie, Pathogenese und Klinik

Etwa 4% aller weiblicher Genitalkarzinome sind Vulvakarzinome. Die Inzidenz liegt bei etwa 2/100 000 pro Jahr. Bei prämenopausalen Frauen sind die Vulvakarzinome in ca. 40–60% HPV-assoziiert (besonders High-risk-Typus 16, 18, 33, 39) oder sie entwickeln sich auf dem Boden einer vulvären intraepithelialen Neoplasie (VIN). Das HPV-negative Vulvakarzinom tritt überwiegend postmenopausal und meist unilokulär in Verbindung mit einem Lichen sclerosus, einer Plattenepithelhyperplasie oder einer differenzierten VIN auf und zeigt zumeist eine starke fibromyxoide Stromareaktion.

Hauptlokalisationen sind in ca. 80% die großen und kleinen Schamlippen, in ca. 10% der Klitorisbereich und in ca. 10% die hintere Kommissur.

Eine Infiltration in Umgebungsstrukturen erfolgt per continuitatem in die Vagina, die Urethra, das Perineum und/oder den Anus. Diskontinuierlich werden die inguinalen und femoralen Lymphknoten befallen, die pelvinen Lymphknoten nicht. Fernmetastasen in Lunge, Leber oder Knochen sind selten. Risikofaktoren sind eine Immunsuppression (insbesondere bei einer HIV-Infektion) und der Nikotinabusus.

Das Vulvakarzinom ist eher symptomarm, kann aber auch uncharakteristische Symptome wie Juckreiz, Brennen, Wundsein oder eine Dyspareunie hervorrufen.

■ Diagnostik/Bildgebung

Eine diagnostische Sicherung erfolgt bei auffälliger Inspektion und Vulvoskopie im Rahmen einer Kolposkopie nach erfolgtem Abtupfen der Schleimhaut mit 3%iger Essigsäure (Demaskierung suspekter Areale) durch eine Stanzbiopsie (eine Knipsbiopsie erfasst häufig das subepitheliale Stroma nicht).

Histopathologisch finden sich zumeist Plattenepithelkarzinome (ca. 90%).

Es können **zwei unterschiedliche Entitäten des Plattenepithelkarzinoms** der Vulva unterschieden werden, welche jedoch nicht immer klar voneinander abgegrenzt werden können:

- **Typ I**: jüngere Frauen, 5. Lebensdekade, HPV-positiv, häufig multifokal, vielfach Kombination mit Zweitkarzinom der Zervix, der Vagina oder einem peranalen Karzinom
- **Typ II**: ältere Frauen, 7.–8. Lebensdekade, HPV-negativ, häufig zusätzlich ein Lichen sclerosus nachweisbar

Die Stadieneinteilung erfolgt nach FIGO und dem TNM-System der UICC (**union internationale contre le cancer**) (■ Abb. 10.15). Maßgeblich sind die Operationsbefunde und der histopathologische Befund. Die überarbeitete Klassifikation nach FIGO hat seit Januar 2009 Gültigkeit (Pecorelli 2009), die überarbeitete TNM-Klassifikation gilt seit Januar 2010 (UICC, TNM Klassifikation maligner Tumore, 7. Auflage). Da eine Diskrepanz der Stadieneinteilung zwischen FIGO und TNM im hohen Tumorstadium besteht, sind die Klassifikationen jeweils in einer gesonderten Tabelle aufgeführt. (■ Tab. 10.5, ■ Tab. 10.6).

■ Tab. 10.5. Staging des Vulvakarzinoms nach FIGO ■ Abb. 10.15

Karzinom	FIGO
Tumor auf Vulva begrenzt	I
a) Läsion ≤2 cm in größter Ausdehnung, Stromainvasion ≤1 mm, **keine** LK-Metastasen	Ia
b) Läsion >2 cm in größter Ausdehnung, Stromainvasion >1 mm, **keine** LK-Metastasen	Ib
Tumor jeglicher Größe **mit** Ausdehnung auf angrenzende Strukturen (unteres Drittel der Urethra, unteres Drittel der Vagina, Anus), **keine** LK-Metastasen	II
Tumor jeglicher Größe **mit oder ohne** Ausdehnung auf angrenzende Strukturen (unteres Drittel der Urethra, unteres Drittel der Vagina, Anus) **mit** positiven inguino-femoralen Lymphknoten	III
a) 1 LK-Metastase (≥5 mm) oder 1–2 LK-Metastasen (<5 mm)	IIIa
b) ≥2 LK-Metastasen (≥5 mm) oder ≥3 LK-Metastasen (<5 mm)	IIIb
c) positive LK mit extrakapsulärer Ausbreitung	IIIc
Tumor befällt andere regionäre Strukturen (obere zwei Drittel der Urethra, obere zwei Drittel der Vagina) oder weist Fernmetastasen auf	IV
a) Infiltration der prox. Urethra, der Vaginal-, Harnblasen- oder Rektumschleimhaut, Fixierung am Becken oder verbackene oder ulzerierte inguino-femorale LK-Metastasen	IVa
b) Jegliche Fernmetastasen, eingeschlossen pelvine Lymphknoten	IVb

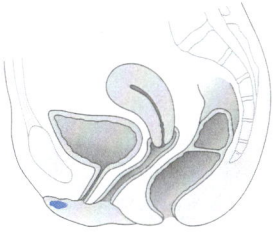

a Stadium T1 a,
FIGO I A

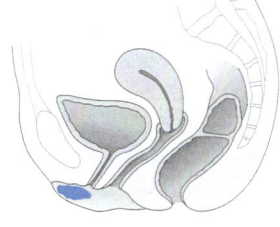

b Stadium T1 b,
FIGO I B

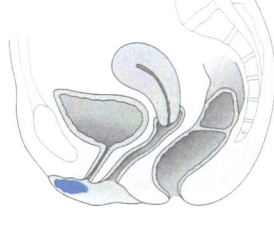

c Stadium T2,
FIGO II

Stadium T3,
d FIGO IV A

□ **Abb. 10.15. Vulvakarzinom.** Schematische Darstellung der stadienbestimmenden Tumorausbreitung (□ Tab. 10.5, □ Tab. 10.6)

□ **Tab. 10.6.** Staging des Vulvakarzinoms nach TNM (□ Abb. 10.15)

Karzinom	TNM
Tumor auf Vulva (± Perineum) begrenzt	T1
a) Tumor ≤2 cm in größter Ausdehnung, Stromainvasion ≤1 mm	T1a
b) Tumor >2 cm in größter Ausdehnung, Stromainvasion >1 mm	T1b
Tumor infiltriert eine der folgenden Strukturen: unteres Drittel der Urethra, unteres Drittel der Vagina, Anus	T2
Tumor infiltriert eine der folgenden Strukturen: obere zwei Drittel der Urethra, obere zwei Drittel der Vagina, Harnblasen- oder Rektumschleimhaut, Fixierung am Beckenknochen	T3
N-Kategorie	
1–2 LK-Metastasen (<5 mm)	N1a
1 LK-Metastase (≥5 mm)	N1b
≥3 LK-Metastasen (<5 mm)	N2a
≥2 LK-Metastasen (≥5 mm)	N2b
Extrakapsuläre Ausbreitung	N2c
Fixiert/ulzeriert	N3
M-Kategorie	
Fernmetastasen	M1

Die Diagnostik des Vulvakarzinoms erfolgt fast ausschließlich mit der **klinischen Untersuchung** (Inspektion und Palpation). Eine apparative Diagnostik ist zumeist nicht nötig und in der präoperativen Phase bis zum Stadium II nach der Arbeitsgemeinschaft Gynäkologische Onkologie nicht indiziert.

Zur Beurteilung einer Infiltration der Urethra oder des Anus wird jedoch eine vaginale und/oder rektale **Sonografie** und/oder eine **Zysto- bzw. Rektoskopie** empfohlen. Die **MRT** liefert weitere Zusatzinformationen bezüglich einer Infiltration von Nachbarstrukturen und Lymphknotenmetastasen bzw. ist empfehlenswert, wenn die invasiven Methoden (Zysto-/Rektoskopie) aufgrund eines ausgedehnten Tumorbefundes nicht durchführbar sind (◘ Tab. 10.7).

Das Vulvakarzinom im **Stadium I a** ist lokal begrenzt, <2 cm und weist keine Lymphknotenmetastasen auf, eine Bildgebung mittels MRT liefert daher häufig keine Zusatzinformationen. Ein Karzinom im Stadium I ist am besten in der T2w nachweisbar (◘ Abb. 10.16).

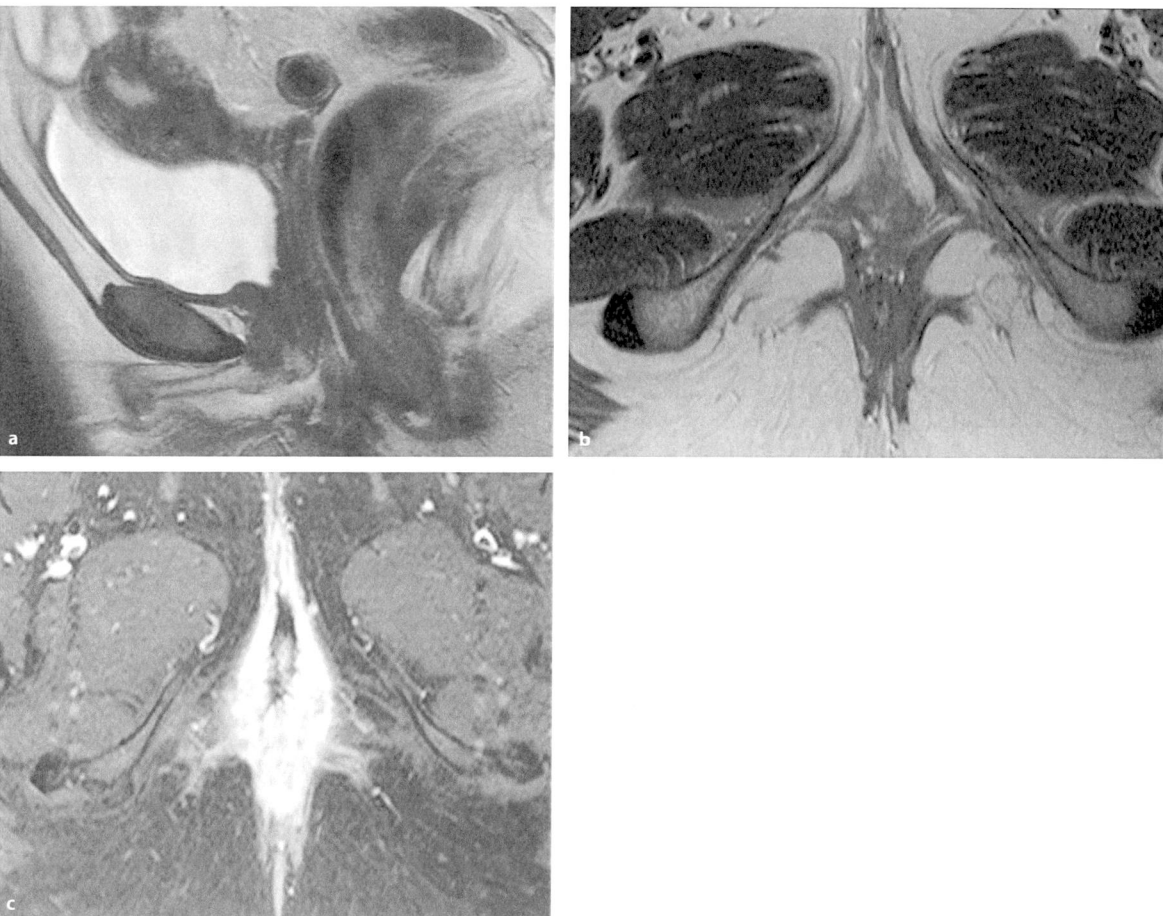

■ **Abb. 10.16. Lokal begrenzte Raumforderung der Vulva**, <2 cm, die die distale Urethra und die distale Vagina erreicht, aber nicht infiltriert. Somit lokales T1a-Stadium. Klinisch VIN III, histologisch Morbus Bowen

Im **Stadium Ib** ist das Karzinom >2 cm, ist aber immer noch auf die Vulva begrenzt und weist keine Lymphknotenmetastasen auf (■ Abb. 10.17, ■ Abb. 10.18). Auch hier liefert die MRT keine wesentliche Mehrinformation.

■ **Abb. 10.17a–c.** Vulvakarzinom im Stadium T1b. Lokal begrenzter Tumor >2 cm, in der T2w hyperintens gegenüber der Muskulatur und hypointens gegenüber dem Fettgewebe (**a, c**), weitere Demaskierung nach KM-Gabe (**b**). Keine Umgebungsinfiltration. Keine positiven Lymphknoten

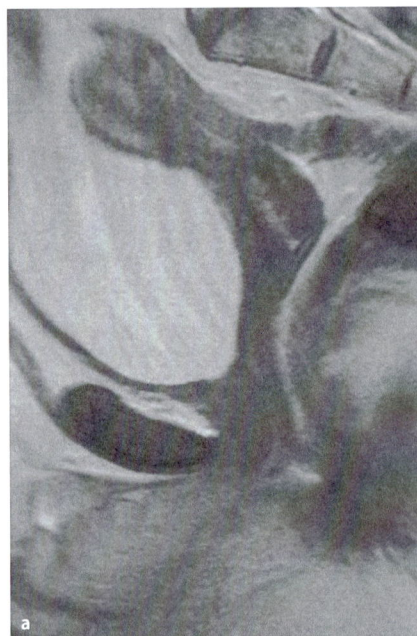
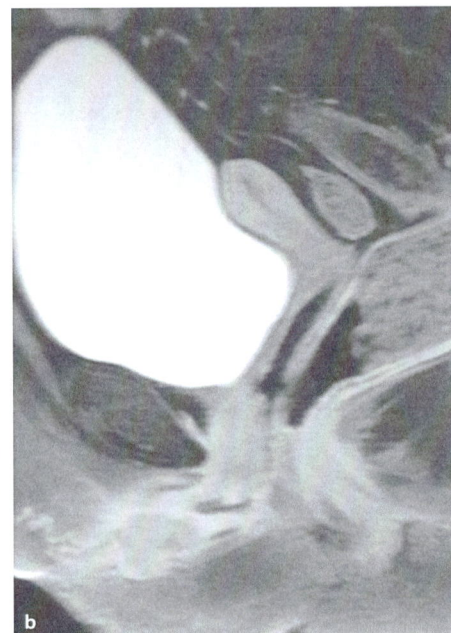
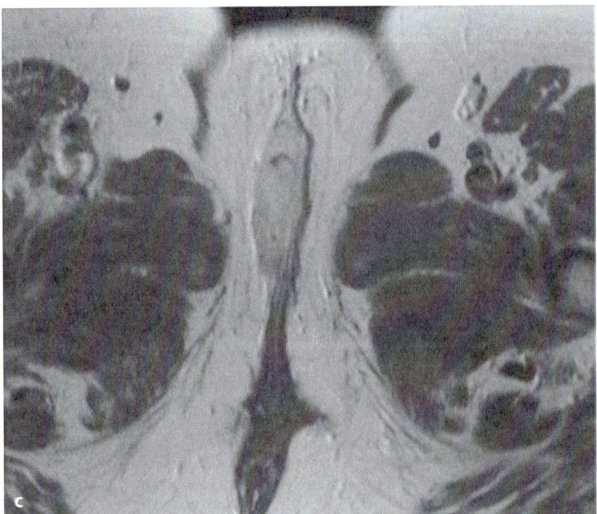

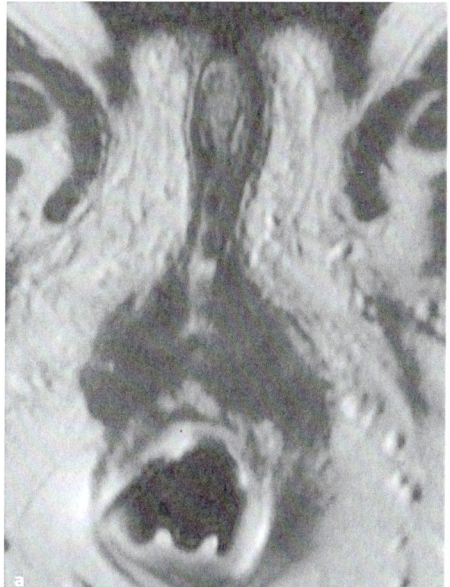

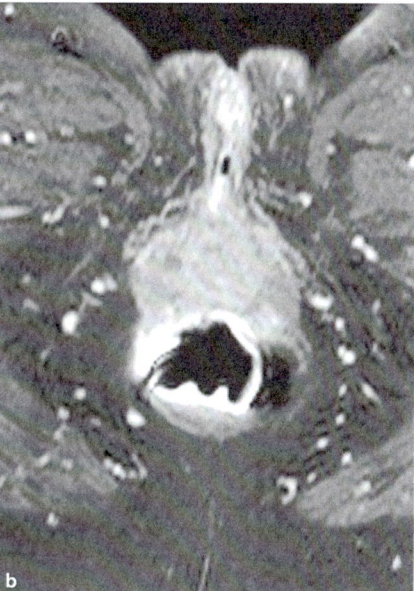

■ **Abb. 10.18. Vulvakarzinom im Stadium T1b N2**, histologisch gesichert. Der Tumor überschreitet eine Ausdehnung von 2 cm, infiltriert aber noch nicht angrenzende Strukturen. Inguinal beidseits, betont links, nachweisbare Lymphknotenmetastasen. Untersuchung mit Endorektalspule

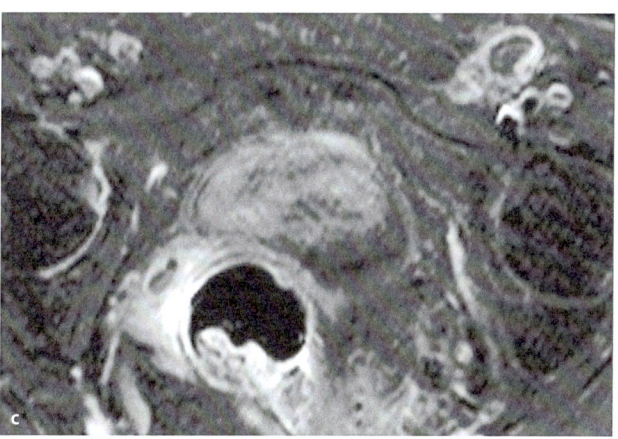

Befällt das Vulvakarzinom das untere Drittel der Urethra und/oder das untere Drittel der Vagina, und/oder den Anus, liegt ein Stadium **T2** vor (◨ Abb. 10.20). In der FIGO-Klassifikation ist für das Stadium **FIGO II** noch wichtig, dass **keine Lymphknotenmetastasen** vorliegen. Die Tumorgröße ist für die Stadieneinteilung nicht relevant. Zusatzinformationen mittels MRT können für die Therapieplanung von Nutzen sein. Eine Infiltration ist am besten in der sagittalen Schichtführung nachzuweisen (in der hochaufgelösten sagittalen T2w, in der sagittalen Kontrastmitteldynamik) und in der T1w post KM axial **ohne Fettsättigung** (hypointense Fettlamelle der Urethra) mit Kipping der axialen Schichten orthogonal zur Längsachse der Urethra (◨ Abb. 10.19).

◨ **Abb. 10.19a–c.** Vulvakarzinom im Stadium FIGO IV/T3N0. Großer Tumor mit Einwachsen in das untere Drittel der Vagina und Infiltration der vorderen Rektumwand (**c**). Verdrängung der Urethra nach ventral ohne Infiltration (**b**). Keine Lymphknotenmetastasen. Die Vagina ist mit sterilem Ultraschallgel gefüllt (**a**)

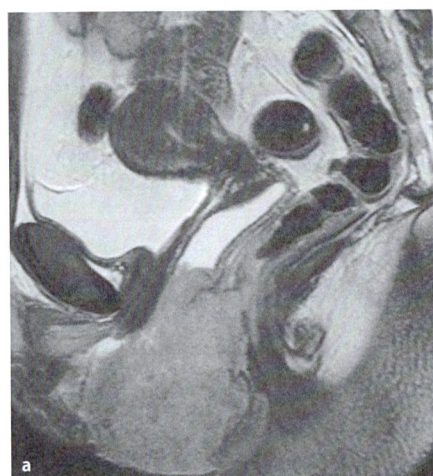
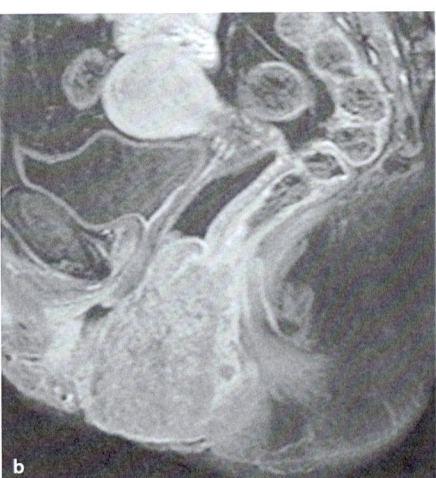
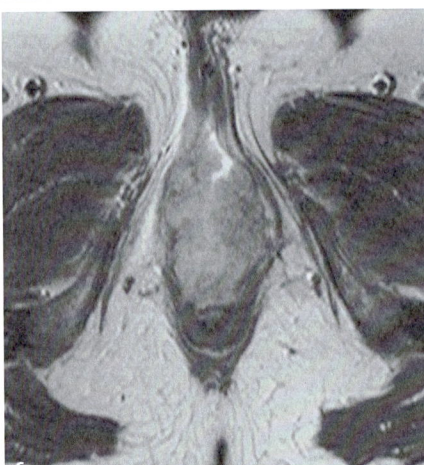

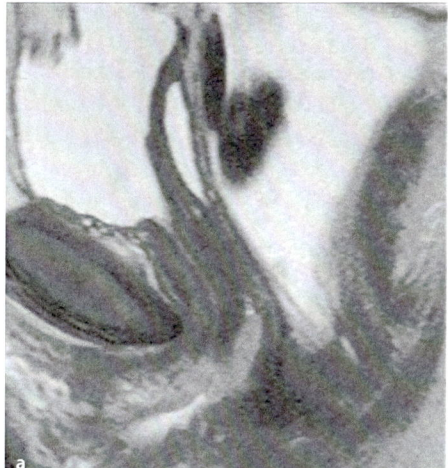

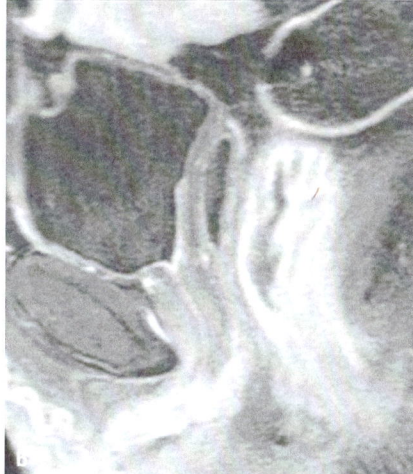

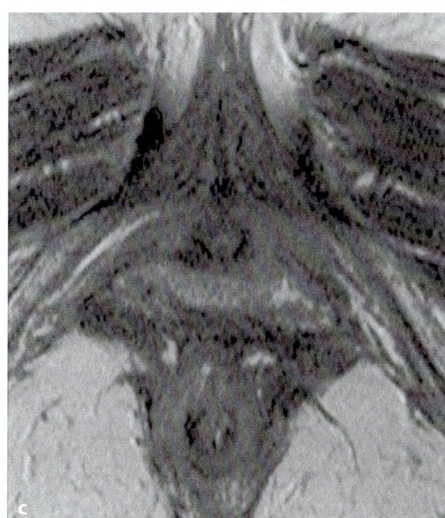

■ **Abb. 10.20a–c. Vulvakarzinom im Stadium T2.** In der T2w hyperintense Strukturvermehrung vulvär und an der vorderen Vaginalwand (**a**) mit Erreichen der hinteren Urethralwand (**c**). Nach KM-Gabe i.v. ist der Tumor leicht hypointens zum umgebenden Gewebe (**b**). Zustand nach Hysterektomie

Sobald ein **inguino-femoraler Lymphknotenbefall** vorliegt, ist der Tumor nach **FIGO** als Stadium **III** bewertet, unabhängig davon, ob angrenzende Strukturen (unteres Drittel der Urethra und/oder unteres Drittel der Vagina, und/oder Anus) befallen sind. Auch hier spielt die Tumorgröße für die Stadieneinteilung keine Rolle. Unterteilt werden kann dieses Stadium in ein **Stadium IIIa** mit einer Lymphknotenmetastase ≥5 mm (◘ Abb. 10.21, ◘ Abb. 10.22, ◘ Abb. 10.23), in ein **Stadium IIIb** mit mindestens 2 Lymphknotenmetastasen ≥5 mm oder mindestens 3 Lymphknotenmetastasen <5 mm und ein **Stadium IIIc** mit extrakapsulärer Streuung.

Dies steht im Gegensatz zur TNM-Klassifikation: Ein **T3**-Stadium setzt eine Infiltration der oberen zwei Drittel der Urethra und/oder der oberen zwei Drittel der Vagina, eine Blasenschleimhaut- und/oder eine Rektumschleimhautinfiltration voraus. Auch eine Fixierung des Tumors am Beckenknochen gilt als **T3**.

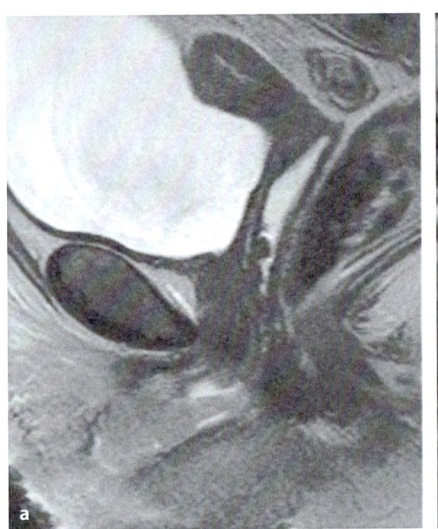
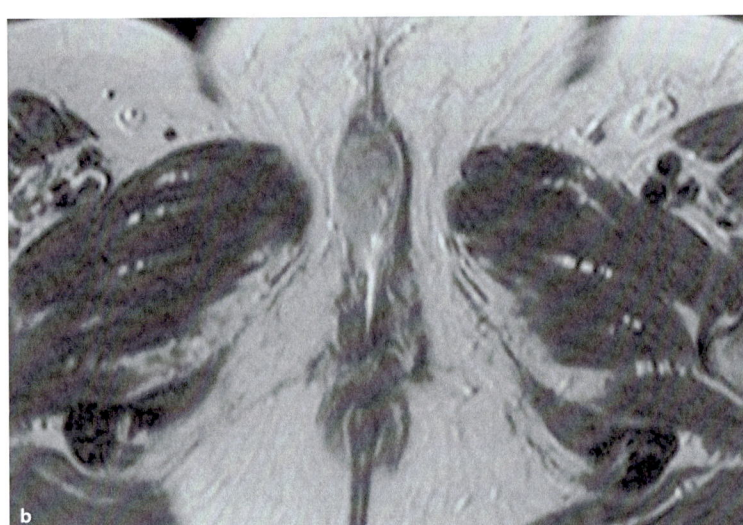
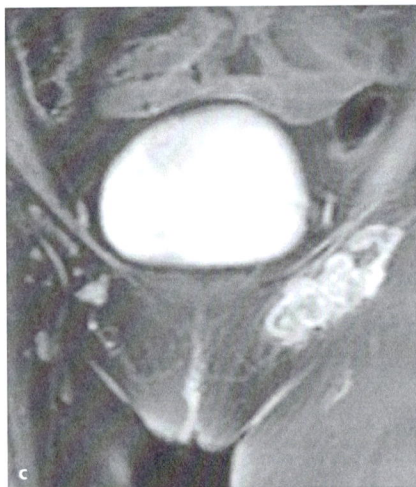

◘ **Abb. 10.21a–c. Vulvakarzinom im Stadium FIGO IIIb/T2 N2b.** Betont von der rechten Labie ausgehender Tumor, in der T2w hyperintens (**b**) mit Erreichen des unteren Drittels der Vagina und der Urethra (**a**). Großes Lymphknotenkonglomerat links inguinal, histologische Sicherung von vier befallenen Lymphknoten mit maximal 2,6 cm im Durchmesser (**c**)

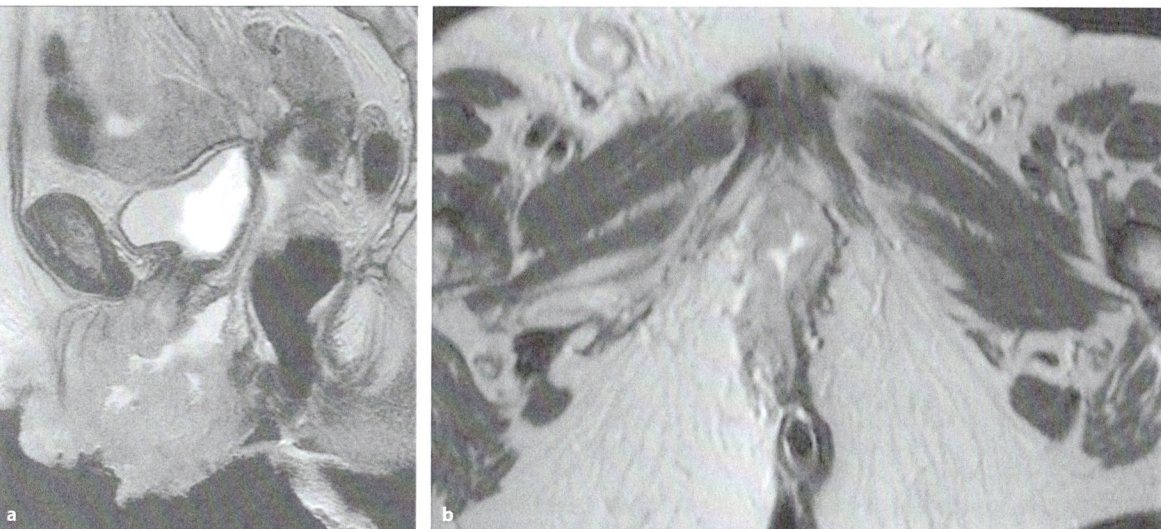

◘ **Abb. 10.22. Exulzeriertes Vulvakarzinom im Stadium FIGO IIIa/T2 N1b** mit Infiltration der distalen Urethra, Erreichen des Sphinkter ani und unilateraler Lymphknotenmetastase inguinal rechts

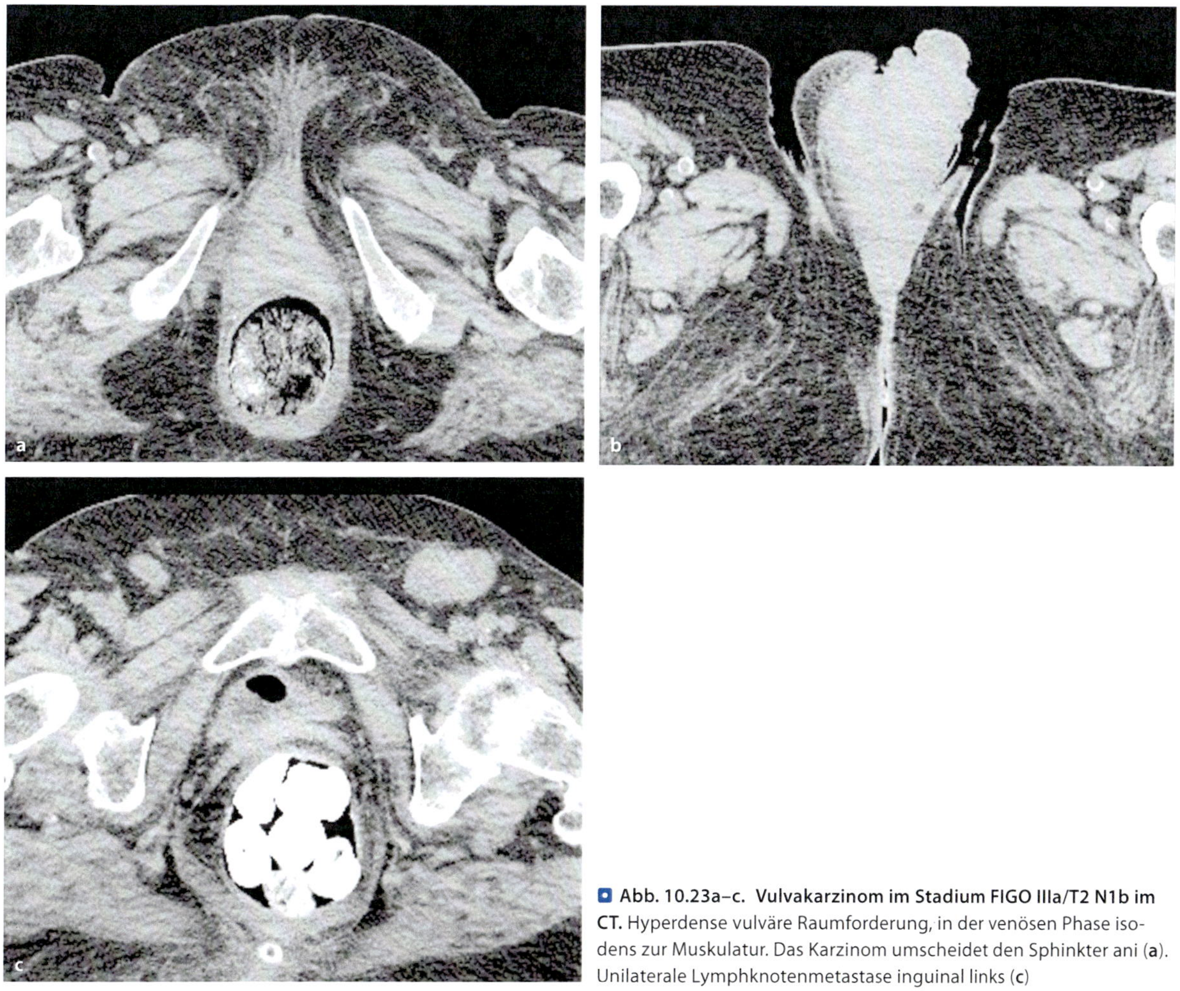

◘ **Abb. 10.23a–c. Vulvakarzinom im Stadium FIGO IIIa/T2 N1b im CT.** Hyperdense vulväre Raumforderung, in der venösen Phase isodens zur Muskulatur. Das Karzinom umscheidet den Sphinkter ani (**a**). Unilaterale Lymphknotenmetastase inguinal links (**c**)

Im **Stadium FIGO IVa** werden die oberen zwei Drittel der Urethra und/oder die Schleimhaut der Vagina, der Harnblase oder des Rektums infiltriert. Auch kann eine Infiltration bis zur Beckenwand vorliegen oder es finden sich verbackene oder ulzerierte inguino-femorale Lymphknotenmetastasen. Die MRT-Diagnostik liefert hier wertvolle Zusatzinformationen bezüglich der Ausdehnung, der Umgebungsinfiltration oder dem Vorhandensein von Lymphknotenmetastasen. Bei einer Fernmetastasierung, einschließlich positiver Beckenlymphknoten liegt ein **Stadium FIGO IVb** vor.

> ❗ **Ein T4-Stadium des Vulvakarzinoms gibt es nach der neuen Klassifikation nicht. FIGO IV existiert.**

Bisher ist die MRT in den gynäkologischen Leitlinien zur Diagnostik des Vulvakarzinoms nicht verankert. Die **CT** des Abdomens kann Lymphknotenmetastasen und/oder Fernmetastasen detektieren, bzw. in fortgeschrittenen Tumorstadien die Therapieplanung unterstützen.

▪ Therapie

Therapieziel ist die Exzision mit 1 cm tumorfreiem Randsaum (R0) bei mikroinvasivem Karzinom (T1a) sowie einem Abstand von 1–2 cm im Gesunden bei makroinvasivem Karzinom ohne Lymphknotenmanifestation (T1b/T2), wobei für die Operationsplanung immer auch neben der Tumorausdehnung das Alter der Patientin, Komorbiditäten und die Erhaltung der Sexualfunktion Beachtung finden sollte.

▫ Tab. 10.7. MRT-spezifische Sequenzen zur Tumordetektion beim Vulvakarzinom

Sequenz	Wich-tung	Ebene	TR (ms)	TE (ms)	FOV (mm)	Schicht-dicke (mm)	Flip-winkel	Matrix	Kippung	Fett-sätti-gung
turbo spin echo	T2	sag	4330	85	250	4	150	512	/	/
turbo spin echo	T2	tra oblique	3950	92	280	4	150	512	orthogonal zur Längsachse der Urethra	/
incoherent gradient echo (gradient spoiled) 2D	T1	tra	128	4,76	350	6	70	256	orthogonal zur Längsachse der Urethra	ja
turbo spin echo KM	T1	tra oblique	470	12	350	4	90	384	orthogonal zur Längsachse der Urethra	ja
Optional										
turbo spin echo	T2	cor oblique	3950	92	300	4	150	512	parallel zur Längsachse der Urethra	/
incoherent gradient echo (gradient spoiled) 3D nativ	T1	sag	3,53	1,33	300	2,2	25	256	/	ja
incoherent gradient echo (gradient spoiled) 3D KM 25 s–60 s	T1	sag	3,53	1,33	300	2,2	25	256	/	ja

Die angegebenen Sequenzen und Daten sind Empfehlungen, die geräte- und patientenspezifisch angepasst werden sollten.

Bei höhergradigen Tumormanifestationen sind die primäre Radiochemotherapie und die neoadjuvante Radiochemotherapie mit anschließender Operation optional.

Eine adjuvante inguinale Strahlentherapie wird bei >3 inguinalen Lymphknotenmetastasen, einer Kapselüberschreitung oder bei Metastasen >1 cm durchgeführt.

Rezidive treten zumeist innerhalb der ersten zwei Jahre nach Diagnosestellung auf und sind bei ca. einem Viertel der Patientinnen mit einem diagnostizierten Vulvakarzinom nachweisbar. Die Rezidivwahrscheinlichkeit ist stadienabhängig (14% im Stadium I und 71% im Stadium III).

Vaginalsarkom

Ca. 2% der malignen Veränderungen der Vagina sind Vaginalsarkome, wobei das **Rhabdomyosarkom** den häufigsten Weichteiltumor bei Kindern und Jugendlichen darstellt, dementsprechend das **Leiomyosarkom** im Erwachsenenalter.

Rhabdomyosarkom

Rhabdomyosarkome (RMS) des unteren Genitaltrakts sind insgesamt selten, kommen aber gehäuft im Kindesalter (<3. Lebensjahr) und im jungen Erwachsenenalter vor (4–6% aller Malignome dieser Altersgruppe). Es werden drei histologische Subtypen unterschieden:

- embryonales RMS (58%)
- alveoläres RMS (20%)
- undifferenziertes RMS

Die botryoide Variante des embryonalen RMS ist sehr aggressiv und infiltriert frühzeitig die Umgebungsstrukturen. Eine Fernmetastasierung wird in 10–20% nachgewiesen. Ohne nachweisbare Metastasierung (hauptsächlich regionale Lymphknoten und Lunge) liegt die 5-Jahres-Überlebensrate bei 91%. Beim alveolären und undifferenzierten RMS ist die Prognose schlechter.

▪ Bildgebung

Ein **transabdomineller Ultraschall** ist Bildgebung der Wahl zur Tumordetektion und die MRT gibt Auskunft über eine Umgebungsinfiltration und eine Metastasierung.

Das Rhabdomyosarkom stellt sich im **MRT** infolge von Einblutungen und Nekrosen inhomogen dar, hypointens in der T1w und hyperintens in der T2w. Einige Tumormanifestationen weisen eine Pseudokapsel auf, welche sowohl in der T1w als auch in der T2w ein hypointenses Signalverhalten aufweist. Auch nach Kontrastmittelgabe stellt sich der Tumor inhomogen dar.

▪ Therapie

Die Therapie besteht aus einer individuellen Kombination aus chirurgischer Sanierung, Radiatio und Chemotherapie. Unabhängig vom Tumorstadium kann so eine Überlebensrate von >60% bei allen Unterformen des RMS erreicht werden.

Leiomyosarkom

Das vaginale Leiomyosarkom ist sehr selten und wird nur in ca. 1% aller Vaginalkarzinome histologisch gesichert. Aufgrund einer frühzeitigen hämatogenen Metastasierung sowie einer häufigen pulmonalen Metastasierung in höheren Tumorstadien ist die Prognose schlecht.

Bei in der Literatur beschriebenen Fällen sind die betroffenen Frauen zwischen 22 und 86 Jahre alt, im Mittel 50 Jahre. In der klinischen Untersuchung tastet sich häufig eine noduläre Verdickung der Vaginalwand, welche von einer intakten Mukosa überzogen ist. Bei Verlegung des Vaginallumens kann es zu einem Hämatokolpos oder auch zu einer Hämatometra kommen, die zu diffusen Unterbauchbeschwerden führen können. Auch werden Schmerzen in der Vagina, der Blase oder dem Rektum angegeben.

■   Bildgebung

Nicht selten sind neben dem umschrieben palpablen Herd bereits Tumormassen im kleinen Becken vorhanden, sodass eine Schnittbildgebung zur Ausdehnungsdiagnostik wichtig ist, um möglichst eine Resektion in sano zu erreichen (Fernmetastasen und Rezidive
bei nicht tumorfreien Schnitträndern sind häufig).

Mittels **Ultraschall** kann die tumoröse Raumforderung detektiert werden. Die **MRT**
liefert weitere Aussagen bezüglich Tumorausdehnung und Umgebungsinfiltration. So
stellt sich das vaginale Leiomyosarkom zumeist als zystisch-solide Raumforderung dar, die
charakteristischerweise irregulär und infiltrativ (v. a. Zervix, Parametrien, Lymphknoten)
wächst und mäßig hyperintens in der T1w und stark hyperintens in der T2w imponiert
sowie eine Kontrastmittelaufnahme zeigt.

■   Therapie

Therapie der Wahl ist eine großzügige Exzision im Gesunden, da Rezidive nach chirurgischer Intervention häufig sind. Bisher existieren keine kontrollierten Studien über den
Benefit einer alleinigen Strahlen- oder Chemotherapie. Die adjuvante Radiatio nach chirurgischer Intervention wird zur Vermeidung von Lokalrezidiven in höheren Stadien öfter
eingesetzt.

Andere maligne Veränderungen
Lymphome
■   Pathologie und Klinik

Eine seltene Diagnose bei einer Raumforderung des weiblichen Genitaltrakts stellen primäre Lymphome der Vagina dar (1% der primär extranodalen Lymphome). Ein sekundärer Lymphombefall ist häufiger. Es können alle Altersgruppen (20–80 Jahre) betroffen
sein.

Vulvovaginale Lymphome sind zumeist diffus großzellige B-Zell-Lymphome, gefolgt
von Burkitt-Lymphomen und follikulären Lymphomen (◘ Abb. 10.24).

Klinisch klagen die Patientinnen über Vaginal- oder Postkoitalblutungen, ein Druckgefühl im Bereich des Beckenbodens oder persistierenden Ausfluss.

■   Diagnostik/Bildgebung

Eine Zytologie der Zervix ist häufig negativ und eine kolposkopisch durchgeführte Biopsie
kann ein falsch negatives Ergebnis liefern.

Eine **tiefe Biopsie** sowie die Aufarbeitung mittels immunphänotypischer und mole-
kularer Analysen (PCR, FISH) sichern die Diagnose.

Im **MRT** stellen sich die Lymphome entweder infiltrativ wachsend oder lobuliert dar.
In der T1w sind sie homogen hypointens und mäßig hyperintens in der T2w. Sie nehmen
homogen Kontrastmittel auf. Typischerweise ist die Mukosa intakt (◘ Abb. 10.24)

■   Therapie

Ein einheitliches Therapiekonzept zur Behandlung von Lymphomen des Genitaltrakts
besteht bisher nicht, hauptsächlich werden sie mittels primärer Radiatio behandelt. Die
Kombination mit einer chirurgischen Intervention und/oder einer Chemotherapie stellt
ebenfalls ein Therapiekonzept dar. Die alleinige Chemotherapie nimmt bisher keinen re-
levanten Stellenwert ein. Auch in hohen Tumorstadien beträgt die 5-Jahres-Überlebens-
rate bis zu 70%.

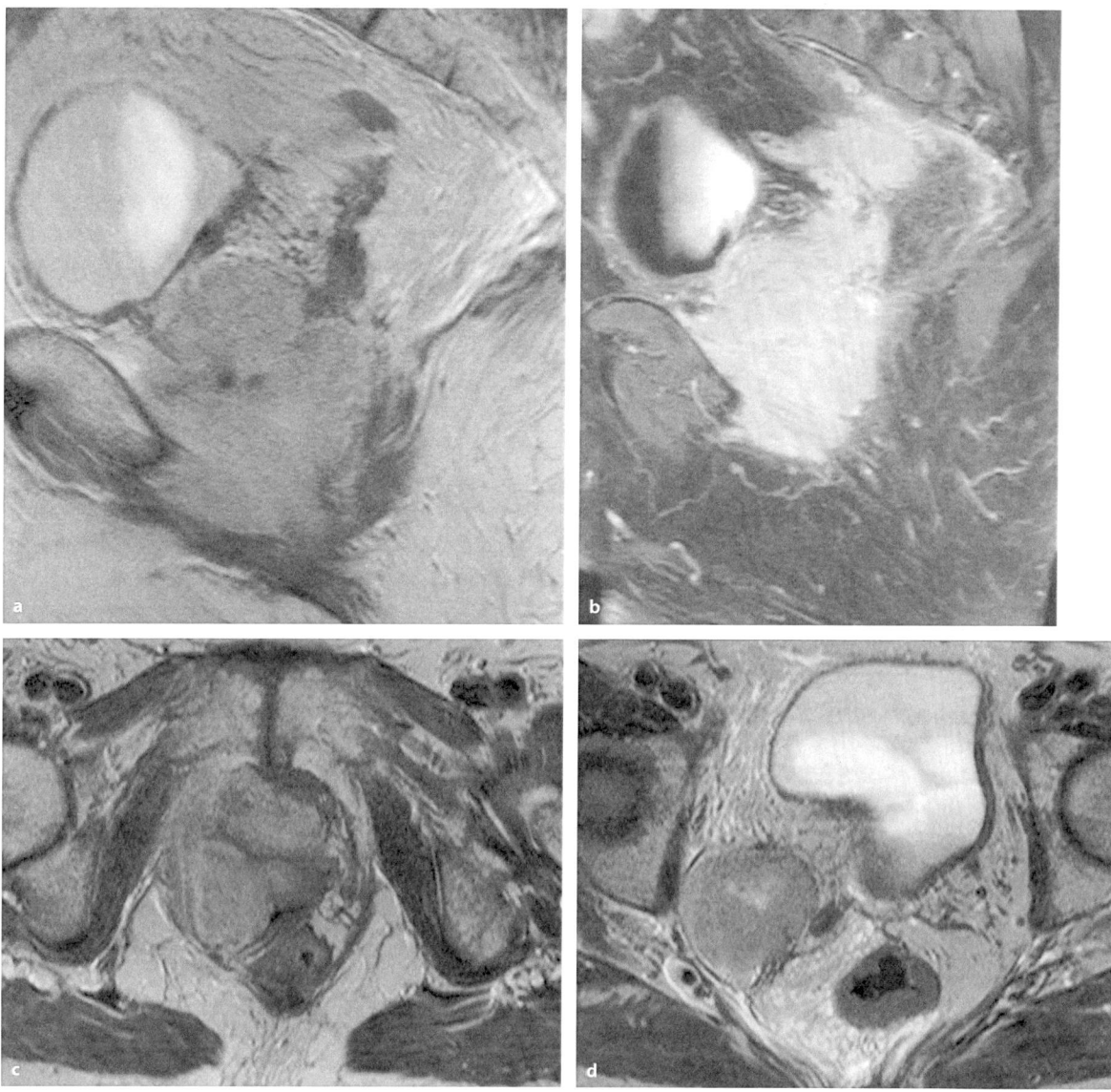

◻ **Abb. 10.24. B-Zell-Lymphom.** Histopathologisch diffus großzelliges B-Zell-Lymphom mit Nachweis einer großen Raumforderung vulvovaginal sowie mehrerer Raumforderungen im kleinen Becken, bis an die Beckenwand heranreichend und kräftig KM aufnehmend

Vaginalmetastasen

Als Primärtumor für Vaginalmetastasen finden sich häufig Tumoren der Vulva, der Zervix des Endometriums oder der Ovarien. Die MRT ist Bildgebung der Wahl zur Metastasendiagnostik, jedoch kann bei der Detektion einer vaginalen Raumforderung durch das Signalverhalten im MRT nicht zwischen Metastase oder Primärherd unterschieden werden. Es empfehlen sich hochaufgelöste native T2w-Sequenzen und hochaufgelöste T1w-Sequenzen nach Kontrastmittelgabe; tumoröse Raumforderungen imponieren zumeist mäßig hyperintens in der T1w, stark hyperintens in der T2w und nehmen vermehrt Kontrastmittel auf.

Bartholindrüsenkarzinom

In 1–7% der Vulvakarzinome liegt ein Karzinom der Bartholindrüsen vor (◘ Abb. 10.25, ◘ Abb. 10.26). Das Prädilektionsalter liegt bei 55 Jahren.

◘ **Abb. 10.25. Bartholindrüsenkarzinom.** Zystische Struktur der linken Labie mit direkt angrenzender solider Raumforderung, die nach vaginal einwächst. Starke Kontrastmittelaufnahme. Nebenbefund: Anteflektierter Uterus mit Imprimierung des Blasendachs

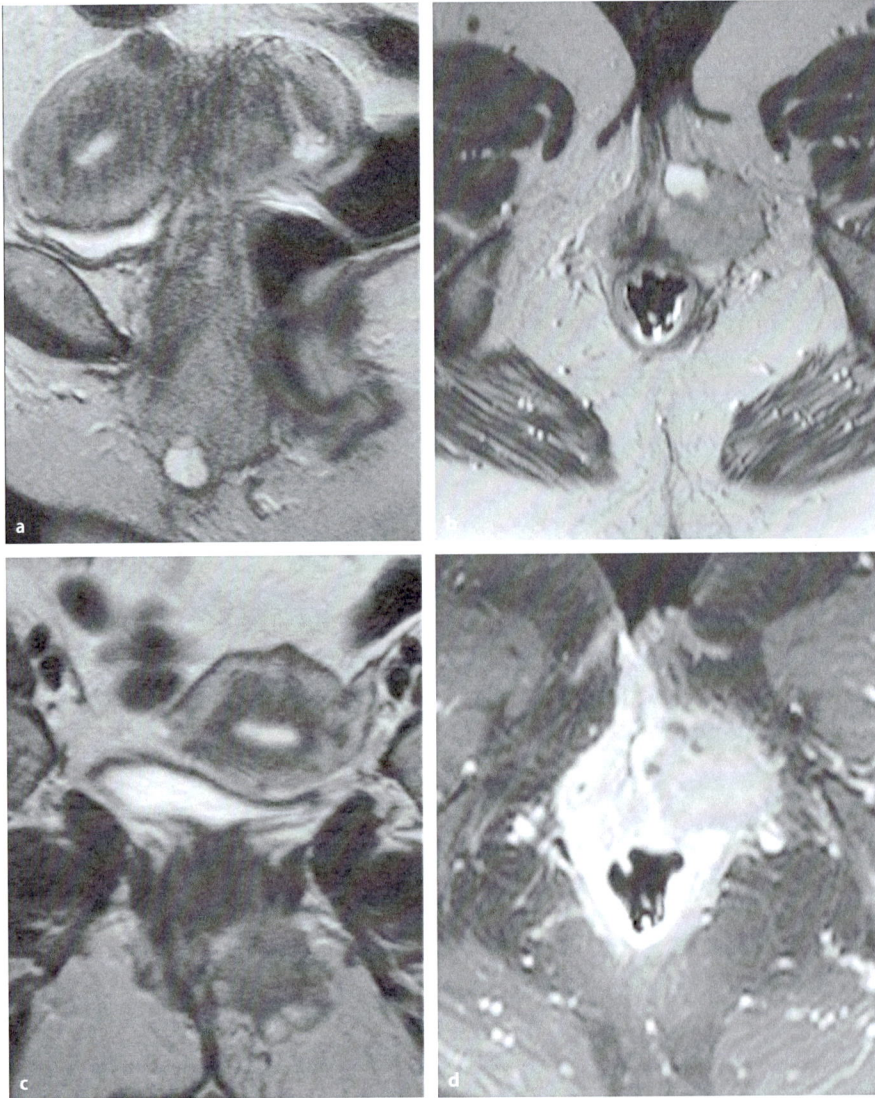

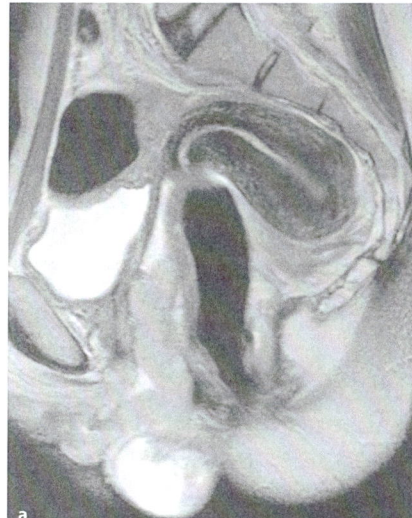

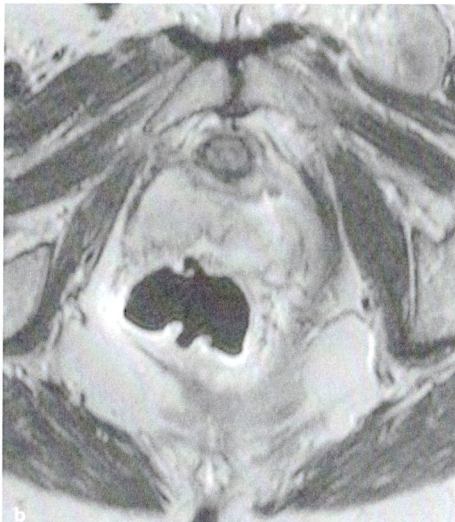

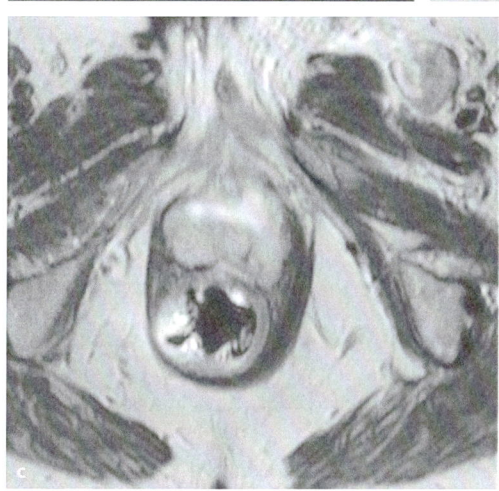

□ Abb. 10.26. Bartholindrü-senkarzinom. Einwachsen in die Vagina, die hintere Vaginal-wand ist betroffen. Der hypoin-tense Randsaum der vorderen Vaginalwand ist erhalten, die Urethra ist frei. Lymphknoten-metastase links inguinal. Retro-flektierter Uterus

Klinisch imponiert eine einseitig geschwollene Labie, gegebenenfalls mit Schmerzen, Juckreiz oder Blutungen assoziiert. Häufig wird das Karzinom als Abszess oder Zyste fehlinterpretiert und daher zu spät erkannt oder fehlerhaft therapiert. Zur Sicherung bedarf es einer Biopsie; in 49% ist die Differenzierung plattenepithelial, in 28% drüsig und in 13% adenoid-zystisch.

■ **Bildgebung**

Die MRT ist Schnittbildgebung der Wahl zur Ausdehnungsdiagnostik. In 33–47% sind ipsilaterale Lymphknoten befallen, in 5–14% kontralaterale Lymphknoten. Fernmetastasen sind selten.

■ **Therapie**

Therapieoptionen sind je nach Ausprägung die lokale Exzision bis hin zur Vulvektomie mit ggf. partieller oder totaler Lymphadenektomie. Eine adjuvante Chemotherapie kann je nach Operationsergebnis und Risikoprofil angeschlossen werden.

Melanom

■ **Epidemiologie und Pathologie**

Das maligne Melanom des Genitales kommt v. a. bei älteren Menschen vor (>7. Lebensjahrzehnt), ist insgesamt aber eher selten.

Das **vulväre Melanom** kommt in <1% aller Melanome vor, die Inzidenz liegt bei 0,1/100 000 Frauen. Häufige Lokalisationen sind die Klitoris und die Periklitoris (26%) sowie die kleinen (11%) und großen Labien (5%). Es wird zwischen einem Melanom der behaarten Vulva (äußere Haut) und der unbehaarten Vulva (Schleimhaut) unterschieden.

■ **Klinik**

Klinisch imponieren tastbare Knoten, Blutungen, Ausfluss, Juckreiz und Schmerzen. Häufig haben Patientinnen zum Zeitpunkt der Diagnosestellung bereits inguinale Lymphknotenmetastasen (niedrige 5-Jahres-Überlebensrate, ansonsten im Mittel zwischen 25–50%).

■ **Bildgebung**

Im MRT stellt sich das Melanom aufgrund des hohen Melaningehalts in der T1w relativ hyperintens dar, in der T2w dagegen relativ hypointens.

■ **Therapie**

Therapieoption der Wahl ist die Exzision im Gesunden. Radikal-lokal mit einem Sicherheitsabstand von 1 cm kann bei einer Infiltrationstiefe von <0,76 mm exzidiert werden. Bei einer größeren Infiltrationstiefe erfolgt eine En-bloc-Resektion des Tumors inklusive lokoregionärer Lymphknoten. Bei einem Befall pelviner Lymphknoten ist die Prognose sehr schlecht und eine primäre Resektion nicht sinnvoll. Rezidive finden sich lokal oder in lokal drainierenden Lymphknoten. Fernmetastasen kommen v. a. in der Lunge, der Leber, im Skelett und im ZNS-System vor.

Das **vaginale Melanom** kommt in etwa 4% der vaginalen Neoplasien vor und hat eine schlechtere Prognose. Lymphknotenmetastasen sind eher selten. Eine Radiatio wird zumeist nur bei primär nicht resezierbaren Melanomen empfohlen, da die primär chirurgische Therapie ein höheres medianes Überleben aufweist.

> ❶ Vom Melanom differenzialdiagnostisch zu unterscheiden sind die **Melanosis vulvae** (Kap 10.3.2), das **Kaposi-Syndrom** (bei HIV-Patienten, typischerweise livide bis rötliche Plaques), die **Vulvitis plasmacellularis Zoon** (erodierte, nässende und rötliche Läsionen) sowie **Angiokeratome** (rötliche bis livide kleine Papeln).

Angiomyxom der Vulva

Das aggressive Angiomyxom der Vulva ist sehr selten. Es kommt v. a. bei prämenopausalen Frauen vor. Es wächst langsam und kann zystische oder auch polypoide Formen annehmen. Zum Zeitpunkt der Diagnose kann es schon >10 cm groß sein. Eine Umgebungsinfiltration ist selten, ebenso eine Metastasierung, jedoch können Rezidive bei einer Resektion non in sano auftreten; die Lokalrezidivrate liegt bei 50% in den ersten 5 Jahren.

■ **Bildgebung**

Im MRT ist das Signalverhalten in der T2w stark hyperintens und es zeigen sich häufig einliegende filamentartige hypointense Strukturen. Der Tumor nimmt bei zahlreicher Vaskularisierung stark Kontrastmittel auf.

Endodermalsinustumor

■ **Pathogenese und Klinik**

Ein Endodermalsinustumor (EST), oder auch Dottersacktumor, manifestiert sich in 8% in der Vagina, geht dann aber häufig von der hinteren Vaginalwand aus. Dieser auch als Adenokarzinom der kindlichen Vagina bezeichnete EST tritt v. a. bei Kleinkindern zwischen 8 und 15 Monaten auf, seltener bei Kindern >2 Jahren.

Klinisch fallen die betroffenen Kleinkinder mit blutig-tingiertem Ausfluss auf. Das Serum-AFP ist deutlich erhöht.

■ **Diganostik und Bildgebung**

Bei der vaginalen Inspektion (aufgrund des Alters am besten in Sedierung) zeigt sich dann der zumeist polypoide Tumor. Differenzialdiagnostisch auszuschließen sind ein embryonales Rhabdomyosarkom (Kap. 10.3.6, s oben), ein Keimzelltumor und ein Klarzellkarzinom (s. unten).

Eine Infiltration in umgebende Beckenstrukturen, paraaortale Lymphknoten sowie eine Fernmetastasierung in Leber und Lunge werden häufig beschrieben, da der Tumor aggressiv wächst und schnell hämatogen und lymphogen streut.

Im transabdominellen Ultraschall (am besten mit gefüllter Harnblase, jedoch schwierige Voraussetzung bei Kleinkindern) kann eine vaginale Raumforderung detektiert werden. Die retrograde Kontrastmittelgabe in die Vagina über einen dünnlumigen Katheter zeigt unter Durchleuchtungskontrolle eine Kontrastmittelaussparung aufgrund des Tumors. Die MRT ist Schnittbildgebung der Wahl aufgrund des hohen Weichteilkontrasts.

■ **Therapie**

Eine radikale Operation des Tumors und/oder die Radiatio zeigen häufig kein gutes Therapieoutcome und gehen mit einer deutlichen Lebensqualitätseinschränkung einher (Operation: Verlust der Sexualfunktion und der Möglichkeit der Reproduktion, ggf. Verlust der physiologischen Blasen- und Darmfunktion, Radiatio: Risiko einer Osteonekrose des Femurkopfs bei Langzeitbestrahlung, Sterilität), sodass eine Chemotherapie häufig die bevorzugte Behandlungsstrategie ist.

Klarzelladenokarzinom

Das klarzellige Adenokarzinom entsteht häufig in der Vagina, seltener in der Zervix. Eine maternale Exposition mit Diethylstilbestrol im ersten Trimenon (DES = synthetisches nichtsteroidales Östrogen, welches besonders in den 1970er bis 1980er Jahren u. a. gegen verschiedene Schwangerschaftskomplikationen zum Einsatz kam) ist gehäuft in der Anamnese der 15–22 Jahre nach Exposition erkrankten Töchter zu finden. Insgesamt ist die Anzahl der betroffenen Frauen nach maternaler DES-Exposition jedoch selten (600 Fälle bis 1992 beschrieben, Inzidenz abnehmend, da Wirkstoff nicht mehr zur Anwendung kommt). In seltenen Fällen wird auch eine vaginale Endometriose als Ausgangsmanifestation verantwortlich gemacht.

Das Karzinom kann sehr groß werden und das Vaginallumen ausfüllen. Es metastasiert schnell lymphogen, bereits im Stadium I sind in 15% der Fälle Beckenlymphknoten befallen, im Stadium II bereits 50%. Trotzdem liegt die 5-Jahres-Überlebensrate in der Literatur bei 80%. Rezidive werden zumeist innerhalb der ersten 3 Jahre beobachtet, in 40% der Fälle wurden pulmonale Metastasen beschrieben.

Condylomata gigantea (Synonym: Buschke-Löwenstein-Tumoren)

Auf dem Boden ausgedehnter Condylomata acuminata (Kap. 10.3.4.8.1) entstandene maligne Veränderungen mit invasivem, destruierendem Wachstum. Diese Karzinome werden auch als verruköse Karzinome bezeichnet und sind häufig HPV 16 (High-risk-Typus) assoziiert (anstatt HPV 6 oder 11). Der Übergang von lange bestehenden, primär benignen Genitalwarzen in ein Karzinom ist insgesamt sehr selten.

■ **Literatur**

Ahram J et al. Leiomyosarcoma of the vagina: case report and literature review. Int J Gynecol Cancer 2006;16:884-891

Akbayir Ö, et al. Successful treatment of primary vaginal diffuse large b-cell lymphoma using chemotherapy. Taiwan J Obstet Gynecol 2008;47(3):334-337

AWMF-Leitlinien-Register: Diagnostik und Therapie von Genitalerkrankungen durch Humane Papillomaviren (HPV); aus: Der Urologe, 2001;40:511-520

AWMF-Leitlinien-Register 2008: Prävention, Diagnostik und Therapie der HPV- Infektion und präinvasiver Läsionen des weiblichen Genitale; Nr. 015/027

AWMF-Leitlinien-Register 2008: Condylomata acuminata und andere HPV-assoziierte Krankheitsbilder von Genitale, Anus und Harnröhre; Nr. 59/001

AWMF-Leitlinien-Register 2008: Diagnostik und Therapie des Vulvakarzinomes und seiner Vorstufen; Nr. 032/032

AWMF-Leitlinien-Register 2006: Vaginalkarzinom; Nr. 032/042

Brucker S, et al. Vaginale und uterine Fehlbildungen. Teil 2; Geburtsh Frauenheilk 2005;65:R221-R 244

Cohen HL, et al. Anomalies of sex differentiation. In: Kuhn JP, et al. Caffey's Pediatric Diagnostic Imaging. 10th ed. 2004: 1939-1979

Cohen HL, et al. Abnormalities of the female genital tract. In: Kuhn JP, et al. Caffey's Pediatric Diagnostic Imaging. 10th ed. 2004:1939-1979

DGGG. Interdisziplinäre S2k-Leitlinie für die Diagnostik und die Therapie des Vulvakarzinoms und seiner Vorstufen 2009

Eisenberg LB, et al. Female Urethra and Vagina. In: Semelka RC: Abdominal-Pelvic MRI. New York: Wiley-Liss, Inc. 2002:1028-1148

Friedrich M, Villena-Heinsen C, Löning M. Vulvakarzinom. In: Manual Gynäkologische Onkologie. Heidelberg, New York: Springer Verlag 2005:99-117

Ghaemmaghami F, et al. Lower genital tract rhabdomyosarcoma: case series and literature review. Arch Gynecol Obstet 2008;278:65-69

Griffin N, et al. Magnetic resonance imaging of vaginal and vulval pathology; Eur Radiology 2008;18:1269-1280

Elsayes KM, et al. Vaginal masses: Magnetic Resonance Imaging Features with Pathologic Correlation. Acta radiologica 2007;48(8):921-933

Hauth EA, et al. Verwendung der Magnetresonanztomographie in der Diagnostik von Neoplasien der Vulva und Vagina; Gynäkol Geburtshilfliche Rundsch 2007;47:226-235

Kosari F, et al. Lymphomas of the female genital tract. Am J Surg Pathol 2005;29(11):1512-1520

Kraemer B, et al. Stage I carcinoma of the Bartholins gland managed with the detection of inguinal and pelvic sentinel lymph node. Gynecologic Oncology 2009;14:373-374

Kürzl R, Friese K. Nichtmaligne Hauterkrankungen der Vulva. Gynäkologe 2009;42:256-264

Lacy J, et al. Endodermal sinus of the infant vagina treated exclusivly with chemotherapy. J Pediatr Hematol Oncol 2006;28:768-771

Lopez C, et al. MRI of vaginal conditions; Clinical Radiology 2005;60:648-662

Ludwig M, et al. Sexuelle Differenzierung und Entwicklung. In: Diedrich K, et al. Gynäkologie und Geburtshilfe. New York, Heidelberg: Springer Verlag 2007

Miller RJ, et al. Surgical Correction of Vaginal Anomalies; Clinical Obstetrics and Gynecology 2008;51(2):223-236

Pecorelli S. FIGO Committee on Gynecologic Oncology: Revised FIGO staging for carcinoma of the vulva, cervix, and endometrium. International Journal of Gynecology and Obstetrics 2009;105:103-104

Reinthaller A, Leodolter S. Vulvakarzinom. In: Chirurgische Onkologie. Strategien und Standards für die Praxis. New York: Springer Verlag 2008:S. 441-447

Riethdorf L. Vagina. In: Pathologie der weiblichen Genitalorgane III. New York, Heidelberg: Springer Verlag 2000

Schnürch HG. Vulvakarzinom. Gynäkologe 2003;36:781-792

Shulman LP. Müllerian Anomalies. Clinical Obstetrics and Gynecology 2008;51(1):214-222

Thill M, et al. Diagnostik und operative Therapie des Vulva- und Vaginalkarzinoms. Onkologe 2009; 15:28-39

Wittekind C, Meyer HJ. TNM Klassifikation maligner Tumore, 7. Auflage 2010

Woida FM, et al. Adenoid cystic carcinoma of the bartholin gland – an overview. Arch Pathol Lab Med 2007;131:796-798

Wottgen et al. Higher incidence of linked malformations in siblings of Mayer-Rokitansky-Küster-Hauser-syndrome patients. Human Reproduction 2008;23(5):1226-1231

Beckenbodendysfunktion der Frau

C. Alt, F. Lenz, A. Haferkamp

11.1   Methoden zur Diagnostik

Für die Diagnostik einer Beckenbodendysfunktion (Beckenbodenschwäche und/oder Beckenorganprolaps) werden je nach Untersuchersubspezialisierung (Gynäkologie, Urologie) diverse Untersuchungsmodalitäten eingesetzt, die direkt (Schwäche oder Prolaps sichtbar) oder indirekt (Begleiterscheinungen nachweisbar) eine Aussage über die Ausprägung der Beckenbodendysfunktion treffen können.

Ein direkter Nachweis eines Organprolapses wird durch dynamische Untersuchungen wie die Spekulumuntersuchung erbracht, welche die gynäkologische Basisuntersuchung darstellt, sowie durch bildgebende Verfahren, wie die Perineal- und die Introitussonografie, sowie die MRT. Diese Untersuchungen sind alle nicht invasiv und sind, bis auf die MRT, sofort verfügbar und in kurzer Zeit durchführbar (ca. 5 min für Spekulumeinstellung oder Ultraschall, dagegen ca. 20 min für MRT).

Zur Diagnostik von Begleitsymptomen eines Organprolapses oder einer Beckenbodenschwäche (indirekt) werden neben der klinischen Untersuchung inklusive Urinstatus und Restharnbestimmung v. a. urodynamische Untersuchungen oder eine Abdominalsonografie durchgeführt.

Neben der objektiven Darstellung spielt das subjektive Beschwerdebild der Patientin eine sehr große Rolle im Hinblick auf die Bewertung und Einschätzung der Beckenbodendysfunktion. Zur Erhebung stehen mehrere standardisierte Fragenkataloge zur Verfügung, in denen neben der Art und Stärke der Symptomatik auch die Einschränkung der Lebensqualität abgefragt wird.

Eine ausführliche Erläuterung zu den Untersuchungsmodalitäten findet sich in Kap. 11.4.

> ❶ Neben der objektiven Darstellung einer Beckenbodendysfunktion ist das Augenmerk besonders auf das subjektive Beschwerdebild der Patientin zu legen.

11.2   Anatomie und Pathogenese

11.2.1 Anatomie

Das weibliche Becken wird deskriptiv in drei funktionelle Bereiche eingeteilt.
- Das **vordere Kompartiment** beinhaltet die Blase, die Urethra und den distalen Vaginalanteil
- das **mittlere Kompartiment** fasst die Vagina, die Zervix, den Uterus und die Adnexen
- das **hintere Kompartiment** beginnt mit der Excavatio rectouterina und beinhaltet den Anus und das Rektum (❑ Abb. 11.1).

Durch das kleine Becken ziehen mehrere kollagenreiche elastische Faserstränge, die insbesondere den Uterus im kleinen Becken flexibel fixieren. So wird der Uterus ventral durch die Ligamenta teres uteri, von lateral durch das Ligamentum latum uteri und das Ligamentum cardinale und dorsal vom Ligamentum sacrouterinum gehalten. Zusätzlich wird der Uterus durch das Ligamentum rectouterinum, das Ligamentum pubovesicale, das Ligamentum vesicouterinum und indirekt durch das Ligamentum ovarii proprium im Becken stabilisiert (❑ Abb. 11.2). Dieser Halteapparat wird durch den Beckenboden unterstützt.

Der Beckenboden besteht aus drei Schichten (von kranial nach kaudal): der endopelvinen Faszie (Beckenzellgewebe), dem Diaphragma pelvis (Beckenbodenmuskulatur) und dem Diaphragma urogenitale.

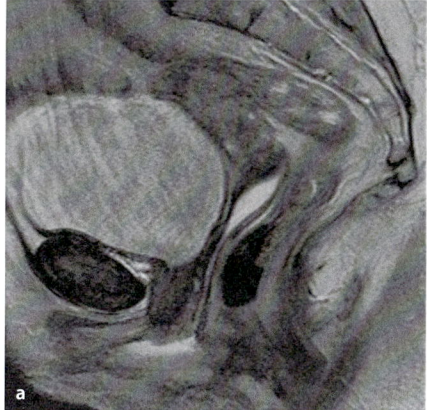 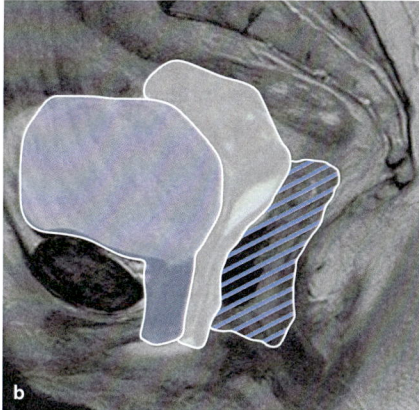

◘ **Abb. 11.1. Schematische Darstellung der Komparti-mente**, am Beispiel einer sagittalen Beckenaufsicht im MRT. Hellblau = vorderes Kompartiment mit Blase und Urethra. Hellgrau = mittleres Kompartiment mit Uterus, Zervix und Vagina. Blau schraffiert = hinteres Kompartiment mit Douglas-Pouch und Rektum

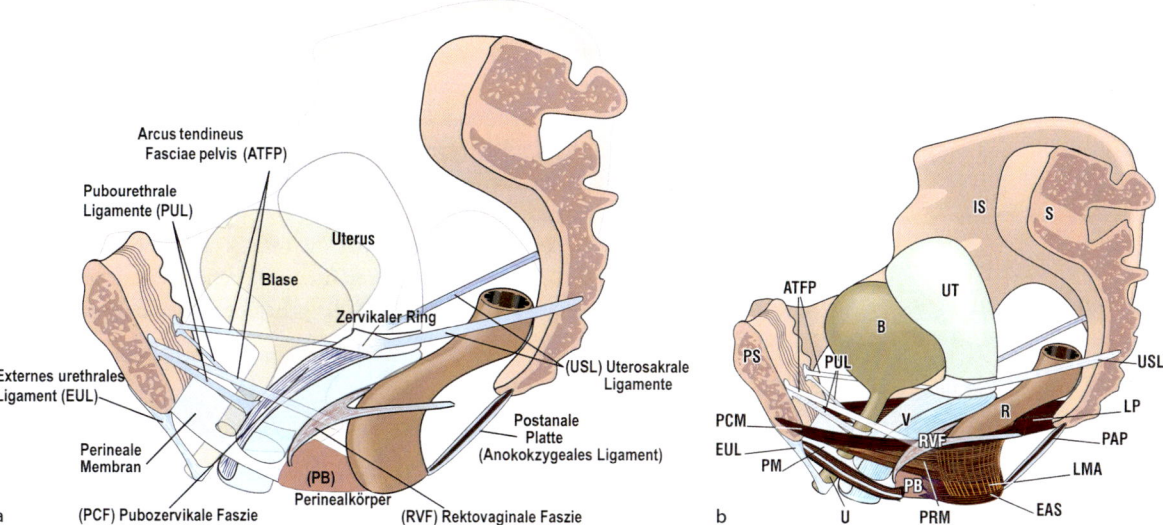

◘ **Abb. 11.2a, b. Schematische Darstellung der Beckenorgane. a** Becken mit seinen Organen sowie den Halt- und Stützbändern: Ligamente und membranöse Strukturen (hellblau) und Faszienverdickungen im Bereich der Scheide wie die pubozervikale (dunkelblau) und rektovaginale Faszie (braun).
b Beziehung zwischen Beckenmuskeln, Organen, Ligamenten und Faszien. Knochen: PS – Symphysis pubica, S – Sacrum. Halteligamente: PUL – pubourethrale Ligamente, EUL – externes urethrales Ligament. Muskelkräfte: PCM – M. pubococcygeus, LP – Levatorplatte, LMA – longitudinaler Analmuskel, PRM – M. puborectalis. Stützfaszien: PCF – pubozervikale Faszie, RVF – rektovaginale Faszie. Perineale Verankerungsstrukturen: PB – Perinealkörper, EAS – externer Analsphinkter, PM – perineale Membran, PAP – postanale Platte. (Aus: Goeschen K, Petros P. Der weibliche Beckenboden. Springer Verlag, New York, Heidelberg 2009)

Die **endopelvine Faszie** ist eine fibroelastische Bindegewebsschicht, die neben den organverankernden auch die organversorgenden Strukturen enthält. Aufgrund der variabel angeordneten Fasern – im Gegensatz zu den eher linear angeordneten Fasern der Bänder des Bewegungsapparats – besitzt die endopelvine Faszie mehr Elastizität. Die endopelvine Faszie kann in zwei Abschnitte unterteilt werden:

- Parametrium: der Abschnitt, in dem die Zervix inseriert
- Parakolpium: der Abschnitt, in dem die Vagina inseriert.

Das Parakolpium kann nach DeLancey in drei Abschnitte unterteilt werden (◘ Abb. 11.3):

- Level I: inseriert im Bereich der Spina ischiadica.
- Level II: ist schmal und befestigt den mittleren Vaginalabschnitt an der seitlichen Beckenwand im Bereich des Arcus tendineus fasciae pelvis.
- Level III: Im distalen Bereich ist die Vagina direkt mit den umgebenden Strukturen fusioniert.

Das **Diaphragma pelvis** besteht aus dem M. levator ani-Komplex. Bei der Frau sind als Teilmuskeln der M. pubococcygeus, der M. pubovaginalis, der M. iliococcygeus und der M. puborectalis an diesem Komplex beteiligt (◘ Abb. 11.4).

Das **Diaphragma urogenitale** wird aus zwei dreieckigen Muskelplatten gebildet und besteht aus dem M. transversus perinei profundus und dem kleineren M. transversus perinei superficialis. Die Spitze des vorderen Dreiecks bildet die Symphyse, die Spitze des hinteren Dreiecks der Unterrand des Os coccygeus, seitlich sind diese Muskeldreiecke an den Hüftknochen befestigt. Durch das vordere Dreieck ziehen die Urethra und die Vagina, durch das hintere Dreieck der Anus.

Einen Großteil der Stützfunktion der Organe des kleinen Beckens übernimmt der M. levator ani. Ist dieser Muskel geschwächt, müssen die umliegenden bindegewebigen Strukturen, insbesondere die endopelvine Faszie, diese Aufgabe übernehmen (◘ Abb. 11.4).

11.2.2 Pathogenese

Durch eine Überbelastung der Bandstrukturen und der Beckenbodenmuskulatur kann es zu einer Schwäche der Beckenbodenmuskulatur mit in Folge auftretender Senkung bis zu einem Prolaps der Beckenorgane kommen.

Als Risikofaktor gilt die Adipositas aufgrund der Änderung des Kollagenanteils im Gewebe. Auch die Menopause macht Frauen aufgrund des Östrogenmangels anfälliger für eine Beckenbodenschwäche, da es im Rahmen der hormonellen Umstellung zu einer Atrophie von Muskeln und Bindegewebe kommt.

Ursachen für eine Beckenbodenschwäche können im Allgemeinen sein:

- Bindegewebige Umformung und im Verlauf Schwächung des Beckenbodenmuskels nach einem Ein- oder Abriss des M. levator ani (z. B. durch häufige operative Entbindungen (Zangenentbindung, Saugglocke) oder durch eine zu lange Druckbelastung des Damms unter der Geburt).
- Überdehnung der Beckenbodenmuskulatur besonders bei mehreren Geburten in kurzen Abständen oder bei zu früher Belastung im Wochenbett.
- Partielle Denervierung der Beckenbodenmuskulatur und konsekutive Beckenbodenschwäche durch eine traumatische Geburt.
- Schwächung des Halteapparats im Rahmen operativer Eingriffe im kleinen Becken (z. B. Hysterektomie, Sakrospinopexie).
- Überdehnung des Halteapparats und Schwäche der Bauchmuskulatur und des Beckenbodens aufgrund eines erhöhten intraabdominellen Drucks (z. B. durch eine COPD, bei chronischer Verstopfung oder aufgrund schwerer körperlicher Arbeit).

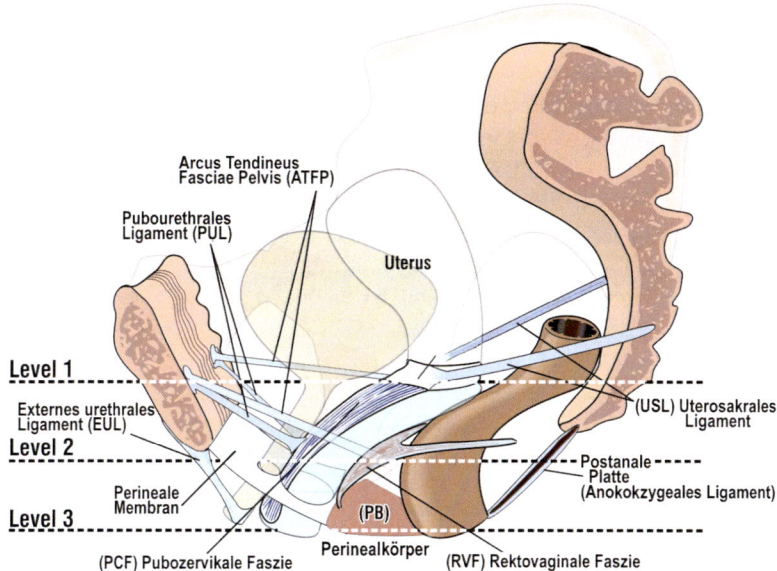

◻ **Abb. 11.3. Bindegewebe-schichten der drei horizonta-len Level,** sagittaler 3 D-Schnitt durch das Becken, der die Beziehungen zwischen den Hauptbindegewebestrukturen, den Organen und den Beckenknochen zeigt. (Aus: Goeschen K, Petros P. Der weibliche Beckenboden. Springer Verlag, New York, Heidelberg 2009)

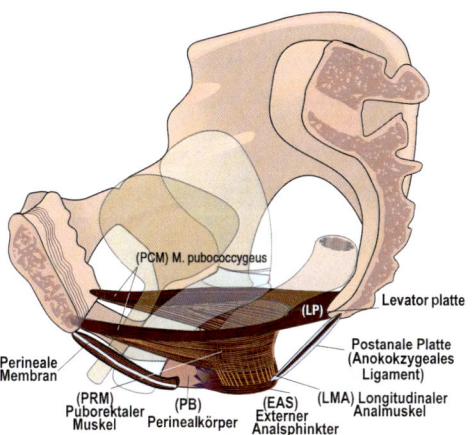

◻ **Abb. 11.4. Becken mit seinen Organen und Muskeln,** die Muskeln sind braun und mit Streifen dargestellt. (Goeschen K, Petros P. Der weibliche Beckenboden. Springer Verlag, New York, Heidelberg 2009)

11.2.3 Pathophysiologie

Beim **Deszensus** kommt es zu einem Tiefertreten von Organen und Gewebe bis zum Hymenalsaum, bedingt durch einen insuffizienten Halteapparat und Beckenboden. Ist die Senkung stark ausgeprägt, kann es zu einem Vorfall von Beckenorganen und/oder von Gewebe über den Hymenalsaum hinaus kommen, dann spricht man von einem **Prolaps** (◘ Tab. 11.1). Es können die oben beschriebenen drei Kompartimente getrennt voneinander oder kombiniert betroffen sein (s. oben).

Durch gemeinsame Halteapparate kommt es häufig zu einer gleichzeitigen Senkung von Scheidenwand, Blase und Rektum, der als **Deszensus vaginae** bezeichnet wird.

Auch bei **Zustand nach Hysterektomie** kommt es häufig durch eine Teilresektion der Haltebänder zur Schwächung des Halteapparats, sodass die endopelvine Faszie und das Diaphragma pelvis die Haltefunktion mit übernehmen müssen. Insbesondere der Verlust der zentralen Fixierung (durch eine Schwächung des Ligamentum sacrouterinum und des Ligamentum cardinale) führt zum vermehrten Auftreten eines Deszensus.

◘ Tab. 11.1. Übersicht über die Anatomie des Beckenbodens sowie Formen der Dysfunktion

Organ	Kompartiment	Halteapparat	Bezeichnung
Blase	vorderes	Ligg. pubovesicalia endopelvine Faszie	Zystozele (◘ Abb. 11.6)
Urethra	vorderes	Ligg. pubovesicalia endopelvine Faszie Ligg. Pubourethralia	Urethrozystozele
Vagina	distal: vorderes proximal: mittleres		
Zervix/ Uterus	mittleres	Lig. sacrouterinum Lig. cardinale Parametrium	Partialprolaps: nur ein Teil des Uterus (z. B. die Portio) außerhalb der Vulva (◘ Abb. 11.7) Totalprolaps: das ganze Scheidenrohr ist mit dem Uterus umgestülpt und liegt komplett vor der Vulva (◘ Abb. 11.8)
Excavatio rectouterina	hinteres	Lig. Sacrouterinum	Enterozele (◘ Abb. 11.9)
Rektum	hinteres	Lig. puborectale endopelvine Faszie	Rektozele (◘ Abb. 11.10)

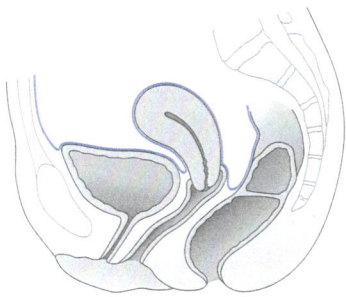

◻ **Abb. 11.5. Normalbefund,**
Lage der Beckenorgane zueinander

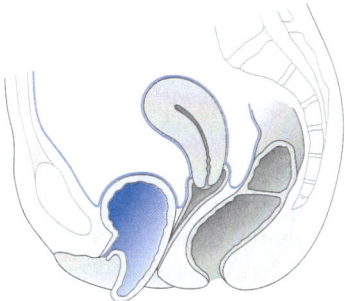

◻ **Abb. 11.6. Zystozele,** schematische
Darstellung

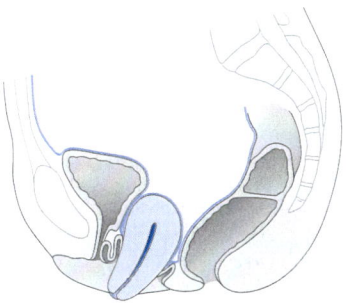

◻ **Abb. 11.7. Partialprolaps des Uterus,**
schematische Darstellung

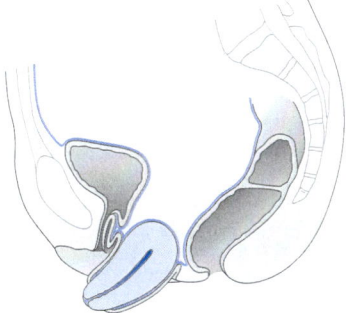

◻ **Abb. 11.8. Totalprolaps des Uterus,**
schematische Darstellung

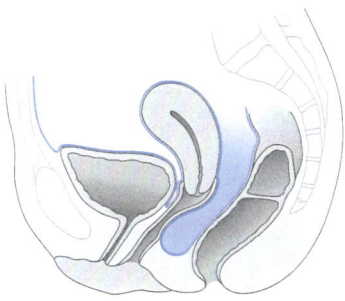

◻ **Abb. 11.9. Enterozele,** schematische
Darstellung

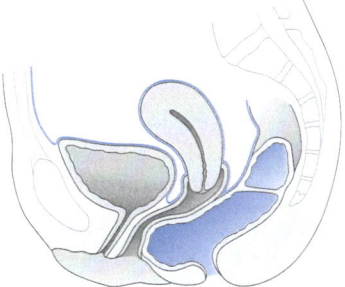

◻ **Abb. 11.10. Rektozele,** schematische
Darstellung

11.3   Klinik

Die häufigsten Symptome gehen mit einer Beeinträchtigung der Kontinenz, der Darmmobilität, der Sexualfunktion oder anderen lokalen Funktionseinschränkungen einher. Die betroffenen Frauen berichten häufig über urologische oder proktologische Beschwerden (◨ Tab. 11.2).

Die Beckenbodendysfunktion kann sich aber auch unspezifisch mit einem Druckgefühl in der Vagina, Schmerzen in der Vagina oder im Dammbereich, tiefen Kreuzschmerzen, die im Liegen verschwinden, einem Druckgefühl oder Schmerzen im Unterbauch, sowie mit blutigem oder eitrigem vaginalen Ausfluss äußern. Bei Totalprolaps kann es in extremen Fällen zu Schleimhauterosionen bis hin zum Ulkus kommen.

◨ **Tab. 11.2.** Häufigste Symptome bei Beckenbodendysfunktion

Urologische Beschwerden	Intestinale Beschwerden	Sexuelle Beschwerden
Belastungsinkontinenz	Defäkationsprobleme	Kohabitationsbeschwerden
Pollakisurie	Stuhlinkontinenz (Blähungen,	Kohabitationsunfähigkeit
Nykturie	weicher und fester Stuhlgang)	Dyspareunie
Urgeinkontinenz	Gefühl der unvollständigen	Anorgasmie
Harnverhalt	Darmentleerung	Inkontinenz beim
Restharnbildung	Rektalprolaps	Geschlechtsverkehr
Schwacher Harnstrahl	Manuelle Manipulation von	Vaginalflatulenz
Rezidivierende Zystitiden	Scheide, Darm und Damm zur	Fremdkörpergefühl
	Darmentleerung nötig	Ziehen im Unterleib

11.4   Diagnostik

11.4.1 Allgemeines

Die Diagnostik kann in eine Basis- und eine Spezialdiagnostik untergliedert werden (Übersicht).

Basis- und Spezialdiagnostik der Beckenbodendysfunktion
- Basisdiagnostik:
    - Anamnese
    - Urinstatus
    - klinische Untersuchung
    - Spekulumuntersuchung
    - Restharnbestimmung
    - Uroflowmetrie
    - Perinealsonografie
    - Sonografie der Nieren
- Spezialdiagnostik:
    - Zystoskopie
    - laterale Zysto-Urethrografie
    - Miktions-Zysto-Urethrografie
    - Urodynamik
    - MRT

Primär erforderlich ist eine gezielte Anamnese (Miktions- und Stuhlgewohnheiten, bzw. -auffälligkeiten, Inkontinenz, rezidivierende Infekte, Komorbiditäten (z. B. chronische Bronchitis, Nikotinabusus, Asthma), Unfälle oder Voroperationen im kleinen Becken oder an der Wirbelsäule, Geburtenrate, bestehende Geburtstraumen, erworbene oder angeborene neurologische Erkrankungen, Medikamenteneinnahme (insbesondere inkontinenzfördernde Mittel), Sexualverhalten, Sozial- und Familienanamnese, bisherige Therapien).

Die Bewertung des Leidensdrucks erfolgt durch eine subjektive Klassifizierung durch Befragung und durch die Auswertung standardisierter Fragebögen zur Lebensqualität, z. B. KHQ (King´s health questionnaire), ICIQ-SF (International Consultation on Incontinence Questionnaire – short form), VAS (Visual Analog Scale 1–100), P–QOL (Prolapse-Quality of Life Questionnaire).

> ❗ Eine umfassende Diagnostik bedarf der Beurteilung des Abdomens und des kleinen Beckens in seiner Gesamtheit und geht damit fließend in urologische, gynäkologische, internistisch/proktologische und radiologische Funktionsbereiche über.

11.4.2 Klinische Untersuchung

Die **klinische Untersuchung** beinhaltet die Palpation des Abdomens (Spannungszustand des Abdomens, Ausschluss Tumor/volle Blase) und die Inspektion des äußeren Genitales (Fisteln, Fehlbildungen, Entzündungen, Tumoren).

Der **Hustentest** wird bei voller Blase (>200 ml) wiederholt im Liegen und im Stehen durchgeführt.

Der **neuro-urologische Status** beinhaltet die Testung der Sensibilität der Segmente S2–S4 (»Reithosengebiet«) und die Analyse der Reflexe. Da die Harn- bzw. Stuhlkontinenz von der Integrität des M. levator ani und der urethralen bzw. analen Sphinktermuskulatur abhängig ist, wird zur Beurteilung der Kontraktilität dieser Muskulatur die **Manometrie** eingesetzt.

11.4.3 Zusatzdiagnostik und Bildgebung

Die **Restharnbestimmung** kann sonografisch oder durch Einmalkatheterisierung erfolgen.

Die **bildgebende Diagnostik** (Sonografie und Röntgendiagnostik [s. unten], die MRT ist noch nicht in den Leitlinien verankert) ist präoperativ notwendig. Zum Einsatz kommen die **Perineal- oder Introitussonografie** bzw. die **laterale Zysto-Urethrografie** (Beurteilung der Hypermobilität von Blase und Harnröhre) oder die **Miktions-Zysto-Urethrografie** (zusätzlich morphologische Veränderungen der Harnröhre wie Ballonierung, Divertikel, Fistelbildung, Quetschhahnphänomen beurteilbar).

Die strahlenintensiven Röntgenuntersuchungen sind zur Primärdiagnostik einer unkomplizierten Belastungsinkontinenz nicht indiziert.

Für eine genaue und umfassende Diagnostik und Beurteilung der Ausdehnung der Beckenbodendysfunktion findet in speziellen Zentren zunehmend die **dynamische MRT** als Bildgebung Verwendung. Sie liefert überlagerungsfrei Aussagen bezüglich der beteiligten Strukturen und der umliegenden Beckenorgane und gibt Auskunft über die jeweilige Ausprägung. Dies ist für die exakte Therapiewahl wichtig, um einen möglichst suffizienten postoperativen Langzeiterfolg zu erzielen.

> ❗ Die CT ist für diese Diagnostik des Beckens weder initial noch in der Verlaufsbeurteilung indiziert.

Spekulumuntersuchung

Die **Spekulumuntersuchung** gibt Aufschluss über die Vaginalhautbeschaffenheit (Östrogenisierungsgrad) und das Vorliegen eines Prolapses und dessen Änderung beim Husten oder Pressen.

Bei einem zentralen Defekt des **vorderen Kompartiments** imponiert bei der Spekulumeinstellung eine »Glatzenbildung« der vorderen Scheidenwand. Bei einem lateralen bzw. paravaginalen Defekt sind die Rugae erhalten und die Sulci verstrichen.

Die Klassifikation eines vaginalen Prolapses kann mittels anatomischer Kriterien erfolgen:

- Grad I: Deszensus bis zum Hymenalsaum
- Grad II: Prolaps bis zum Introitus
- Grad III: Prolaps außerhalb des Introitus

Zur Lagebeurteilung des inneren Genitales im **mittleren Kompartiment** erfolgt eine Spekulum- und Tastuntersuchung mit Beckenbodenpalpation in Ruhe und unter Pressen.

Die quantitative Einteilung des Prolapses erfolgt unter Verwendung der POP-Q-Richtlinien (Pelvic Organ Prolapse Quantification) nach der International Continence Society (ICS) (◘ Tab. 11.3). Es werden sechs Referenzpunkte (zwei anteriore, zwei posteriore, zwei apikale) um die Vagina im Bezug zum Hymen hin definiert (◘ Abb. 11.11). Diese Einteilung ist eher komplex, jedoch gut reproduzierbar. Nachteil ist, dass diese Methode spezifische Kombinationsdefekte nicht identifiziert und die Entstehungsmechanismen des Prolapses nicht klärt.

Die Arbeitsgemeinschaft für Urogynäkologie und plastische Beckenbodenrekonstruktion (AGUB) hat in ihren Leitlinien von August 2008 eine vereinfachte und klinisch leicht anwendbare Gradeinteilung in Anlehnung an die POP-Q Einteilung veröffentlicht, bei der keine aufwendigen Messungen zur Prolapsausdehnung durchgeführt werden müssen (◘ Tab. 11.4).

> ❶ Eine einfache und doch genaue Gradeinteilung des Beckenorganprolapses ist die Einteilung der AGUB (◘ Tab. 11.4).

◘ **Tab. 11.3.** Pelvic Organ Prolapse Quantification System (POPQ; nach International Continence Society, ICS)

Gradeinteilung	Charakteristika
Grad 0	Kein Prolaps
Grad 1	Die größte distale Prolapsausdehnung liegt noch mehr als 1 cm oberhalb des Hymenalsaums.
Grad 2	Die größte distale Prolapsausdehnung liegt 1 cm proximal bis 1 cm distal der Hymenalebene.
Grad 3	Die größte distale Prolapsausdehnung liegt mehr als 1 cm unterhalb der Hymenalebene, wobei das Ausmaß der totalen Vaginallänge minus 2 cm nicht erreicht wird.
Grad 4	Kompletter Prolaps, Deszensus der gesamten Vaginallänge

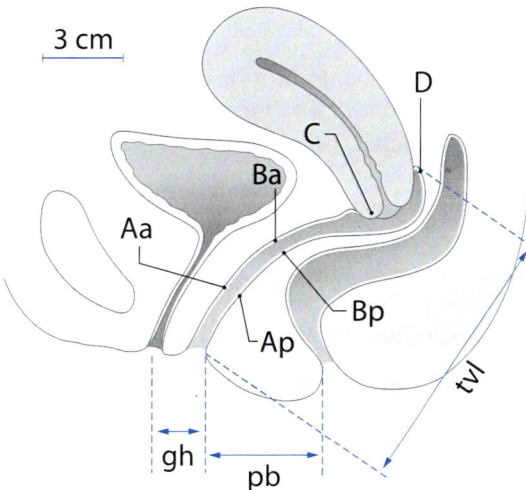

◻ Abb. 11.11. Skizze der Referenzpunkte zur Beurteilung eines Organdescensus/-prolaps mittels Spekulumeinstellung. (a= anterior, p= posterior) Aa= an der vorderen Vaginalwand, 3 cm oberhalb des Hymenalsaums, Höhe urethrovesikaler Übergang, Ap= an der hinteren Vaginalwand, 3 cm oberhalb des Hymenalsaums, Ba= tiefster Punkt des oberen Anteils der vorderen Vaginalwand, Bp= tiefster Punkt des oberen Anteils der hinteren Vaginalwand, C= Zervixspitze, vorderer Portioanteil in Bezug zum Hymenalsaum, D= Douglas, Position des hinteren Scheidengewölbes bzw. des Douglas in Bezug zum Hymenlsaum, gh= genital hiatus, Breite des Hiatus in cm (von der Urethra bis zum Damm), pb= perineal body, Breite des Damms in cm (vom Anus zur hinteren Kommissur des Scheideneingangs), tvl= total vaginal length, Vaginallänge in cm

◻ Tab. 11.4. Vereinfachte Einteilung der AGUB, in Anlehnung an das POPQ-System der ICS

Gradeinteilung	Charakteristika
Grad 0	Kein Prolaps
Grad 1	Die größte distale Prolapsausdehnung liegt mehr als 1 cm oberhalb des Hymenalsaums.
Grad 2	Die größte distale Prolapsausdehnung erreicht den Introitus.
Grad 3	Die größte distale Prolapsausdehnung reicht mehr als 2 cm vor den Introitus (außerhalb).
Grad 4	Kompletter Prolaps

Urodynamik

Die Indikation zur urodynamischen Untersuchung ergibt sich aus der Anamnese und der bestehenden Symptomatik. Primär sollte die Untersuchung nichtinvasiv erfolgen, wobei lediglich die Uroflowmetrie diesem Kriterium entspricht und damit häufig als orientierende Screeninguntersuchung bei dem Verdacht auf eine Blasenfunktionsstörung Verwendung findet.

Neben der bereits erwähnten **Uroflowmetrie** sind das **Flow-EMG**, die **Zystometrie**, die **Druck-Fluss-Messung**, das **Urethradruckprofil** sowie die **Leak-Point Pressure** und die **Cough-Point-Pressure** gängige urodynamische Untersuchungstechniken, die primär jedoch nicht bildgebend sind und daher hier nicht weiter ausgeführt werden. Primär bildgebende urodynamische Untersuchungstechniken sind in ◘ Tab. 11.5 dargestellt.

> ❶ Vor der Durchführung weiterer urodynamischer Untersuchungen, insbesondere, wenn eine Katheterisierung erforderlich ist, ist das Vorliegen einer urogenitalen Infektion mittels Urinstatus und ggf. Urinkultur auszuschließen.

Urethrozystoskopie

Eine **Urethrozystoskopie** wird bei bestehender Belastungsinkontinenz empfohlen, sobald zusätzliche Drangsymptome, Entleerungsstörungen, rezidivierende Harnwegsinfekte oder eine Hämaturie bestehen. Morphologische Ursachen wie Harnblasentumore, Steine, Harnröhrenstenosen oder chronische Blasenschleimhautveränderungen können so ausgeschlossen werden.

Sonografie

Die Sonografie kann von transabdominell oder mittels Introitus- oder Perinealsonografie erfolgen, wobei die transabdominelle Methode zumeist nur noch Verwendung zur Restharnbestimmung und zur Nephrosonografie findet.

Mit der urogynäkologischen Sonografie können die Urethra, das paraurethrale Gewebe, die Blase, die Scheide, der Uterus (bzw. post Hysterektomie der Scheidenstumpf), das Rektum, die Levatoren und der Damm je nach Wahl der Ultraschallfrequenz gut beurteilt werden.

Mittels Introitus- oder Perinealsonografie erhält man eine Panoramaübersicht des kleinen Beckens, wobei die Eindringtiefe bei der Introitussonografie geringer ist als bei der Perinealsonografie; die bildliche Auflösung ist jedoch besser (◘ Abb. 11.12). Verwendet wird bei der Introitussonografie ein Vaginalschallkopf mit 5–7,5 MHz, Vorteil ist hier ein kontinuierlicher Übergang in eine transvaginale Sonografie, sofern erforderlich. Die Symphysenunterkante stellt den Referenzpunkt dar. Je nach Halten und Abwinkeln des Schallkopfes können alle drei Kompartimente des kleinen Beckens eingesehen werden, jedoch nicht auf einem Schnitt.

Mit vier verschiedenen Schallkopfrichtungen kann das kleine Becken innerhalb der Eindringtiefe hinsichtlich des dynamischen Verhaltens der Beckenorgane, insbesondere von Harnblase und Urethra, beurteilt werden (◘ Abb. 11.12).

Der Vaginalschallkopf sollte für die Introitussonografie nur mit einem minimal erforderlichen Anpressdruck in Höhe des Meatus urethrae externus aufgesetzt werden, um Veränderungen der Messwerte zu vermeiden. Der Schallkopf ist primär nicht in der Scheide zu platzieren.

> ❶ Der Vaginalschallkopf wird für die Introitussonografie mit minimalem Anpressdruck in Höhe des Meatus urethrae externus aufgesetzt, primär nicht in die Scheide.

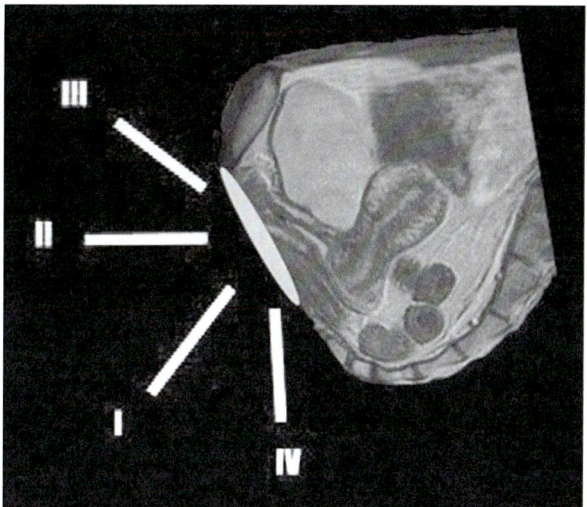

◘ **Abb. 11.12. Schallkopf-haltung beim Introitusschall**, schematisch dargestellt an der sagittalen Beckenaufsicht im MRT in halbsitzender Position (vgl. Position zur gynäkologi-schen Untersuchung), in Anleh-nung an J. Kociszewski 2006. I = trifft Urethra von vorne. II = bildet mittleres Komparti-ment ab. III = bildet hinteres Kompartiment ab. IV = bildet vorderes Kompartiment ab und zeigt die Urethra in voller Länge

◘ **Tab. 11.5.** Bildgebende urodynamische Untersuchungstechniken

Untersuchung	Indikation	Bemerkungen
Miktionszysturethro-grafie (MCU)	Inkontinenz Beckenbodeninsuffizienz Morphologische Veränderungen der Urethra (Ballonierung bei Meatusstenose, Detrusor-Sphinkter-Dyskoordination, Harnröhrendivertikel, Blasendivertikel)	Zentrale Röntgenuntersuchung zur Beurteilung der Harnblasenfunktion Kontrastmittelfüllung der Harnblase über trans-urethralen oder suprapubischen Zugang Dokumentation der Füllungsphase a.p., der Miktionsphase a.p., schräg und seitlich
Laterales Zystourethro-gramm	Beurteilung Deszensus, Zystozele Mobilität des Blasenhalses	Indikation wie Perineal- und Introitussonografie ggf. Nachweis eines Quetschhahnphänomens während der Miktion
Video-Urodynamik	Detrusor-Sphinkter-Dyssynergie/Dysfunktion (vgl. EMG) Detrusor-Blasenhals-Dyssynergie/Dysfunktion Kombination mechanische/funktionelle Blasen-entleerungsstörung Kombination Blasenentleerungsstörung /Reflux Kombination Detrusorhyperaktivität/Reflux Kombination Harnstau/Blasenentleerungsstörung, zusätzliche Deszensusproblematik Rezidivinkontinenz	Als simultane Röntgenkontrolle (MCU + Urodyna-mik) werden die gemessenen Funktionsabläufe in der Füllungs- und Entleerungsphase bildlich dargestellt

Die präoperative Sonografie wird häufig für die Auswahl der Operationsverfahren und zur Erkennung von Risikofaktoren, die ggf. zu einem operativen Misserfolg führen könnten (z. B eine zu kurze oder zu lange, einer hypermobile oder starre Urethra, Urethradivertikel oder die Bandlage bei Rezidivoperationen) eingesetzt, wobei gerade die Perinealsonografie sehr untersucherabhängig ist.

Postoperativ ist die Sonografie imstande, die eingebauten Kunststoffimplantate und ggf. Komplikationen (bspw. Netzschrumpfung, Fältelung) darzustellen.

Die Ultraschalluntersuchung erfolgt am besten bei gefüllter Blase (ca. 300 ml) in Ruhe und als Inkontinenz-Funktionstest beim Pressen und beim Husten. Zu beachten ist, dass die Blasenhalsmobilität beim Pressen größer ist als beim Husten (Pressen = Beckenbodenrelaxation, Husten = BB-Kontraktion) und daher zur Quantifizierung bevorzugt wird.

> ❗ **Die Blasenhalsmobilität ist beim Pressen größer als beim Husten.**

Zur Bestimmung des retrovesikalen Winkels und der Lage des Meatus urethrae internus wird als reproduzierbare Referenzlinie bei der Perinealsonografie die zentrale Symphysenlinie (Symphysenlängsachse) verwendet. Bei der Introitussonografie ist die Symphyse meistens nicht komplett darstellbar, sodass hier die Fortsetzung der Achse des Ultraschallkopfs die Referenzlinie darstellt (◻ Abb. 11.13, ◻ Abb. 11.14).

> ❗ **Während der Untersuchung zu beachten ist, dass die Position der Patientin Einfluss auf das Untersuchungsergebnis hat, da der Meatus urethrae internus z. B. im Stehen tiefer liegt und der retrovesikale Winkel größer ist. Auch ein Deszensus des Blasenbodens ist im Stehen ausgeprägter. Daher ist darauf zu achten, die Messungen immer in gleicher Position durchzuführen, um eine Vergleichsmöglichkeit zu gewährleisten.**

Die **sonografische Restharnbestimmung** ist nicht invasiv und daher Methode der Wahl. Der transabdominelle Ultraschall weist eine größere Messgenauigkeit im Vergleich zum transvaginalen Schall auf. Besteht eine Diskrepanz zwischen der bestimmten Restharnmenge und dem klinischen Befund, ist eine Einmalkatheterisierung angezeigt.

Die **Sonografie der Nieren** ist prä- und postoperativ Methode der Wahl zur Beurteilung des oberen Harntrakts bei neurogener Harninkontinenz, chronischer Retention, ausgeprägtem Urogenitalprolaps und extraurethraler Inkontinenz.

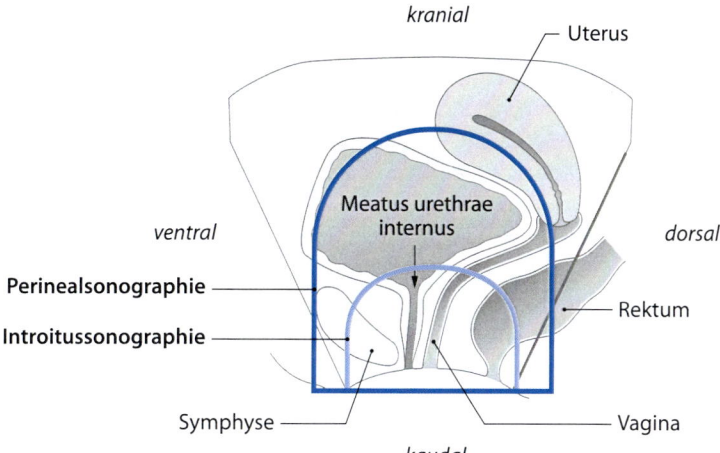

■ **Abb. 11.13.** Schematische Darstellung der Eindringtiefe und der anatomischen Einsicht bei Perineal- und Introitussonografie

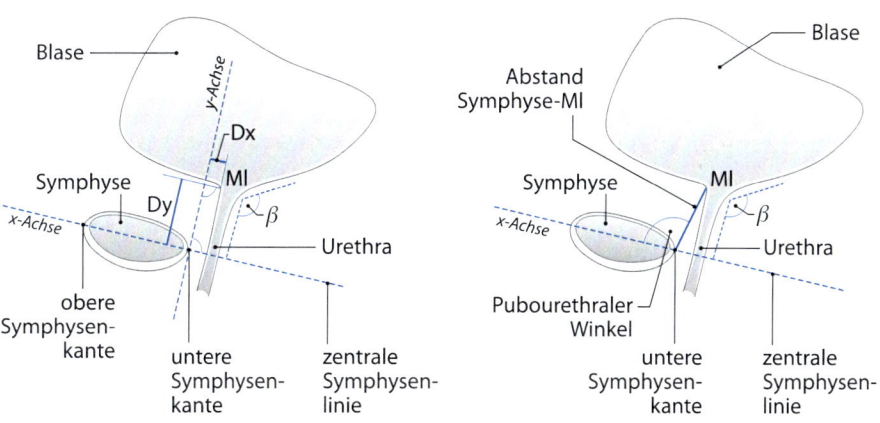

■ **Abb. 11.14.** Schematische Darstellung möglicher Auswerteparameter beim Ultraschall des weiblichen inneren Genitales

Dynamisches MRT

Zur Diagnostik der Beckenbodendysfunktion, insbesondere bei komplexen und Rezidiv-Senkungszuständen, ist die dynamische MRT des Beckens fakultativ empfohlen. Auch zur Beurteilung eines inneren Rektumschleimhautprolapses bei analen Inkontinenzbeschwerden ist die dynamische MRT hilfreich (◘ Tab. 11.6).

Hochaufgelöste native T2w-turbo oder fast spin echo (tse,fse) Sequenzen in sagittaler Schichtführung in Ruhe sowie sagittale trueFisp-(single shot)-Sequenzen während der Beckenbodenpresse oder auch sagittale Sequenzen in schneller single-shot Technik finden Verwendung. Koronare trueFisp-Sequenzen in Ruhe und unter maximaler Beckenbodenpresse können Hinweise auf einen zentralen oder einen lateralen Defekt bei Vorliegen einer Zystozele bzw. bei der Rezidivdiagnostik im vorderen Kompartiment geben. Transversale trueFisp-Sequenzen, zum Beckenboden gekippt, können zur Beurteilung der Dynamik des Levatortors herangezogen werden.

Die Patientenvorbereitung beinhaltet eine mit Urin gefüllte Harnblase, eine mit sterilem Ultraschallgel gefüllte Vagina und ggf. eine rektale Füllung (je nach Fragestellung). Um einen guten Druckaufbau auf den Beckenboden zu gewährleisten, empfiehlt es sich, die Beine erhöht zu lagern und die Knie leicht auseinander klappen zu lassen (plié-Position).

Bei der Auswertung der dynamischen MRT kann über vier verschiedene Messpunkte und drei Referenzlinien die Ausprägung einer Beckenbodenschwäche bzw. einer konsekutiven Beckenorgansenkung (Deszensus bzw. Prolaps) bestimmt werden.

Diagnostische Beurteilung einer Beckenbodenschwäche

Die Beckenbodenschwäche kann in vier Grade eingeteilt werden und orientiert sich an der Puborektallinie (= PRL, Horizontallinie), welche die anteriore-posteriore Ausdehnung des Hiatus in cm misst (◘ Tab. 11.7). Gemessen wird diese Linie in den sagittalen Sequenzen und sie erstreckt sich vom Unterrand der Symphyse zum letzten sichtbaren Anteil der Puborektalisschlinge dorsal des Rektums. Bis 6 cm ist die Länge des Hiatus im Normbereich, ist der Hiatus bei maximaler Beckenbodenpresse länger, liegt eine Beckenbodenschwäche vor (◘ Abb. 11.15).

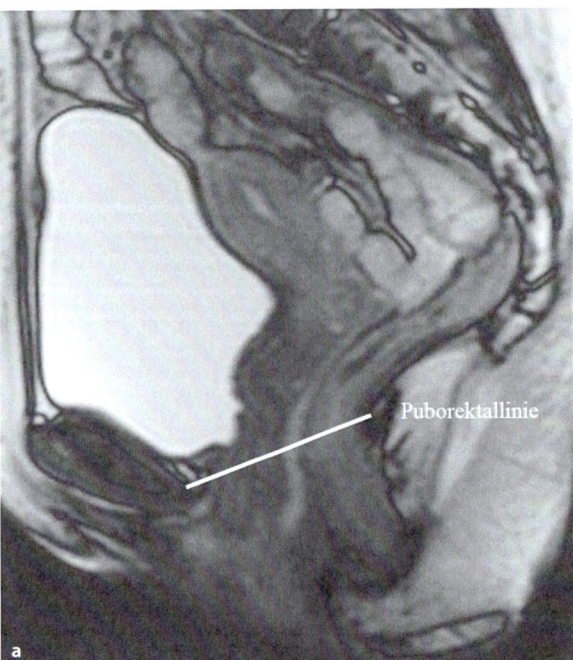
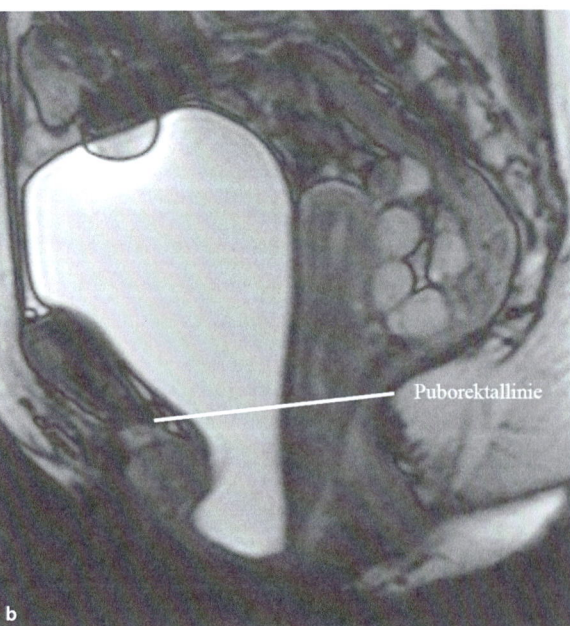

◘ **Abb. 11.15.** Beckenbodenschwäche mit Erweiterung des Hiatus (Länge der Puborektallinie) unter Pressen (rechts), in Ruhe (links)

◼ **Tab. 11.6.** MRT-spezifische Sequenzen zur Beurteilung eines Prolapses

Sequenz	Wich-tung	Ebene	TR (ms)	TE (ms)	FOV (mm)	Schicht-dicke	Flip-winkel	Matrix	Kippung	Aktion
turbo spin echo	T2	sag	3460	85	300	5	150	512	/	Ruhe
balanced sequence/ true Fisp single shot (15 Messungen)	T2	sag	397,4	1,5	300	8	65	256	/	Während des Pressens
balanced sequence/ true Fisp	T2	sag	4,3	2,15	330	5	62	256	/	Max. Pressen
Optional										
turbo spin echo	T2	tra	3460	77	300	6	150	512	parallel zum Beckenboden	Ruhe
balanced sequence/ true Fisp	T2	cor	4,3	2,15	400	6	80	256	/	Ruhe
balanced sequence/ true Fisp	T2	tra	4,3	2,15	400	5	59	256	parallel zum Beckenboden	Max. Pressen
balanced sequence/ true Fisp	T2	cor	4,3	2,15	400	5	62	256	/	Max. Pressen
balanced sequence/ true Fisp	T2	cor	4,3	2,15	400	5	62	256	/	Max. Kneifen

Die angegebenen Sequenzen und Daten sind Empfehlungen, die geräte- und patientenspezifisch angepasst werden sollten.

◼ **Tab. 11.7.** Gradeinteilung der Beckenbodenschwäche

Grad	Erweiterung des Hiatus auf
0	<6 cm
1	6–8 cm
2	8–10 cm
3	≥10 cm

Als zweite Komponente zur Beurteilung einer Beckenbodenschwäche gilt die Senkung der Puborektallinie in Bezug auf die Pubokokzygeallinie (= PCL, diese Linie läuft vom Unterrand der Symphyse zum letzten sichtbaren Anteil des Os coccygeus und ist eine knöchern fixierte Referenzlinie) (◘ Tab. 11.8). Die orthogonal auf die Pubokokzygeallinie aufgetragene Linie, die durch den dorsalen Endpunkt der Puborektallinie verläuft, wird als M-Linie bezeichnet (◘ Abb. 11.16). Auch hier werden die sagittalen Sequenzen zur Bestimmung herangezogen.

Diagnostische Beurteilung eines Organdeszensus/-prolaps

Zur Befundung eines Deszensus bzw. eines Prolaps der Beckenorgane existieren bisher keine einheitlichen Vorgaben. Per definitionem senken sich bei einem Deszensus die Organe unter Pressen nach kaudal, von einem Prolaps spricht man erst bei Unterschreiten der jeweiligen Referenzlinie.

> In der englischsprachigen Literatur wird jede Senkung als Prolaps bezeichnet, eine Differenzierung zum Deszensus gibt es nicht.

Als Referenzlinie können die Pubokokzygeallinie (PC; vom Symphysenunterrand zum letzten sichtbaren Anteil des Os coccygeus), die Horizontallinie oder Puborektallinie (H; vom Symphysenunterrand zur hinteren Rektumwand in Höhe des anorektalen Übergangs) und die Symphysenlängsachse (SLA; durch die Längsachse verlaufende Linie) verwendet werden (◘ Abb. 11.17). In der sagittalen Ebene werden die Referenzpunkte detektiert und orthogonal zu den eingezeichneten Referenzlinien gemessen. Die PC-Linie und die SLA sind aufgrund ihrer knöchernen Eckpunkte gut reproduzierbar. Der anorektale Übergang bzw. der dorsal des Rektums liegende Anteil der Puborektalisschlinge ist nicht immer eindeutig zu identifizieren. Die Bestimmung der H-Linie besitzt somit nur einen knöchernen Fixpunkt (Unterrand der Symphyse) und unterliegt daher einer gewissen Untersuchervariabilität.

◘ **Tab. 11.8.** Gradeinteilung der Beckenbodenschwäche (Senkung der PRL zur PCL)

Grad	Senkung des Beckenbodens beim Pressen (= Länge von M) um
0	0–2 cm
1	2–4 cm
2	4–6 cm
3	≥6 cm

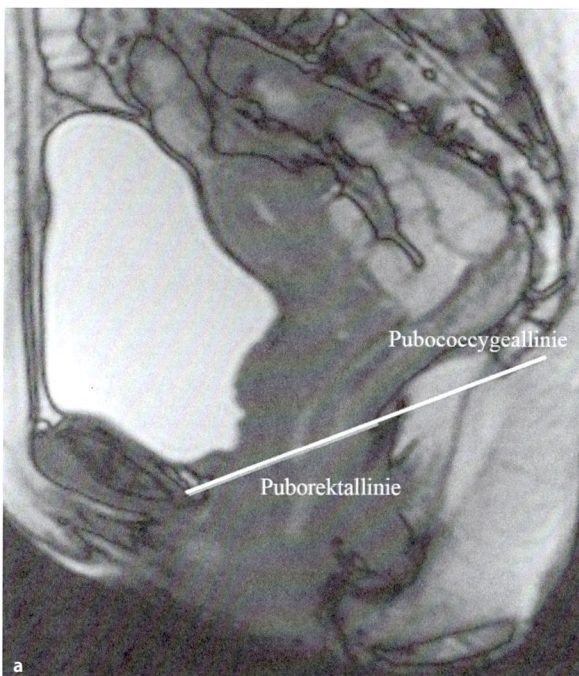
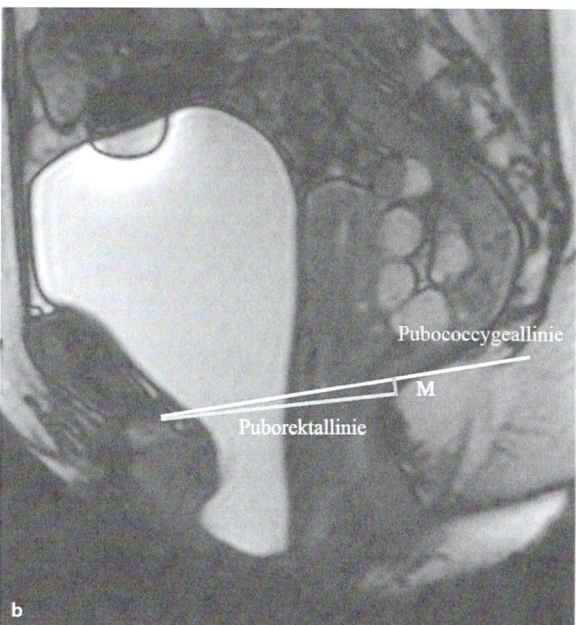

Abb. 11.16. Beckenbodenschwäche mit Absenkung der Puborektallinie (PRL) zur knöchern fixierten Pubokokzygeallinie (PCL). M = orthogonale Linie vom Endpunkt PRL zur PCL

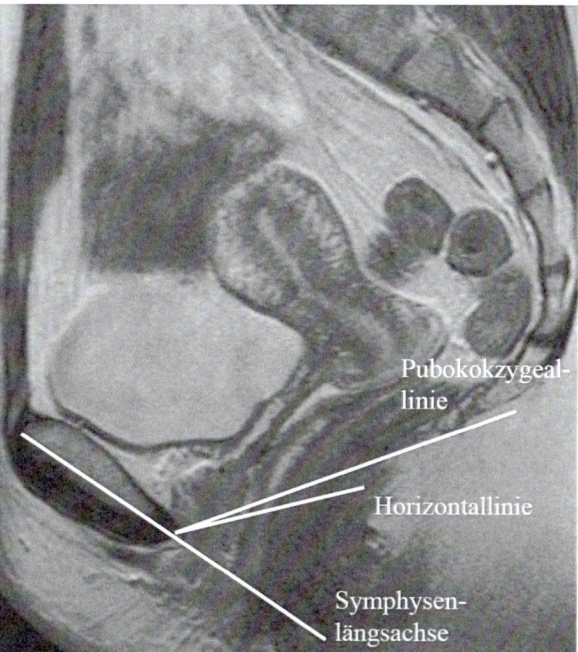

Abb. 11.17. Darstellung der verwendeten Referenzlinien zur Beurteilung eines Beckenorgandeszensus im MRT

Als Referenzpunkte haben sich etabliert (■ Abb. 11.18):

- B= der Blasenhals (kaudaler Anteil der Blase)
- S= das hintere Scheidengewölbe (dorsaler portio-vaginaler Übergang) bzw. Oberpol des Scheidenstumpfes bei Zustand nach Hysterektomie
- P= der tiefste Punkt der Excavatio rectouterina (= Douglas-Pouch)
- R= die vordere Rektumwand (kaudaler Anteil im Bezug zur Vagina)

Wird die Auswertung in Bezug auf die Pubokokzygeallinie durchgeführt, welche auf der Höhe des Beckenbodens verläuft (■ Abb. 11.19), ist die in ■ Tab. 11.9 dargestellte Gradeinteilung mit 3er und 2er Regel verwendbar.

■ **Tab. 11.9.** Prolaps der Beckenorgane – Gradeinteilung in Bezug zur PC-Linie (= Beckenbodenebene)

Grad	Definition	Organlokalisation in Relation zur Referenzlinie	
		3er Regel für B, S, P	2er Regel für R
0	Kein Prolaps	Oberhalb	Oberhalb
1	Schwach ausgeprägter Prolaps	0–3 cm unterhalb	0–2 cm unterhalb
2	Moderater Prolaps	3–6 cm unterhalb	2–4 cm unterhalb
3	Ausgeprägter Prolaps	≥6 cm unterhalb	≥4 cm unterhalb

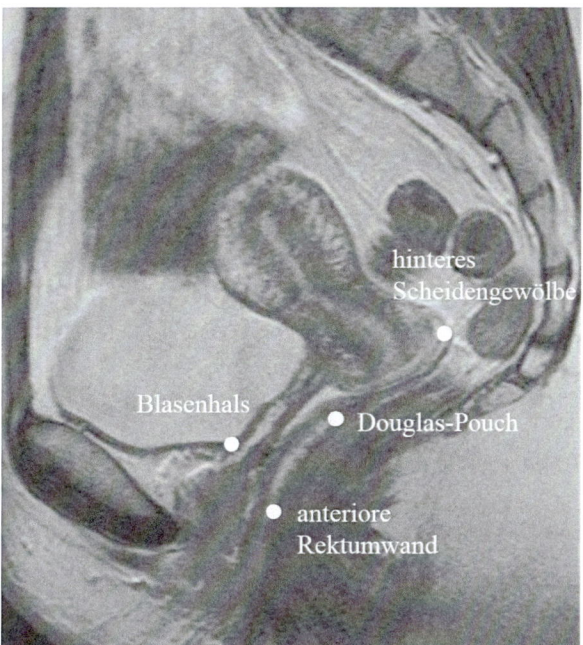

■ **Abb. 11.18.** Darstellung der verwendeten Referenzpunkte zur Beurteilung eines Beckenorgandeszensus im MRT

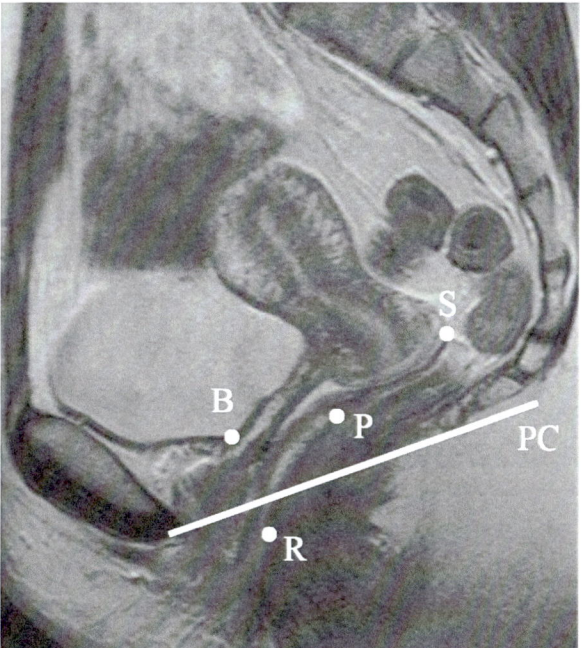

■ **Abb. 11.19.** Lage der vier Referenzpunkte Blasenhals (B), hinteres Scheidengewölbe (S), Douglas-Pouch (P) und vordere Rektumwand (R) in Bezug zur Pubokokzygeallinie (vom Unterrand der Symphyse zum letzten sichtbaren Punkt des Os coccygeus)

Wird die Auswertung in Bezug auf die Horizontallinie/Puborektallinie durchgeführt, welche dem am meisten kaudal liegenden Anteil der Levator ani-Gruppe, also dem M. puborectalis, entspricht (◙ Abb. 11.20), ist die in ◙ Tab. 11.10 dargestellte Gradeinteilung verwendbar.

Für die Bewertung in Bezug zur Symphysenlängsache, die dem Introitus vaginae entspricht (◙ Abb. 11.21), ist aktuell keine spezifische Gradeinteilung verfügbar. Denkbar wäre die Gradeinteilung in Anlehnung an die Kurzfassung der POP-Q-Einteilung der AGUB 2008 (◙ Tab. 11.4 und ◙ Tab. 11.11.)

Zur Übersicht ist in der ◙ Abb. 11.22 das Verhältnis der Referenzpunkte zu den drei zuvor erläuterten Referenzlinien dargestellt.

Eine Kombination aus der Pubokokzygeallinie (für Blase, Uterus und Douglas-Pouch) und der Symphysenlängsache (für das Rektum) zur Beurteilung eines Organprolapses empfiehlt sich aufgrund der guten Reproduzierbarkeit beider Linien, da beide über zwei knöcherne Fixpunkte verfügen (◙ Abb. 11.23). Zudem weist die Beurteilung der vorderen Rektumwand zur Symphysenlängsachse weniger falsch positive Rektozelen auf als in Bezug zur Pubokokzygeallinie (◙ Abb. 11.22).

◙ Tab. 11.10. Prolaps der Beckenorgane – Gradeinteilung in Bezug zur H-Linie (= Levatorebene)

Grad	Definition	Organlokalisation in Relation zur Referenzlinie
0	Kein Prolaps	Oberhalb
1	Schwach ausgeprägter Prolaps	0–2 cm unterhalb
2	Moderater Prolaps	2–4 cm unterhalb
3	Ausgeprägter Prolaps	≥4 cm unterhalb

◙ Tab. 11.11. Prolaps der Beckenorgane – Gradeinteilung in Bezug auf SLA (= Hymenallinie)

Grad	Definition	Organlokalisation in Relation zur Referenzlinie	
0	Kein Prolaps	Weit oberhalb der SLA	
1	Schwach ausgeprägter Prolaps	Mindestens 1 cm oberhalb der SLA	
2	Gering ausgeprägter Prolaps	Bis 1 cm unterhalb der SLA	(entspricht Introitus)
3	Moderater Prolaps	Bis 3 cm unterhalb der SLA	
4	Ausgeprägter Prolaps	Mehr als 3 cm unterhalb der SLA	(Totalprolaps)

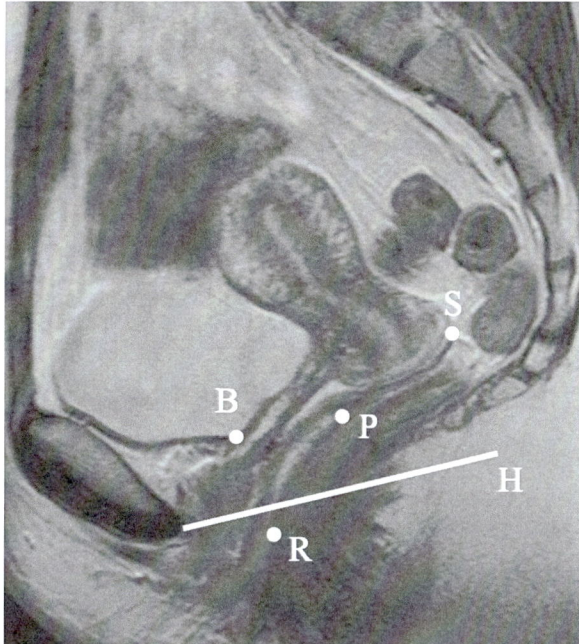

■ **Abb. 11.20.** Lage der vier
Referenzpunkte Blasenhals (B),
hinteres Scheidengewölbe (S),
Douglas-Pouch (P) und vordere
Rektumwand (R) in Bezug zur
Horizontallinie (vom Unterrand
der Symphyse zur Puborektalis-
schlinge)

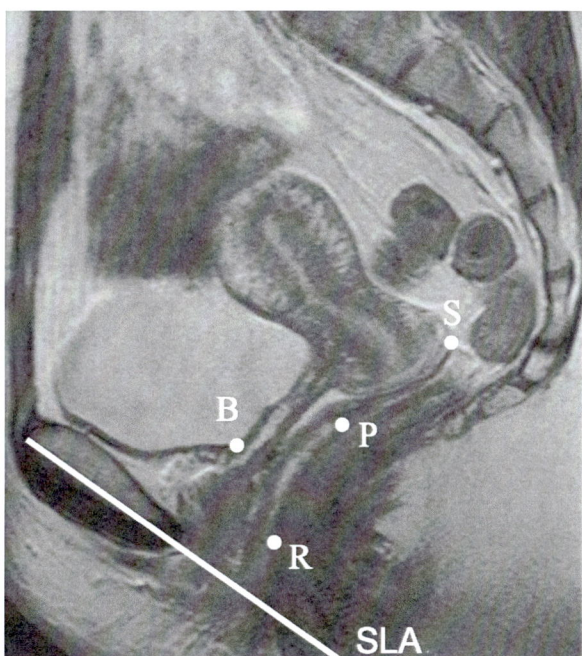

■ **Abb. 11.21.** Lage der vier
Referenzpunkte Blasenhals (B),
hinteres Scheidengewölbe (S),
Douglas-Pouch (P) und vordere
Rektumwand (R) in Bezug zur
Symphysenlängsachse (Längs-
achse der Symphyse)

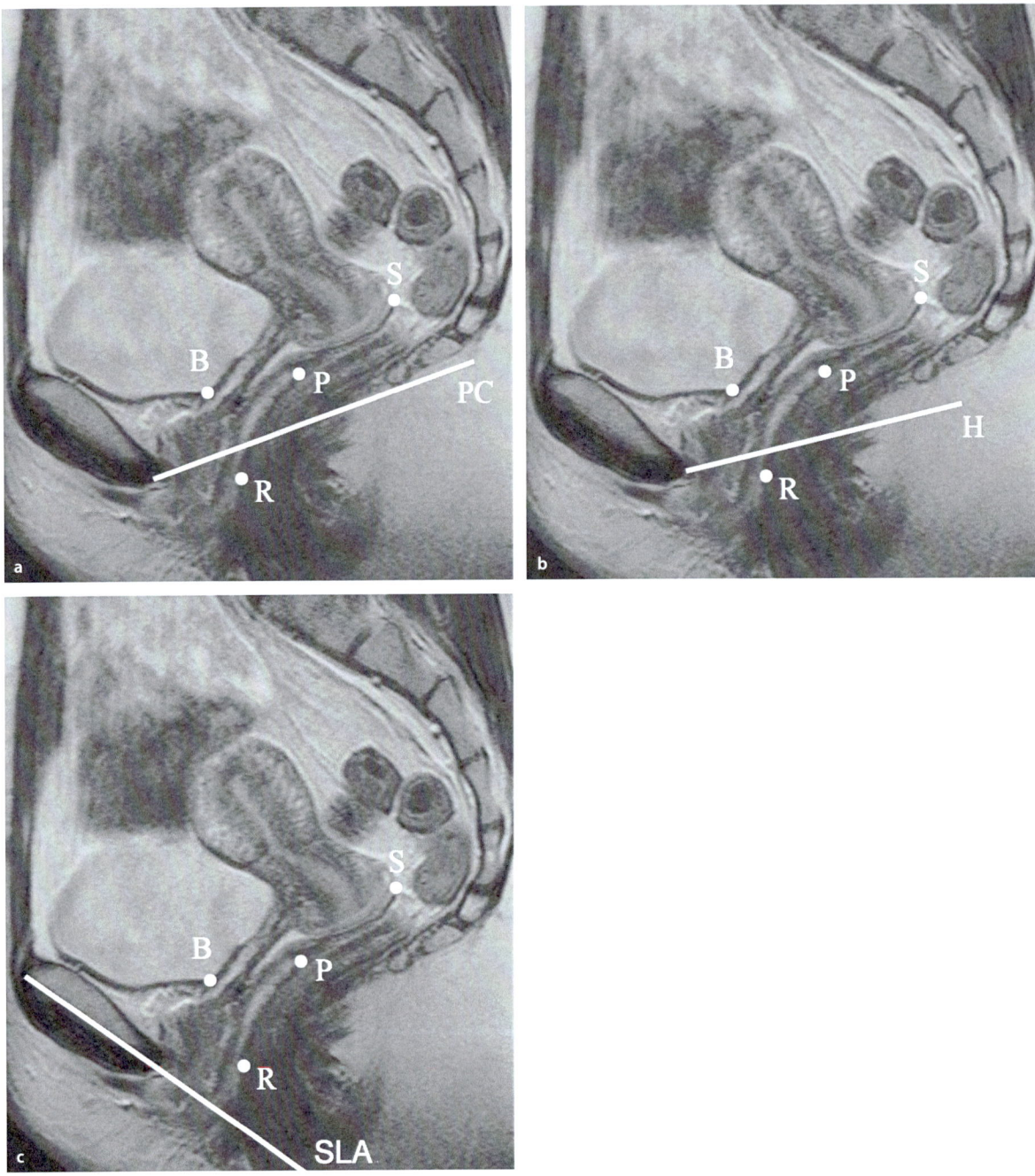

Abb. 11.22. Darstellung des Verhältnisses der vier Referenzpunkte Blasenhals (B), hinteres Scheidengewölbe (S), Douglas-Pouch (P) und vordere Rektumwand (R) zu den drei Referenzlinien Pubokokzygeallinie (PC), Horizontallinie (H) und Symphysenlängsachse (SLA)

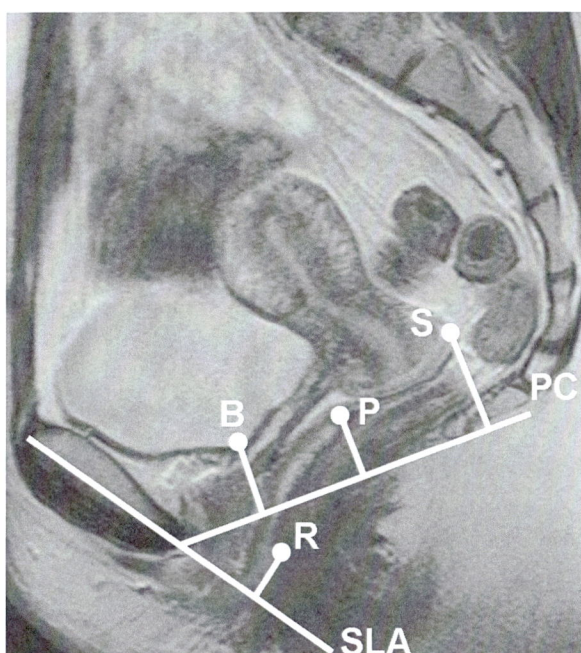

□ Abb. 11.23. Auswertung eines Organprolapses im dynamischen MRT unter Verwendung von zwei Referenzlinien: der Pubokokzygeallinie (PC) für Blasenhals (B), Scheidengewölbe (S) und Douglas-Pouch (P) sowie die Symphysenlängsachse (SLA) für die vordere Rektumwand (R) zur Minimierung falsch positiver Rektozelen

❗ **Für die Ausmessung eines Organprolapses empfiehlt sich eine Kombination der beiden gut reproduzierbaren Referenzlinien (PCL und SLA: je zwei knöcherne Fixpunkte) zur Bestimmung eines Beckenorganprolapses:**
- **PCL für B, S, P**
- **SLA für R (Minimierung der Anzahl falsch positiver Rektozelen)**

Vorderes Kompartiment

Bei einer **Zystozele** senkt sich der Blasenhals entweder breitbasig (lateraler Defekt) oder sanduhrförmig (zentraler Defekt). Die **Ausdehnung** wird in der **sagittalen** Schichtung in Bezug zur gewählten Referenzlinie bestimmt, die **Konfiguration** wird in der **koronaren** Schichtführung am deutlichsten. Eine gefüllte Harnblase ist empfehlenswert (◘ Abb. 11.24 bis ◘ Abb. 11.28).

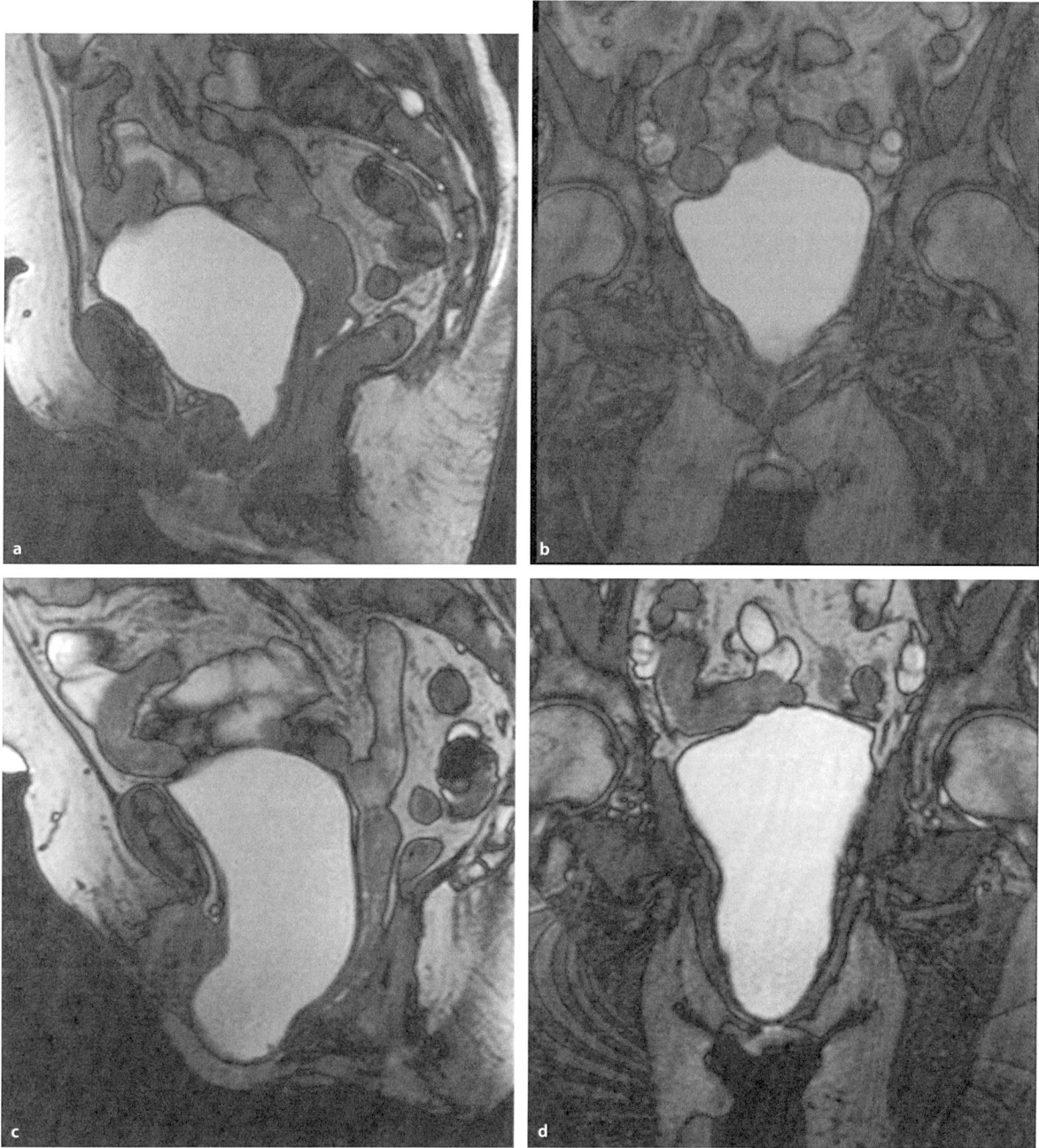

■ **Abb. 11.24. Beurteilung der Blase in Ruhe (oben) und unter Pressen (unten) in zwei Ebenen.** In der sagittalen Ebene Messung der Ausdehnung, in der koronaren Ebene Differenzierung zwischen lateralem und zentralem Defekt

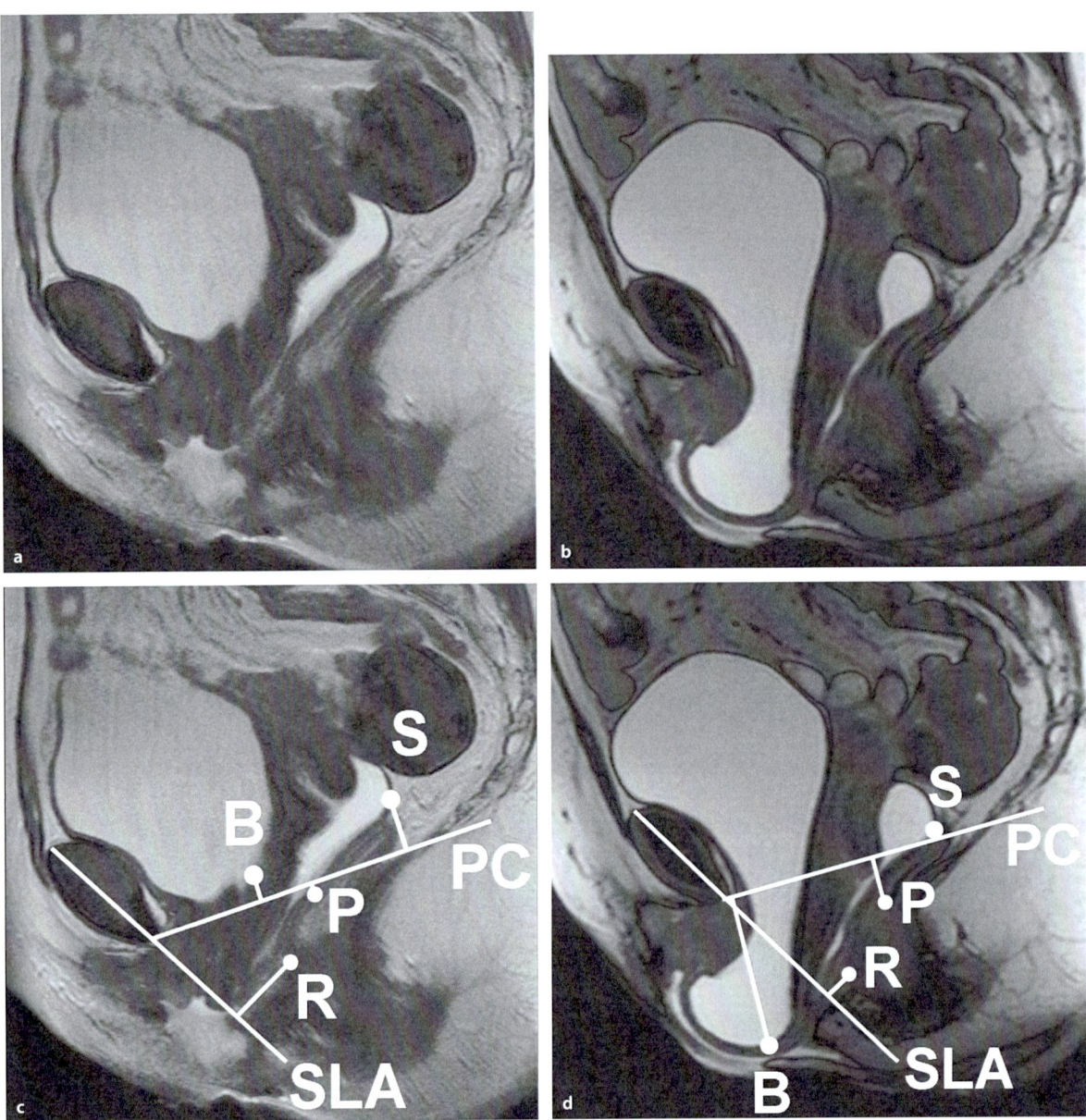

Abb. 11.25. Dynamisches MRT, links in Ruhe, rechts unter maximalem Pressen. Unter maximalem Pressen Partialprolaps des Uterus (S senkt sich deutlich unter sie Referenzlinie) sowie Enterozele und Rektozele (P und R liegen unterhalb der Referenzlinie). Der Blasenhals wird nach ventrokranial durch den Uterus verdrängt (B)

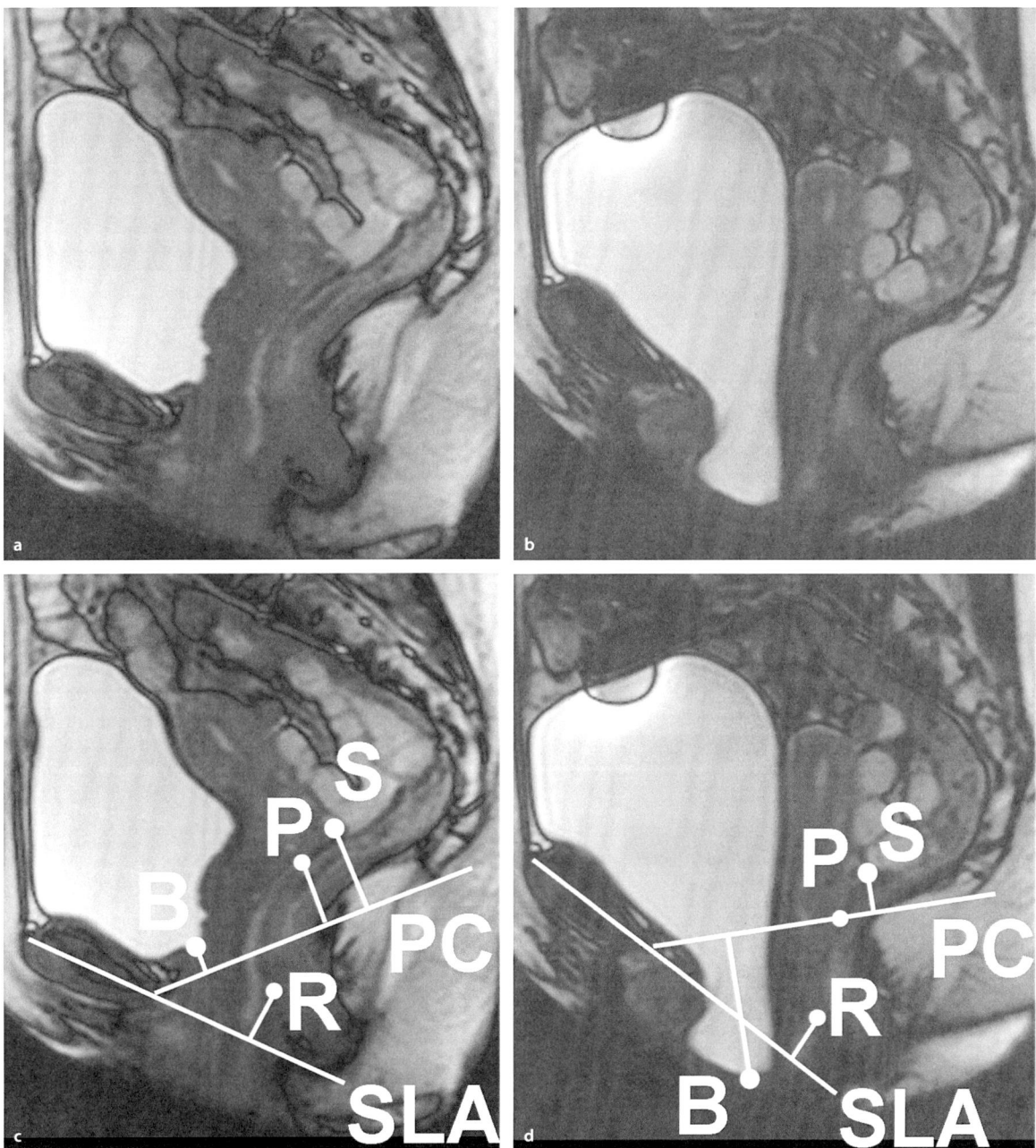

Abb. 11.26. Dynamisches MRT, links in Ruhe, rechts unter maximalem Pressen. Der Douglas-Pouch (P) liegt unter Pressen auf der Referenzlinie, nur der Blasenhals (B) senkt sich unter die Referenzlinie ab. Das hintere Scheidengewölbe und die vordere Rektumwand (R) verbleiben über der Referenzlinie. Somit Senkung des Uterus und des Douglas-Pouch, aber nur Ausbildung einer Zystozele

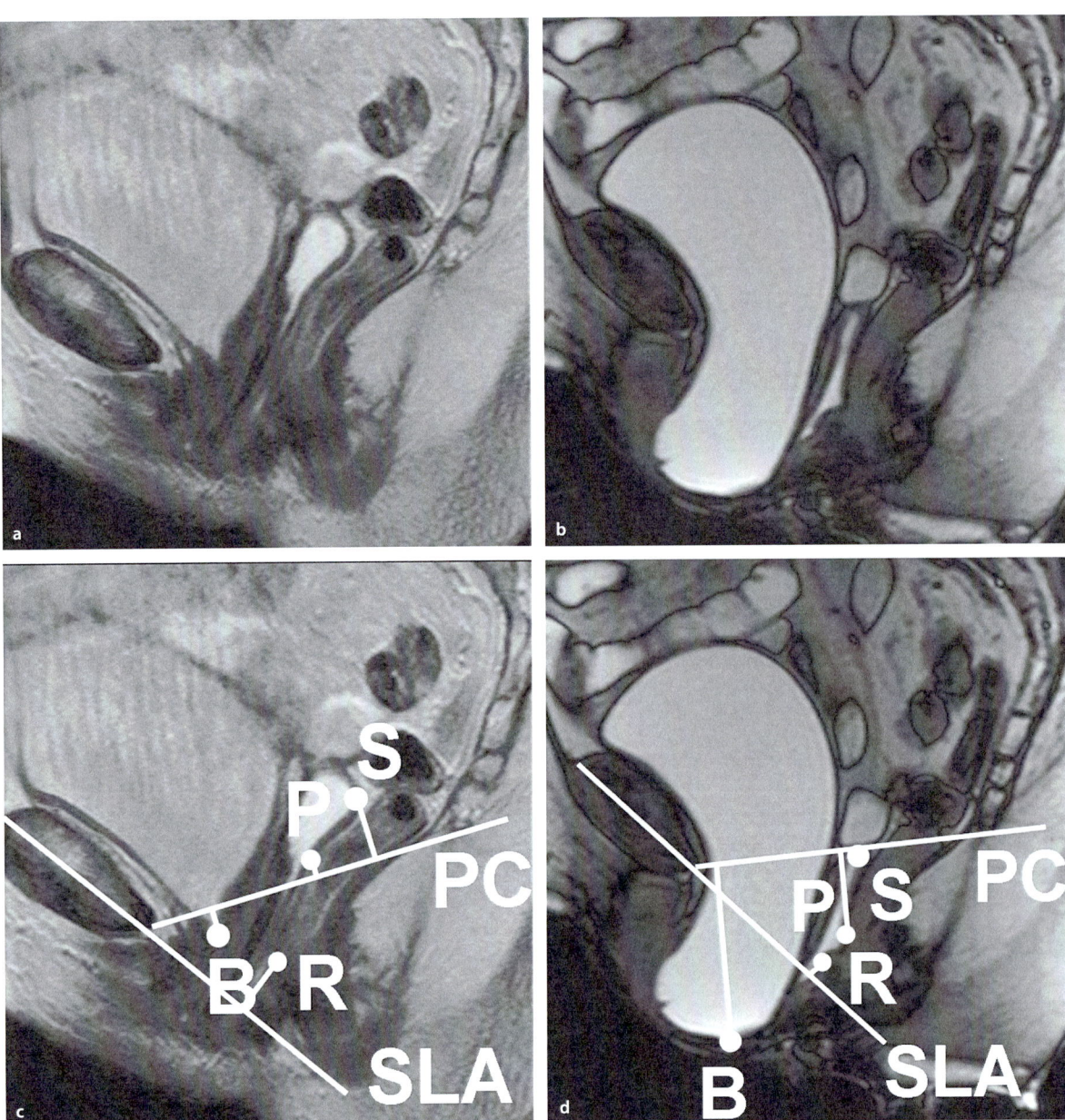

■ **Abb. 11.27.** Dynamisches MRT, links in Ruhe, rechts unter maximalem Pressen. Deutliche Zystozele, kleine Enterozele (B und P unterhalb der Referenzlinie). Minimales Unterschreiten der Referenzlinie des Scheidenstumpfes (S). Keine Rektozele

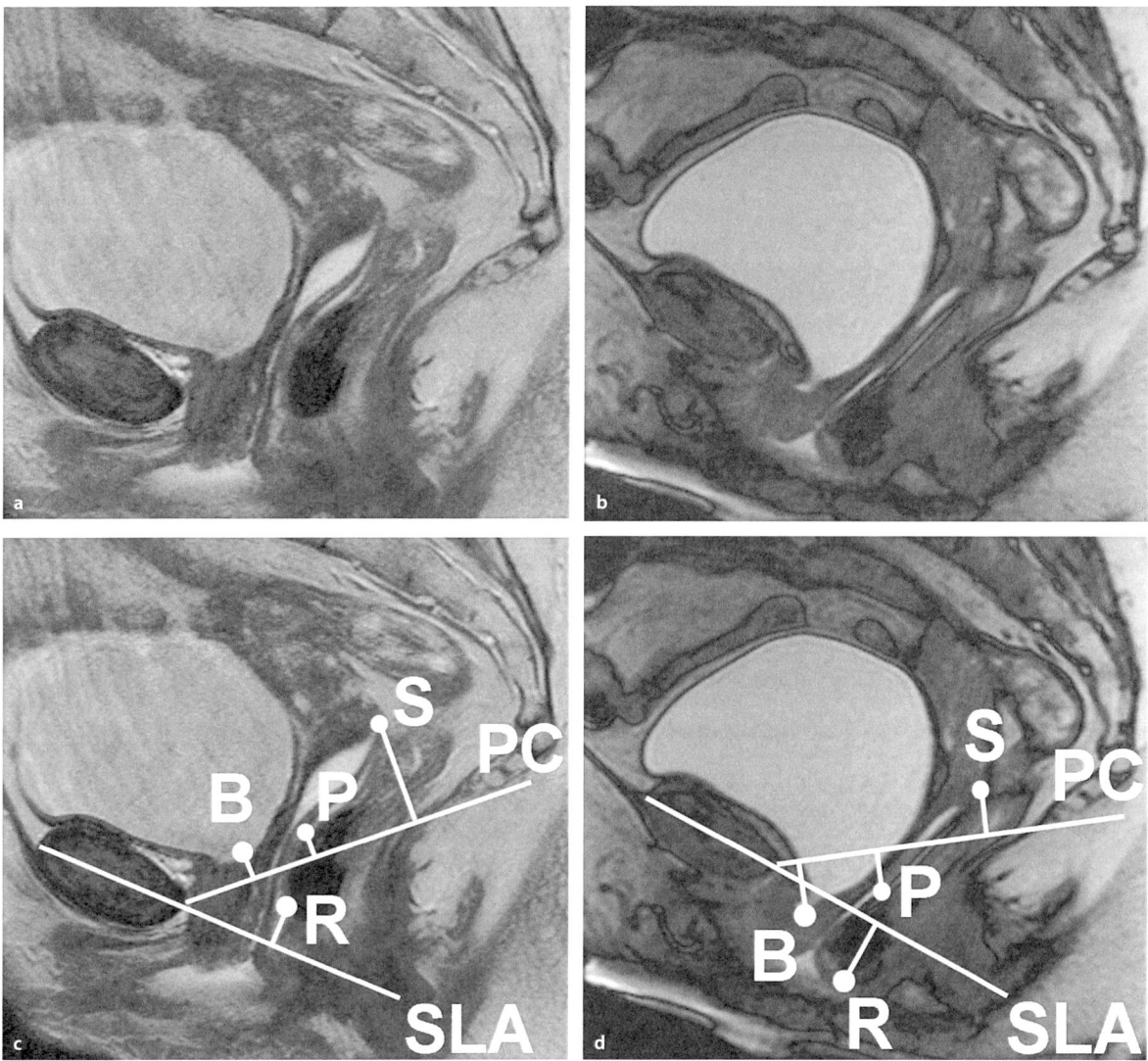

■ **Abb. 11.28.** Dynamisches MRT, links in Ruhe, rechts unter maximalem Pressen. Ausbildung einer Zystozele, einer Enterozele und einer Rektozele (B, P und R unterhalb der Referenzlinie). Das hintere Scheidengewölbe (S) verbleibt über der Referenzlinie

Mittleres Kompartiment

Bei einem **Scheidenabschlussdeszensus** bzw. **Scheidenstumpfdeszensus** (bei Zustand nach Hysterektomie) senkt sich das hintere Scheidengewölbe bzw. der proximale Vaginalpol unter die Referenzlinie ab. Zur einfachen Verifizierung des Messpunkts empfiehlt sich die vaginale Instillation von sterilem Ultraschallgel (◾ Abb. 11.26, ◾ Abb. 11.27, ◾ Abb. 11.29, ◾ Abb. 11.30, ◾ Abb. 11.32).

Hinteres Kompartiment

Bei einer **Enterozele** liegt der tiefste Punkt der Excavatio rectouterina bzw. des Douglas-Pouches unterhalb der Referenzlinie und kann sich lediglich als Umschlagfalte darstellen, aber auch mesenteriales Fettgewebe oder Dünndarmschlingen enthalten (◾ Abb. 11.30, ◾ Abb. 11.31, ◾ Abb. 11.32).

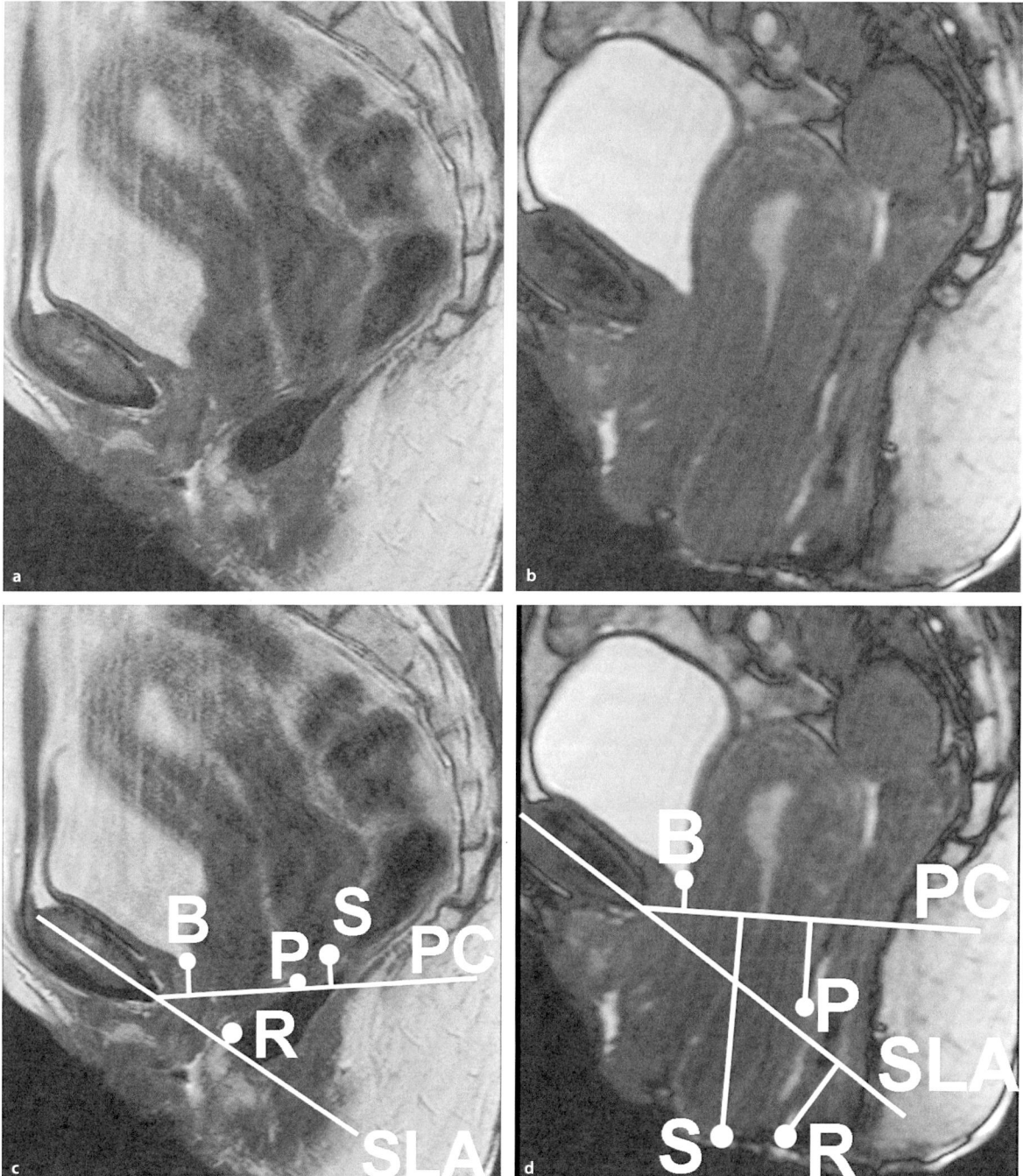

◘ **Abb. 11.29.** Dynamisches MRT, links in Ruhe, rechts unter maximalem Pressen. Unter maximalem Pressen Partialprolaps des Uterus (S senkt sich deutlich unter sie Referenzlinie) sowie Enterozele und Rektozele (P und R liegen unterhalb der Referenzlinie). Der Blasenhals wird nach ventrokranial durch den Uterus verdrängt (B)

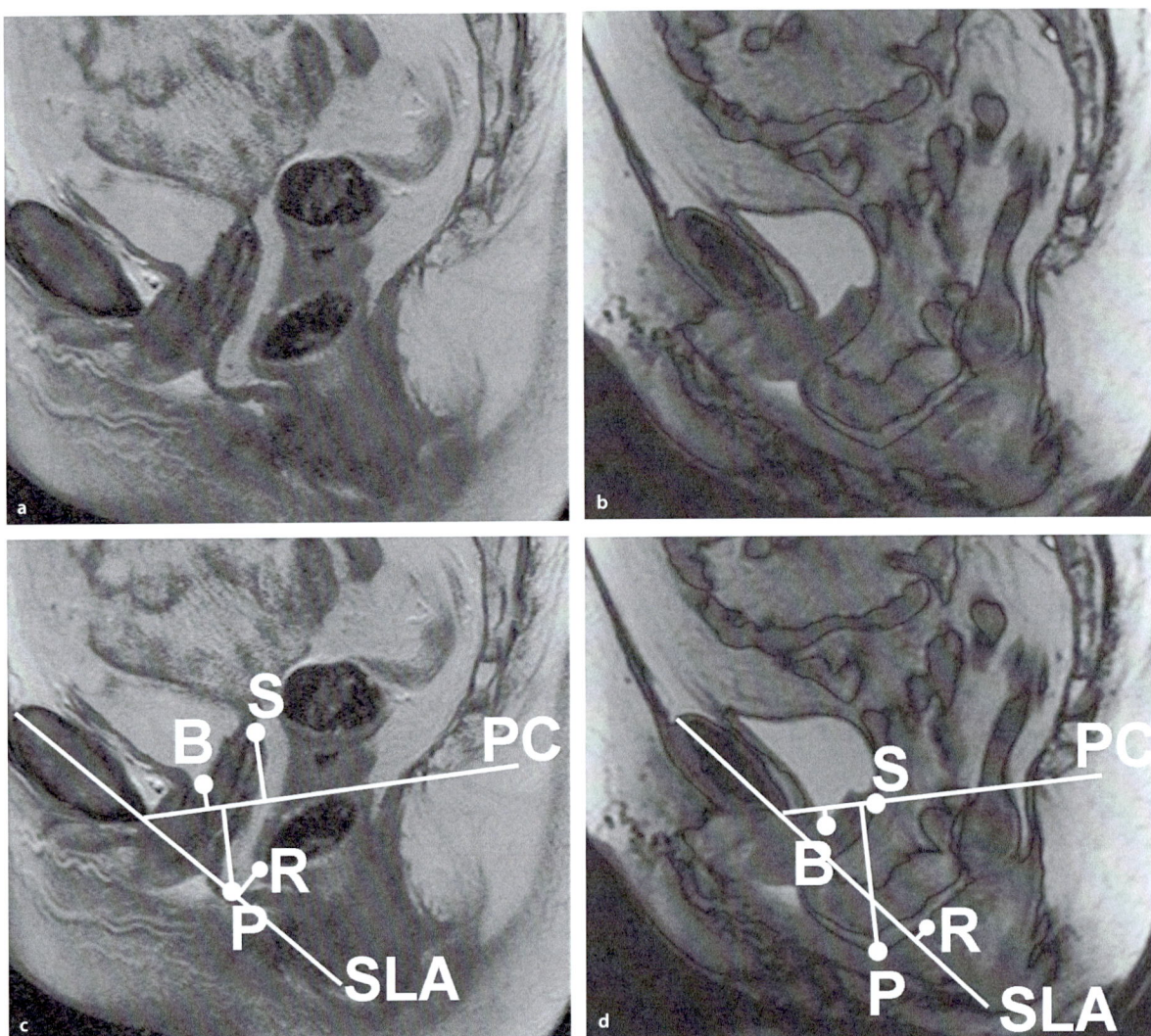

◘ Abb. 11.30. Dynamisches MRT, links in Ruhe, rechts unter maximalem Pressen. Scheidenstumpfdeszensus und Enterozele (S liegt auf der Referenzlinie, P unterschreitet sie) sowie kleine kompensierte Zystozele (B unterschreitet die Referenzlinie). Die vordere Rektumwand (R) verbleibt oberhalb der Referenzlinie

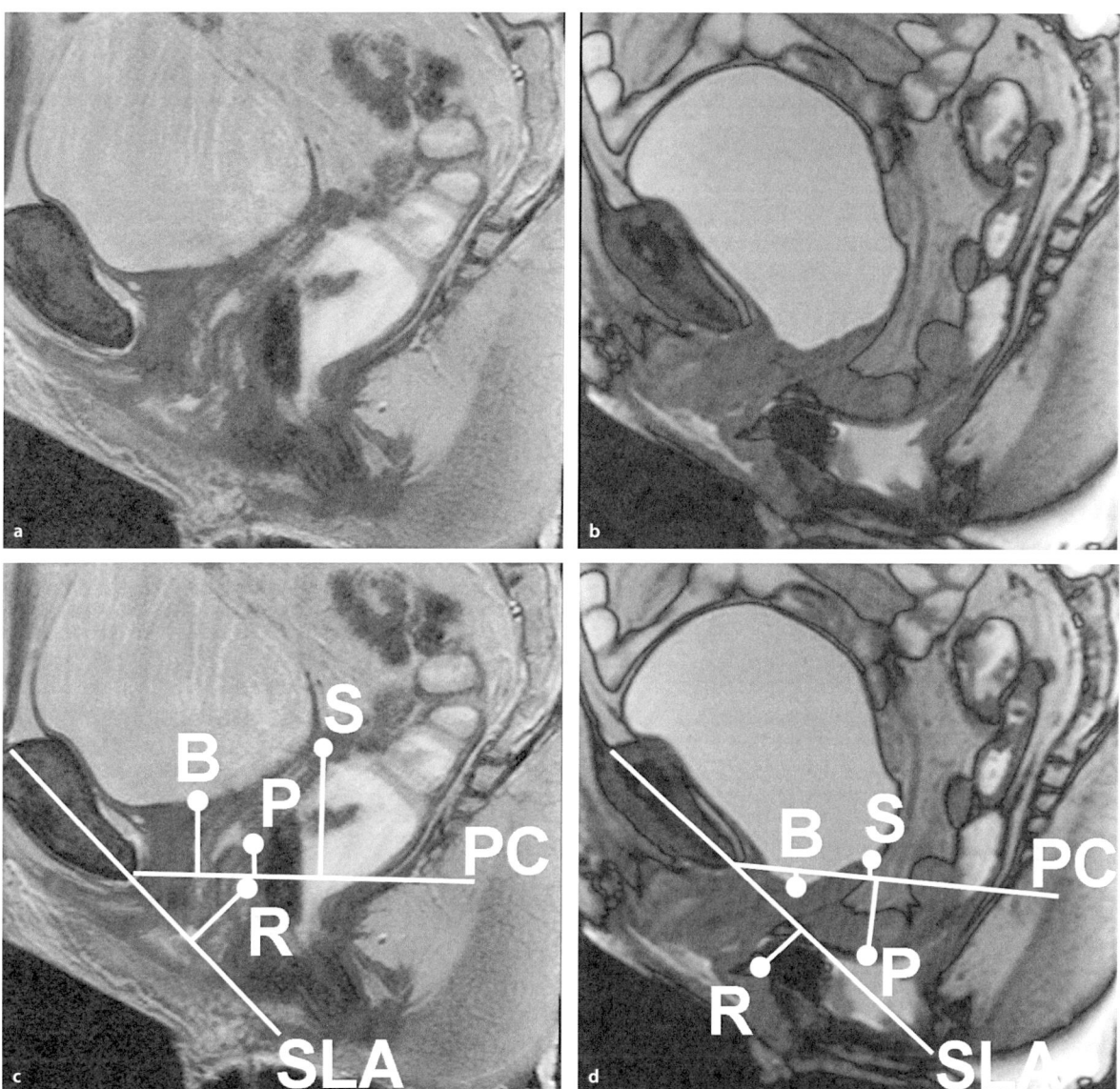

■ **Abb. 11.31.** Dynamisches MRT, links in Ruhe, rechts unter maximalem Pressen. Enterozele und Rektozele (P und R unterschreiten die Referenzlinie) sowie kompensierte kleine Zystozele (B unterschreitet die
Referenzlinie). Das hintere Scheidengewölbe (S) verbleibt oberhalb der Referenzlinie

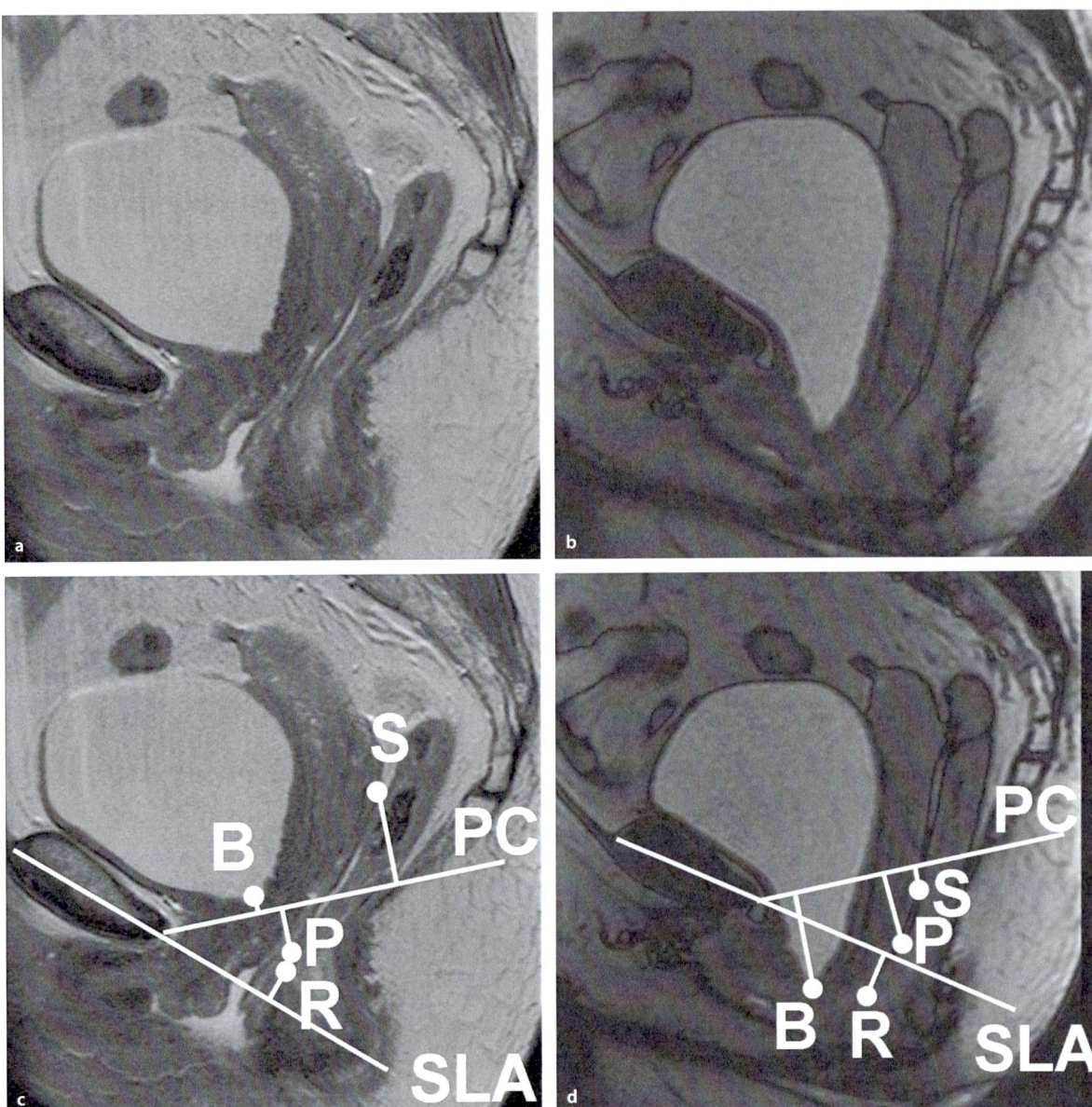

■ **Abb. 11.32.** Dynamisches MRT, links in Ruhe, rechts unter maximalem Pressen. Der Douglas-Pouch (P) ist bereits in Ruhe unter der Referenzlinie, unter maximalem Pressen treten alle Referenzpunkte tiefer, somit Zystozele (B), Uterusprolaps (S), Enterozele (P) und Rektozele (R)

Die **Rektozele** zeigt sich oft als ventrale sackförmige Ausstülpung unter Pressen, ein wesentliches Tiefertreten ist häufig nicht zu verzeichnen. Durch eine rektale Füllung lässt sich die Ausprägung verdeutlichen. Gemessen wird der Prolaps der vorderen Rektumwand im Verhältnis zur gewählten Referenzlinie. Im Verhältnis zur Symphysenlängsachse ergeben sich weniger falsch positive Messergebnisse als in Bezug zu anderen Referenzlinien.

> **❶** Eine mehrzeitige dynamische MRT-Untersuchung (gesonderte Füllung von Harnblase, Vagina und Rektum) würde jeden einzelnen Prolaps in seiner Ausdehnung wohl noch mehr verdeutlichen, ohne durch die Füllung der anderen Organe anatomisch verschoben oder in der Ausprägung behindert zu werden; jedoch ist der organisatorische und monetäre Mehraufwand fraglich gerechtfertigt.

11.5 Therapieoptionen

11.5.1 Physiotherapie

Beim Vorliegen einer Beckenbodenschwäche sollte primär eine Physiotherapie mit kontrolliertem Beckenbodentraining empfohlen werden, die Indikation zu einer operativen Therapie ist streng zu stellen.

11.5.2 Elektrostimulationsbehandlung

Die Muskulatur des Beckenbodens erfährt hierbei über nicht implantierte vaginale oder anale Elektroden Reize, auf die der M. levator ani und der externe urethrale und anale Sphinkter mit Reflexkontraktionen reagiert. Gleichzeitig wird der M. detrusor vesicae inhibiert. Die Kontraktionen erfolgen ohne das aktive Zutun der Patientin.

11.5.3 Östrogentherapie

Die primär systemische Hormontherapie ist zur Behandlung des Deszensus und der Inkontinenz nicht zu empfehlen. Eine lokale Östrogentherapie ist allerdings gerade bei irritativen Symptomen etabliert und essenziell bei der Verwendung von Pessaren zur Vermeidung von Läsionen und Nekrosen.

11.5.4 Hilfsmittel

Häufig werden Pessare nur präoperativ eingesetzt, da sie für eine Dauertherapie zu aufwendig zu handhaben sind (alle 3–4 Wochen Pessarwechsel zur Reinigung). Zur Anwendung kommen **Ring- oder Schalenpessare** bei betont von der **vorderen Vaginalwand** ausgehendem Deszensus (◪ Abb. 11.33). **Gelhorn- oder Würfelpessare** finden v. a. bei **Scheidenstumpfdeszensus** oder auch bei **Rektozelen** Verwendung (◪ Abb. 11.34). Die Pessare sollten vor dem Einsetzen mit östrogenhaltiger Salbe eingecremt werden, um lokale Schleimhautschädigungen vorzubeugen.

Zur Behandlung der Belastungsinkontinenz sind auch spezielle **Inkontinenztampons** aus Schaumstoff verbreitet, jedoch liegen zur Effektivität keine evidenzbasierten Daten vor.

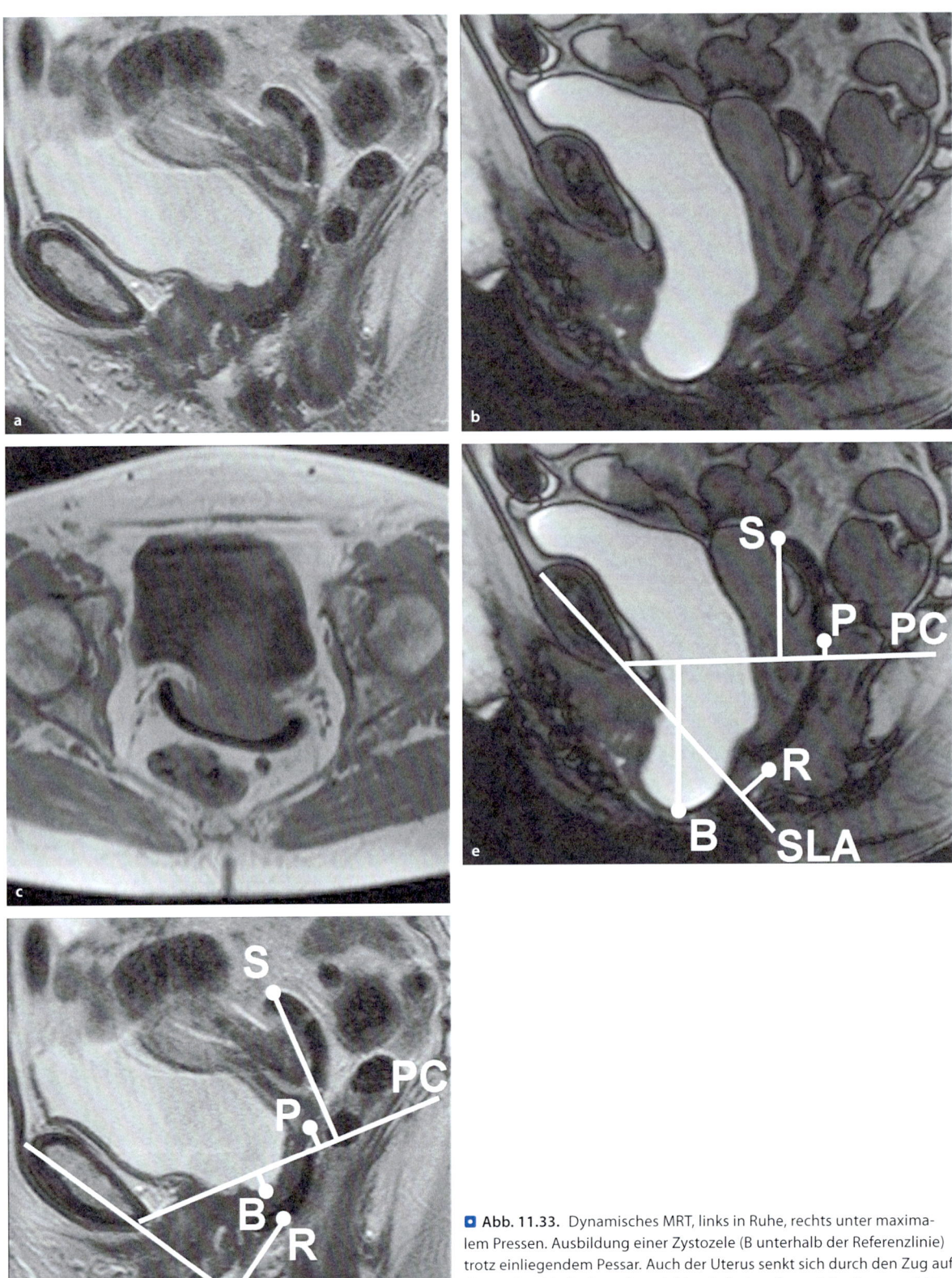

◘ Abb. 11.33. Dynamisches MRT, links in Ruhe, rechts unter maximalem Pressen. Ausbildung einer Zystozele (B unterhalb der Referenzlinie)
trotz einliegendem Pessar. Auch der Uterus senkt sich durch den Zug auf
die vordere Vaginalwand, prolabiert jedoch aufgrund des Pessars nicht.
Keine Enterozele, keine Rektozele. Rechts axiales Bild des einliegenden
Schalenpessars

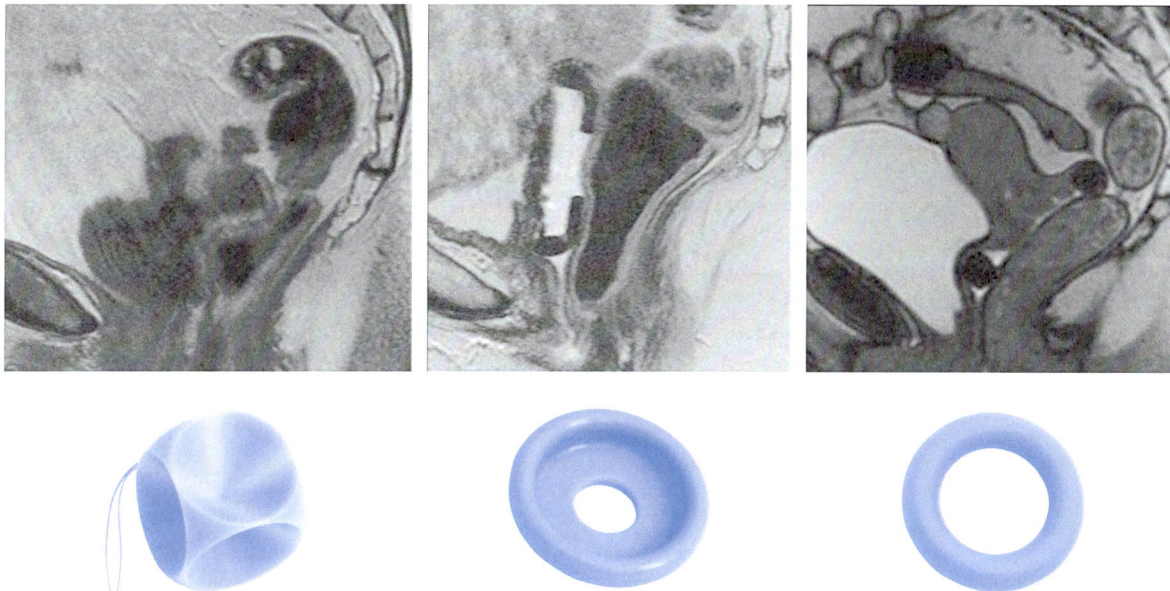

◻ **Abb. 11.34. Pessare.** Häufig verwendete Pessare und ihre Lage im kleinen Becken. Darstellung im MRT in sagittaler Aufsicht: Würfelpessar (links), Schalenpessar (Mitte) und Ringpessar (rechts). (Bilder der Pessare mit freundlicher Genehmigung der Firma Dr. Arabin, Witten)

11.5.5 Operation

Die Entscheidung zu einer operativen Versorgung einer Beckenbodenschwäche ist ausschließlich abhängig vom persönlichen Leidensdruck der Patientin. Die Therapie richtet sich nicht nach einem festgelegten Schema, sondern sollte individuell angepasst werden. Die operative Korrektur kann von abdominal, von vaginal, laparoskopisch oder als Kombinationseingriff erfolgen, je nach Ausprägung des Deszensus/Prolaps.

Für die Auswahl des richtigen Operationsverfahrens muss unterschieden werden, in welchem Kompartiment ein Deszensus/Prolaps vorliegt, ob begleitend eine Inkontinenz vorliegt oder ob sogar mehrere Kompartimente betroffen sind (Mischformen):

- Bei einem **vorderen Deszensus** kommt z. B. eine Kolporrhaphie (bei zentralem Defekt) oder eine Sakrospinale Fixation (bei lateralem Defekt) zum Einsatz. In der Rezidivsituation empfiehlt sich alloplastisches Material zur Korrektur.
- Bei einem **Deszensus des Scheidenabschlusses** kann u. a. eine abdominale Sakrokolpopexie mit/ohne Netzeinlage oder eine Vaginaefixatio sacrospinalis durchgeführt werden (in der Literatur werden bei diesen beiden Verfahren die wenigsten Rezidive beschrieben).
- Bei einem **hinteren Deszensus** können u. a. eine Kolporrhaphie und/oder eine Rektopexie den gewünschten Therapieerfolg bringen. In der Rezidivsituation empfiehlt sich alloplastisches Material zur Korrektur (◻ Abb. 11.35).

Ausführliche Empfehlungen finden sich in den Leitlinien der Deutschen Gesellschaft für Gynäkologie und Geburtshilfe DGGG, Belastungsinkontinenz der Frau, AWMF 015/005 und Descensus genitalis der Frau, AWMF 015/006.

Netzeinlage (Mesh-Repair)

Bei der Wahl eines geeigneten Netzes stehen mehrere Materialien zur Verfügung, die sich in ihrem Resorptionsverhalten, der Faserstruktur und der Porengröße voneinander unterscheiden.

Am häufigsten werden makroporöse monofile Netze aus Polypropylen eingesetzt, da sie sich zum einen durch Stabilität und Elastizität auszeichnen und zum anderen bei der Implantation von vaginal (hohe Keimbesiedelung) im Vergleich zu anderen Netzen (z.B. makroporöse Netze mit multifilamentärer oder mikroporöser Komponente, mikroporöse multifile Netze oder Netze aus Biomaterialien mit submikronischen Poren) die niedrigste Komplikationsrate zeigen. Die Porengröße korreliert mit der Gewebsbindung des Implantats und daher wachsen einige Materialien nur schlecht ins Gewebe ein. Auch die Rigidität eines Materials spielt für die Verträglichkeit eine Rolle. Die Gewebsintegration kann nach Kaupp in vier Stadien eingeteilt werden, das Implantat sollte nach ca. 4–6 Wochen eingewachsen sein. Für einen guten Therapieerfolg sollte daher gerade in diesen ersten Wochen postoperativ auf eine ausgeprägte körperliche Schonung geachtet werden, um den Beckenboden zu entlasten.

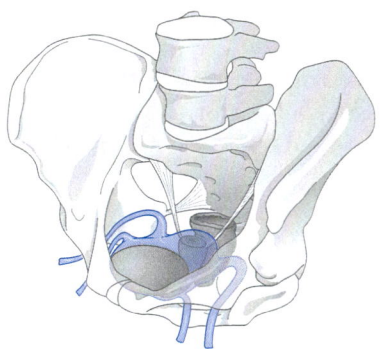

Anteriores Implantat

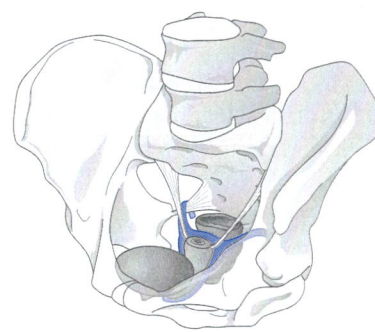

Posteriores Implantat

■ Abb. 11.35. Netzeinlage.
Schematische Darstellung der
korrekten Lage eines anterioren
(links), eines posterioren (Mitte)
und eines kombiniert anterior/
posterioren Netzes (rechts)

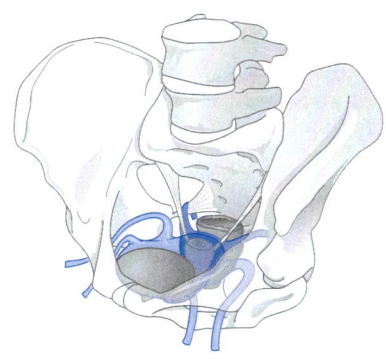

Totales Implantat

Komplikationen nach Netzeinlage

■ ■ Infektionen

Bei einer sehr kleinen Porengröße besteht die Gefahr, dass kleine Bakterien durch die Netzstrukturen eindringen können, durch Makrophagen und neutrophile Granulozyten aber nicht beseitigt werden können, da sie die Poren aufgrund ihrer Größe nicht passieren können.

■ ■ Exsudate/Serome

Aufgrund einer entzündlichen Reaktion des umgebenden Gewebes können Exsudate entstehen. Je schneller die Netzstrukturen jedoch von Fibrin ausgefüllt werden, desto geringer ist die Wahrscheinlichkeit einer solchen Komplikation.

■ ■ Dyspareunie/De-novo-Drangsymptomatik

Postoperativ kann eine Dyspareunie (häufig nach Mesh-Repair im hinteren Kompartiment), eine sexuelle Dysfunktion oder auch eine De-novo-Dranginkontinenz auftreten.

■ ■ Verwachsungen

Bisher wurden Verwachsungen nur bei Netzen aus Polypropylen mit intestinalem Gewebe beschrieben.

■ ■ Erosionen in Hohlorgane/Fistelbildung

Erosive Veränderungen der **Vagina** entstehen zumeist aus Wundheilungsstörungen im Bereich der Kolpotomienarbe, sind klinisch jedoch oft asymptomatisch und können problemlos exzidiert werden. Erosive Veränderungen an **Blase** oder **Darm** entstehen zumeist durch primär ins Hohlorgan platzierte Netzanteile oder durch unentdeckte Verletzungen bei der Präparation, die dann mit alloplastischem Material gedeckt wurden. Konsekutiv kann es durch Wundheilungsstörungen zu einer Vergrößerung des Defekts mit Sichtbarwerdung des Netzes im Organ kommen.

■ ■ Schrumpfung

Bei ca. 19–30% der Operationen kommt es zu einer symptomatischen Retraktion oder Schrumpfung der synthetischen Netze. Die Gefahr eines Rezidivs wird dadurch erhöht.

- **Literatur**

Amid PK. Classification of biomaterials and their related complications in abdominal wall surgery. Hernia 1997;1:15-21

AWMF-Leitlinien-Register (Stand Juli 2004): Indikation zur urodynamischen Diagnostik beim Erwachsenen; Nr. 043/041

AWMF-Leitlinien-Register (Stand August 2008): Sonographie im Rahmen der urogynäkologischen Diagnostik; Nr. 015/055 (S1)

AWMF-Leitlinien-Register (Stand Februar 2009): Belastungsinkontinenz der Frau; Nr. 015/005 (S1 + IDA)

AWMF-Leitlinien-Register (Stand August 2008): Descensus genitalis der Frau – Diagnostik und Therapie; Nr. 015/006 (S1 + IDA)

Boyadzhyan L. Role of Static and Dynamic MR Imaging in Surgical Pelvic Floor Dysfunction. RadioGraphics 2008;28:949-967

Cosson M et al. Mechanical properties of synthetic implants used in the repair of prolapse and urinary incontinence in women: which ist the ideal material? Int Urogynecol J 2003;14:169-178

Digesu G et al. P-QOL: validated questionnaire to assess the symptoms and quality of life of women with urogenital prolapse. Int Urogynecol J 2005;16:176-181

Grosch E. Funktionelle Magnetresonanztomographie (MRT) und klinischer ICS-Score: Zwei verschiedene Befundsysteme? Inaugural-Dissertation LMU München 2004

Kaufhold JO. Die Vaginaefixatio sacrospinalis vaginalis mit Mesh-Interponat zur Korrektur der Enterozele. Eine sichere Alternative? Inaugural-Dissertation Universität Tübingen 2007

Karantanis E et al. Comparison of the ICIQ-SF and 24-hour pad test with other measures for evaluating the severity of urodynamic stress incontinence. Int Urogynecol J 2004;15:111-116

Kaupp HA et al. Graft infection or graft reaction? Arch Surg 1979;114:1419

Kociszewski J. Die Unerlässlichkeit der Sonografie. Erfolgs- und Komplikationsbeurteilung bei Inkontinenzoperationen. Gynäkologie und Geburtshilfe 2006

Lenz F et al. Validation of a German version of the P-Qol Questionnaire. Int Urogynecol J 2009;20:641-649

Morakkabati-Spitz N et al. Dynamic pelvic floor MR imaging at 3T in patients with clinical signs of urinary incontinence - preliminary results. Eur Radiol DOI 10.1007/s00330-008-1030-x

Palmtag H, Heidler H. Spezielle Urodynamik der Frau. Aus: Urodynamik, 2. Aufl. Heidelberg, New York: Springer Verlag 2007:161-173

Palmtag H, Heidler H. Urodynamische Untersuchung. Aus: Urodynamik, 2. Aufl. Heidelberg, New York: Springer Verlag 2007:149-151

Pfleiderer A. Lageveränderungen des Genitales. Aus: Gynäkologie und Geburtshilfe. Stuttgart: Georg Thieme Verlag 2000:242-248

Schultz-Lampel D Belastungsinkontinenz und Deszensus der Frau. Urologe 2009;48:473-479

Sprenger D et al. Funktionelle MRT des Beckenbodens: Normale Anatomie und pathologische Befunde. Radiologe 2000;40:451-457

Soler M et al. Treatment of postoperative incisional hernias by a composite prosthesis. Clinical and experimental study. Ann Chir 1993;47:598-608

Winkler M et al. Symptomatik und Diagnostik der Harninkontinenz – Teil 1. Geburtsh Frauenheilk 2002;62: R41-R56

Winkler M et al. Symptomatik und Diagnostik der Harninkontinenz – Teil 2. Geburtsh Frauenheilk 2002;62: R57-R80

Stichwortverzeichnis

Printing and Binding: Stürtz GmbH, Würzburg

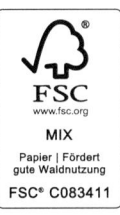

Zeitfracht Medien GmbH
Ferdinand-Jühlke-Straße 7
99095 Erfurt, Deutschland
produktsicherheit@kolibri360.de